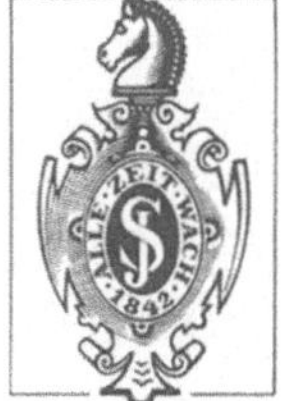

Wehenhemmung

Ergebnisse des Hexoprenalinsymposiums
vom 23. – 24. 4. 1982 in Essen

Herausgegeben von
H. Ludwig und L. Heilmann

Mit 172 Abbildungen und 125 Tabellen

Springer-Verlag
Berlin Heidelberg New York 1982

Prof. Dr. Hans Ludwig
Priv.-Doz. Dr. Lothar Heilmann
Universitätsklinikum der Gesamthochschule Essen,
Frauenklinik, Hufelandstraße 55, 4300 Essen 1

CIP-Kurztitelaufnahme der Deutschen Bibliothek. Wehenhemmung:
Ergebnisse d. Hexoprenalinsymposiums vom 23.–24.4.1982 in Essen/
hrsg. von H. Ludwig u. L. Heilmann. Berlin ; Heidelberg ;
New York : Springer, 1982.
ISBN-13: 978-3-642-68785-3   e-ISBN-13: 978-3-642-68784-6
DOI: 10.1007/978-3-642-68784-6

2123/3140-543210

Vorwort

Die Behandlung der Frühgeburt hat in der letzten Dekade einen
entscheidenden Fortschritt gemacht. Dabei sind die Überlebensraten dieser Neugeborenen sprunghaft angestiegen (Hendricks CH
(1981) Extent and significance of the problem. In: Elder MG,
Hendricks CH (eds) Preterm labor. Butterworths, London).

Interessant ist es, daß sich die Zahl der Frühgeborenen über die
Jahre kaum verändert hat. Vom Einsatz der Tokolytika versprach
man sich, die Inzidenz der Frühgeburtlichkeit zu senken. Daß dies
offensichtlich nicht gelungen ist, lag an mehreren Umständen. Ins
Gewicht fielen dabei die manchmal gravierenden Nebenwirkungen
der β-Mimetika, z.B. die allergische Dermatitis (Horawith JJ, Creasy
RK (1978) Am J Obstet Gynecol 131:225), sowie das Lungenödem
(Wolff F, Meier U, Bolte A (1979) Z Geburtshilfe Perinatol 183:
343). Die Pathomechanismen, die zu Nebenwirkungen führen, sind
so unübersichtlich und mannigfaltig, daß man versucht, neue β-Mi-
metika mit selektiver β_2-Wirkung zu entwickeln bzw. durch eine
Zusatztherapie unerwünschte β_1-Wirkung zu neutralisieren.

1970 wurde erstmalig das Hexoprenalin als ein neues β-Mimetikum
in der Behandlung des Bronchospasmus vorgestellt (Deutsch E,
Irsigler K, Kraupp O (1970) Hexoprenalin. Springer, Berlin Heidelberg New York). Hexoprenalin, ein verdoppeltes Isoprenalin, hatte
nach den Ergebnissen der damaligen Untersuchungen v.a. eine β_2-
Wirkung. Es dauert lange, bis Hexoprenalin auch zur Hemmung
der vorzeitigen Wehentätigkeit eingesetzt wurde, obwohl die I. Universitätsfrauenklinik in Wien schon seit 1970 mit dieser Substanz
arbeitete.

Die ersten klinischen Mitteilungen über die Hemmung der vorzeitigen Wehentätigkeit kamen 1976 von Lipshitz und 1978 von
Reinold. In Deutschland berichteten Wiest, Hilmann und Arabin
erstmalig auf der 43. Versammlung der Deutschen Gesellschaft für
Gynäkologie und Geburtshilfe 1980 in Hamburg über diese Substanz. Hämodynamische Vergleichsuntersuchungen zu Hexoprenalin
und Fenoterol wurden von Heilmann auf dem 3. β-Mimetikakongreß
1980 in Aachen vorgetragen. Die gesamtösterreichische Studie konnte ebenfalls 1980 abgeschlossen werden.

Inzwischen liegt reichlich Erfahrungsmaterial zu den pharmako-
kinetischen, hämodynamischen und klinischen Problemen der Tokolyse mit Hexoprenalin vor, so daß es geboten war, dieser "neuen"
Substanz Hexoprenalin ein Symposium zu widmen, auf welchem

das theoretische und empirische Wissen zusammengetragen und
kritisch beleuchtet werden sollte. Der vorliegende Band gibt das
Ergebnis dieses Versuchs wieder. Es war unser Anliegen, daß
auch weitere Aspekte der Tokolyse zur Sprache kommen sollten.
Wir haben in dem Hexoprenalin-Symposium vom 23. bis 24.
April 1982 in Essen den "states of arts" in der β-Mimetikatherapie
in der Geburtshilfe versucht. Ob das Ziel erreicht wurde, muß der
Leser entscheiden.

Essen, November 1982   H. Ludwig
                                        L. Heilmann

Inhaltsverzeichnis

H. Jung
Einleitung   1

G. Raberger
Zur Pharmakologie der β_2-Sympathomimetika   6

H. Schmid-Schönbein
Über die Wechselwirkung rheologischer Faktoren bei
chronischen Mikrozirkulationsstörungen 10

O.-E. Brodde
Die Pharmakologie der β-adrenergen Rezeptoren 24

K. Baumgarten
Über die Wirksamkeit zweier oral applizierter Hexoprenalin-
präparationen am Oxytozin-stimulierten puerperalen Modell 36

R. Richter
Wertigkeit der β-Mimetikatokolyse zur Behandlung der
drohenden Frühgeburt 42

L. Heilmann
Eine Analyse der Frühgeburtenfrequenz unter
Berücksichtigung der Tokolyse 46

K. Meinen
Ultrastrukturelle Befunde am Myokard nach
β-Mimetikatherapie 52

W. Moll
Physiologische Aspekte der uteroplazentaren Durchblutung 63

T.H. Lippert
Über die Beeinflussung der uteroplazentaren Hämodynamik
durch β-Mimetika 72

K. Philipp, H. Salzer, E. Reinold und S. Leodolter
Erfassung der β-Mimetikawirkung auf die uteroplazentare
Durchblutung mittels Plazentadurchströmungsmessung 76

C.S. Kurz, H. Schneider, R. Huch und A. Huch
Der Effekt der subpartalen Tokolyse auf den transkutanen
Sauerstoffdruck (tcPo2) des Feten 80

B. Liedtke
β-Mimetika bei pathologischer Wehentätigkeit zur
Normalisierung des fetalen Sauerstoffdrucks 87

H. Schneider, R.J. Sodha, L. Spätling, A. Huch und R. Huch
Transplazentare Passage von Hexoprenalin in der in vitro perfundierten menschlichen Plazenta 92

A. Wischnik, N. Mendler, W. Heimisch, A. Schroll und
A. Weidenbach
Uterine Kontraktilität, Uterinaflow und fetales Kreislauf-
verhalten unter Tokolyse und additiver Gabe des β_1-Blockers
Metoprolol: tierexperimentelle Untersuchungen 98

Diskussion (Vorsitz: H. Jung und W. Moll) 107

G. Grospietsch
Pathophysiologische Gesichtspunkte des Lungenödems bei
der tokolytischen Therapie 114

F. Wolff und J.H. Fischer
Die Klinik der pulmonalen Komplikation unter β-Mimetika   124

J.H. Fischer und F. Wolff
Nebenwirkungen der Glukokortikoidgabe zur Beschleunigung
der fetalen Lungenreife unter Tokolyse 128

Diskussion (Vorsitz: G. Grospietsch) 137

M. Irmer
Herz-Kreislauf-Veränderungen unter β_2-Stimulation 139

M. Steyer und J. Heidenreich
Herz-Kreislauf-Veränderungen unter β_2-Stimulation —
vermeidbar oder notwendiges Übel? 146

W.-D. Hiltmann und W.-D. Wiest
Die Wirkung von tokolytisch äquivalenten Dosen von
β-Mimetika auf das maternale kardiovaskuläre System 151

G. Freude, G. Fuchs, L. Rost und S. Leodolter
Kardiovaskuläre Nebenwirkungen von Hexoprenalin
und Ritodrin. Eine vergleichende Studie 156

R. Schuhmann und E. Halberstadt
Kreislaufdynamische Untersuchungen unter Tokolyse 165

U. Siekmann, M. Irmer und L. Heilmann
Vergleichende Untersuchungen von Inotropiegrößen unter
β-adrenerger Stimulation mit Hexoprenalin und Fenoterol .. 170

H. Elser und S. King
EKG — Veränderungen bei Tokolyse mit β-Mimetika 180

Diskussion (Vorsitz: M. Irmer) 184

H. Weidinger
Physiologische Kalziumantagonisten bei der Tokolyse 187

L. Spätling, H. Schneider, R. Huch und A. Huch
Magnesium als Zusatztherapie zur Tokolyse 194

M. Irmer
Herz-Kreislaufveränderungen unter β_2-Stimulation —
Möglichkeiten der Antagonisierung 201

R. Strigl und U. Pfeiffer
Welche Zusatzmedikation bei der Tokolyse mit β-Sympatho-
mimetika erscheint nach den bisherigen Erkenntnissen
empfehlenswert? 206

W.-D. Wiest, W.-D. Hiltmann und J. Schneider
Sinn und Effektivität einer Begleitmedikation bei der
Tokolyse 211

U. Siekmann und L. Heilmann
Klinische Ergebnisse einer Kombination von Hexoprenalin
und dem kardioselektiven β-Blocker Metoprolol zur Akut-
und Langzeittokolyse 216

H. Salzer, J. Huber, K. Philipp und E. Reinold
Der Einfluß von Hexoprenalin und anderen β-Mimetika auf
die fetale Lungenreife 223

P. Baillie
Possible Effects of β-Mimetic Treatment on Post-Natal
Physical and Mental Development 230

W. Kachel, W.-D. Wiest und G. Spelger
Adaption des Neugeborenen nach Tokolysetherapie 233

G. Spelger, W.-D. Wiest und W. Kachel
Das Neugeborene nach Tokolyse – kardiale Befunde 237

L. Hanssler
Zur Prognose Frühgeborener mit sehr niedrigem
Geburtsgewicht 241

R. Hofstetter, A. Mayr und G. von Bernuth
Echokardiographisch bestimmte Ventrikelfunktion bei
Neugeborenen mit und ohne β-Mimetikatherapie der Mutter 244

H. Löser, K.M. Müller, U. Steinkamp, J.R. Pfefferkorn
und K. Ullrich
Toxische Auswirkungen auf das kindliche Herz durch
β-Mimetika. Kinderkardiologische und pathologisch-
histologische Untersuchungen 246

Diskussion (Vorsitz: W.M. Fischer) 251

S. Granitzka
Zur Ätiologie des Blasensprungs 257

A. Conradt und H. Weidinger
Tokolyse und vaginale Antiseptika bei vorzeitigem
Blasensprung 260

H.-J. Genz
Möglichkeiten der konservierenden Behandlung des
vorzeitigen Blasensprungs 266

G. Ohlenroth
Bakteriologische Überwachung und IgM-Bestimmung bei
vorzeitigem Blasensprung und Tokolyse mit Hexoprenalin . . 275

A. Hettenbach, W.-D. Wiest und W.D. Hiltmann
Tokolyse bei vorzeitigem Blasensprung 277

Diskussion (Vorsitz: A. Huch) 281

E. Reinold, K. Philipp und H. Salzer
Hexoprenalin und Tokolyse 286

P. Baillie
Significance of the Treatment of Premature Labour with
β-Mimetic Drugs in South Africa 293

H. Mörlein, J. Bodenstein und H. Weidinger
Hexoprenalin und Fenoterol im klinischen Vergleich 295

W.-D. Wiest, W.D. Hiltmann und H. Hettenbach
Tokolytischer Effekt und metabolische Wirkungen von
Hexoprenalin 298

G. Ohlenroth
Klinische Erfahrungen mit dem Tokolytikum Hexoprenalin   302

B.R. Muck
Tokolyse und Glucosetoleranz 303

J.H. Fischer und F. Wolff
Zur glykogenolytischen Wirkung der Tokolyse an der
fetalen Leber. Vergleichsuntersuchungen von Hexoprenalin,
Fenoterol, Buphenin und Ritodrin an der Ratte 309

Diskussion (Vorsitz: E. Reinold) 314

B. Arabin, H. Rüttgers und F. Kubli
Vergleich der tokolytischen Wirkung von Hexoprenalin
und Fenoterol 316

R. Schuhmann und E. Halberstadt
Ergebnisse und Doppelblindstudie mit Hexoprenalin 321

A. Staudach
Klinische Erfahrungen bei Tokolyse mit Hexoprenalin 326

L. Heilmann
Herz-Kreislauf- und tokolytische Wirkung des
Hexoprenalins 333

V. Zahn und A. Espach
Zur tokolytischen Wirkung des Hexoprenalins 344

P.K. Bauer, W.-D. Wiest, V.A.W. Kraye und W.D. Hiltmann
Pharmakologische Beeinflussung der Motilität des
schwangeren Uterus in vitro 345

L. Quaas, H.P. Zahradnik und H.G. Hillemanns
In-vitro-Untersuchungen zur Wirkung von Hexoprenalin
und Fenoterol auf spontane Kontraktionen an
menschlichen Myometriumstreifen 347

B. Zsolnai, B. Varga und F. Horváth
Effekte von Hexoprenalin und Terbutalin sowie
Hexoprenalin und Fenoterol auf die Sekretion des
Progesterons und 17-β-Östradiols bei Ratten im
Östrus bzw. im menschlichen Corpora lutea 352

B. Zsolnai und A. Gyévai
Zur Wirkung von β-Mimetika (Partusisten, Hexoprenalin,
Spiropent) auf die Feinstruktur der menschlichen Herz-
muskelzellen bei der Zellkultivierung 358

Round-Table-Gespräch (Vorsitz: H. Ludwig) 370

Zusammenfassung 392

Sachverzeichnis 395

Referentenverzeichnis

Dr. B. Arabin, Universitäts-Frauenklinik, Voßstraße 9,
6900 Heidelberg

Dr. P. Baillie, 201 Stanhope Centre, Main Road, 7700 Claremont,
South Africa

Dr. P.K. Bauer, II. Physiologisches Institut der Universität Heidelberg, 6900 Heidelberg

Prof. Dr. K. Baumgarten, Wilhelminenspital der Stadt Wien,
Gynäkol.-geburtshilfliche Abteilung, Montlearstraße 37, A-1171
Wien

Prof. Dr. G. von Bernuth, Abteilung für Kinderkardiologie der
Medizinischen Fakultät der RWTH Aachen, Goethestraße 27/28,
5100 Aachen

Dr. J. Bodenstein, Frauenklinik der Städtischen Krankenanstalten,
Kulmbacher Straße 23, 8580 Bayreuth

Priv.-Doz. Dr. O.E. Brodde, Medizinische Klinik des Universitätsklinikums, Hufelandstraße 55, 4300 Essen 1

Dr. A. Conradt, Frauenklinik der Städtischen Krankenanstalten,
Kulmbacher Straße 23, 8580 Bayreuth

Dr. Dr. J.Ch. Dittmann, Byk Gulden, Medizinische Forschung,
Byk-Gulden-Straße 2, 7750 Konstanz

Dr. H. Elser, Klinikum Großhadern, Frauenklinik der Universität
München, Marchioninistraße 15, 8000 München 70

Dr. A. Espach, Elisabeth Krankenhaus, Frauenklinik, St.-Elisabeth-Straße 23, 8440 Straubing

Prof. Dr. J.H. Fischer, Institut für Experimentelle Medizin der
Universität Köln, Robert-Koch-Straße 10, 5000 Köln 41

Prof. Dr. W.M. Fischer, Frauenklinik des Universitätsklinikums,
Hufelandstraße 55, 4300 Essen 1

Dr. G. Freude, Krankenhaus der Stadt Wien-Lainz, Gynäkolog.-
geburtshilfliche Abteilung, Wolkersbergenstraße 1, A-1130 Wien

Dr. G. Fuchs, Krankenhaus der Stadt Wien-Lainz, Gynäkolog.-
geburtshilfliche Abteilung, Wolkersbergenstraße 1, A-1130 Wien

Dr. H.-J. Genz, Frauenklinik im Universitätsklinikum, Hufelandstraße 55, 4300 Essen 1

Prof. Dr. S. Granitzka, Universitäts-Frauenklinik, Theodor-Stern-
Kai 7, 6000 Frankfurt 70

Priv.-Doz. Dr. G. Grospietsch, Universitäts-Frauenklinik, Postfach
884, 3400 Göttingen

Prof. Dr. E. Halberstadt, Universitäts-Frauenklinik, Theodor-Stern-
Kai 7, 6000 Frankfurt

Dr. L. Hanssler, Kinderklinik im Universitätsklinikum, Hufelandstraße 55, 4300 Essen 1

Dr. A. Hettenbach, Universitäts-Frauenklinik der Städtischen
Krankenanstalten, Postfach 23, 6800 Mannheim 1

Dr. W.-D. Hiltmann, Universitäts-Frauenklinik der Städtischen
Krankenanstalten, Postfach 23, 6800 Mannheim 1

Dr. R. Hofstetter, Abteilung für Kinderkardiologie der Medizinischen
Fakultät der RWTH Aachen, Goethestraße 27/29, 5100 Aachen

Prof. Dr. A. Huch, Universitäts-Frauenklinik, Frauenklinikstraße 10,
CH-8091 Zürich

Prof. Dr. R. Huch, Universitäts-Frauenklinik, Frauenklinikstraße 10,
CH-8091 Zürich

Priv.-Doz. Dr. M. Irmer, Medizinische Universitätsklinik, Abteilung
Kardiologie, Hugstetter Straße 55, 7800 Freiburg

Prof. Dr. H. Jung, Abteilung für Gynäkologie und Geburtshilfe der
RWTH Aachen, Goethestraße 27–29, 5100 Aachen

Dr. W. Kachel, Kinderklinik am Klinikum der Stadt Mannheim,
Postfach 23, 6800 Mannheim 1

Prof. Dr. V.A.W. Kraye, II. Physiologisches Institut der Universität
Heidelberg, 6900 Heidelberg

Prof. Dr. F. Kubli, Universitäts-Frauenklinik, Voßstraße 9,
6900 Heidelberg

Dr. C.S. Kurz, Universitäts-Frauenklinik, Frauenklinikstraße 10,
CH-8091 Zürich

Doz. Dr. S. Leodolter, Krankenhaus der Stadt Wien-Lainz,
Gynäkolog.-geburtshilfliche Abteilung, Wolkersbergenstraße 1,
A-1130 Wien

Priv.-Doz. Dr. B. Liedtke, Abteilung für Gynäkologie und Geburtshilfe der RWTH Aachen, Goethestraße 27–29, 5100 Aachen

Prof. Dr. T.H. Lippert, Universitäts-Frauenklinik, Schleichstraße 2,
7400 Tübingen

Priv.-Doz. Dr. H. Löser, Kardiologische Abteilung der Universitäts-
Kinderklinik, Robert-Koch-Straße 31, 4400 Münster

Dr. A. Mayr, Abteilung für Kinderkardiologie der Med. Fakultät
der RWTH Aachen, Goethestraße 27–29, 5100 Aachen

Priv.-Doz. Dr. K. Meinen, Gynäkolog.-geburtshilfliche Abteilung
des Stadtkrankenhauses, 6090 Rüsselsheim

Dr. H. Mörlein, Frauenklinik der Städt. Krankenanstalten, Kulmbacher Straße 23, 8580 Bayreuth

Prof. Dr. W. Moll, Institut für Physiologie, Universitätsstraße 31,
8400 Regensburg

Prof. Dr. B.R. Muck, Universitäts-Frauenklinik, Universitätsstraße
21/23, 8520 Erlangen

Prof. Dr. K.M. Müller, Pathologisches Institut der Universität
Münster, 4400 Münster

Prof. Dr. G. Ohlenroth, Frauenklinik, Caprivistraße 1, 4500
Osnabrück

Dr. J.R. Pfefferkorn, Kardiologische Abteilung der Universitäts-
Kinderklinik, Robert-Koch-Straße 31, 4400 Münster

Dr. U. Pfeiffer, Institut für Experimentelle Chirurgie der Technischen
Universität, 8000 München 80

Dr. K. Philipp, I. Universitäts-Frauenklinik, Spitalgasse 23,
A-1090 Wien

Dr. L. Quaas, Universitäts-Frauenklinik, Hugstetter Straße 55,
7800 Freiburg

Priv.-Doz. Dr. G. Raberger, Pharmakologisches Institut der Universität Wien, Währinger Straße 13 a, A-1090 Wien

Prof. Dr. E. Reinold, I. Universitäts-Frauenklinik, Spitalgasse 23,
A-1090 Wien

Priv.-Doz. Dr. R. Richter, Universitäts-Frauenklinik, Schanzenstraße 46, CH-4031 Basel

Dr. I. Rost, Krankenhaus der Stadt Wien-Lainz, Gynäkolog.-geburtshilfliche Abteilung, Wolkersbergenstraße 1, A-1130 Wien

Prof. Dr. H. Rüttgers, Universitäts-Frauenklinik, Voßstraße 9,
6900 Heidelberg

Dr. H. Salzer, I. Universitäts-Frauenklinik, Spitalgasse 23, A-1090
Wien

Prof. Dr. H. Schmid-Schönbein, Institut für Physiologie der RWTH
Aachen, Schneebergweg 211, 5100 Aachen

Priv.-Doz. Dr. H. Schneider, Universitäts-Frauenklinik, Frauenklinikstraße 10, CH-8091 Zürich

Priv.-Doz. Dr. R. Schuhmann, Universitäts-Frauenklinik, Theodor-Stern-Kai 7, 6000 Frankfurt

Dr. U. Siekmann, Frauenklinik im Universitätsklinikum, Hufelandstraße 55, 4300 Essen 1

Dr. R.J. Sodha, Universitäts-Frauenklinik, Frauenklinikstraße 10,
CH-8091 Zürich

Dr. L. Spätling, Universitäts-Frauenklinik, Frauenklinikstraße 10,
CH-8091 Zürich

Priv.-Doz. Dr. G. Spelger, Kinderklinik am Klinikum der Stadt
Mannheim, Postfach 23, 6800 Mannheim 1

Dr. A. Staudach, Landesfrauenklinik, Müllner Hauptstraße 48,
A-5020 Salzburg

Dr. U. Steinkamp, Kardiologische Abteilung der Universitäts-
Kinderklinik, Robert-Koch-Straße 31, 4400 Münster

Priv.-Doz. Dr. M. Steyer, St. Josef Stift, Gynäkolog.-geburtshilfliche
Abteilung, Schwachhauser Heerstraße 51, 2800 Bremen

Priv.-Doz. Dr. R. Strigl, Frauenklinik TU München. Ismaninger
Straße 22, 8000 München 80

Prof. Dr. H. Weidinger, Frauenklinik der Städtischen Krankenanstalten, Kulmbacher Straße 23, 8580 Bayreuth

Priv.-Doz. Dr. W.-D. Wiest, Universitäts-Frauenklinik der Städtischen
Krankenanstalten, Postfach 23, 6800 Mannheim

Dr. A. Wischnik, Krankenanstalt Rotes Kreuz, Gynäkolog.-geburts-
hilfliche Abteilung, Auerbacher Straße 1, 8000 München 90

Dr. F. Wolff, Universitäts-Frauenklinik, Kerpener Straße 34,
5000 Köln 41

Priv.-Doz. Dr. V. Zahn, Elisabeth Krankenhaus, Frauenklinik,
St.-Elisabeth-Straße 23, 8440 Straubing

Prof. Dr. B. Zsolnai, Semmelwies, Medical School, Ülloi Ur 78 A,
H-1082 Budapest

Einleitung

H. Jung

Die β-Mimetika haben eine hohe pharmakodynamische Potenz, die besonders im Hinblick auf die therapeutische Breite und die Nebenwirkungen Ursache des heutigen Symposions sein können. Der Einsatz der β-Mimetika wird in der folgenden Übersicht dargestellt (Tabelle 1).

Tabelle 1. Einsatz von β-Mimetika (Aachen 1981)

1. Drohende Fehlgeburt
2. Drohende Frühgeburt
3. Dystokien
4. Operationen am Uterus (Wendung u.a.)
5. EPH-Gestose
6. (Plazentainsuffizienz)
7. Dysmenorrhö und IUP

Aufgrund unserer heutigen Kenntnisse ist eine sehr kritische und genaue Indikationsstellung erforderlich. Bei der drohenden Fehlgeburt zum Beispiel muß gesichert sein, daß ein vitaler Embryo vorliegt. Weiterhin soll der Versuch einer 24-stündigen Behandlung mit Bettruhe allein und vielleicht auch mit einer Sedierung unternommen worden sein. Ist es nicht zum Blutungsstillstand und zur Uterusrelaxation gekommen, dann ist die Indikation zur Behandlung mit β-Mimetika gegeben. Bei der drohenden Frühgeburt muß berücksichtigt werden, daß eine Uteruskontraktion allein keine Indikation zur Gabe von β-Mimetika ist. Etwa ab der 30. Schwangerschaftswoche ist der Einsatz der Tokolytika erst dann gegeben, wenn tokographisch eine Wehenfrequenz von mehr als 3–4 Kontraktionen/h registriert werden und diese auch gleichzeitig muttermundwirksam sind. Die Behandlung der Dystokien und der Einsatz bei Operationen am Uterus oder zur Entwicklung des Kindes bei der Sectio erfordern einen besonders erfahrenen Umgang. Gleiches gilt für die EPH-Gestose, beim Versagen hypotensiver und anderer Maßnahmen zur Blutdrucksenkung (ein Indikationsbereich, der vermehrt Anwendung finden sollte, aber dazu erfahrene Geburtshelfer benötigt). Der Einsatz bei der Plazentainsuffizienz ist nur zu empfehlen, wenn die uteroplazentare Durchblutung ohne andere Begleiterkrankungen durch β-Mimetika gebessert werden kann. Dies wäre z.B. der Fall, wenn durch Hemmung von Frühgeburtwehen, die kardiotokographisch akute Durchblutungsstörungen verursachen, die uteroplazentare Durchblutung reguliert wird.

Grundsätzlich sind beim Einsatz und beim kritischen Abwägen der Indikationen folgende Nebenwirkungen zu berücksichtigen (Tabelle 2). An der Spitze der Komplikationen stehen die kardiopulmonalen Wirkungen der β-Mimetika. Daneben sollten die erhöhte Glykogenolyse und die fetalen Wirkungen durch den transplazentaren Übergang

Tabelle 2. Nebenwirkungen der β-Mimetika (Aachen 1982)

Herz- und Kreislaufwirkungen
Pulmonale Einflüsse
Vermehrte Glykogenolyse
Transplazentare fetale Wirkungen
Subjektive Störungen

Tabelle 3. Im Handel befindliche β-Mimetika mit Dosierungstabelle. (Nach Weidinger 1981)

Handelsnamen	Freinamen	Dosierung	
		oral/Tag [mg]	i.v./min [μg]
Dilatol	Buphenin	24–48	150 –250
	Nylidrin		
Duvadilan	Isoxsuprin	40–80	50 –200
Partusisten	Fenoterol	20–30	1 – 5
Pre-Par	Ritodrin	40–80	150 –250
Sultanol	Salbutamol	8–16	20 – 50
Bricanyl	Terbutalin	15	10 – 20
Ipradol			
Etoscol	Hexoprenalin	3– 4	0,075– 0,3
Spiropent	Clenbuterol	0,04–0,08	

berücksichtigt werden. Zur Behandlung der vorzeitigen Wehentätigkeit stehen heute eine ganze Reihe von handelsüblichen Präparaten zur Verfügung (6). Die Dosierungen sind streng zu beachten (Tabelle 3). Es empfiehlt sich, wegen der mehr und mehr bekannten Nebenwirkungen für Mutter und Kind, möglichst mit *einem* β-Mimetikum die gesamte Therapie zu gestalten. Dadurch lassen sich die substanzspezifischen Nebeneffekte besser erkennen und vermeiden.

Der Wirkungsmechanismus der β-Mimetika ist noch nicht ganz abgeklärt, wenn auch Wesentliches darüber bekannt ist. β-Mimetika wirken über die sog. β-Rezeptoren, die in β_1- und β_2-Rezeptoren zu unterteilen sind. Am Uterusmuskel findet man überwiegend β_2-Rezeptoren. Sie verursachen einen Anstieg des zyklischen Adenosinmonophosphats – kurz cAMP genannt (Abb. 1 a,b). Die Stimulation verläuft über das Ferment Adenylcyclase an bzw. in der Zellmembran. Die Adenylcyclase beschleunigt die Bildung von cAMP aus ATP und greift somit in den Energiestoffwechsel der Muskelzelle ein. Die Kalziumüberträger spielen bei diesem Hemmungsvorgang eine zentrale Rolle.

Für die aktuelle Forschung und Klinik der Wehentätigkeit und des Geburtsbeginns möchte ich aber auch noch darauf hinweisen, daß bereits aus Untersuchungen von Ramwell u. Shaw (3) sowie von Kuehl [Zit. nach (5)] den Prostaglandinen ein wichtiger Stellenwert bei der Stimulation der β-Rezeptoren zukommt. So konnte nachgewiesen werden, daß viele der pharmakologischen Effekte der Prostaglandine immer dort auftreten, wo nach Hormonstimulierung das cAMP intrazelluläre Reaktionen auslöst. Man nimmt heute an, daß die Prostaglandine als Regulatoren der Adenylcyclase wirken.

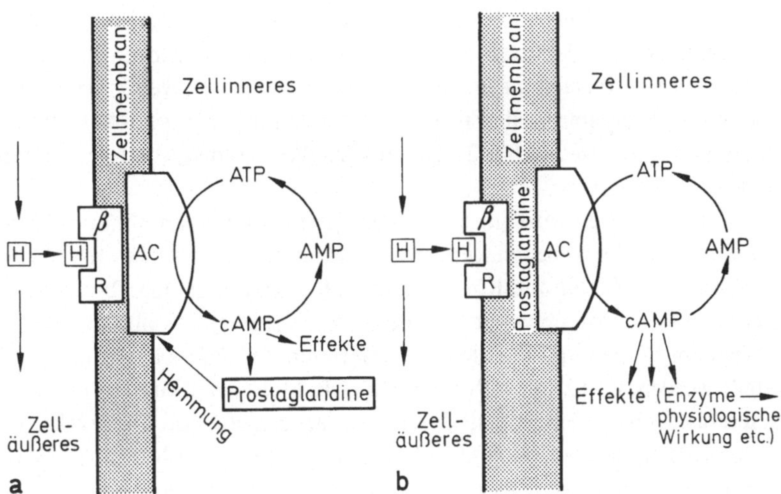

Abb. 1 a,b. Wirkungsmechanismus der β-Mimetika (*H*) am β-Rezeptor (*β-R*) über die Überträger-funktion der Adenylcyclase (*AC*)

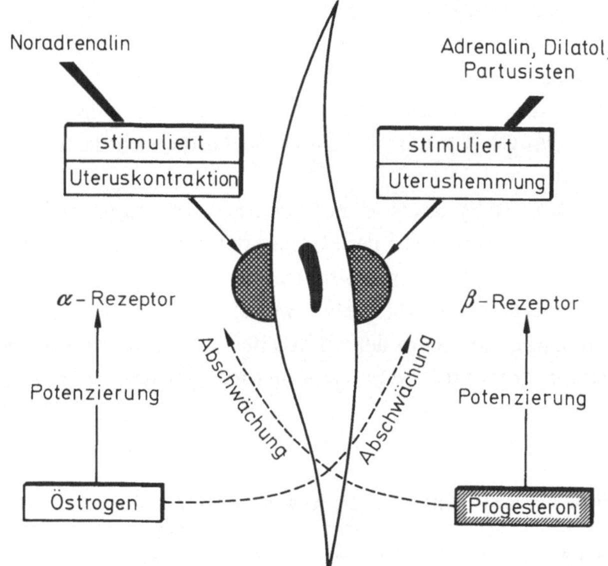

Abb. 2. Einfluß der Östrogene und des Progesteron auf die α- und β-Rezeptoren und ihre Beeinflussung der Empfindlichkeit gegenüber spezifischer Mimetika

Nach Ramwell u. Shaw (Abb. 1a) vermutet man den Effekt der Prostaglandine in Form eines negativen Rückkoppelungseffekts zwischen cAMP, Prostaglandinen und Adenyl-cyclase. Nach Kuehl [zit. nach (5)] stellt man sich vor, daß der regulierende Eingriff der Prostaglandine unmittelbar zwischen dem Rezeptor und der Adenylcyclase in der Zellmembran erfolgt (Abb. 1b).

Neueste Untersuchungen von Husslein et al. (1) über die Interaktion von Prostaglandin und Oxytozin bei der Geburtsauslösung vermögen diese Überlegungen ebenfalls zu bestätigen. Eigene Untersuchungen, zusammen mit Klöck (2), weisen darauf hin, daß Östrogene und Progesteron die Empfindlichkeit der β-Rezeptoren auf Stimulation und Blockierung beeinflussen (Abb. 2). Damit wird das Gesamtsystem der β-rezeptorischen Regulation sehr komplex.

In den letzten Jahren wurden zahlreiche experimentelle und klinische Untersuchungen durchgeführt, um die Nebenwirkungen der β-Mimetika am Herzen, Kreislauf und im Stoffwechsel von Mutter und Kind auszuschalten. Durch die Kombination mit dem β_1-selektiven Rezeptorenblocker Metoprolol kann man eine Reihe unerwünschter Nebenwirkungen am Herzen und Kreislauf neutralisieren. Die β-Blocker können in 2 Gruppen aufgeteilt werden, und zwar in β_1-selektive (z.B. Metoprolol) und in nichtselektive (z.B. Propranolol). Es ist gesichert, daß durch eine sachgemäße und dosisexakte Gabe von Metoprolol Tachykardien, subjektive Nebenwirkungen und Blutdruckreaktionen kompensiert oder reduziert werden können. Es liegen auch erste Ergebnisse über die kompensierende Stoffwechselwirkung von Metoprolol hinsichtlich der Serumglucose vor (7).

Zum Schluß meiner Übersicht möchte ich noch einmal darauf hinweisen, daß vor der Gabe eines β-Mimetikums in der Schwangerschaft oder unter der Geburt dringend eine exakte Anamnese durchzuführen ist (Tabelle 4). Neben der exakten Anamnese sollte vorher unbedingt ein EKG der Mutter durchgeführt werden. Eine Kontrolle der Elektrolyte vor und während der Behandlung halten wir für unbedingt erforderlich. Daß Herzerkrankungen eine Kontraindikation darstellen, ist zwar unbestritten, aber es ist durchaus möglich, in Sonderfällen mit einem entsprechend geschulten Kardiologen solch eine Behandlung durchzuführen. Neben der Kontrolle des Blutzuckers vor und während der Behandlung sollte auch der fetale Zustand durch das Kardiotokogramm überwacht werden.

Das heutige Symposion, mit einer Starbesetzung erfahrener, experimenteller und klinischer Forscher auf dem Gebiet der β-Adrenergika, läßt erwarten, daß durch Vorträge und Diskussionen unsere Detailkenntnisse über die Behandlung der vorzeitigen Wehentätigkeit mit β-Mimetika weiter verfeinert werden. Ob dabei die intensive Beschäftigung mit einem der zahlreichen, aber schon länger bekannten β-Mimetikum die Therapie entscheidend bereichern wird, werden wir erst am letzten Tag dieser Tagung wissen.

Tabelle 4. Empfehlungen für die Anwendung der β-Mimetika

1. Sorgfältige Anamnese über Herzerkrankungen
2. EKG vor Beginn der Behandlung
3. Kontrolle der Elektrolyte während der Behandlung (K^+!)
4. K^+-Substitution, keine Ca^{++}-Gabe
5. Kontraindikation bei Herzerkrankungen
6. Kontrolle der Glucose bei Diabetes
7. CTG-Kontrolle des Feten vor und während der Behandlung

Literatur

1. Husslein P, Fuchs F, Fuchs AR (1982) Der Einfluß von Oxytocin auf die Produktion von Prostaglandinen. Z Geburtshilfe Perinatol 186:141
2. Klöck FK (1975) Die uterine Reaktion auf Beta-Adrenergika unter dem Einfluß der hormonalen Situation des Uterus. In: Jung H, Klöck FK (Hrsg) Th 1165a (Partusisten) bei der Behandlung in der Geburtshilfe und Perinatologie. Thieme, Stuttgart
3. Ramwell PW, Shaw J (1972) Prostaglandins. Ann NY Acad Sci 180:1
4. Schneider J, Wiest W, Hettenbach A, Hiltmann W-D, Hohlweg-Majert P (1981) Der Einfluß der kombinierten tokolytischen Therapie mit Fenoterol und Metoprolol auf den maternalen Stoffwechsel. Arch Gynäkol 232:510
5. Weidinger H (1975) Neuere Modellvorstellungen zur Wirkung der Beta-Adrenergika am Uterus. In: Jung H, Klöck FK (Hrsg) Th 1165a (Partusisten) bei der Behandlung in der Geburtshilfe und Perinatologie. Thieme, Stuttgart
6. Weidinger H (1981) Pharmakologie und klinische Erfahrungen mit Betamimetika. In: Äblad B, Heidenreich J, Irmer M, Jung H (Hrsg) Betablockade und Tokolyse. Witzstrock, Baden-Baden
7. Wiest W, Hiltmann WD (1981) Verhalten des maternalen Stoffwechsels unter einer kontinuierlichen Infusion von Fenoterol und Metoprolol. In: Äblad B, Heidenreich J, Irmer M, Jung H (Hrsg) Betablockade und Tokolyse. Witzstrock, Baden-Baden

Zur Pharmakologie der β_2-Sympathomimetika

G. Raberger

Bereits 1906 fand Dale, daß von den durch Sympathikusaktivierung hervorgerufenen inhibitorischen und tonischen Wirkungen nur die letzteren durch Ergotpräparationen gehemmt wurden und nahm somit an, daß es sich um zwei verschiedene Wirkungen handelt. Aufgrund von Untersuchungen mit verschiedenen Sympathomimetika kam Ahlquist (1948) zur Ansicht, daß das Konzept der inhibitorischen und tonisierenden Wirkungen nicht ausreichte, da ansonsten inhibitorische Mimetika das Herz stimulierten und tonisierende Mimetika den Darm relaxierten. Daher schlug Ahlquist vor, eine Unterteilung in a- und β-Rezeptoren vorzunehmen. Danach werden Vasokonstriktion, Uterustonisierung, Uretertonisierung, Kontraktion der Nickhaut sowie des M. dilatator pupillae und Relaxation des Darms durch a-Rezeptoren vermittelt, Vasodilatation, Relaxation der Bronchial- und Uterusmuskulatur sowie Stimulation des Herzens durch β-Rezeptoren. Bestätigung erfuhr diese Unterteilung erst durch die Entwicklung von β-Rezeptorenantagonisten (Powell u. Slater 1958). Die systematische Untersuchung verschiedener Sympathomimetika hinsichtlich der Stimulation des Herzens und der Lipolyse sowie Vasodilatation und Bronchodilatation führte zu der Forderung von Lands et al. (1967), eine weitere Unterteilung der β-Rezeptoren in β_1 (Herz, Fettgewebe) und β_2 (Gefäße und Bronchien) vorzunehmen. Weitere Unterteilungen von β_1-Rezeptoren (Brooks et al. 1971; Dreyer u. Offermeier 1975; Bonelli 1978) oder auch andere Unterteilungen (Ariens u. Simonis 1976) werden weitgehend abgelehnt (Lumley u. Broadley 1977; Daly 1981).

Die Klassifizierung von Rezeptoren kann entweder durch die Stimulierbarkeit mit bekannten Sympathomimetika und Einordnung entsprechend einer "rank order of potency" erfolgen oder durch Bindungs- und Verdrängungsstudien mit radioaktiv markierten Liganden (s. Lefkowitz u. Hoffman 1980). Auch durch die Wirksamkeit oder Bindung und Verdrängung bekannter β-Rezeptorenantagonisten kann die Klassifizierung vorgenommen werden. Neue Sympathomimetika können durch den Vergleich der Wirkung bereits bekannter selektiver Mimetika an bereits typisierten Strukturen (β_1= Herz, β_2= Trachea, s. Offermeier et al. 1972) oder durch die Wirkungsabschwächung durch bekannte Antagonisten klassifiziert werden.

Als Grundstruktur für Sympathomimetika kann jene des β-Phenylethylamins angesehen werden. β_2-Rezeptoren stimulierende Substanzen haben OH-Gruppen am Ring in Stellung 4 (Isoxsuprin, Buphenin, Ritodrin) oder in Stellung 3 und 5 (Fenoterol, Terbutalin). Salbutamol hat eine OH-Gruppe in Stellung 4 und eine CH_2OH-Gruppe in Stellung 3. Dem Hexoprenalin kommt insofern eine Sonderstellung zu, als es, wie die Katecholamine, die OH-Gruppen am Ring in Stellung 3 und 4 hat. Daher kann Hexoprenalin durch die COMT (catechol-o-methyl-transferase) metabolisiert werden (Kamper et al. 1973). Darüber hinaus ist für die β_2-mimetische Wirkung ein gegenüber dem Isoprenalin verlängerter Stickstoffsubstituent erforderlich. Beim Hexoprenalin wurde dies durch Molekülverdoppelung erreicht (Abb. 1).

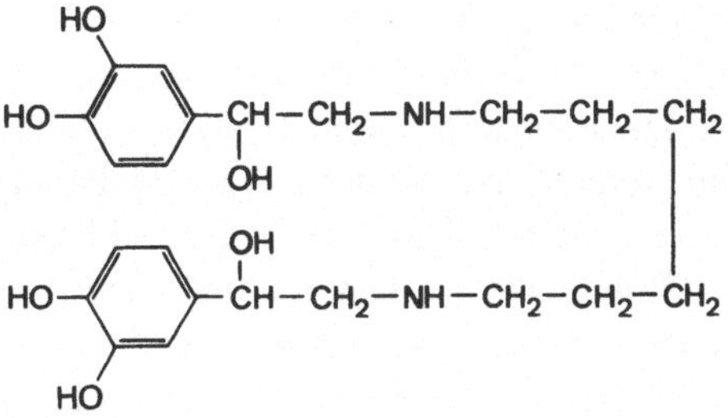

Abb. 1. Strukturformel von Hexoprenalin
(Ipradol, Gynipral)

Bisher wurden β_2-Rezeptoren an der glatten Muskulatur von Bronchien, Gefäßen und Uterus, an den Langerhans-Inseln des Pankreas, an der Skelettmuskulatur, präsynaptisch an adrenergen Synapsen, an Lymphozyten und Thrombozyten sowie bei einigen Spezies auch an der Vorhofmuskulatur gefunden (s. Lees 1981): Therapeutisch werden bisher die durch β_2-Mimetika bewirkte Bronchodilatation, Vasodilatation und Uterusrelaxation ausgewertet. Über β_2-Rezeptoren im Pankreas wird eine Mehrausschüttung von Insulin vermittelt (Loubatiéres et al. 1971), der aber eine β_2-induzierte Verminderung der Glucoseverwertung und Steigerung der Glykogenolyse im Skelettmuskel entgegenwirkt (Sacca et al. 1979), so daß unter β_2-Mimetika eine Hyperglykämie beobachtet wird. Weiter kommt β_2-Rezeptoren in der Skelettmuskulatur eine tremorigene Wirkung zu. Stimulation von präsynaptischen β_2-Rezeptoren an adrenergen Synapsen bewirkt eine vermehrte Noradrenalinausschüttung (Stjärne u. Brundin 1976). Die Bedeutung der β_2-Rezeptoren für die Blutzellen ist noch nicht abgeklärt, ermöglicht jedoch auch am Menschen eine Quantifizierung der β-Rezeptorenzahl. Dadurch konnte die Auswirkung sowohl physiologischer als auch pathologischer Einflüsse auf die β-Rezeptorenzahl untersucht werden (Schocken u. Roth 1977; Lefkowitz u. Hoffman 1980). Bei Spezies, die β_2-Rezeptoren am Vorhof besitzen, kann durch Stimulation mit β_2-Mimetika ein Frequenzanstieg beobachtet werden.

Die bisher experimentell (Stormann u. Turnheim 1973) und auch klinisch mit Hexoprenalin erhobenen Befunde sind in einem Review von Pinder et al. 1977 sowie in 2 Symposiumbänden (Deutsch et al. 1970; Gitsch u. Reinold 1982) zusammengefaßt.

Aus dem oben Gesagten ergeben sich bereits die Nebenwirkungen von β_2-Mimetika. Der Anstieg der Herzfrequenz kann entweder direkt über eine β_1-Restwirkung und durch die präsynaptische Wirkung (vermehrte Transmitterfreisetzung am Herzen) oder indirekt über den Barorezeptorreflex als Antwort auf die Vasodilatation und Blutdrucksenkung erfolgen. Weiter ist die tremorigene Wirkung an der Skelettmuskulatur als Nebenwirkung zu erwähnen. Die Stoffwechselwirkungen können zum Anstieg von Glucose, Lactat und freien Fettsäuren im Blut führen. Die durch β_1-Stimulation hervorgerufenen direkten und reflektorischen Nebenwirkungen können durch β_1-selektive Antagonisten abgeschwächt werden.

Ein weiteres Problem ist die Wirkungsabnahme von Sympathomimetika bei längerer Applikation. Diese Wirkungsabnahme ist sowohl bei exogener Zufuhr von Sympathomimetika (Benoy et al. 1975; Nelson et al. 1977; Colucci et al. 1981) als auch bei vermehrten zirkulierenden endogenen Katecholaminen (Greenacre u. Conolly 1978; Baumann et al. 1981) beobachtet werden. Man nimmt an, daß eine Verminderung der Rezeptorenzahl, eine sog. "down regulation", dafür verantwortlich ist. Die Wirkungsabnahme wurde sowohl hinsichtlich der hämodynamischen Wirkungen als auch der Bronchodilatation beschrieben. Auch für die uterusrelaxierende Wirkung von Isoprenalin ist an Ratten eine Wirkungsabnahme durch 4tägige Vorbehandlung mit Isoprenalin beschrieben worden (Johansson u. Andersson 1981). Parallel zu der verminderten Wirkung fanden die Autoren auch eine im Vergleich zu unbehandelten Tieren geringere Rezeptorenzahl. Es ist z.Z. noch nicht bekannt, ab welchen Dosen und innerhalb welcher Zeit eine nennenswerte Veränderung der Empfindlichkeit für β_2-Mimetika auftritt, es muß jedoch bei länger dauernder Applikation stets an die Möglichkeit einer Wirkungsabschwächung oder eines Wirkverlustes bei scheinbarer Verschlechterung der Symptomatik gedacht werden.

Literatur

Ahlquist RP (1948) A study of the adrenotropic receptors. Am J Physiol 153:586–600

Ariëns EJ, Simonis AM (1976) In: Saxena PR, Forsyth RP (eds) Betaadrenoceptor blocking agents. Elsevier/North-Holland, Amsterdam, pp 3–27

Baumann G, Riess G, Erhardt WD, Felix SB, Ludwig L, Blumel G, Blomer H (1981) Impaired beta-adrenergic stimulation in the uninvolved ventricle post-acute myocardial infarction: Reversible defect due to excessive circulating catecholamine-induced decline in number and affinity of beta-receptors. Am Heart J 101:569–581

Benoy CJ, El-Fellah MS, Schneider R, Wade OL (1975) Tolerance to sympathomimetic bronchodilators in guinea-pig isolated lungs following chronic administration in vivo. Br J Pharmacol 55: 547–554

Bonelli J (1978) Demonstration of two different types of β_1-receptor in man. Int J Clin Pharmacol 16:313

Brooks H, Banas JS Jr, Dalen JE, Dexter L (1971) Cardiovascular and contractile responses to nondepressant beta-adrenergic blockade. Am J Physiol 221:138–143

Colucci WS, Alexander RW, Williams GH et al. (1981) Decreased lymphocyte beta-adrenergic-receptor density in patients with heart failure and tolerance to the beta-adrenergic agonist pirbuterol. N Engl J Med 305:185–190

Dale HH (1906) On some physiological actions of ergot. J Physiol 34:163–206

Daly MJ (1981) The classification of beta-adrenoceptors, 1. Tips 2/7:168–169

Deutsch E, Irsigler K, Kraupp O (1970) Hexoprenalin. Pharmakologie und therapeutische Anwendung beim asthmatischen Formenkreis. Springer, Wien New York

Dreyer AC, Offermeier J (1975) Indications for the existence of two types of cardiac β-adrenergic receptors. Pharmacol Res Commun 7:151

Gitsch E, Reinold E (1982) Hexoprenalin. Anwendung in der Geburtshilfe. Maudrich, Wien München Bern

Greenacre JK, Conolly ME (1978) Desensitization of the β-adrenoceptor of lymphocytes from normal subjects and patients with normal subjects and patients with phaechromocytoma: Studies in vivo. Br J Clin Pharmacol 5:191–197

Johansson SRM, Andersson RGG (1981) Mechanisms of β-adrenergic desensitization in rat myometrium. Acta Pharmacol Toxicol 49:241–247

Kamper B, Leodolter S, Hellmann G, Hertting G (1973) Pharmakokinetische Untersuchungen mit ^{3}H-Hexoprenalin an der Ratte. Arzneimittelforsch 23:721–729

Lands AM, Arnold A, McAuliff JP, Luduena FP, Brown TG Jr (1967) Differentiation of receptor systems activated by sympathomimetic amines. Nature 214:597–598

Lees GM (1981) A hitch-hiker's guide to the galaxy of adrenoceptors. Br Med J 283:173–178

Lefkowitz RJ, Hoffman BB (1980) New directions in adrenergic receptor research. Tips 1/7:314–318

Loubatiéres A, Mariani MM, Sorel G, Savi L (1971) The action of β-adrenergic blocking and stimulating agents on insulin secretion. Characterization of the type of β-receptor. Diabetologia 7:127–132

Lumley P, Broadley KJ (1977) Evidence from antagonist and antagonist studies to suggest that the β_1-adrenoceptors subserving the positive inotropic and chronotropic responses of the heart do not belong to two separate subgroups. J Pharm Pharmacol 29:598–604

Nelson HS, Branch LB, Raine D, Spaulding H, Black JW, Pfeutze B, Wood D (1977) β-Adrenercic subsensitivity induced by chronic administration of terbutaline. Int Arch Allergy Appl Immunol 55:362–373

Offenmeier J, Dreyer AC, Brandt HD, Steinberg S (1972) The β_2-selectivity of various β-adrenergic drugs. Med Proc

Pinder RM, Brogden RN, Speight TM, Avery GS (1977) Hexoprenaline: A review of its pharmacological properties and therapeutic efficacy with particular reference to asthma. Drugs 14:1–28

Powell CE, Slater IH (1958) Blocking of inhibitory adrenergic receptors by a dichloro analog of isoproterenol. J Pharmacol Exp Ther 122:480–488

Sacca L, Eigler N, Cryer PE, Sherwin RS (1979) Insulin antagonistic effects of epinephrine and glucagon in the dog. Am J Physiol 237:E487–E492

Schocken DD, Roth GS (1977) Reduced β-adrenergic receptor concentrations in ageing man. Nature 267:856–858

Stjärne L, Brundin J (1976) β_2-Adrenoceptors facilitating noradrenaline secretion from human vasoconstrictor nerves. Acta Physiol Scand 97:88–93

Stormann H, Turnheim K (1973) Die stimulierende Wirksamkeit von Hexoprenalin auf verschiedene sympathische β-Rezeptoren. Arzneimittelforsch 23:30–38

Über die Wechselwirkung rheologischer Faktoren bei chronischen Mikrozirkulationsstörungen

H. Schmid-Schönbein

Es ist heute allgemein akzeptiert, daß viele krankhafte Zustände, wozu auch diejenigen gehören, die obliterative Gefäßerkrankungen begleiten, durch sog. Mikrozirkulationsstörungen ausgezeichnet sind. Aufgrund der Annahme, daß auch im Spätstadium einer Schwangerschaft mikrozirkulatorische Abnormitäten auftreten, erscheint es zulässig, prinzipielle Gesetzmäßigkeiten der normalen und gestörten Mikrozirkulation aus rheologischer Sicht zu definieren. Darüber hinaus ist es denkbar, daß die verhältnismäßig rasch progredienten Störungen der Blutzirkulation in der reifen Plazenta als Degenerationserscheinungen aufgefaßt werden, aus deren Pathogenese auch Schlußfolgerungen auf andere Gefäßprovinzen gezogen werden können, in denen chronische Degenerationsprozesse sehr viel protrahierter verlaufen.

In der nachfolgenden Abhandlung soll der Versuch gemacht werden, über die quantitativen Aspekte solcher Störungen (im Sinne einer Minderdurchblutung) mehr qualitative Überlegungen anzustellen, die die fehlerhafte Wechselwirkung derjenigen Bestandteile von Gefäßwand und Blut betreffen, die in der normalen Mikrozirkulation ungestört kooperieren. Es ist heute unbestritten, daß eine einfache quantitative Minderperfusion (wie sie sekundär etwa zu einer makrozirkulatorischen Störung in den Arterien oder in den Venen auftritt) oft durch peripher gelegene Prozesse, mit anderen Worten, eine echte Mikrozirkulationsstörung kompliziert werden. Bei diesen Störungen sind nun in unabhängiger Weise die Bestandteile der Endstrombahn des Bluts und des umgebenden Gewebes betroffen. Es ist daher notwendig, daß man den Ausdruck "chronische Mikrozirkulationsstörung" wie folgt neu definiert:

Eine Mikrozirkulationsstörung im engen Sinne des Wortes ist eine qualitative wie auch quantitative Störung der Organperfusion, die die Folge eines primären und endogenen Defekts des intravaskulären und transkapillaren Stroms von Blutbestandteilen ist. Diese Störungen sind autonom wie auch autochthon, d.h. sie folgen spezifischen eigenen Regeln und finden vorwiegend am Ort der Hypoperfusion statt. Sie sind daher nicht lediglich sekundäre Folgen eines kardialen arteriellen oder venösen Schadens, können letztere jedoch stark komplizieren. Chronische Gefäßinsuffizienz ist nach dieser Definition, also in ihren Symptomen, durch einen Mikrozirkulationsdefekt in diesem Sinne gekennzeichnet, wobei die letztere die erstere potenzieren kann.

Ob diese Überlegungen auch für die gestörte Mikrozirkulation an der überreifen Plazenta anwendbar sind, muß selbstverständlich durch geeignete morphologische und funktionelle Studien erst noch überprüft werden.

Normale Mikrozirkulation

Ehe wir diese chronischen Mikrozirkulationsstörungen weiter diskutieren, ist es notwendig, kurz den Normalzustand zu kennzeichnen. In Zusammenhang mit dieser kurzen

Übersicht kann nur stichwortartig vorgegangen werden. Der Leser wird auf die reichliche Literatur, z.B. ein kürzlich erschienenes Handbuch der Pathologie (1) mit Beiträgen von Hammersen, Gaethgens, Müller-Berghaus, Fuchs und mir selbst verwiesen. Auch Monographien von Branemark (2), Kaley u. Altura (3), Johnson (4) und Caro et al. (5) sollten konsultiert werden.

Es ist in diesem Zusammenhang sinnvoll, von den "Mikrogefäßen" bzw. der Endstrombahn (eine anatomische Einheit) und der "Mikrozirkulation", d.h. der Bewegung von Blutbestandteilen innerhalb dieser terminalen Gefäße und von der Bewegung von Plasmabestandteilen über ihre Wände hinweg zu sprechen, was funktionelle Ereignisse sind.

Abbildung 1 zeigt ein Schema der normalen Mikrozirkulation, welches die so wichtigen organspezifischen Unterschiede der Angioarchitektonik, was die Endothelstruktur, den Besatz mit glatter Gefäßmuskulatur und die Innervation betrifft, zunächst einmal außer acht läßt.

Wie in Abb. 2 schematisch gezeigt wird, ist das normale Fließverhalten des Blutes in den Engstellen des Herz-Kreislauf-Systems durch eine rasche Bewegung aller Blutzellen gekennzeichnet, was zunächst überrascht, angesichts der Tatsache, daß die Gefäßdurchmesser zwischen 3 und 8 μm liegen, d.h. kleiner sind als die Durchmesser der meisten Blutzellen. Diese Zellen sind in einem Plasma als kontinuierliche Phase suspendiert, die eine sehr niedrige Viskosität (1,2 mPas oder die 1,7fache Viskosität des Wassers als dem ubiquitären biologischen Solvens) hat. Das Blut wird angetrieben durch einen sehr steilen Druckgradienten ($\frac{\Delta P}{l}$), der in der Größenordnung von 20 mmHg/mm^2 oder 2,6 kPa/mm^2 liegt. Die individuellen roten Blutzellen werden nicht nur elastisch verformt, sondern partizipieren passiv an der Strömung des Plasmas, was auf der Transmission von Schubspannen in das Zytoplasma beruht (flüssigkeitstropfenartiges Verhalten der roten Blutzellen durch Panzerkettenrotation der Membran (6, 7).

Als Folge dieses für Säugererythrozyten typischen Verhaltens ist die Viskosität des Blutes in der normalen Mikrozirkulation nicht signifikant höher als die des Plasmas und nur geringfügig von auch starken lokalen Unterschieden im Hämatokritwert beeinflußt.

Aufgrund eines kürzlich vorgeschlagenen semantischen Systems (8), in dem alle sog. Fließanomalitäten des Blutes beschreibbar sind, kann man sagen, daß die normale Mikrozirkulation durch eine sehr hohe Fließfähigkeit des Blutes ausgezeichnet ist, die gegenüber der Fließfähigkeit des Wassers nur um 42% verringert ist. In absoluten Größen ist die Fluidität des Plasmas etwa 80 rhe oder 800/Pas. Die Zufügung von Erythrozyten vermindert die Fließfähigkeit des Plasmas nur um etwa 20–25%, d.h. auf etwa 600/ Pas in den nutritiven Kapillaren (7).

Die anderen Blutzellen, wie z.B. die Thrombozyten (die keinen wesentlichen Effekt haben, solange sie als Individuen strömen) oder die Leukozyten und Lymphozyten, zeigen ein "konventionelleres" rheologisches Verhalten. Es ist heute eindeutig durch Arbeiten von Lichtman (9), Bagge et al. (10) und Schmid-Schönbein et al. (11, 12) belegt, daß die flexiblen weißen Blutzellen ebenfalls passiv während ihrer Bewegung durch die nutritiven Kapillaren verformt werden, jedoch viel weniger als die Erythrozyten. Aus diesem Grunde produzieren sie eine intermittierende Strömungsverlangsamung, während sie die Kapillaren passieren. Durch die Arbeiten von Schmid-Schönbein (11, 12) ist klar gezeigt worden, daß damit die Leukozyten zur Verteilung der Strömung durch die Kapillaren beitragen; außerdem konnte Schmid-Schönbein zeigen, daß die rheologische Wechselwirkung mit den viel flexibleren Erythrozyten die bekannte Adhärenz

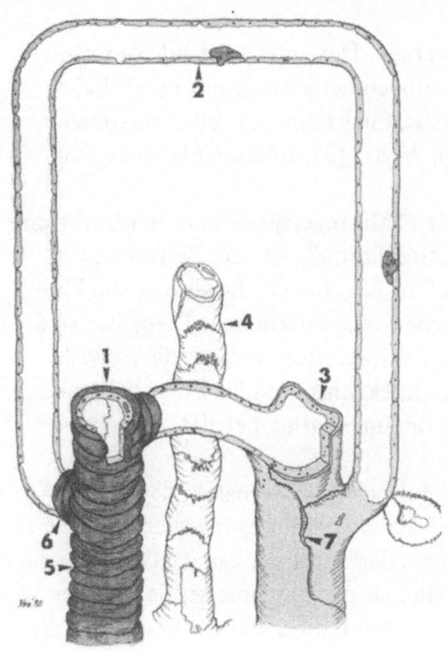

Abb. 1. Funktionelle Bauprinzipien der normalen Endstrombahn: Netzwerk von Arteriolen (*1*), Austauschkapillaren (*2*), Venolen (*3*) und terminalen Lymphgefäßen (*4*) im Interstitium. Die spiralige, einschichtige Arteriolenmuskulatur (*5*) steht unter phasisch wechselndem Tonus, der zu rhythmischen Kontraktions- und Dilatationsreaktionen führt. Die letzten Schlingen der glatten Gefäßmuskulatur wirken funktionell als sog. "Präkapillarsphinkter (*6*). Die Arteriolen, Venolen und die nutritiven Kapillaren (*2*) sind dicht mit flachen Endothelzellen besetzt. In den meisten Organen sind die Kapillaren Röhren von 3–5 μm Durchmesser, die Endothelzellen und die vorbeiströmenden Blutzellen nehmen jedoch wegen elektrostatischer Repulsion keinen Kontakt auf. An den Endothelzellen ist eine Auswärtsfiltration möglich, die zu einer extrakapillaren Flüssigkeitsbewegung von den arteriolären zu den venolären Enden der Kapillaren führt (Filtrations-Reabsorptions-Gleichgewicht nach Starling); außerdem findet eine Flüssigkeitsbewegung zu den terminalen Lymphkapillaren statt. Die Nettobewegung des Wassers, in dem alle Salze und Na-stoffe sowie Hormone und Vitamine gelöst sind, ist von Organ zu Organ unterschiedlich. In den meisten Organen besteht im Interstitium ein relativer Wassermangel, da die Abtransportmechanismen durch die Kapillaren und die Lymphkapillaren den Zustrom mehr als wettmachen. Der relative Wassermangel führt zum Phänomen des sog. negativen Gewebeflüssigkeitsdrucks.

Die nutritiven Kapillaren erweitern sich an ihrem venolären Ende allmählich und gehen nahtlos in die eigentlichen Venolen über. In vielen Geweben haben diese ein weniger dichtes Endothel (mit Lükken (*7*) oder transendothelialen Vesikeln und Schläuchen). Somit besteht auf physiologische Weise eine höhere Durchlässigkeit der Gefäßwand am venolären Ende ("gradient of vascular permeability")

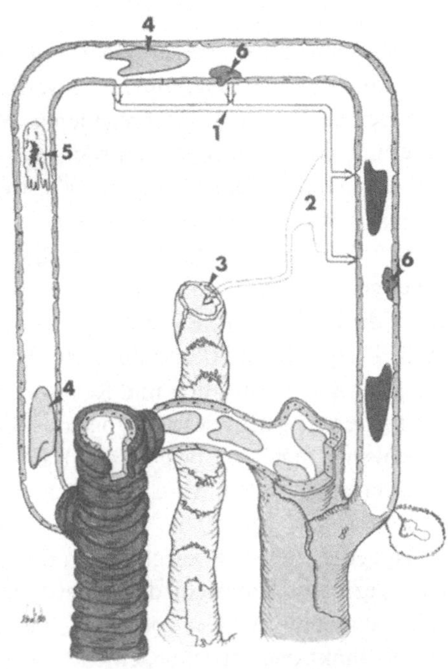

Abb. 2. Die normale Mikrozirkulation, d.h. intrakapillarer Fluß von Blutbestandteilen und transkapillare Bewegung von Plasmabestandteilen. Das mit 1,2 mPas sehr dünnflüssige Plasma bewegt
sich als Suspensionsmedium unter stark variablen treibenden Drucken durch alle Kapillaren unterschiedlich schnell. Ein Teil des Plasmawassers — und je nach Permeabilität des Endothels auch
Plasmaproteine — verlassen durch Lücken im Endothel die Kapillaren (*1*), diffundieren (bzw. strömen) durch das Interstitium und erreichen nach dessen Irrigation das venoläre Ende der Kapillare
(*2*) oder die terminale Lymphkapillare (*3*). Im Plasma sind Erythrozyten (*4*) und Thrombozyten,
d.h. kernlose Zellfragmente suspendiert, die die normale Strömung des Plasmas nicht nennenswert
behindern. Der Einfluß individueller Thrombozyten auf die Fließfähigkeit des Plasmas ist deswegen
gering, weil sie nur in geringer Häufigkeit vorkommen und deutlich kleiner als die Kapillaren sind.
Die hochflexiblen, kernlosen Erythrozyten nehmen als Flüssigkeitstropfen passiv an der Strömung
des Plasmas teil (durch eine dauernde Abrollbewegung der Membran. Einzelheiten s. Schmid-Schönbein [6, 8]). Die weniger flexiblen kernhaltigen Blutzellen (Lymphozyten, Leukozyten (*5*) behindern
die Strömung viel stärker, Thrombozyten (*6*) decken durch Wandadhäsion evtl. entstehende Lücken
im Endothel (Pseudoendothelfunktion der Thrombozyten)

der Leukozyten an die Wände der Venolen (Margination) verursacht. Nur wenn die
Margination als ein *passives*, fluiddynamisch ausgelöstes Phänomen eingetreten ist, können die Leukozyten von den Venolen *aktiv emigrieren*, indem sie sich durch Schlitze
im Endothel in den interstitiellen Raum durch amöboide aktive Motilität bewegen. Jetzt
erst können sie ihre unspezifischen Abwehrreaktionen, z.B. gegen Bakterien, durchführen.

Es läßt sich somit auch sagen, daß die normale Mikrozirkulation eindeutig nur geringfügig durch rheologische Faktoren der Zellen "gestört" wird und somit eindeutig unter
der Kontrolle der klassischen hämodynamischen Faktoren, Druckgradient $\left(\frac{\triangle P}{l}\right)$ bzw.
geometrisch bestimmte Leitfähigkeit, steht. Der Fluß ist reguliert durch die jeweils einwirkenden arteriolovenolären Gradienten bzw. die geometrischen Faktoren, wie sie mit
Hilfe des Poiseuille'schen Gesetzes für einzelne Gefäße bzw. der Kirchhoff'schen Regeln

für ein Gefäßnetzwerk beschreibbar sind. Da der Tonus der glatten Gefäßmuskulatur, v.a. im präkapillaren Abschnitt, hoch variabel ist, muß man davon ausgehen, daß die Arteriolen die Perfusion aktiv regulieren. Wir wissen heute, daß die sog. kapillare Rekrutierung, d.h. die Passage oder Nichtpassage von Blut in die nutritiven Austauschgefäße (13), der treibende Druckgradient ($\frac{\Delta P}{l}$) sowie der transmurale Druck ($P_{iv} - \bar{P}_{ev}$, d.h. die Differenz zwischen dem jeweils wirksamen intraversalen und dem extraversalen oder interstitiellen Druck) unter der Kontrolle vasomotorischer, vorwiegend präkapillar gelegener glatter Gefäßmuskel steht. Diese präkapillaren Arteriolen kontrollieren daher sowohl die Zahl der mit Blutzellen perfundierten Kapillaren, den Hämatokrit und damit die Blutgeschwindigkeit und Blutviskosität in den Kapillaren als auch das Gleichgewicht zwischen Filtration und Reabsorption. Der vasomotorisch tätige glatte Muskel in den Arteriolen wird durch myogene, lokalmetabolische, nervöse und hormonelle Mechanismen reguliert, die über den Rahmen der vorliegenden Abhandlung hinausgehen. Der Leser wird wiederum auf die üblichen Lehrbücher der Kreislaufphysiologie, z.B. Folkow u. Neil (14), verwiesen.

Es ist heute eindeutig belegt, daß in den verschiedenen Organen der sog. basale Gefäßtonus spezifische Unterschiede aufweist, aber jeweils als Ausdruck eines normalen "milieu interieur" des Gewebes im Ruhezustand nachweisbar ist. Dieser basale Gefäßtonus ist funktionell gleichbedeutend mit einer "vasomotorischen Reserve", die für die verschiedensten Zwecke einsetzbar ist. Die physiologische Rekrutierung tritt während funktioneller Hyperämie auf, z.B. während der Arbeit oder aber in der Haut während Entzündungsreaktionen. Es gilt heute aber als sicher, daß diese Reserve auch rekrutiert werden kann und auch wohl tatsächlich rekrutiert wird zum Zwecke der Kompensation von sog. Hyperviskositätszuständen, worunter wir zunächst einmal alle rheologischen Abnormalitäten verstehen wollen, die die Fließfähigkeit des Blutes in der Endstrombahn beeinträchtigen (s. unten). Man sollte hinzufügen, daß auch der normale Gefäßtonus während der Erholungsphase von einer funktionellen Hyperämie wiederhergestellt wird, was eine physiologische Reaktion ist, die jedoch schneller und vollständiger abläuft, wenn die Reserve nicht gleichzeitig zu kompensatorischen Mechanismen im eben erwähnten Sinne benutzt wird. [1]

Als eine zusätzliche Konsequenz des normalen Gefäßtonus tritt eine sog. Derekrutierung von Kapillaren auf, d.h. es kommt zum funktionellen Ausschluß von Kapillaren von der Perfusion mit Blut. Dies führt zu einer *zeitlichen* Inhomogenität der Perfusion, mit anderen Worten: Die Blutzellen nehmen alternativ immer nur einige der präexistenten Kapillaren für ihre arteriovenöse Passage, ein Phänomen, das erstmals ausführlich von Krogh (15) beschrieben wurde. Es ist nach neueren Konzepten sehr wahrscheinlich, daß dabei ein Restfluß von Plasma in den derekrutierten Kapillaren stattfindet (7, 16) und daß ein *kompletter Verschluß* von Kapillaren *nicht auftritt*. Sieht man einmal von diesem noch nicht ganz geklärten Detail ab, so besteht trotz der physiologischen zeitlichen Inhomogenitäten auf der Basis der Vasomotion dennoch über längere Zeit betrachtet eine sehr gleichmäßige Perfusion sowohl während der Ruhe als auch während

---

[1] Diese Behauptung über Rekrutierung kompensatorischer Mechanismen ist aus einer umfänglichen Literatur über die Messung der reaktiven Hyperämie abgeleitet, die zu erläutern wiederum den Rahmen des gegenwärtigen Aufsatzes sprengen würde und für die der Leser die gängigen Lehrbücher hinzuziehen sollte

funktioneller Hyperämie. In letzterem Zustand werden bekanntlich alle Kapillaren nicht
nur rekrutiert und mit hoher Geschwindigkeit perfundiert, sondern es wird auch der
Hämatokrit gegenüber dem Ruhezustand deutlich erhöht (13). Diese eben erwähnte
zeitliche Inhomogenität, in der die Erythrozyten alternativ durch bestimmte Kapillaren
fließen, sollte klar unterschieden werden von einer räumlichen Inhomogenität, die während krankhafter Zustände auftritt (s. unten). Inwieweit auch bei der Plazentadurchblutung die genannten Faktoren aktiv durch Vasomotorik kontrolliert werden, müßte
im einzelnen überprüft werden.

Ohne die Bedeutung der Hämorheologie im engeren Sinne überbetonen zu wollen,
muß an dieser Stelle mit allem Nachdruck darauf hingewiesen werden, daß die normale
Perfusion und damit der normale Sauerstofftransport die wichtigste aller genannten
Teilfunktionen ist. Für diese normale Perfusion ist nun erstens ein normaler Druckgradient (arteriovenöse Druckdifferenz) und zweitens eine normale Fließfähigkeit des Bluts
unerläßlich. Geht einer dieser beiden Faktoren gegen Null, so kommt es zum Strömungsstillstand und damit in kurzer Zeit zu einer Hypoxie, unter der dann alle obengenannten
Einzelkomponenten, die die Mikrozirkulation ausmachen, und natürlich die Parenchym-
zellen leiden.

Den mechanischen Eigenschaften des Bluts als einer hochgradig anomalen Flüssigkeit
kommt in diesem Zusammenhang offenbar eine Schlüsselfunktion zu. Wie in mehreren
Übersichtsarbeiten dargestellt, läßt sich das sog. anomale Fließverhalten des Bluts sehr
einfach mit folgenden Schlagworten umschreiben:

1. Das Blut ist eine extrem hochkonzentrierte Aufschwemmung, deren Bestandteile
   (Plasma, Zellen) seine Fließfähigkeit oder Fluidität bedrohen, wenn sie miteinander
   in Wechselwirkung treten. Eine solche Wechselwirkung tritt aber bei Strömungsverlangsamung oder Strömungsstillstand immer mehr bei Patientenblut als bei Blut von
   gesunden Personen auf.

   Als Folge dieser Wechselwirkung hat langsam strömendes Blut die Eigenschaft und
   Strukturviskosität, der Thixotropie und Pseudoplastizität. Durch alle diese Faktoren
   kann die Fließfähigkeit langsam strömenden Blutes stark eingeschränkt oder gar völlig
   aufgehoben werden, wenn die einwirkenden Fließkräfte nicht mehr ausreichen, um
   die Aggregate von Erythrozyten auseinanderzureißen: Das Blut hat die funktionellen
   Eigenschaften eines Festkörpers.
2. Die zellulären Bestandteile sind größer (7–10 μm Durchmesser) als die nutritiven
   Kapillaren (3,5–5 μm). Blutstrom im Kreislauf ist daher nur möglich, wenn die Zellen
   verformt werden. Die Verformung ist ein passiver Vorgang, d.h. er muß durch die im
   Blut herrschenden Strömungskräfte (Schubspannungen) induziert werden.

   Die passive Verformung hängt indes nicht allein von den einwirkenden Strömungskräften, sondern darüber hinaus von der normalen chemischen Zusammensetzung des
   Plasmas und der Erythrozyten ab und ist daher grundsätzlich dann gestört, wenn bei
   einer Strömungsverlangsamung sich die Zusammensetzung des interstitiellen Raumes,
   etwa im Sinne einer Azidose, ändert, wodurch eine Erythrozytenrigidifizierung auftritt.

   Die im Blut von Neonaten gefundene physiologische Polyglobulie ist nicht notwendigerweise mit einer signifikanten Viskositätssteigerung im Bereich der fetalen
   Anteile der plazentaren Mikrozirkulation verknüpft, da davon ausgegangen werden
   kann, daß auch hier eine Reduktion des effektiven Hämatokritwerts als Folge von

Axialmigrationsvorgängen eintritt. Diese Axialmigration ebenso wie die in der Regel starke Deformation der kernlosen Erythrozyten ist an die Anwesenheit normaler Schubspannungen geknüpft und geht durch jede pathologische Strömungsverlangsamung verloren.

3. Daraus folgt die hämorheologische Grundregel: Blut ist ein Material, dem seine Fließfähigkeit im Körper erst durch die Strömung selbst und damit letztlich durch die Tätigkeit des Herzens verliehen wird, d.h. daß die oben geschilderte normale Perfusion der Mikrozirkulation als Folge der dauernden dynamischen Deformation von roten und weißen Blutzellen aufrechterhalten wird. Wird durch eine arterielle Stenose der Druck am Beginn der Mikrozirkulation reduziert und kann der Effekt dieser Stenose nicht mehr durch autoregulative Vasodilatation kompensiert werden, muß eine Mikrozirkulationsstörung im oben genannten Sinne entstehen, d.h. es kommt streng lokalisiert im poststenotischen Bereich (autochthon) und als Folge der mechanischen Eigenschaften der Blutzellen, die nun einmal bei Fehlen von ausreichenden Strömungskräften abnorm sind (autonome Veränderungen), zu einer mehr oder weniger starken Beeinträchtigung der Fließfähigkeit des Blutes.

Die dem Blut durch die Herztätigkeit verliehene ungewöhnlich hohe Fließfähigkeit im Normalzustand, durch welche das Blut die Eigenschaften einer hochfluiden Emulsion annimmt und optimal durch die engen nutritiven Kapillaren gepumpt werden kann, trägt in sich das Risiko, der bestimmende Faktor einer schweren Mikrozirkulationsstörung zu werden. Langsam strömendes Blut kann man mit einer ganz gewöhnlichen Emulsion von Partikeln vergleichen, deren Fließfähigkeit immer kleiner als die von gleich konzentrierter Emulsion ist und die sehr stark von der Volumenkonzentration (d.h. dem Hämatokritwert) abhängt.

Gestörte Mikrozirkulation

Es ist ausreichend belegt, daß die autonomen und autochthonen Mikrozirkulationsstörungen im Sinne der vorliegenden Abhandlung sowohl durch strukturelle Veränderungen der Mikrogefäße als auch durch funktionelle Störungen der intravaskulären und transkapillaren Bewegung von Blutbestandteilen charakterisiert werden. Wie in Abb. 4 gezeigt wird (und in Einzelheiten in der Legende zu Abb. 4 sowie bei Hammersen (17) dargelegt wird), betreffen die mikrovaskulären Abnormitäten die präkapillaren Widerstandgefäße, das Endothel und die Venolen. Bei den meisten Erkrankungen scheint die Endothelbarriere defekt zu sein, wodurch abnorme Wege für die transkapilläre Permeation von Blut- und Plasmabestandteilen geschaffen werden.

Eine pathologisch veränderte oder gestörte Mikrozirkulation ist in quantitativer Hinsicht durch Minderperfusion der Endstrombahn bzw. qualitativ durch nichthomogene Verteilung der Blutzellen ausgezeichnet. Inwieweit bei der ausgereiften Plazenta in der maternalen Mikrozirkulation außer einer Minderperfusion auch eine Verteilungsstörung auftritt, müßte prinzipiell wie auch im Einzelfall überprüft werden.

Es ist bekannt, daß im Zusammenhang mit chronisch obliterierenden Gefäßerkrankungen die häufigste Ursache für eine Mikrozirkulationsstörung in diesem Sinne ein Zustand der Dekompensation ist, d.h. ein Zustand im Krankheitsprozeß, in dem die

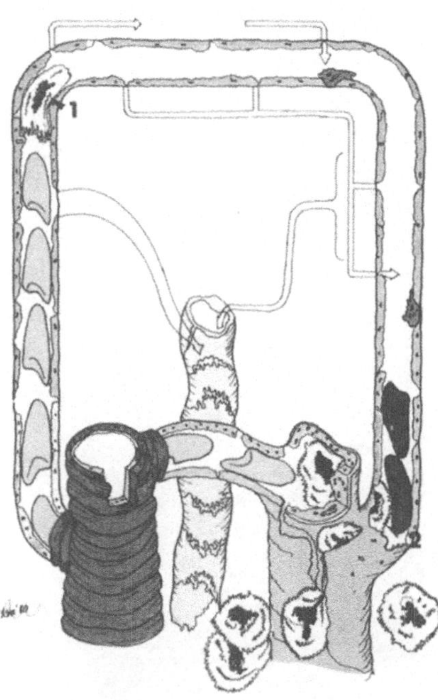

Abb. 3. Schema der funktionell beschleunigten Mikrozirkulation. Durch Dilatation der Arteriolen (1) wird der Eingangswiderstand in die Mikrozirkulation verringert. Dies hat folgende Konsequenzen: 1. Der intrakapillare und damit der transmurale Blutdruck wird gesteigert, was die Filtration begünstigt. 2. Der treibende Druck wird erhöht und damit die Strömung des Plasmas und aller in ihm suspendierten Teilchen. 3. Die Zahl der von Blutzellen perfundierten Kapillaren nimmt zu (sog. rekruitment). 4. Der Hämatokritwert in den Kapillaren und damit die Sauerstofftransportkapazität des Kapillarbluts nimmt zu (Einzelheiten s. Schmid-Schönbein [24]). 5. Die erhöhte Filtration bei gleichzeitig verminderter Reabsorpiton erhöht den Lymphfluß, welcher das im Überschuß gebildete Filtrat abtransportiert.

Jede Passage von kernhaltigen Blutzellen (*1*) verlangsamt momentan den Plasmafluß in den Kapillaren und führt zu einer Anstauung von Erythrozyten hinter ihnen. Gleichzeitig werden die Erythrozyten in die benachbarten Kapillaren umgeleitet. Am venolären Ende der Kapillaren werden die Leukozyten von vorbeiströmenden Erythrozyten an die Seite gedrängt (*2*) und gelangen an die Venolenwand (Leukozytenmargination). Von hier aus können sie sich in Erfüllung ihrer Abwehrfunktion durch amöboide Bewegung zwischen Endothelzellen hindurchzwängen und ins Interstitium gelangen (Einzelheiten s. Schmid-Schönbein [11, 12])

vasodilatatorischen Kompensationsmechanismen der Mikrozirkulation bereits vollständig eingesetzt sind. Basierend auf der Hypothese einer "metabolischen Autoregulation" kann man diese Rekrutierung vasodilatatorischer Potenzen als den Versuch des Gewebes deuten, den Effekt von entweder arterieller Hypertension (z.B. wegen Stenose) oder auch eines Hyperviskositätszustands zu kompensieren (d.h. den Effekt von solchen Faktoren auszugleichen, die in der Lage sind, mit der physiologischen Fließfähigkeit des Bluts im oben beschriebenen Sinne zu interferieren). Diese Situation ist daher gekennzeichnet durch einen Verlust der aktiven vasomotorischen Kontrolle (einfach weil die vasodilatatorische Reserve bereits eingesetzt ist bzw. die Vasokonstriktion gehemmt ist).

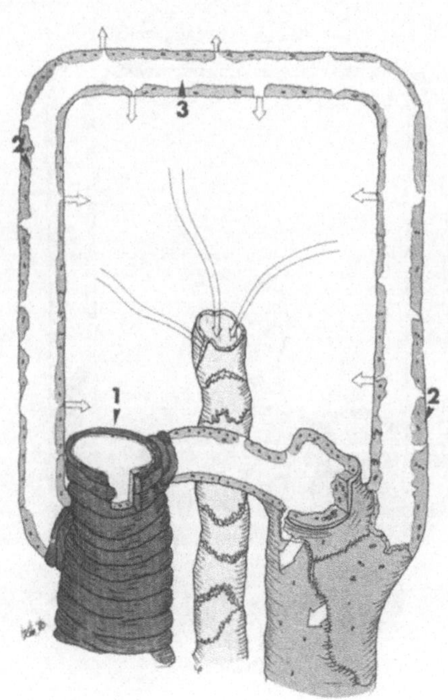

Abb. 4. Schema der pathologisch gestörten Endstrombahn (etwa im Rahmen von arteriellen Verschlußkrankheiten). Durch lokalchemische bzw. myogene Reaktion verliert die Muskulatur der Arteriolen ihren Tonus; die arteriolären Gefäße sind jetzt mehr oder weniger weit gestellt (*1*) und verhalten sich in hämodynamischer Hinsicht wie starre Röhren. In den nachgeschalteten Kapillaren ist somit die Durchströmungsrate proportional dem Produkt aus dem treibenden Druck und der Fließfähigkeit des Plasmas. Die Endothelzellen sind häufig geschwollen und von der Basallamelle abgehoben (*2*). Dadurch wird auf der einen Seite die Kapillarwand durchlässiger für Plasmabestandteile, auf der anderen Seite ist eine Einengung des Kapillarlumens auf Werte möglich, die einer Passage von Blutbestandteilen, wie z.B. Erythrozyten und v.a. Leukozyten, ein starkes Hindernis entgegensetzen (*3*). Die Perfusionsrate durch die so gestörte Endstrombahn kann in Ruhe völlig normal sein, sie ist jedoch nicht mehr in normalem Umfang an gesteigerte Bedürfnisse anzupassen (partielle Dekompensation). Das Ausmaß der funktionellen Störung hängt demnach vom Verhältnis des Durchblutungsbedarfs und dem Ausmaß der kompensatorischen Restantwort ab. Durch die Schwellung des Endothels ist die hydraulische Leitfähigkeit vermindert, die Permeabilität der Wand jedoch gesteigert, sie kann auch für Plasmaproteine durchlässig werden. Ob tatsächlich eine gesteigerte Filtration erfolgt, hängt vom herrschenden transmuralen Druck ab. Bei gesteigertem Fluß, erhöhter Austauschfläche und einer Infiltration des Interstitium mit Makromolekülen besteht erhöhte Ödembereitschaft

Als Folge dieses vasodilatatorischen Zustands ist die Mikrozirkulation also funktionell zu einem System rigider Röhren geworden, in denen nun der intravaskuläre ebenso wie der transmurale Fluß passiv von

1. den einwirkenden treibenden Kräften ($\triangle$P) und
2. der lokaleffektiven Fluidität des Bluts
   abhängt, da die geometrischen Faktoren jetzt als konstant anzusehen sind.

Die Flußrate kann in einem solchen Zustand nun nicht nur auf Null absinken, wenn der treibende Druck verschwindet, sondern auch wenn die Fließfähigkeit des Bluts in

18

irgendeinem oder mehreren der in Serie bzw. parallel geschalteten Gefäße der Endstrombahn aufgehoben ist. Darüberhinaus ergeben die physiologisch auftretenden Differenzen in den Kapillarlängen im Zusammenhang mit den pseudoplastischen bzw. strukturviskosen Eigenschaften des Bluts eine Situation, in der die Fließfähigkeit nur in einigen, d.h. den längeren der in einer Endstrombahn parallel geschalteten Gefäße (v.a. Kapillaren und Venolen) aufgehoben sein kann. Dieses ursprünglich rein theoretisch geforderte Konzept der "kollateralen Viskositätserhöhung" (6) ist inzwischen durch die Experimente von Kiesewetter et. al. (18) belegt. Ganz allgemein kann man sagen, daß die Eigenschaften des Bluts unter den nun einmal gegebenen geometrischen Bedingungen mit unterschiedlich langen und unterschiedlich dicken Kapillaren für einen generalisierten oder lokalisierten Fluiditätsverlust des Bluts prädisponieren (s. unten).

Mikrovaskuläre, rheologische und hämostasiologische Abnormalitäten

Die ätiologischen Mechanismen, die für die Mikrozirkulationsstörungen bei chronischen arteriellen Verschlußerkrankungen verantwortlich sind, sind immer noch Gegenstand wissenschaftlicher Diskussionen. Die Liste in Tabelle 1 ist deswegen notwendigerweise unvollständig und spiegelt auch wohl subjektive Präferenzen wieder. Die große Mehrzahl der Befunde aus hämodynamischen, mikrozirkulatorischen und pharmakologischen Arbeiten spricht jedoch eindeutig gegen die immer noch sehr verbreitete Vorstellung, daß Spasmen der sog. Präkapillarsphinkter oder eine sonstige Form erhöhten präkapillaren Widerstands auf der Basis eines abnorm hohen Gefäßmuskeltonus für solche chronischen Zustände der Minderperfusion und abnormen Durchblutungsverteilung verantwortlich sein könnten. Auf der anderen Seite lassen die Arbeiten von vielen Autoren keinen Zweifel an der Tatsache, daß eine Situation mit Flußunterbrechung trotz endlichen arteriovenösen Drucks besteht, wie sie z.B. im Gehirn (19–21) oder im Muskel (22) existiert. Dennoch gibt es keinerlei überzeugende Beweise für die häufig gehörte Deutung dieser Befunde, nach denen in chronischen Zuständen einer Strömungsunterbrechung diese auf eine erhöhte Sphinkteraktivität oder sonstige vaskuläre Spasmen zurückzuführen sein könnte (s. auch (23, 24) für eine detailliertere Analyse dieser Probleme).

Aus diesem Grund müssen andere Mechanismen, die für den Strömungsstillstand bei bestehendem arteriovenösem Druckgradienten verantwortlich sein könnten, diskutiert werden, mit denen man auch die Hypoperfusion insgesamt bzw. die für gestörte Mikrozirkulation typische räumliche Inhomogenität erklären kann. Es scheint sehr unwahrscheinlich, daß in diesem biologischen Drama ein Faktor als allein verantwortlicher "Schurke" fungiert; im Gegenteil, die Befunde in der Literatur werden immer überzeugender, daß alle Komponenten, die in der Mikrozirkulation miteinander in Wechselwirkungen stehen, klare Veränderungen aufweisen. Man muß davon ausgehen, daß diese Veränderungen aufeinander einwirken und sich in ihrem Effekt auf die intravaskuläre bzw. transmurale Strömung potenzieren und sie damit zu einem Stopp bringen. Tabelle 1 zeigt eine solche Liste, in der von der Gefäßwand zu den Blutkomponenten vorgegangen wird und in der ihre reversiblen und irreversiblen Veränderungen unter pathologischen Bedingungen aufgezeichnet sind.

Tabelle 1. Blutrheologie und Mikrozirkulation in chronisch obliterierenden Gefäßerkrankungen. Liste von Abnormitäten der Gefäßwände, des rheologischen und hämostasiologischen Verhaltens des Bluts

1. Vaskuläre Spasmen in präkapillaren Widerstandsgefäßen
2. Basalmembranverdickungen
3. Endothelschaden
     Schwellung mit Einengung des Lumens
     Abhebung von der Basallamelle mit erhöhtem transkapillarem Fluß
     Verschiebung des "gradient of permeability"
     Verschiebung in dem Verhältnis von prä- zu postkapillärem Widerstand
4. Plasmahyperviskosität
     wegen systemischer Dysproteinämie
     −erhöhte Fibrinogenkonzentration
     −erhöhte Konzentration von a_2-Makroglobulin,
        Immunglobulin M, oder Senkung der Albuminkonzentration
     wegen mikrovaskulärer Hämokonzentration mit Zunahme der absoluten
     und relativen Fibrinogenkonzentration (bezogen auf Albumin)
5. Thrombozytendysfunktion und Mikroembolisation
     Generalisierte absolute Thrombozytose (mehr als 4×10^5 Thrombozyten/μl Blut)
     Generalisierte relative Thrombozytose auf der Basis einer Polyzythämie; Hämatokrit $>$ 50%
     Generalisierte Thrombozytenhyperfunktion (jüngere Thrombozyten, erhöhte
     Fibrinogenkonzentration)
     Generalisierter Reizzustand der Plättchen durch zirkulierende Katecholamine, Thrombin,
     Prostaglandin
     Systemabnormitäten
     Lokalisierte Thrombozytenaktivierung
     −durch Thrombin
     −durch ADP-Freisetzung aus zerstörten Erythrozyten
     −durch abnorn hohe Schubspannungen an arteriellen Stenosen
6. Erythrozytenstörungen
     Abnormale Erythrozytenaggregation
     −durch Hyperfibrinogenämie
     −durch a_2-Makroglobulin
     −durch Membranverklebung (Mechanismus?)
     Erythrozytosklerose (Wells) ausgelöst durch
     −Hyperosmolarität
     −ionale Veränderungen (Kalzium, Kalium, Phosphat)
     −pH-Veränderungen
     −Stoffwechselstörungen (Glucose- Fettstoffwechsel)
       −Generalisierte Stoffwechselstörung
       −Lokalisierte Stoffwechselstörung
7. Lokaler Verlust der Blutfluidität: Reversible Bluteindickung
     Chemische Modifikation des Bluts und Hämokonzentration
     Fluiddynamische Veränderungen, die zu kollateraler Bluteindickung durch aggregiertes
     Blut bei einem Hämatokrit oberhalb von 0,45 führen
     Endothelschwellung (Fließfähigkeit des Bluts geht gegen Null, wenn der Durchmesser
     der Kapillaren unter den für die Passage notwendigen (2,8 μm) absinkt)
     von Erythrozyten
     Erythrozytensklerose
     Leukozyteneinklemmung
     Thrombozytenmikroembolie
8. Lokaler Verlust der Blutfuidität durch irreversible Koagulation
     Prokoagulatorische Prozesse, ausgelöst durch Wandveränderungen
     Prokoagulatorische Prozesse, ausgelöst durch aktivierte Thrombozyten und oder Thrombozyten-
     aggregate bzw. Mikroembolie mit Freisetzung von Plättchenfaktor 3 und Plättchenfaktor 4
     Gestörte Fibrinolyse

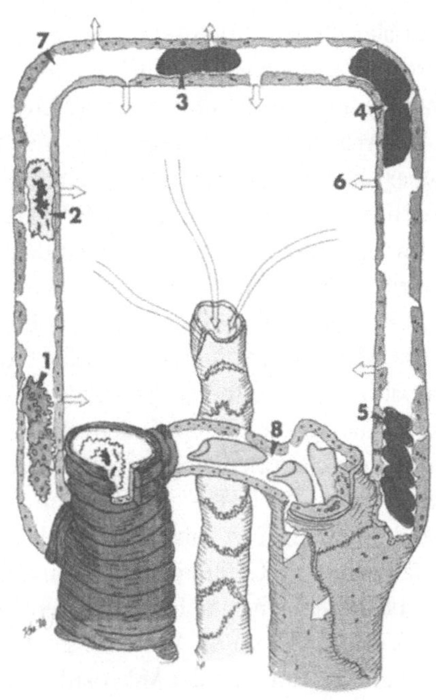

Abb. 5. Schematische Darstellung der dekompensierten Mikrozirkulation. Im maximal dilatierten, d.h. funktionell starren, Gefäßsystem mit stark erhöhter Durchlässigkeit der Wand ist die Bewegung der Blutbestandteile in den Kapillaren und die transkapillare Bewegung von Plasmabestandteilen fast ausschließlich von rein hydrodynamischen bzw. rheologischen Faktoren bestimmt. Das Stromzeitvolumen ist proportional dem Produkt aus den treibenden Drucken und der Fließfähigkeit des Plasmas. Beide können lokal auf Null absinken und so die Perfusion einzelner Kapillaren unterbrechen. Auch bei einem endlichen treibenden Druck kommt es häufig zum Stillstand wegen Aufhebung der Fließfähigkeit des Plasmas durch Thrombozytenaggregate (*1*), durch Leukozyten (*2*), die nicht mehr ausreichend verformbar sind bzw. sich in Engstellen des Endothels einklemmen, oder durch lokal rigidifizierte Erythrozyten (*3*). Durch kapillare (*4*) oder venoläre (*5*) Erythrozytenaggregate kann die Fließfähigkeit ebenfalls aufgehoben werden, da schon die Verklebung von nur 2 Erythrozyten die in Abb. 2 beschriebene Abrollbewegung der Erythrozyten behindert. Jede vom venolären Ende (*5*) ausgehende Verlegung der Kapillarströmung führt stromaufwärts zu einem Druckanstieg und damit zu einer gesteigerten Filtration (*6*) mit lokaler Bluteindickung. Lange Kapillaren (*7*) sind aus hydrodynamischen Gründen besonders anfällig für Strömungsstillstand aus rheologischen Gründen, kürzere Kapillaren sind dagegen oft noch normal durchblutet (*8*). Es resultiert eine für die gestörte Mikrozirkulation typische Inhomogenität der Durchblutung, die sich sowohl auf der Ebene einzelner Kapillaren als auch auf der Ebene größerer Kapillargebiete manifestiert

Schlußfolgerung für die Pathophysiologie der Plazenta

Dem Wunsch der Herausgeber folgend, wurde vorstehend der derzeitige Stand über mögliche Wechselwirkungen zwischen vaskulären, hämodynamischen, fluiddynamischen und hämorheologischen Faktoren dargestellt; es wurde dabei besonderer Wert auf die multifaktorielle Genese von Mikrozirkulationsstörungen bzw. auf die vielfältigen Konsequenzen gestörter Wechselwirkungen zwischen denselben gelegt. Es muß betont werden, daß die obengenannten pathogenetischen Mechanismen der Versuch einer Synthese aus einer umfangreichen Literatur ist, aus der im wesentlichen folgt, daß alle Versuche einer mono-

kausalen Betrachtungsweise von vaskulären Mikrozirkulationsstörungen zum Scheitern
verurteilt sein müssen, wenn man bedenkt, welch enge Beziehungen zwischen Gefäß-
wänden und strömendem Blut bestehen.

Die Arbeiten von Heilmann (25, 26, 27) haben gezeigt, daß im mütterlichen Blut
sicher abnorme Fließeigenschaften in der späteren Schwangerschaft vorliegen, und zwar
besonders bei Patientinnen mit EPH-Gestose. Die fetale Mikrozirkulation am Ende der
Schwangerschaft ist bedroht durch den relativ hohen Hämatokritwert, der im Fall von
mikrovaskulären Strömungsverlangsamungen die strukturviskosen Eigenschaften des
kriechenden fetalen Bluts potentiell beeinträchtigen kann.

Die Ablehnung von monokausalen Konzepten hat auch zur Konsequenz, daß mono-
kausal begründete therapeutische Ansätze nicht mit Aussicht auf Erfolg einsetzbar sind.
Diese Aussage steht jedoch nicht der Prämisse entgegen, daß das wichtigste Ziel aller
therapeutischen Bemühungen die Aufrechterhaltung der residualen Blutbewegung in
den Gefäßen der Endstrombahn bleiben muß. Es liegt auf der Hand, daß Strömungsstillstand mit Mangel an Anaboliten und Akkumulation von Kataboliten die Integrität von
Gefäßwand und Gefäßinhalt zu bedrohen in der Lage ist. Nachdem es heute einfache
Möglichkeiten gibt, die Fließfähigkeit des Bluts therapeutisch zu verbessern, haben diese
den Vorteil, daß sie die Voraussetzungen dafür schaffen, daß eine Restitution der Versorgung und Entsorgung der Mikrozirkulation wieder zu einer Verbesserung der Randbedingungen für Heilungsprozesse aller Art führt. Mit anderen Worten: Hämorheologische
Therapie folgt der Überlegung, daß man das schwächste Glied einer Faktorenkette an-
geht und den Versuch macht, eine Restströmung in möglichst allen Mikrogefäßen auf-
rechtzuerhalten. Ein denkbarer Ansatz für den Bereich der gestörten Mikrozirkulation
in der Plazenta ergibt sich aus der Möglichkeit, durch hypervolämische Hämodilution
(z.B. im Rahmen von Infusionsbehandlung) die Fließfähigkeit des maternalen Blutes
wieder zu verbessern und so die plazentare Mikrozirkulation und damit den plazentaren
Austausch gleichfalls zu verbessern. Erste orientierende Versuche (27) sprechen dafür,
daß dieses Prinzip erfolgreich sein könnte. Weitere Untersuchungen zu diesem Thema
sind jedoch angezeigt.

Zusammenfassung

Gegenwärtig ist es allgemein anerkannt, daß "Mikrozirkulationsstörungen" wichtige,
häufig entscheidende Komplikationen degenerativer Gefäßerkrankungen sind. In dem
Versuch, das Profil dieser gelegentlich unklar definierten Abnormalitäten zu schärfen,
werden neue Definitionen einer "Mikrozirkulationsstörung" vorgeschlagen. Nachdem
die normale Zirkulation auf der Basis der normalen Gefäßwandintegrität, der normalen
Komposition des Bluts und der interstitialen Flüssigkeit, des normalen rheologischen
Verhaltens des Bluts (in seinem natürlichen Zustand als *strömendes* Blut) und des normalen Gefäßtonus definiert wird, kann man die Abnormalitäten abgrenzen. Diese sind
nicht nur einfach quantitativ, d.h. Ausdruck einer Minderperfusion, sondern auch qualitativ unterschiedlich zu dem normalen Zustand der Mikrozirkulation. Eine Mikrozirkulationsstörung ist deshalb als die Konsequenz einer autonomen und autochtonen
Abnormalität der Gefäßwand, des Bluts, der interstitiellen Zellen und Flüssigkeit definiert, die grundsätzlich unabhängig von der makrozirkulatorischen Störung ist, jedoch
hochgradig geeignet, letztere zu komplizieren.

Literatur

1. Meessen H (ed) (1977) Mikrozirkulation. Springer, Berlin Heidelberg New York (Handbuch der allgemeinen Pathologie, Bd 3/7)
2. Branemark PI (1971) Intravascular anatomy of blood cells in man. Karger, Basel
3. Kaley G, Altura BM (1977/1978) Microcirculation, vol I–II. University Park Press, Baltimore London Tokyo
4. Johnson PC (1978) Peripheral circulation. Wiley & Sons, New York Chichester
5. Caro CG, Pedley TJ, Schroter RC, Seed WA (1978) The mechanics of the circulation. Oxford University Press, New York Toronto
6. Schmid-Schönbein H, Wells R (1969) Fluid drop-like transition of erythrocytes under shear. Science 165:288–291
7. Gaehtgens P, Schmid-Schönbein H (im Druck) Mechanisms of dynamic flow adaptation of mammalian erythrocytes. Naturwissenschaften
8. Schmid-Schönbein H, Rieger H, Fischer T (1980) Blood fluidity as a consequence of red cell fluidity: Flow properties of blood and flow behavior of blood in vascular diseases. Angiology 31:301–319
9. Lichtman MA (1973) Rheology of leukocytes, leukocyte suspensions, and blood in leukemia. J Clin Invest 52: 350–358
10. Bagge U, Johansson BR, Olofsson J (1977) Deformation of white blood cells in capillaries. Adv Microcirc 7:18–28
11. Schmid-Schönbein GW, Skalak R, Usami R, Chien S (1980) The interaction of leukocytes and erythrocytes in capillary and postcapillary vessels. Microvasc Res 19: 45–70
12. Schmid-Schönbein GW, Skalak R, Usami R, Chien S (1980) Cell distribution in capillary networks. Microvasc Res 19:18–44
13. Schmid-Schönbein H, Klitzman B, Johnson PC (1981) Vasomotion and blood rheology: Maintenance of blood fluidity in the microvessels by rhythmic vasomotion. Bibl Anat 20:138–143
14. Folkow B, Neil E (1971) Circulation. Oxford University Press, New York Toronto
15. Krogh A (1970) Anatomie und Physiologie der Capillaren. Springer, Berlin Heidelberg New York
16. Steinhausen M, Tillmanns H, Thederan H (1979) No control of coronary intercapillary distance by P_{CO_2} and P_{O_2}. Microvasc Res 17:S79
17. Hammersen F (1981) Patterns and structure of the microcirculatory bed. Bibl Anat 20
18. Kiesewetter H, Schmid-Schönbein H, Radtke H, Stolwerk G (1979) In vitro demonstration of collateral blood viscidation: Flow measurements in a model of vascular networks. Microvasc Res 17:12
19. Hossmann K-A, Lechtape-Grüter H, Hossmann V (1973) The role of cerebral blood flow for the recovery of the brain after prolonged ischemia. Z Neurol 204:281–299
20. Hossmann K-A (1979) Cerebral dysfunction related to local and global ischemia of the brain. In: Hoffmeister F, Müller C (eds) Brain function in old age. Springer, Berlin Heidelberg New York, pp 385–393
21. Wüsten B, Schaper W (1977) Experimental ischemia: Heart infarcts. In: Zülch KJ, Kaufmann W, Hossmann K-A, Hossmann V (eds) Brain and heart infarct. Springer, Berlin Heidelberg New York, pp 159–166
22. Lewis DH (1981) Skeletal muscle ischemia. Bibl Anat 20
23. Schmid-Schönbein H (1979) Rheologische Deutung des "Nicht-Obturationsinfarktes" (Doerr). Verh Dtsch Ges Herz Kreislaufforsch 45:23–38
24. Schmid-Schönbein H (1981) Relevance of blood rheology and of vasomotor control to the circulation of the blood. In: Lowe GDO, Barbenel JC, Forbes CD (eds) Clinical aspects of blood viscosity and cell deformability. Springer, Berlin Heidelberg New York, pp 49–66
25. Heilmann L (1981) Hämorheologische Untersuchungen in der Schwangerschaft. Perimed, Erlangen
26. Heilmann L, Siekmann U, Schmid-Schönbein H, Ludwig H (1981) Hemoconcentration and preeclampsia. Arch Gynecol 231:7–21
27. Heilmann L, Siekmann U, Schmid-Schönbein H (1981) Microcirculatory disorders in pregnancy. Proc 2nd European Conference on Clinical Haemorheology. London 1981

Die Pharmakologie der β-adrenergen Rezeptoren

O.-E. Brodde

Adrenozeptoren sind ursprünglich in die Pharmakologie des sympathischen Nervensystems eingeführt worden, um die quantitativen Wirkungsunterschiede der Katecholamine Noradrenalin und Adrenalin zu erklären. Ihre einzige physiologische Bedeutung wurde zunächst darin gesehen, daß sie als Ausgangspunkte für die Wirkungen des adrenergen Transmitters Noradrenalin und des Nebennierenmarkhormons Adrenalin dienten. Die ersten Hinweise darauf, daß die Katecholamine ihre Wirkungen über verschiedene Rezeptoren vermitteln, finden sich bereits in den klassischen Arbeiten von Dale (1913), der zeigen konnte (Abb. 1), daß an der spinalisierten Katze die pressorische Wirkung des Adrenalins nach Vorbehandlung mit Ergotoxin in eine depressorische umgewandelt werden konnte (Adrenalinumkehr) und daraus folgerte, daß sich die Wirkung des

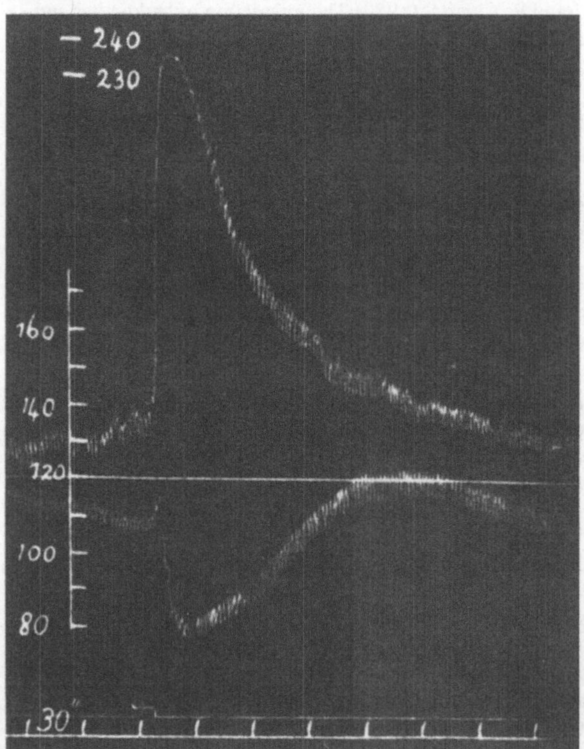

Abb. 1. Adrenalinumkehr. Spinalkatze. Blutdruckregistrierung in der A. carotis mit einem Quecksilbermanometer. Die sichtbaren Druckschwankungen werden durch die Atmung hervorgerufen. Die Wirkung einer Adrenalininjektion von 25 μg vor (obere Kurve) und nach (untere Kurve) der Injektion von 10 mg Ergotoxin. Der Blutdruckanstieg vor Ergotoxin beruht hauptsächlich auf einer Gefäßverengung, Ergotoxin beseitigt selektiv die motorischen Wirkungen des Adrenalins, so daß jetzt die gefäßerweiternde Wirkung zutage tritt. (Nach Dale (1913) J Physiol 46:291)

24

Adrenalins funktionell aus einer "exzitatorischen" und "inhibitorischen" Komponente
zusammensetzt. Den sich daraus ergebenden Schluß allerdings, daß Adrenalin diese verschiedenen Wirkungen durch Stimulation verschiedener Rezeptoren vermittelt, zog erst
40 Jahre später Ahlquist, der 1948 das Postulat von der Existenz verschiedener Adrenozeptoren in die Pharmakologie einführte. Den experimentellen Nachweis dieser verschiedenen Rezeptoren führte Ahlquist mit den klassischen pharmakologischen Methoden,
die noch heute eine der Möglichkeiten für die Differenzierung verschiedener Rezeptoren
darstellen: Man mißt an einem definierten Organsystem — in vitro oder in vivo — den
Effekt verschiedener Agonisten und stellt dann dafür eine Wirksamkeitsreihenfolge auf.
Wenn es sich um *einen* Rezeptor handelt, so muß man fordern, daß an allen Organsystemen, in denen man über diesen Rezeptor vermittelte Wirkungen vermutet, die Wirksamkeitsreihenfolge für dieselben Agonisten identisch ist. In der Tat fand Ahlquist
(1948) für die damals bekannten Agonisten Adrenalin, Noradrenalin und Isoprenalin
(Abb. 2) für die Erregung der glatten Muskulatur der peripheren Blutgefäße, Nickhaut,
Uterus und M.dilatator pupillae immer die Wirksamkeitsreihenfolge Adrenalin 〉 Noradrenalin 〉〉 Isoprenalin. Für die Erschlaffung der glatten Muskulatur der Blutgefäße
und des Uterus sowie für die Erregung der Frequenz und Kontraktilität des Herzens
hingegen ergab sich eine andere Wirksamkeitsreihenfolge: Isoprenalin 〉 Adrenalin 〉 Noradrenalin. Aus diesen unterschiedlichen Wirksamkeitsreihenfolgen schloß Ahlquist, daß
die Wirkungen der Sympathomimetika über verschiedene Rezeptoren vermittelt werden, die er "α" (für die Erregung der glatten Muskulatur) und "β" (für die Erschlaffung
der glatten Muskulatur oder Erregung am Herzen) nannte.

Diese Konzeption kann sich heute darauf stützen, daß die Synthese weitgehend selektiv wirkender α- und β-Sympatholytika möglich war. So kann an der narkotisierten
Katze der α-Blocker Regitin (Phentolamin) den Blutdruckanstieg nach Adrenalingabe
aufheben, es kommt zum Blutdruckabfall, während in Gegenwart des β-Blockers Dociton (Propranolol) der Blutdruckanstieg nicht verhindert wird, wohl aber der danach
folgende Blutdruckabfall (Abb. 3).

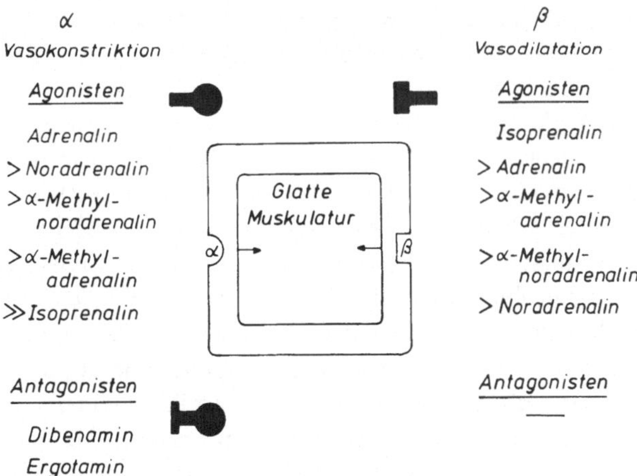

Abb. 2. Adrenerge Effekte an der glatten Muskulatur. (Aus Ahlquist 1948)

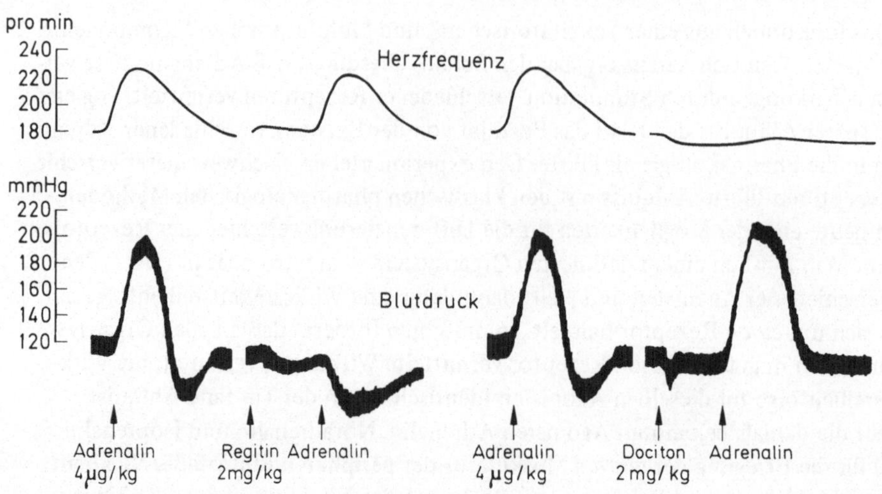

Abb. 3. Versuch an der narkotisierten Katze. *Oben:* Regitin (α-Rezeptorenblocker) verhindert die blutsteigernde Wirkung des Adrenalins. *Unten:* Dociton (β-Rezeptorenblocker) verhindert die tachykarde und blutdrucksenkende Wirkung des Adrenalins

Nachdem also die Synthese einer Reihe selektiver α- und β-Adrenolytika gelungen war, führte Furchgott (1972) folgende allgemeingültige Definition für α- und β-Adrenozeptoren ein:

Ein β-Adrenozeptor ist ein Rezeptor, dessen Stimulation einen pharmakologischen Effekt nach der relativen Wirksamkeitsreihenfolge Isoprenalin ⟩ Adrenalin ⟩ Noradrenalin ⟩ Phenylephrin vermittelt und der durch niedrige Konzentrationen von Pindolol oder Propranolol spezifisch blockiert werden kann.

Ein α-Adrenozeptor ist ein Rezeptor, dessen Stimulation einen pharmakologischen Effekt nach der relativen Wirksamkeitsreihenfolge Adrenalin ⩾ Noradrenalin ⟩ Phenylephrin ⟩⟩ Isoprenalin vermittelt und der durch niedrige Konzentrationen von Phentolamin oder Phenoxybenzamin blockiert werden kann.

Außer in Wirksamkeitsreihenfolgen für Agonisten und in ihrer Spezifität gegenüber Antagonisten unterscheiden sich α- und β-Adrenozeptor vermittelte Wirkungen auch in ihrem Wirkungsmechanismus: β-Adrenozeptor vermittelte Effekte sind immer an das Adenylatcyclasesystem gekoppelt, gehen also mit einem Anstieg des intrazellulären Gehalts an zyklischem Adenosinmonophosphat (cAMP) einher, während α-Adrenozeptor vermittelte Effekte *nicht* zu einem Anstieg des cAMP führen.

Dies ist in Abb. 4 und 5 gezeigt: Abb. 4 zeigt den Zeitverlauf der Wirkung des β-Agonisten Isoprenalin auf Kontraktionskraft und cAMP-Gehalt am isolierten Papillarmuskel des Kaninchens (Schümann et al. 1975). Nach der Applikation von Isoprenalin kommt es zu einem raschen Anstieg des cAMP-Spiegels, der nach ca. 30 s sein Maximum erreicht hat, während die Kontraktionskraft ihr Maximum erst nach ca. 90 s erreicht. Im Gegensatz dazu führt der α-Adrenozeptoragonist Methoxamin (Abb. 5) zu einem Kontraktionsanstieg, ohne den cAMP-Spiegel des Papillarmuskels zu beeinflussen.

Mit der Entwicklung neuer und mehr spezifischer Agonisten und Antagonisten zeigte es sich in den letzten Jahren immer deutlicher, daß sowohl α- wie auch β-Adrenozep-

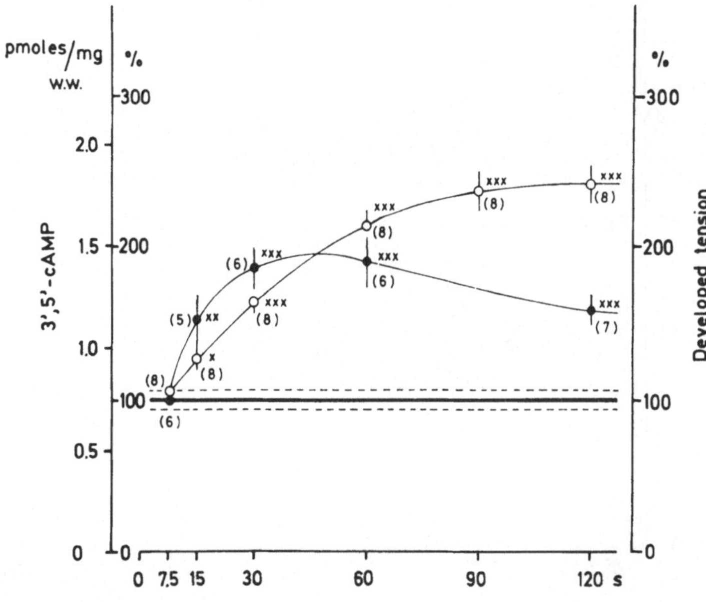

Abb. 4. Kaninchenpapillarmuskel: Zeitverlauf der Wirkung von Isoprenalin ($3{\times}10^{-7}$M) auf Kontraktionskraft (O—O) und cAMP-Gehalt (●—●). *Ordinate links:* cAMP-Gehalt in pmol/mg F.G.; *rechts:* Kontraktionskraft in % der Kontraktionskraft vor Gabe des Isoprenalins (= 100%). *Abszisse:* Zeit nach Gabe von Isoprenalin

toren keine einheitlichen Stoffe sind, sondern sich in Untergruppen unterteilen lassen. So teilt man β-Rezeptoren gewebespezifisch in β_1 (z.B. Herz) und β_2 (z.B. Lunge), a-Rezeptoren mehr anatomisch in a_1 (überwiegend postsynaptisch lokalisiert) und a_2 (prä- und postsynaptisch lokalisiert). Für nähere Einzelheiten über die Eigenschaften a_1- und a_2-adrenerger Rezeptoren sei der Leser auf kürzlich erschienene Übersichtsarbeiten zu diesem Thema verwiesen (Starke 1977, 1981; Langer 1981; Timmermanns u. van Zwieten 1981).

Die Unterteilung von β-Rezeptoren in die Untertypen β_1 und β_2 geht auf Beobachtungen von Lands et al. (1967 a,b) zurück, daß Sympathomimetika an β-Adrenozeptoren verschiedener Organsysteme unterschiedlich wirksam sind. Diese Beobachtung veranlaßte Lands et al., die Wirkstärke von β-Mimetika an verschiedenen Organen zu bestimmen und zueinander in Beziehung zu setzen. Danach (Tabelle 1) vermitteln β-Adrenozeptoren kardiale Wirkungen, Relaxation der Darmmuskulatur und Lipolyse, β_2-Adrenozeptoren Bronchodilatation, Relaxation der Uterus- und Gefäßmuskulatur und Glykogenolyse. Ein charakteristischer Unterschied zwischen β_1- und β_2-vermittelten Effekten liegt in der Wirksamkeit der körpereigenen Transmitter Adrenalin und Noradrenalin: Während beide Katecholamine am β_1-Rezeptor etwa die gleiche Wirkstärke haben, ist Adrenalin am β_2-Adrenozeptor ca. 10mal wirksamer als Noradrenalin (Lands et al. 1967 a,b). Diese Einteilung in β_1- und β_2-Rezeptoren hat auch therapeutische Konsequenzen: Es gelang die Synthese spezifischer β_2-Adrenozeptoragonisten (wie z.B. Salbutamol, Terbutalin, Hexoprenalin oder Fenoterol) die zu einer Bronchodilatation *ohne* kardiale Nebenwirkungen führen (s. Abb. 6).

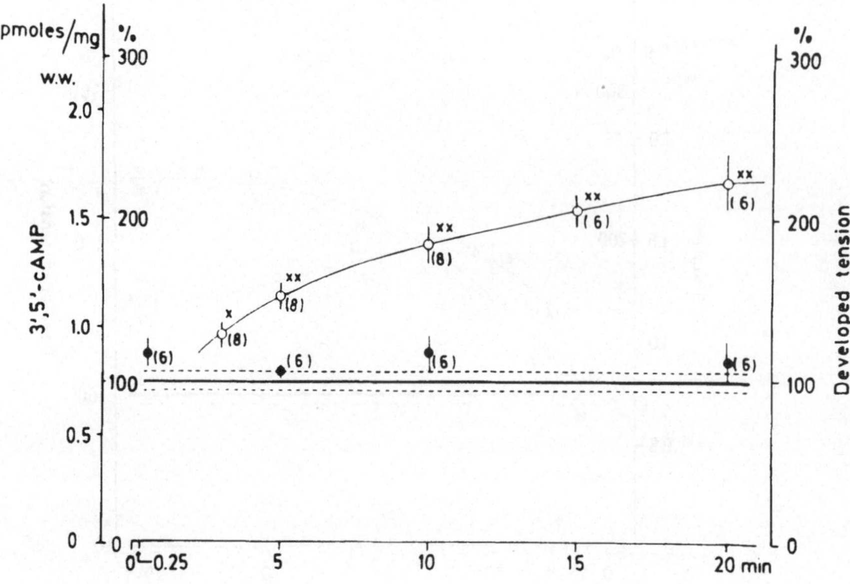

Abb. 5. Kaninchenpapillarmuskel: Zeitverlauf der Wirkung von Methoxamin (10^{-4}M) auf Kontraktionskraft (O——O) und cAMP-Gehalt (●——●). *Ordinate links:* cAMP-Gehalt in pmol/mg F.G.; *rechts:* Kontraktionskraft in % der Kontraktionskraft vor Gabe des Methoxamins (= 100%). *Abszisse:* Zeit nach Gabe von Methoxamin

In den letzten Jahren ist es gelungen, mit Hilfe von Radioligandbindungsstudien β-Adrenozeptoren direkt auf molekularer Ebene nachzuweisen. Dies war möglich, nachdem hochaffine Agonisten bzw. Antagonisten mit hoher spezifischer Radioaktivität als Liganden verfügbar waren, so daß die unspezifische Bindung gering gehalten werden konnte (Übersichten bei Lefkowitz 1978; Hoffman u. Lefkowitz 1980). Das Prinzip dieser Methode ist wie folgt (Abb. 6): Man inkubiert eine Membranfraktion des zu untersuchenden Gewebes mit einem für den zu untersuchenden Rezeptor spezifischen hochmarkierten Agonisten oder Antagonisten und bestimmte nach Filtration (d.h. Trennung von an die Membranfraktion gebundenem Liganden von freiem) die an die Membranfraktion gebundene Radioaktivität. Da ein Teil der Bindung unspezifisch an das umgebende Gewebe ist, werden Parallelversuche in Gegenwart einer hohen Konzentration eines spezifischen, nicht markierten, Antagonisten durchgeführt. Aus der Differenz der bestimmten Radioaktivitäten läßt sich die spezifische Bindung des Radioliganden an die Membranfraktion berechnen. Als β-Rezeptorliganden werden hauptsächlich die Antagonisten (−)−^{3}H-Dihydroalprenolol (Lefkowitz et al. 1974), (±)−^{125} Iodohydroxybenzylpindolol (Aurbach et al. 1974) und (±)−^{125} Iodozyanopindolol (ICYP, Engel et al. 1981) benutzt. Mit Hilfe dieser Methode sind in einer Vielzahl von Geweben β-Adrenozeptoren quantitativ nachgewiesen worden (Übersichten bei Lefkowitz 1978; Hoffman u. Lefkowitz 1980; Minneman et al. 1981).

Radioligandbindungsstudien haben aber auch neuere Erkenntnisse über den molekularen Mechanismus der Kopplung von β-Adrenozeptor und Adenylatcyclase erbracht. So hat es sich gezeigt, daß Agonisten − aber *nicht* Antagonisten − an zwei verschiede-

Tabelle 1. Sympathomimetische Wirkungen vermittelt durch β_1- oder β_2-Adrenozeptoren

Wirkort	β_1-Rezeptoren	β_2-Rezeptoren
Herz	Steigerung von Frequenz, Überleitungsgeschwindigkeit und Kontraktilität	– – –
Glatte Muskulatur		
Gefäße (v.a. Arteriolen)	– – –	Erschlaffung
Uterus	– – –	Erschlaffung
Bronchien	– – –	Erschlaffung
Magen-Darm-Trakt	Erschlaffung	– – –
Fettgewebe	Lipolyse	– – –
Leber	– – –	Glykogenolyse

β_1-Adrenozeptoren

  Isoprenalin $\rangle$ Adrenalin = Noradrenalin $\rangle$ Phenylephrin

Spezifische Agonisten: Prenalterol; Dobutamin

Spezifische Antagonisten: Metoprolol; Atenolol; Betaxolol

β_2-Adrenozeptorer

  Isoprenalin $\rangle$ Adrenalin $\rangle$ Noradrenalin $\rangle$ Phenylephrin

Spezifische Agonisten: Salbutamol; Terbutalin; Hexoprenalin; Fenoterol; Zinterol; Procaterol

Spezifische Antagonisten: ICI 118, 551; IPS 339; H 35/25; Butoxamin

ne Affinitätszustände des β-Rezeptors binden, einen hoch und einen niedrig affinen Zustand (Kent et al. 1980). Guanylnukleotide, wie z.B. Guanosin-5'-Triphosphat (GTP), modulieren diese Agonistenbindung; in Gegenwart von GTP wird die Affinität des Agonisten zum β-Rezeptor herabgesetzt und es bildet sich ein homogener Zustand niedriger Affinität, d.h. die Hemmung der Ligandbindung an den Rezeptor durch einen Agonisten erfolgt jetzt mit niedriger Affinität, die Konzentrationshemmungskurven sind nach rechts verschoben (Abb. 7). Der durch die Bindung von Agonisten hervorgerufene hoch-affine Zustand des β-Rezeptors scheint ein essentieller Zwischenschritt bei der Aktivierung der Adenylatcyclaseaktivität zu sein, da durch diesen Zustand das GTP-bindende Protein (die Kopplungskomponente) aktiviert wird, das dann die Aktivierung der Adenylatcyclase induziert (Lefkowitz u. Hoffman 1980).

    Mit Hilfe von Radioligandbindungsstudien ist es auch zum ersten Male möglich, Rezeptoranzahl und -affinität zu bestimmen und somit näheren Einblick in Rezeptorveränderungen durch Pharmaka, Hormone, physiologische und pathologische Zustände zu erhalten. Solche Veränderungen sind zunächst in einer Reihe von Tiermodellen studiert worden (Tabelle 2). Um solche Rezeptorveränderungen am Menschen studieren zu können, benötigt man allerdings ein leicht zugängliches Gewebe. Ein solches ist in menschlichen Lymphozyten, die einen an die Adenylatcyclase gekoppelten β-Adrenozeptor

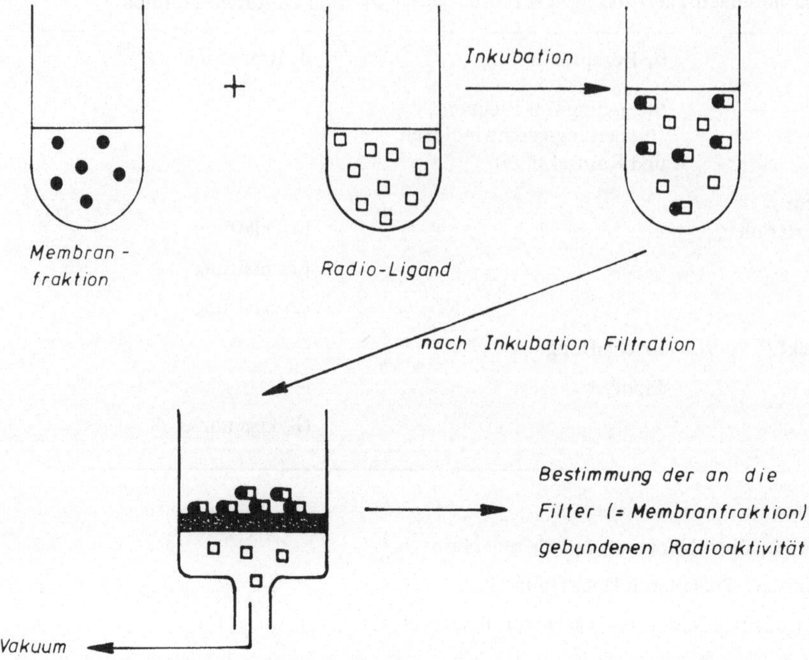

Abb. 6. Schematische Darstellung von Radioligandbindungsstudien. *"Spezifische Bindung"*: Gesamt-cpm gebunden *minus* cpm gebunden in Gegenwart einer hohen Konzentration eines spezifischen Antagonisten

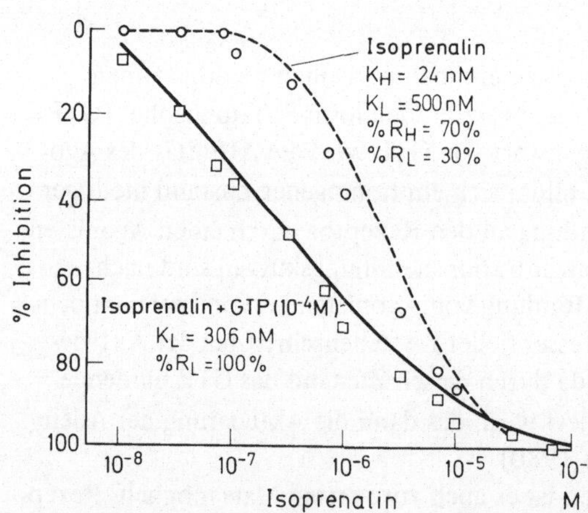

Abb. 7. Einfluß von GTP (10^{-4}M) auf die Hemmung der spezifischen ICYP-Bindung an die Membranen aus Rattenniere durch Isoprenalin. *Ordinate:* Hemmung der Bindung in %. *Abszisse:* molare Konzentrationen von Isoprenalin. □——□ Isoprenalin, ○- -○ Isoprenalin + GTP (10^{-4}M)

(Williams et al. 1976; Landmann et al. 1981; Brode et al. 1981), und in Thrombozyten, die einen a_2-Adrenozeptor enthalten (Newman et al. 1978; Brodde et al., im Druck), gefunden worden. Wir haben den hochaffinen β-Rezeptorliganden ICYP benutzt, um den β-Rezeptor in menschlichen Lymphozyten näher zu charakterisieren (Brodde et al. 1981). ICYP bindet mit hoher Affinität an diesen Rezeptor (Abb. 8). Die Dissoziations-

Tabelle 2. Regulation der Anzahl von β-Adrenozeptoren

Regulierender Prozeß	Effekt auf β-Rezeptoranzahl
Katecholamine und Katecholaminerge Agonisten	Abnahme
Chronische Desmethyl-Imipramin-Behandlung	Abnahme
Chronische Guanethidin-Behandlung	Zunahme
Chronische Propranolol-Behandlung	Zunahme
Hypothyreose	Abnahme
Hyperthyreose	Zunahme
Kortikosteroide	Zunahme
Alter	Abnahme (?)

konstante (K_D) betrug ca. 50 pM, die maximale Anzahl an Bindungsstellen ca. 600 Bindungsstellen/Zelle. Die Bindung war stereospezifisch und reversibel; β-Adrenozeptorantagonisten hemmten die Bindung wesentlich stärker als der a-Adrenozeptorantagonist Phentolamin (Abb. 9). Aus den Affinitätskonstanten für β-Adrenozeptoragonisten und -antagonisten ergab sich, daß es sich beim β-Rezeptor in menschlichen Lymphozyten um β_2-Adrenozeptoren handelt. Dies wird auch dadurch unterstützt, daß Adrenalin die Bindung ca. 10mal stärker hemmte als Noradrenalin (Landmann et al. 1981). Auch in diesem menschlichen β-Rezeptor existieren zwei Affinitätszustände für Agonisten (Abb. 10). Die Konzentrationshemmungskurve des Zinterols, einem β_2-selektiven Agonisten (s. Abb. 6), war in Abwesenheit von GTP flach und wurde durch GTP (10^{-4}M) nach rechts in den Bereich niedriger Affinitäten verschoben. Somit sind die Eigenschaften des β_2-Rezeptors in menschlichen Lymphozyten identisch mit denen in anderen Geweben (Minneman et al. 1981); Rezeptorveränderungen in Lymphozyten können also als repräsentativ für Veränderungen in peripheren Geweben gelten.
Durch die Bestimmung der β-Rezeptoren in den Lymphozyten hat man also die Möglichkeit, Rezeptorveränderungen am Menschen studieren zu können. Endogene Katecholamine scheinen die Anzahl dieser β-Rezeptoren zu regulieren. So existiert eine gute inverse Korrelation zwischen zirkulierenden Plasmakatecholaminen und der Anzahl an β-Rezeptoren in den Lymphozyten (Fraser et al. 1981). Zusätzlich konnte gezeigt werden, daß bei Phäochromozytompatienten mit hohen Plasmakatecholaminspiegeln die Anzahl an β-Rezeptoren in den Lymphozyten stark erniedrigt war (Fraser et al. 1981), während die Patienten mit asympathikotoner Hypotonie (Shy-Drager-Syndrom) mit sehr niedrigen Plasmakatecholaminen die β-Rezeptoranzahl erhöht ist (Hui u. Conolly 1981). Generell hat es sich gezeigt, daß längere Einwirkung eines Agonisten zu einer Erniedrigung der Rezeptoranzahl führt (Subsensitivität), während längere Einwirkung eines Antagonisten die Rezeptoranzahl erhöht (Supersensitivität, Übersicht bei Hoffman u. Lefkowitz 1980). So führen β-adrenerge Bronchodilatatoren, wie z.B. Salbutamol oder Terbutalin, zu einer Abnahme der β-Rezeptoren in den Lymphozyten, und

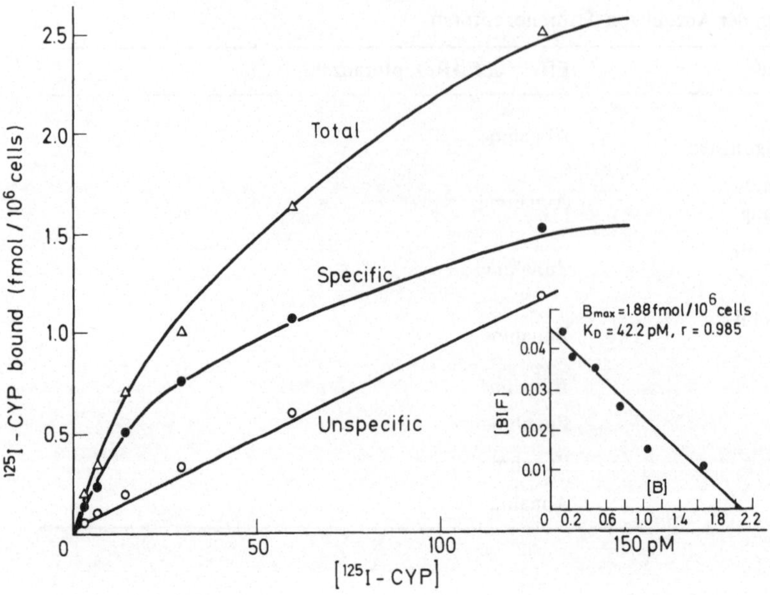

Abb. 8. Bindung von ICYP an Membranen aus menschlichen Lymphozyten. Die Membranen wurden mit verschiedenen Konzentrationen an ICYP (10–160 pM) in Abwesenheit ($\triangle$—$\triangle$) und Gegenwart (O—O) von 10^{-6}M Propranolol inkubiert, um die spezifische Bindung ($\blacksquare$—$\blacksquare$) zu bestimmen. *Ordinate:* gebundenes ICYP in fmol/10^6 Zellen. *Abszisse:* freies ICYP in pM. Das Innere des Bilds zeigt eine Scatchard-Analyse der Bindung

die verringerte Ansprechbarkeit der β-Rezeptoren im Asthma scheint auf dieser Einwirkung von β-Agonisten zu beruehn (Galant et al. 1978). Andererseits führt chronische Gabe des β-Blockers Propranolol zu einer Erhöhung der β-Rezeptoren in den Lymphozyten; nach plötzlichem Absetzen des Propranolols fällt die Plasmakonzentration des β-Blockers rasch ab, während die Anzahl der β-Rezeptoren für einige Tage erhöht (supersensitiv) bleibt (Aarons et al. 1980). Dies könnte eine Erklärung für das Phänomen der "rebound-angina" nach plötzlichem Absetzen von β-Blockern sein.

In diesem Zusammenhang sei auf eine Arbeit von Wolfe et al. (1981) hingewiesen, die zeigt, daß die ontogenetische Entwicklung von β-Rezeptoren in Kulturen embryonaler Rattengehirne signifikant gehemmt wird, wenn die Kulturen sich in Anwesenheit eines β-Adrenozeptoragonisten entwickeln. Inwieweit dies auf die Entwicklung beim menschlichen Embryo übertragbar ist, muß weiteren Versuchen vorbehalten bleiben.

Mit Hilfe von Bindungsstudien konnte ebenfalls gezeigt werden, daß β_1- und β_2-Adrenozeptoren nicht ausschließlich organspezifisch verteilt sind, sondern daß beide β-Rezeptorsubtypen auch in einem Gewebe zusammen vorkommen können. So enthält z.B. die Rattenlunge 25% β_1- und 75% β_2-Rezeptoren, die Kaninchenlunge 60% β_1- und 40% β_2-Rezeptoren (Rugg et al. 1978) und die menschliche Lunge 30% β_1- und 70% β_2-Rezeptoren (Engel 1981). Auch im Herzen verschiedener Spezies kommen β_1- *und* β_2-Rezeptoren zusammen vor. Es konnte gezeigt werden, daß rechte Vorhöfe von Meerschweinchen, Katzen (Hedberg et al. 1979) und Kaninchen (Brodde et al. 1982) neben β_1- ca. 20% β_2-Rezeptoren enthalten. In den Ventrikeln scheint es jedoch überwiegend, wenn nicht ausschließlich, β_1-Adrenozeptoren zu geben.

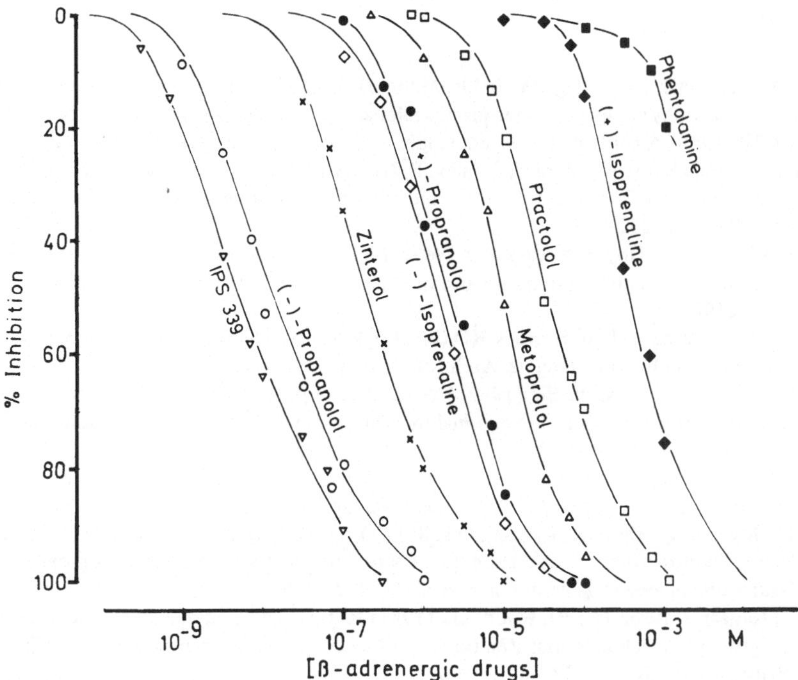

Abb. 9. Hemmung der ICYP Bindung an menschliche Lymphozytenmembranen durch adrenerge Substanzen. *Ordinate:* Hemmung der Bindung. *Abszisse:* molare Konzentrationen der adrenergen Substanzen

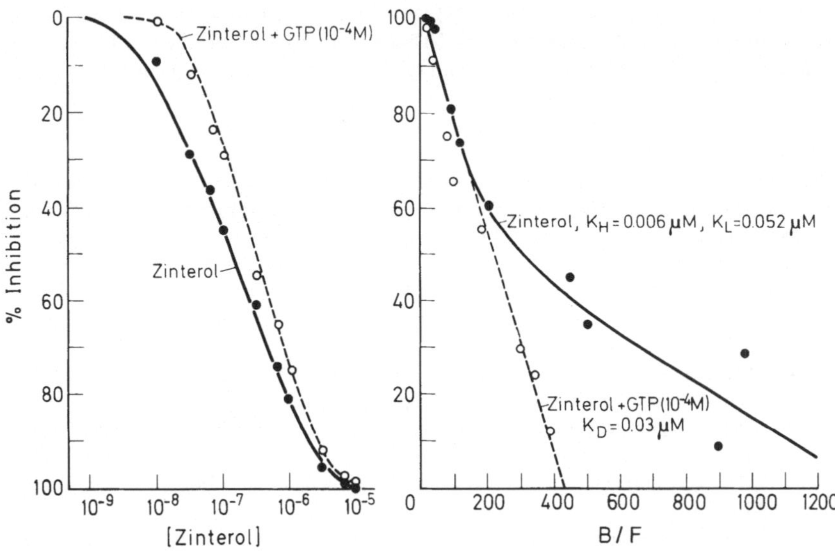

Abb. 10. Einfluß von GTP (10^{-4}M) auf die Hemmung der ICYP-Bindung an Lymphozytenmembranen durch Zinterol (links). *Ordinate:* Hemmung der Bindung. *Abszisse:* molare Konzentrationen von Zinterol. ■——■ Zinterol, □--□ Zinterol + GTP (10^{-4}M). Die rechte Hälfte der Abbildung zeigt eine Hofstee-Analyse der Hemmung (Brodde et al. 1981)

Literatur

Aarons RD, Nies AS, Gal J, Hegstrandt LR, Molinoff PB (1980) Elevation of β-adrenergic receptor density in human lymphocytes after propranolol administration. J Clin Invest 65:949–957

Ahlquist RP (1948) A study of the adrenotropic receptors. Am J Physiol 153:586–600

Aurbach GD, Fedak SA, Woodard C, Palmer JS, Hauser D, Troxler F (1974) The beta adrenergic receptor: Stereospecific interaction of an iodinated beta-blocking agent with a high affinity site. Science 186:1223–1224

Brodde O-E, Engel G, Hoyer D, Bock KD, Weber F (1981) The β-adrenergic receptor in human lymphocytes: Subclassification by the use of a new ligand $(\pm)$-^{125} iodocyanopindolol. Life Sci 29:2189–2198

Brodde O-E, Hardung A, Ebel H, Bock KD (im Druck) GTP regulates binding of agonists to α_2-adrenergic receptors in human platelets. Arch Int Pharmacodyn Ther

Brodde O-E, Leifert F-J, Krehl H-J (1982) Coexistence of β_1- and β_2-adrenoceptors in the rabbit heart: Quantitative analysis of the regional distribution by (-)-^{3}H-dihydroalprenolol binding. J Cardiovasc Pharmacol 4:34–43

Engel G (1981) Subclasses of beta-adrenoceptors – a quantitative estimation of beta$_1$ and beta$_2$ adrenoceptors in guinea pig and human lung. Postgrad Med J [Suppl 1] 57:77–83

Engel G, Hoyer D, Berthold R, Wagner H (1981) $(\pm)$-^{125} Iodocyanopindolol (ICYP) a new ligand for β-adrenoceptors: Identification and quantitation of subclasses of β-adrenoceptors in guinea-pig. Naunyn Schmiedebergs Arch Pharmacol 317:277–285

Fraser J, Nadeau J, Robertson D, Wood AJJ (1981) Regulation of human leucocyte beta-receptors by endogeneous catecholamines: Relationship of leucocyte beta-receptor density to the cardiac sensitivity to isoproterenol. J Clin Invest 67:1777–1784

Furchgott RF (1972) The classification of adrenoceptors (adrenergic receptors). An evaluation from the standpoint of receptor theory. In: Blaschko H, Muscholl E (eds) Catecholamines. Springer, Berlin Heidelberg New York (Handbook of experimental pharmacology, vol 33, pp 283–335)

Galant SP, Duriseti L, Underwood S, Insel PA (1978) Decreased beta-adrenergic receptors on polymorphonuclear leucocytes after adrenergic therapy. N Engl J Med 299:933–936

Hedberg A, Minneman KP, Molinoff PB (1979) Differential distribution of beta-1 and beta-2 adrenergic receptors in cat and guinea-pig heart. J Pharmacol Exp Ther 213:503–508

Hoffman BB, Lefkowitz RJ (1980) Radioligand binding studies of adrenergic receptors: New insights into molecular and physiological regulation. Ann Rev Pharmacol Toxicol 20:581–608

Hui KKP, Conolly ME (1981) Increased number of beta receptors in orthostatic hypotension due to autonomic dysfunction. N Engl J Med 304:1473–1476

Kent RS, Delean A, Lefkowitz RJ (1980) A quantitative analysis of beta-adrenergic receptor interactions: Resolution of high and low affinity states of the receptor by computer modeling of ligand binding data. Mol Pharmacol 17:14–23

Landmann R, Bittiger H, Bühler FR (1981) High affinity beta-2-adrenergic receptors in mononuclear leucocytes: Similar density in young and old normal subjects. Life Sci 29:1761–1771

Lands AM, Luduena FP, Buzzo HJ (1967a) Differentiation of receptors responsive to isoproterenol. Life Sci 6:2241–2249

Lands AM, Arnold A, McAuliff JP, Luduena FP, Brown TG (1967b) Differentiation of receptor systems activated by sympathomimetic amines. Nature 214:597–598

Langer SZ (1981) Presynaptic regulation of the release of catecholamines. Pharmacol Rev 32:337–362

Lefkowitz RJ (1978) Identification and regulation of alpha and beta adrenergic receptors. Fed Proc 37:123–129

Lefkowitz RJ, Hoffman BB (1980) New directions in adrenergic receptor research. Part I. Trends Pharmacol Sci 1:314–318

Lefkowitz RJ, Mukherjee C, Coverstone M, Caron MG (1974) Stereospecific ^{3}H-(-)-alprenolol binding sites, beta adrenergic receptors and adenyl cyclase. Biochem Biophys Res Commun 60:703–709

Minneman KP, Pittman RN, Molinoff PB (1981) β-Adrenergic receptor subtypes: Properties, distribution and regulation. Annu Rev Neurosci 4:419–461

Newman KD, Williams LT, Bisphoric NH, Lefkowitz RJ (1978) Identification of α-adrenergic receptors in human platelets by ^{3}H-dihydroergocryptine binding. J Clin Invest 61:395–402

Rugg EL, Barnett DB, Nahorski SR (1978) Coexistence of beta$_1$ and beta$_2$ adrenoceptors in mammalian lung: Evidence from direct binding studies. Mol Pharmacol 14:996–1005

Schümann HJ, Endoh M, Brodde O-E (1975) The time course of the effects of β- and α-adrenoceptor stimulation by isoprenaline and methoxamine on the contractile force and cAMP level of the isolated rabbit papillary muscle. Naunyn Schmiedebergs Arch Pharmacol 289:291–302

Starke K (1977) Regulation of noradrenaline release by presynaptic receptor systems. Rev Physiol Biochem Pharmacol 77:1–124

Timmermans PBMWM, van Zwieten PA (1981) The postsynaptic α_2-adrenoceptor. J Auton Pharmacol 1:171–183

Williams LT, Snyderman R, Lefkowitz RJ (1976) Identification of β-adrenergic receptors in human lymphocytes by (-)-^{3}H-alprenolol binding. J Clin Invest 57:149–155

Wolfe BB, Augustyn DH, Majocha RE et al. (1981) Effects of isoproterenol on the development of β-adrenergic receptors in brain cell aggregates. Brain Res 207:174–177

Über die Wirksamkeit zweier oral applizierter Hexoprenalinpräparationen am Oxytozin-stimulierten puerperalen Modell

K. Baumgarten

1927 haben Bourne u. Burn (8) erstmals die wehenhemmende Wirkung eines intravenös injizierten Adrenalinextrakts beobachtet.

Bishop u. Woutersz (7) beschrieben ihre ersten Ergebnisse einer Wehenhemmung bei drohender Frühgeburt mit Isoxsuprin im Jahre 1961.

Hendricks et al. (10, 11) überprüften verschiedene β-mimetische Substanzen und kamen 1966 zum Schluß, daß das Paraoxyephedrinderivat DU 21220, heute als Pre-Par bekannt, bei geringsten Nebenwirkungen die stärkste uterusinhibitorische Wirkung aufwies.

Es besteht kein Zweifel, daß die intravenös angewendeten β-Mimetika, die z.Z. auf dem Markt sind, eine eindeutige wehenhemmende Wirkung sowohl bei der drohenden Frühgeburt wie auch sub partu am Termin aufweisen (1–5).

Die orale Tokolyse, die heute ebenso wie die intravenöse Anwendungsform weitgehend als Anschlußtherapie nach erfolgreicher intravenöser Tokolyse oder aber auch zur Prophylaxe verwendet wird, ist ohne Zweifel weniger – wenn überhaupt – wirksam, außer in Verbindung mit Alkohol (9).

In einer Doppelblindstudie haben wir am puerperalen Modell die tokolytische Wirksamkeit von Standard- und erhöhten Dosen 4 verschiedener β-Mimetika überprüft und zwar Pre-Par, Spiropent, Partusisten und Gynipral (6).

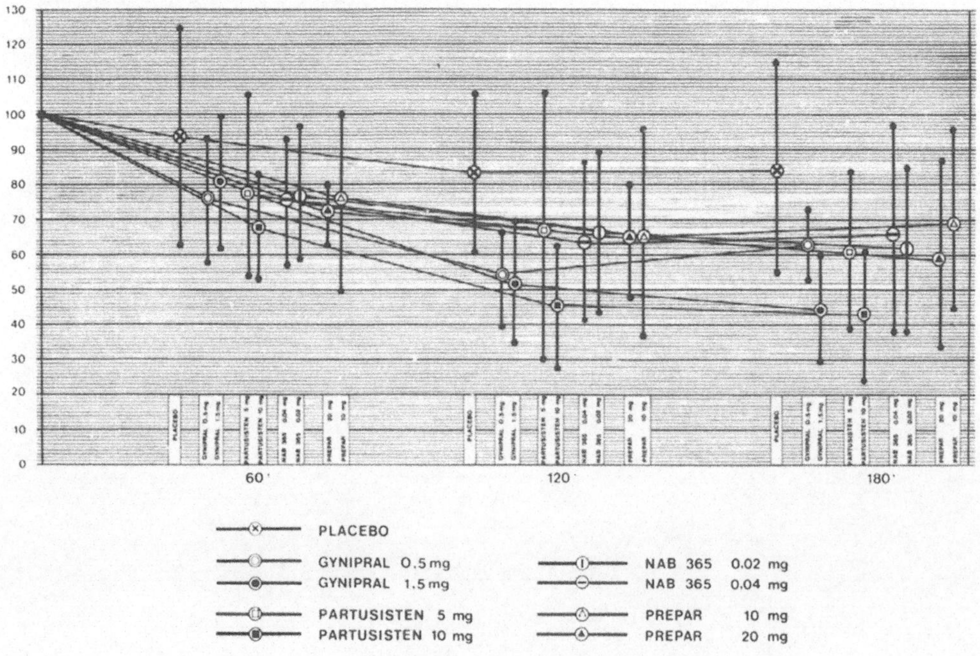

Abb. 1. Absinken der Uterusaktivität nach Hexoprenalingabe in % vom Ausgangswert

Dabei konnte eindeutig gezeigt werden, daß lediglich Gynipral zu 0,5 und 1,5 mg und
die doppelte der üblichen Dosis von Partusisten, nämlich 10 mg, nach 120 min am puerperalen Modell eine Tokolyse um etwa 50% zu erreichen imstande war. Mit allen anderen
Präparaten bzw. Dosierungsformen ist dies nicht gelungen. Hexoprenalin (Gynipral) zu
0,5 mg verliert nach 180 min am puerperalen Modell bereits wieder deutlich seine tokolytische Wirkung; 1,5 mg Gynipral und 10 mg Partusisten sind auch nach 180 min noch
gleich stark wirksam wie 2 h post applicationem (Abb. 1).

Die Chemie Linz hat uns aufgrund dieser Ergebnisse neben Tabletten zu 1,5 mg Hexoprenalin auch solche mit einer Depotwirkung (verzögerte Resorption) zur Verfügung gestellt. Wir haben diese beiden Darreichungsformen deshalb mit großem Interesse nach
der gleichen Methode wie 1982 beschrieben und untersucht, um einerseits zu sehen,
ob die damals gefundenen Ergebnisse reproduzierbar sind und andererseits, um festzustellen, ob eine verzögerte Resorption der wehenhemmenden Substanz bessere oder
andere Resultate zeigt.

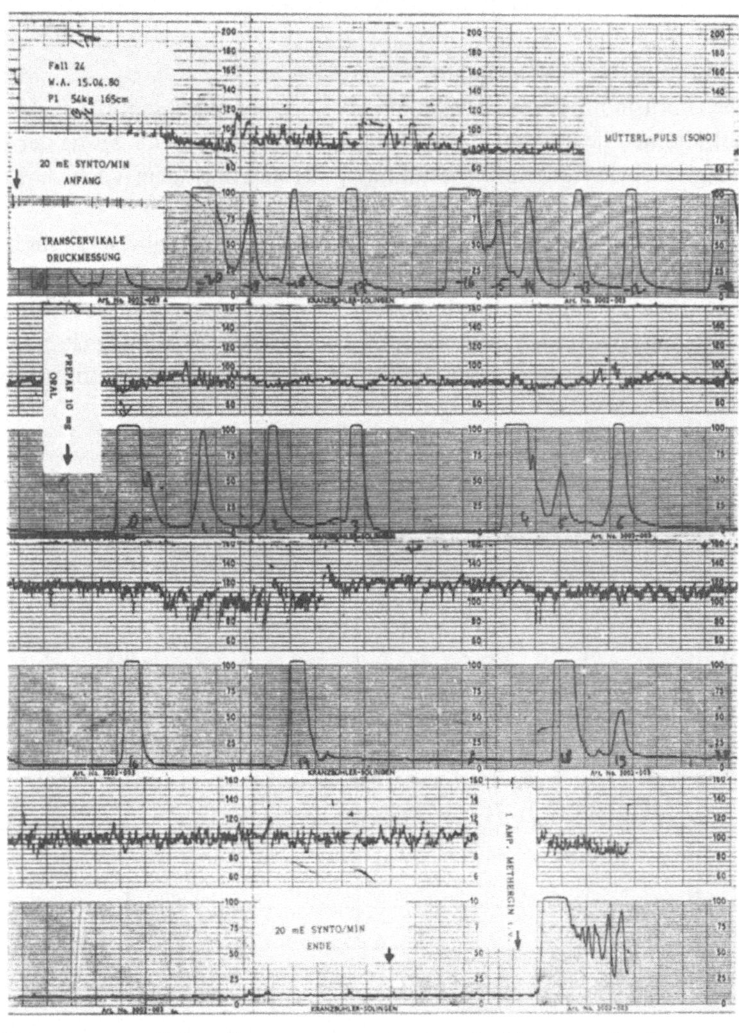

Abb. 2. Uterusmotilität und maternelle Herzfrequenz vor und nach oraler Hexoprenalingabe

Material und Methode

30 Frauen, die spontan per vias naturales entbunden wurden und bei denen keinerlei
Komplikationen in der Eröffnungs- und Austreibungsperiode aufgetreten waren, erhielten 20 mE Oxytozin i.v./min über eine Periode von mindestens 3 h nach Durchtritt
des Kopfs. Nach dem Spontanabgang der Plazenta wurde während der Versorgung der
Episiotomie — in Lokalanästhesie — ein Intrauterinkatheter des gleichen Modells, den
wir für die innere Druckmessung verwendeten, hoch in das Uteruscavum eingebracht
und mit einem Tupfer in der Scheide fixiert. Die mütterliche Pulsfrequenz wurde mittels
Klebeelektroden oder des Ultraschallkopfs über dem mütterlichen Herzen abgenommen
und kontinuierlich, wie bei einem Kardiotokogramm, registriert. Es wurde 30 min lang
die Oxytozin-induzierte puerperale Kontraktilität des Uterus registriert. Sofern die Kurven einwandfrei waren, wurde der Patientin nach genauer Information eine Tablette
verabreicht, die einer der im folgenden beschriebenen Substanzen erhielt:
Hexoprenalin zu 1,5 mg (Präparat B), Hexoprenalin zu 1,5 mg mit verzögerter Resorption (Präparat A) oder Plazebo (Präparat C).
Die Studie erfolgte doppelblind.

Die Uterusmotilität wurde über eine Periode von durchschnittlich 180 min ebenso
registriert wie die maternelle Herzfrequenz. Intermittierend wurde der Blutdruck gemessen und eine Hämatokritbestimmung vor und nach dem Versuch durchgeführt
(Abb. 2).

Um zu sehen, ob der Katheter auch bis zum Ende der Überwachungsperiode einwandfrei die Uterusmotilität wiedergab, wurde nach 180 min 0,02 mg Methergin i.v. appliziert und die darauf folgende tetanische Kontraktion des Uterus als Beweis für die ein-
wandfreie Registrierung herangezogen. Die Versuchsanordnung ist in Abb. 3 wiederge-
geben, worin 3 Tokogrammabschnitte eines Einzelversuchs demonstriert werden.

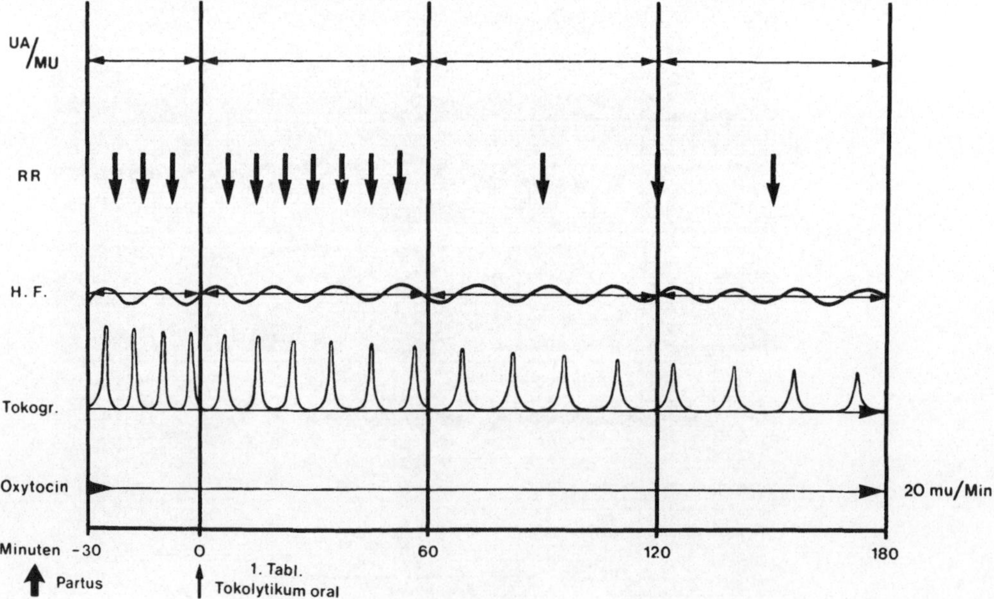

Abb. 3. Versuchsanordnung zur Prüfung der Wirkung oral applizierter Tokolytika

Auswertung der Kurven

Jedes Kardiotokogramm wurde in 4 Abschnitte unterteilt. Abschnitt 1 umfaßte die
Zeitspanne vom Beginn der Registrierung bis zu der Applikation einer Tablette, i. allg.
etwa 30 min Dauer umfassend. Hier wurde die Wirkung von 20 mE Oxytozin auf den
puerperalen Uterus bestimmt. Die restlichen 3 Abschnitte begannen vom Moment der
Applikation der Tablette und umfaßten hintereinander jeweils 60 min.

Man ging von der Voraussetzung aus, daß die wehenhemmende Wirkung sich innerhalb dieser 3 Zeitabschnitte nachweisen lassen müßte.

Die Uterusaktivität wurde ähnlich dem Vorschlag von Caldeyro-Barcia errechnet, in
dem für jeden Zeitabschnitt für eine jeweils einzige Kontraktion die Intensität und die
Frequenz und daraus das Produkt in Montevideo-Einheiten (M.E.) gemessen wurden.
Der Durchschnittswert/Abschnitt wurde festgehalten und in ein Diagramm eingetragen.
Daraufhin wurde nach Öffnung des Kodes für jedes Präparat bzw. Plazebo jeweils die
Durchschnittswerte von 10 Untersuchungsergebnissen errechnet und Standardabweichung
oder Standardirrtum registriert.

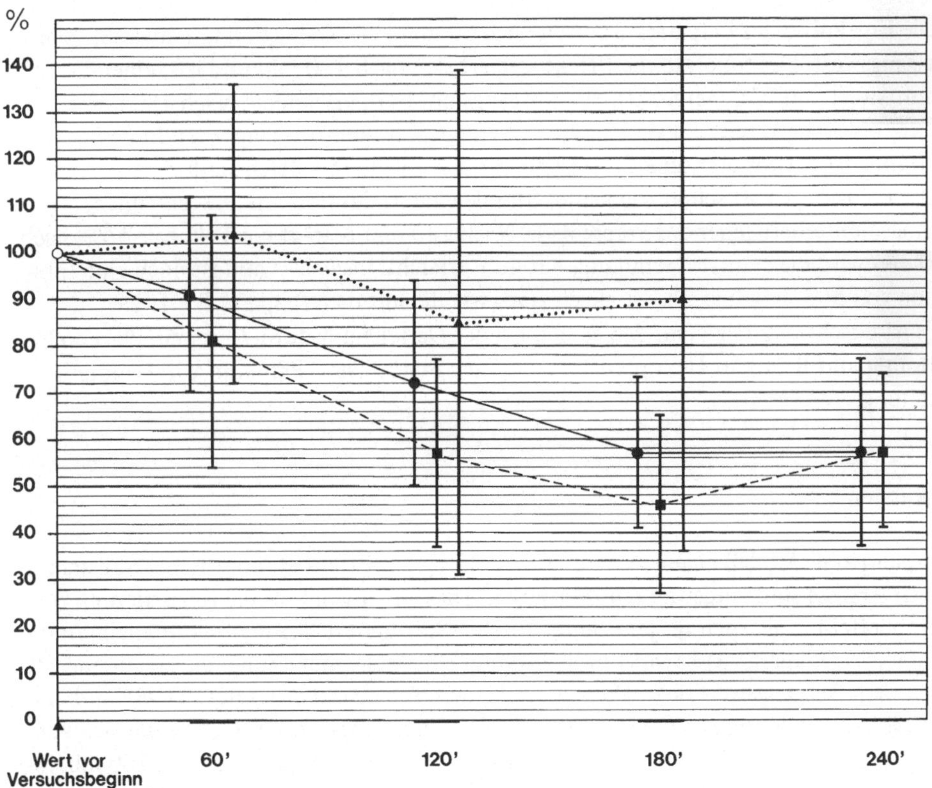

Abb. 4. Puerperales Modell. Änderung der Uterusmotilität (n= 10).
  —o—   A. Hexoprenalin 1,5 mg Depot
  --■-- B. Hexoprenalin 1,5 mg normal
  ...▲... C. Placebo

In einem weiteren Schritt haben wir dann die durchschnittlichen Uterusaktivitäten, welche vor der Applikation einer Tablette errechnet wurden, mit 100% gleichgesetzt und in einem Diagramm registriert (Abb. 4). Die durchschnittlich gefundenen Uterusaktivitäten nach 60, 120, 180 und teilweise auch nach 240 min für die 2 verschiedenen Präparationen wurden in Relation zum Ausgangswert errechnet und in das Diagramm eingetragen. So ergibt sich ein brauchbarer Vergleich über die uterusinhibitorische Wirkung dieser Substanzen.

Ergebnisse

Geht man von der durchschnittlichen Uterusaktivität, mindestens 30 min vor der Applikation einer Tablette errechnet, als 100%igen Ausgangswert aus, so erkennt man auch hier wieder, daß sich unter Plazebo (Präparat C) die Uterusmotilität in der 1. Stunde kaum verändert, in der 2. und 3. Stunde um etwa 5–9% vom Ausgangswert absinkt; eine Beobachtung, die wir nicht nur in der 1982 publizierten Arbeit machten, sondern die auch schon bei den ersten Untersuchungen am puerperalen Modell bekannt waren (Abb. 4).

Die Ergebnisse des Präparats B zeigen nach 60 min eine Reduktion um etwa 9% vom Ausgangswert. Der tokolytische Effekt steigert sich nach 120 min und läßt einen Durchschnittswert von 72%, verglichen zur Ausgangsmotilität, errechnen. Nach 180 min ist der tokolytische Effekt am stärksten und beträgt 57% vom Ausgangswert. In der 4. Stunde ist der tokolytische Effekt immer noch annähernd gleich stark.

Das Präparat A läßt schon nach einer Stunde eine Reduktion um 28% erkennen, liegt also unterhalb jener des Präparats B. Nach 120 min beträgt die Tokolyse 56%, nach 180 min wird die stärkste Hemmung mit 46% erreicht, nach 240 min ist noch eine Inhibition von 56% erzielbar. Sie ist gleich stark wie die mit dem Präparat B erzielte.

Es ist unschwer zu erraten, daß es sich bei der Darreichungsform C um ein Plazebo handelt. Präparat B enthält Hexoprenalin zu 1,5 mg in normaler, Präparat A in Depotaufbereitung.

Diskussion

Das puerperale Modell eignet sich zur Überprüfung des Effekts tokolytischer Substanzen. Die Ergebnisse sind eindeutig reproduzierbar. Dies gilt sowohl für die Registrierung von Plazeboeffekten als auch für jene β-mimetischer Substanzen. 1,5 mg Hexoprenalin oral verabreicht (Präparat B) bewirkt nach 120 min eine Wehenhemmung, die annähernd 50% unter dem Ausgangswert liegt. Dies ist aus beiden Versuchsanordnungen (1982 und die vorliegende) eindeutig zu erkennen. Die Depotdarreichungsform unterscheidet sich von der gewöhnlichen Tablette in einem unterschiedlichen Effekt nach 120 und 180 min insofern, als sie etwas schwächer zu sein scheint als das "normale" Präparat. Ein signifikanter Unterschied (p < 0,05) besteht nur nach 120 min.

Geht man von der Annahme aus, daß eine befriedigende Tokolyse dann zu erwarten ist, wenn die durchschnittliche Wehentätigkeit um mindestens 50% zu reduzieren ist, dann gelingt dies mit Hexoprenalin in beiden hier überprüften Formen mit einer Dosis

Tabelle 1. Durchschnittswerte der reduzierten Uterusaktivität in Prozent vom Ausgangswert vor
Verabreichung einer Tablette

Präparat A: 1,5 mg Hexoprenalin in Depotform					Präparat B: 1,5 mg Hexoprenalin normal			
$\bar{x}$	91	72	57	57	$\bar{x}$	81	57	46
Sx	21	22	16	20	Sx	27	20	19
$S\bar{x}$	7	7	5	9	$S\bar{x}$	9	7	6

Präparat C: Plazebo			
$\bar{x}$	104	85	91
Sx	32	54	57
$S\bar{x}$	10	17	18

von 1,5 mg frühestens nach 120 min. Der Effekt bleibt weiter ausreichend, auch nach
180 min. Die Wirksamkeit geht nach 240 min beim gewöhnlichen Präparat zurück, sie
bleibt bei der Depotform gleich.

Ohne auf die Behandlung vorzeitiger Wehen mit oral verabreichtem Hexoprenalin eingehen zu wollen, läßt sich zumindest ein Schluß mit großer Wahrscheinlichkeit ziehen:
Die Wirkung nach oraler Applikation ist nicht vor 2 h zu erwarten, die Wirkungsdauer
dürfte nicht länger als 180 min anhalten. Es müßte daher, um eine befriedigende Tokolyse auf oralem Wege zu erzielen, das Präparat in maximal 3stündlichen Intervallen verabreicht werden. Eine Zusammenfassung der Ergebnisse unserer Studie gibt Tabelle 1.

Literatur

1. Baumgarten K (1967) Die Beeinflussung der Uterusmotilität. Hollinek, Wien
2. Baumgarten K (1968) Über die Inhibition der Uterusmotilität am graviden Organ. Wien Klin
   Wochenschr 29/30:567–573
3. Baumgarten K (1977) Results of tocolysis in threatened premature labour – International
   Symposium Roma Oct. 1975. In: Bompiani A, Cosmi EV, Fischetti B, Gaspari F, Romanini C
   (eds) Recent advantages on betamimetic drugs in obstetrics. Societa Editrice Universo, Rom,
   pp 71–80
4. Baumgarten K (1980) Prevention of premature labour. Clinical perinatology. 2nd edn Mosby,
   St.Louis, pp 382–415
5. Baumgarten K, Neumark J (1978) Analgetika und Psychopharmaka: Einfluß auf den Foetus
   und das Neugeborene. In: Auerswald W, Baumgarten K, Thalhammer O (Hrsg) Probleme der
   perinatalen Medizin. Maudrich, Wien, S 25–44
6. Baumgarten K, Lingard W, Horvat A, Chalkitis J, Cerwenka R, Hellmich C (1982) Über die
   Wirksamkeit oral applizierter Betamimetika am oxytocinstimulierten puerperalen Modell.
   Geburtshilfe Frauenheilkd 42:103–114
7. Bishop EH, Woutersz TB (1961) Arrest of premature labour. JAMA 178:812
8. Bourne A, Burn JH (1927) The dosage and action of pituitary extract and of the ergot alkaloids
   on the uterus, with a note on the action of adrenalin. J Obstet Gynaecol Br Emp 34:249
9. Fuchs AR (1966) The inhibitory effect of ethanol on the release of oxytocin during parturition
   in the rabbit. J Endocrinol 35:125
10. Hendricks C (1964) The use of isoxyprine for the arrest of premature labour. Chir Obstet Gyne-
    col 7:687
11. Hendricks C, Cibils LA, Pose SV, Eskes TKAB (1961) The pharmacologic control of excessive
    uterine contractility with isoxyprine. Am J Obstet Gynecol 82:1064

Wertigkeit der β-Mimetikatokolyse zur Behandlung der drohenden Frühgeburt

R. Richter

Die Schweizerische perinatalmedizinische Erhebung der Jahre 1977/78 hat zu 1500 Fällen von drohender Frühgeburt folgendes ergeben (1): Die Häufigkeit von Geburten bis Ende der 36. Schwangerschaftswoche (SSW) betrug 52%, wenn intravenös tokolysiert wurde, 46%, wenn keine therapeutische Reaktion erfolgte, 27%, wenn Bettruhe eingehalten wurde und 16% in den Fällen mit oraler Tokolyse. Das intravenös tokolysierte Kollektiv ist demnach besonders, nämlich in rund 50% durch relevante Frühgeburtlichkeit belastet. Und es stellt sich einmal mehr die Frage nach der epidemiologischen Wertigkeit der Tokolyse zur Behandlung der drohenden Frühgeburt.

Grundsätzlich ist der Betamimetikatokolyse vorzuhalten, daß sie eine rein symptomatische Therapie ist. Das Symptom "vorzeitige Wehentätigkeit" wird behandelt, die Ursache der drohenden Frühgeburt bleibt häufig unbekannt. Obwohl viele β-Mimetika-verordnende Ärzte davon überzeugt sind, in Einzelfällen erfolgreich behandelt zu haben, konnte ein epidemiologischer Erfolg der Tokolyse bislang nicht nachgewiesen werden (3). Zudem ist die β-Mimetikatokolyse nicht ganz harmlos; Berichte über Nebenwirkungen und Behandlungszwischenfälle füllen die Literatur [Übersicht bei (2)].

Andererseits sind im Bereich Neonatologie bedeutende Fortschritte erzielt worden, die auch für kleine Frühgeburten unter 1500 g Gewicht eine reelle Chance in bezug auf gesundes Überleben bedeuten. Besonders in Fällen mit zusätzlichem mütterlichem und evtl. fetalem Tokolyserisiko sind die Gefahren der Therapie, z.B. Lungenödem bei Präeklampsie, den Nachteilen der Frühgeburt ernsthaft entgegenzusetzen.

Mit dem Zweck, epidemiologisch Nutzen und Ergebnisse der Tokolyse zur Behandlung der drohenden Frühgeburt an einer Institution aufzuzeigen, werden in der Folge einige Zahlen aus der UFK Basel dargelegt. Tabelle 1 enthält für die Jahre 1976–1981 die Geburtenzahlen und, dazu in Beziehung gesetzt, die Häufigkeit der tokolysierten Schwangeren. Dabei repräsentieren die Jahre 1976/77 eine Zeit des ungedämpften Tokolyseenthusiasmus. Der drastische Rückgang von 13,5% auf 2% in den Folgejahren ist im wesentlichen auf eine deutlich strengere Indikationsstellung als Reaktion auf selbst beobachtete und berichtete Tokolysekomplikationen zurückzuführen. Der restriktive Einsatz der β-Mimetika führte denn auch dazu, daß die Tokolyseerfolgsquote abnahm (Tabelle 2). Die Häufigkeit von Frühgeburten bis zur 37. SSW stieg im tokolysierten Kollektiv von 37% auf 50% an. Es wurden somit weniger Schwangerschaften tokolysiert, die auch ohne Behandlung mit β-Mimetika bis in die 38.Woche getragen worden wären.

Setzt man nun andererseits die an der UFK Basel beobachtete Frühgeburtlichkeit in Beziehung zur Tokolysehäufigkeit, läßt sich keine Gesetzmäßigkeit ableiten (Abb. 1). Die Frühgeburtenrate bis zur abgeschlossenen 37. SSW pendelt zwischen 8% und 11%. Dagegen ist die Häufigkeit kleiner Frühgeburten bis zur 33. SSW bemerkenswert konstant, sie liegt bei 1,5 bis 2%.

Tabelle 1. Intravenöse Tokolyse bei drohender Frühgeburt. UFK Basel 1976–1981

Jahr	i.v. Tokolyse		Geburten
	n	[%]	
1976	214	13,5	1589
1977	187	11,3	1662
1978	57	3,5	1642
1979	66	4,0	1670
1980	31	1,7	1820
1981	36	2,0	1783

Tabelle 2. Erfolg der intravenösen Tokolyse bei drohender Frühgeburt. UFK Basel 1976–1981

Jahr	i.V. Tokolyse	Geburt	
		$\leq$ 37. SSW [%]	$\geq$ 38. SSW [%]
1976	214	37	63
1977	187	40	60
1978	57	49	51
1979	66	56	44
1980	31	52	48
1981	36	50	50

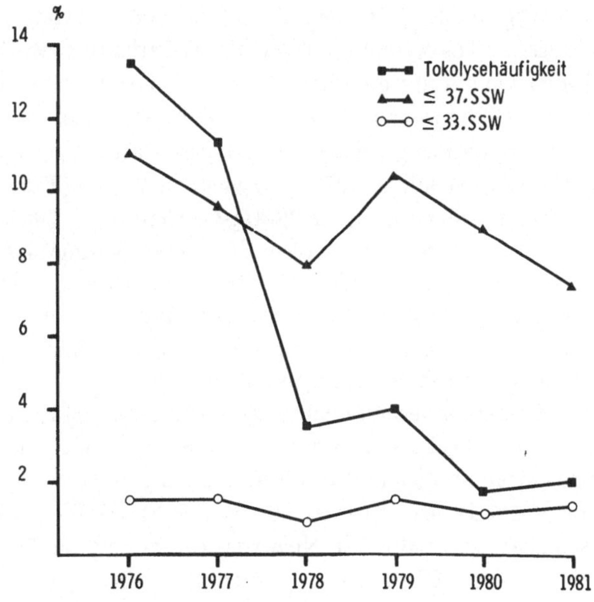

Abb. 1. Tokolyserate und Frühgeburtenhäufigkeit. UFK Basel 1976–1981

Tabelle 3. Gestationsalter bei Frühgeburten. UFK Basel 1976–1981

Jahr	Frühgeburten		
	< 37. SSW	< 33. SSW [%]	> 34. SSW [%]
1976	178	13	87
1977	162	15	85
1978	132	11	89
1979	176	14	86
1980	164	13	87
1981	132	18	82

Tabelle 4. Geburtsgewicht bei kleinen Kindern. UFK Basel 1976–1981

Jahr	Kinder		
	< 2500 g	< 1500 g [%]	> 1500 g [%]
1976	119	18	82
1977	116	18	82
1978	101	16	84
1979	108	18	82
1980	110	21	79
1981	108	13	87

Unabhängig von der jährlichen Anzahl der Frühgeburten, unabhängig auch von der jahresbezogenen Tokolyserate, schwankt das Verhältnis zwischen kleinen und größeren Frühgeburten nur unwesentlich (Tabelle 3). Der Anteil kleiner Kinder bis zur 33. SSW betrug bis 1980 zwischen 11% und 15%. 1981 stieg er im Zuge einer liberaleren Haltung der Frühgeburt gegenüber auf 18% an. Dagegen gelang es, den Anteil der kleinen Früh-Mangelgeburten bis 1500 g Gewicht zu senken (Tabelle 4). 1976–1980 gehörten noch 16–21% aller Kinder bis 2500 g Gewicht dazu, 1981 nur noch 13%. Schließlich ist zusammen mit dem restriktiven Einsatz der β-Mimetikatokolyse auch eine Abnahme der Häufigkeit kleiner Kinder bis 2500 g bzw. 1500 g Gewicht zu beobachten (Abb. 2).

Insgesamt wirkte sich somit an der UFK Basel die zahlenmäßig drastische Reduktion der β-Mimetikatokolyse nicht auf die Frühgeburtenhäufigkeit aus; die Häufigkeit von Mangelgeburten hat sich dagegen reduziert.

Diese Ergebnisse legen es nahe, den β-Mimetika jeglichen Wert zur Behandlung der drohenden Frühgeburt abzusprechen. Dem sind jedoch die Erfahrungen anhand von kontrollierten Studien und von Einzelbeobachtungen entgegenzuhalten. Vielmehr ist anzunehmen, daß der Wert der Tokolyse in Einzelfällen unbestreitbar vorhanden, statistisch aber nicht faßbar ist. Nichtsdestotrotz muß die Beobachtung eingehend berücksichtigt werden, daß parallel zum restriktiven Einsatz der Tokolyse Mangelgeburten seltener wurden. Die drohende Frühgeburt ist lediglich ein Symptom; u.U. liegt ihr ätiologisch eine intrauterine Mangelentwicklung zugrunde. In diesem Fall sind von einer erfolgreichen Wehenhemmung nicht nur Vorteile zu erwarten. Permanent besteht die Aufgabe darin, die Indikation zur Tokolyse adäquat zu stellen.

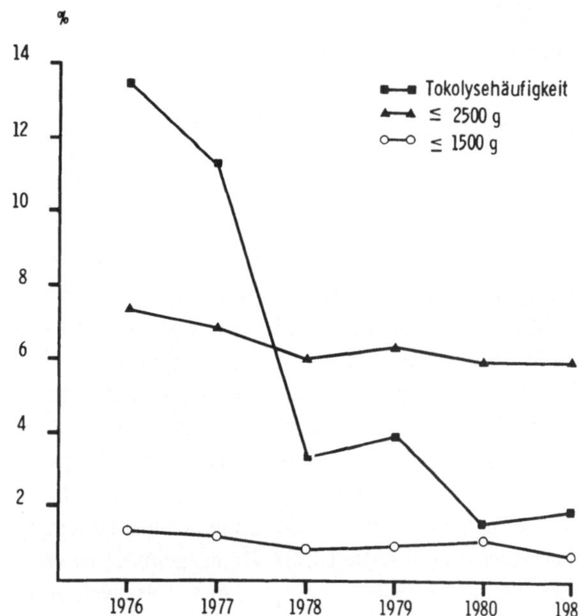

Abb. 2. Tokolyserate und Häufigkeit kleiner Kinder. UFK Basel
1976–1981

Literatur

1. Richter R (1980) Wirksamkeit der Tokolyse mit Betamimetika bei 1500 Fällen von drohender
   Frühgeburt. 3. Symposion über Betamimetika in der Geburtshilfe und Perinatologie, Aachen,
   November 1980
2. Richter R (im Druck) Nebenwirkungen der β_2-sympathomimetischen Behandlung bei der Mutter.
   In: Grospietsch G, Kuhn W (Hrsg) Tokolyse mit β_2-Stimulatoren. Thieme, Stuttgart
3. Rüttgers HM (1981) Zalumis M, Lorenz U, Kubli F (1981) Tokolyse und Frühgeburt. Arch
   Gynecol 232:496

Eine Analyse der Frühgeburtenfrequenz unter Berücksichtigung der Tokolyse

L. Heilmann

Von 1953 bis 1977 wurde in der Literatur über 18 Serien berichtet, in denen die Tokolytikawirkung mit der einer Kontrollgruppe verglichen wurde (5). In 8 Untersuchungen gab man die Medikamente prophylaktisch und in 10 therapeutisch. Man führte 6 Arbeiten in Form einer randomisierten Doppelblindstudie gegen Plazebo durch (Tabelle 1). Die Erfolgsbeurteilung war unterschiedlich, und zwar von einer Woche Zeitgewinn bis zum Erreichen der 37. Schwangerschaftswoche.

Das wichtigste Kriterium beim Einsatz von Tokolytika zur Verhinderung der Frühgeburt war die Senkung der perinatalen Mortalität. Es gab bis jetzt keinen sicheren Anhaltspunkt dafür, daß die Verwendung der wehenhemmenden Substanzen die perinatale Mortalität verringert hätte (4, 8). Demgegenüber ist eine Verlängerung der Tragzeit um eine Woche nur ein pharmakologischer Erfolg, während unter klinischer Effektivität die Verhinderung der Frühgeburt oder die Verlängerung der Tragzeit über die 37. Schwangerschaftswoche hinaus zu verstehen ist.

Patientengut

In einer retrospektiven Studie untersuchten wir die Frühgeburten an der Universitätsfrauenklinik Essen und den Einfluß der durchgeführten Tokolyse auf die perinatale Mortalität. Dabei benutzten wir zur Einordnung die Lubchenco-Perzentilen und haben die sog. dystrophen Mangelgeburten von der Auswertung ausgeschlossen (Tabelle 4). Die perinatale Mortalität umfaßte die Totgeburten und die bis zum 7. Tag post partum verstorbenen Neugeborenen.

Ergebnisse

Die Altersverteilung (Tabelle 2) zeigte, daß in der Gruppe bis zu 20 Jahren eine Abnahme der Patientenzahl ab dem Jahr 1973 zu verzeichnen war. Die Gewichtsklassen (Tabelle 3) wiesen unterhalb 1000 g keine große Verschiebung auf. Dagegen deuteten sich in der Gruppe bis 1500 g bzw. bis 2000 g kleine Veränderungen dahingehend an, daß es unter tokolytischer Therapie relativ mehr Neugeborene mit einem Geburtsgewicht über 1500 g gab als in den anderen Gruppen. Bis zu einem Geburtsgewicht von 2500 g waren die prozentualen Anteile wieder gleich. Die Abnahme der perinatalen Mortalität (Tabelle 4) von 21,4% auf 15,1% bei den tokolysierten Frühgeborenen betrifft v.a. die Neugeborenen über 2000 g (Tabelle 5).

Auch aus dem geburtshilflichen Vorgehen ergab sich eine Trendaussage. Ab 1973 stieg die Sectiofrequenz bei den Frühgeborenen fast auf das Doppelte an (Tabelle 6), während die Manualhilfen ungefähr gleichblieben. Daneben ist eine aktivere Leitung der Austreibungsperiode zu sehen.

Tabelle 1. Übersicht der randomisierten Doppelblindstudien: Vergleich der Tokolytikawirkung gegenüber Plazebo

Autor	Medikament	Anzahl Medikament/Plazebo	Erfolg (%) Medikament/Plazebo
Wesselius-de Casparis et al. (1971)	Ritodrin	35/33	77,1/51,5
Zlatnik et al. (1972)	Alkohol	21/21	80,9/38,1
Castren (1975)	Nylidrin	43/41	86,0/70,7
Ingemarsson (1976)	Terbutalin	15/15	86,7/26,7
Steer et al. (1977)	Alkohol	38/9	36,8/44,4
Spellacy (1979)	Ritodrin	14/15	28,6/26,7

Tabelle 2. Altersverteilung der Schwangeren mit einer Frühgeburt bzw. einer tokolytischen Therapie in %

Jahr	Alter < 20	21–30	31–40	> 40
1965–1972 n = 468	19,5	57,9	20,9	1,7
1973–1980 ohne Tokolyse n = 149	10,0	68,5	18,9	2,6
1973–1980 mit Tokolyse n = 112	11,6	58,1	29,5	0,8
1973–1980 Tokolysen ins. n = 697	12,4	61,6	24,4	1,6

Tabelle 3. Gewichtsklassenverteilung der Frühgeburten von 1965 bis 1980 in %

Jahr	500–1000 g	1001–1500 g	1501–2000 g	2001–2500 g
1965–1972	6,4	16,5	22,1	55,0
1973–1980 ohne Tokolyse	4,0	19,5	25,5	51,0
1973–1980 mit Tokolyse	6,2	12,4	31,2	50,2

Tabelle 4. Frühgeborenenfrequenz (1965–1980) und Tokolysehäufigkeit (1973–1980) an der Universitätsfrauenklinik Essen

Jahr	Anzahl		Perinatale Mortalität
	n	[%]	[%]
1965–1972	468	3,7	21,4
1973–1980 ohne Tokolyse	149	} 5,5	} 15,1
1973–1980 mit Tokolyse	112		
1973–1980 Tokolysen insgesamt	697	15,9	2,4

Tabelle 5. Überlebensraten der Frühgeburten von 1965 bis 1980 in Relation zum Geburtsgewicht in %

Jahr	500–1500 g	1501–2000 g	2001–2500 g
1965–1972	26,2	69,9	84,5
1973–1980 ohne Tokolyse	42,9	65,8	88,0
1973–1980 mit Tokolyse	42,8	82,9	100

Tabelle 6. Art der Geburtsbeendigung bei den Frühgeburten von 1965 bis 1980 in %

Jahr	Spontan	Sectio	Manuell	Vaginaloperativ
1965–1972	74,3	12,8	9,7	1,2
1973–1980 ohne Tokolyse	51,0	26,8	13,8	8,4
1973–1980 mit Tokolyse	56,2	24,2	9,8	9,8

Um den Erfolg der tokolytischen Therapie zu quantifizieren, wurden Tokolyseindex und Verlängerung der Tragzeit miteinander korreliert (Abb. 1). Dabei zeigte sich ein exponentielles Verhalten, wobei ab dem Tokolyseindex 5 keine Verlängerung der Tragzeit um mehr als 10 Tagen zu sehen war. In dieser Untersuchung werteten wir 320 tokolysierte Schwangerschaftsverläufe aus. Die Verteilung hinsichtlich Prolongationsindex bzw. Tokolyseindex ist aus Abb. 2 und 3 zu sehen. Geht man von dem Tokolyseerfolgsquore von Weidinger (11) aus und gibt 15 und darüber als Erfolg an, so erhält man in 31,2% ein Versagen der Therapie. Nimmt man dagegen den Prolongationsindex nach Richter (7) als Maßstab, so liegt die Versagensquote bei 19,4%.

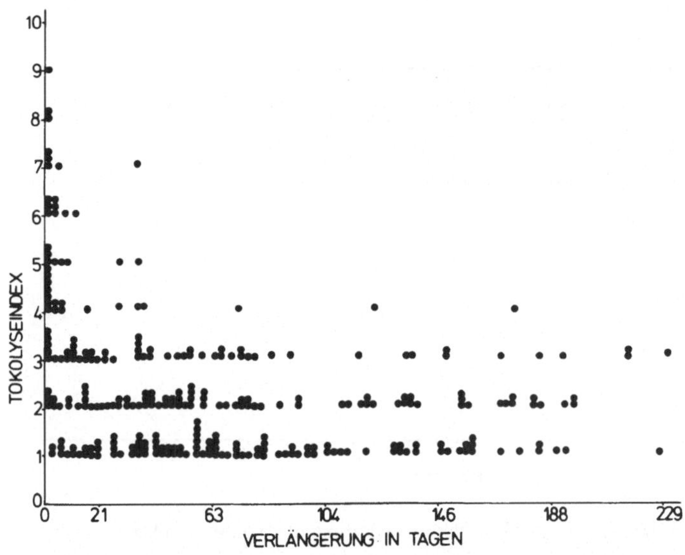

Abb. 1. Darstellung der Beziehung von Tokolyseindex und Verlängerung der Tragzeit in Tagen bei tokolytisch behandelten Schwangern (n = 320)

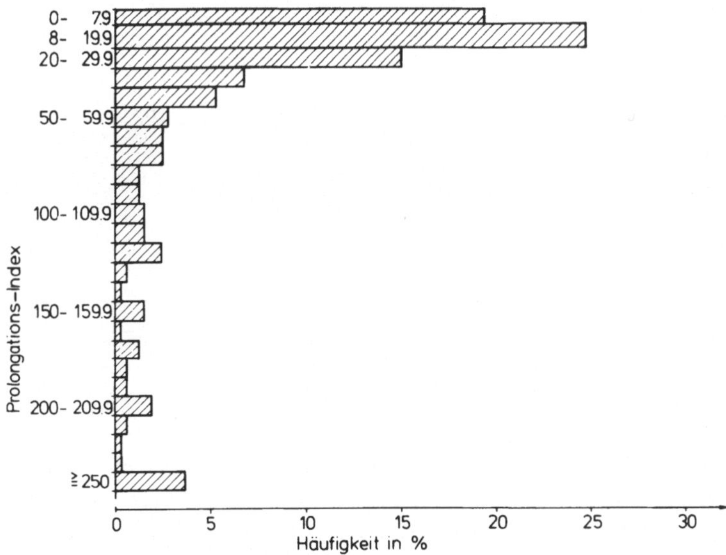

Abb. 2. Darstellung der Häufigkeitsverteilung des Prolongationsindex

Schlüsselt man die perinatale Mortalität aller Neugeborenen, deren Mütter die Tokolyse erhielten, auf und korreliert dies zu dem Prolongationsindex (Tabelle 7), so sieht man, daß das Versagen einer Tokolysetherapie in einem hohen Maße mit der perinatalen Mortalität verbunden ist.

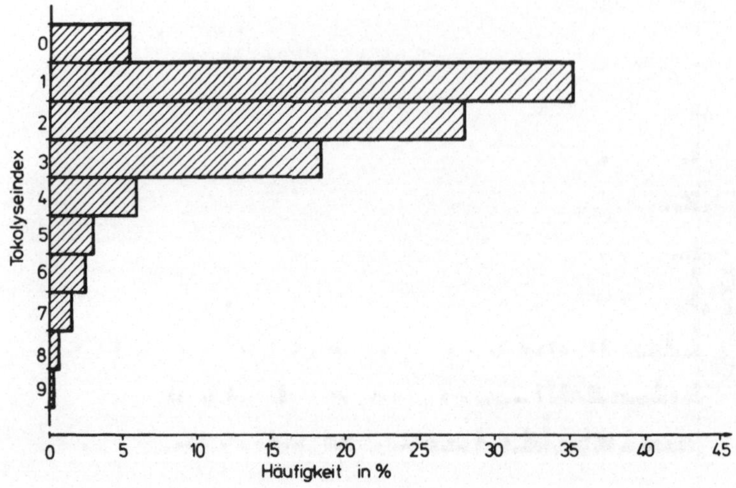

Abb. 3. Darstellung der Häufigkeitsverteilung des Tokolyseindex

Tabelle 7. Perinatale Mortalität der Neugeborenen von tokolytisch behandelten Schwangeren (n = 328) in Beziehung zum Prolongationsindex nach Richter (7)

	0–7	8–19	20–49	50–99	$\geq$ 100
Perinatal überlebt n = 311	19,3%	25,1%	27,5%	10,3%	17,8%
Perinatal verstorben n = 15	n = 12	n = 2	n = 1		
Totgeburt n = 2	n = 1		n = 1		

Diskussion

Extensive epidemiologische Studien der letzten Jahre haben eine Reihe von Faktoren herausgestellt, die eine ansteigende Inzidenz der Frühgeburten bedingen. Der vorzeitige Blasensprung bedeutet zusätzlich, daß etwa 75% dieser Schwangeren innerhalb von 24 h entbinden. Die Kriterien für eine erfolgreiche Therapie werden in der Literatur unterschiedlich angegeben. Von den meisten Autoren wird eine Verlängerung um 48 h als Erfolg angesehen, weil dann die Wirkung der Kortikosteroidtherapie zu erwarten ist. Diese Angabe hat aber für eine exakte Auswertung überhaupt keinen Wert, da das Schwangerschaftsalter dabei nicht berücksichtigt wird. Aus diesem Grund ist der Tokolyseerfolgsquote oder der Prolongationsindex von wesentlicher Bedeutung, um Ergebnisse verschiedener Untersucher zu vergleichen. Richter (7) hat in 28% ein Versagen der Therapie festgestellt, wir in 19,4%.

In der Literatur sind Mißerfolgsraten, in Abhängigkeit von der klinischen Ausgangssituation, von 70% (9) bis 15% (2) mitgeteilt worden. Da die Beurteilungskriterien recht unterschiedlich sind, kann man diese Studien nicht oder nur sehr schwer miteinander vergleichen.

Aus unseren retrospektiv erhobenen Zahlen ist zu sehen, daß keine Veränderungen der Frühgeborenenfrequenz über die letzten 15 Jahre an unserer Klinik zu verzeichnen waren.Wir haben aber gestgestellt, daß die Überlebenschancen der Frühgeborenen sich verbessert haben. Diese Tatsache ist in den internationalen Statistiken belegt (1, 3, 10). Die Ursache dieser Entwicklung ist in der Verbesserung der neonatalen Intensivpflege und im geänderten geburtshilflichen Vorgehen zu suchen. Bei den Neugeborenen, kleiner als 1500 g, haben Stewart et al. (10) höhere Überlebensraten festgestellt, wenn die Sectiofrequenz ebenfalls anstieg. Zu ähnlichen Ergebnissen kamen Liu u. Fairweather (6). Von diesen wurde gefordert, bei zu erwartenden kleinen Neugeborenen die Schwangere in ein geburtshilfliches Zentrum mit angeschlossener neonataler Intensiveinheit zu verlegen.

Mit der Tokolyse ist eine frühzeitige Identifikation der Risikoschwangeren möglich, die wiederum eine genaue und regelmäßige Überwachung zur Folge hat.

Die Kombination dieser 3 Punkte: verbessertes geburtshilfliches Management, neonatale Intensivpflege und tokolytische Therapie führen nach unserer Ansicht zu den höheren Überlebensraten der Frühgeborenen ab 1973.

Literatur

1. Alberman E (1974) Stillbirths and neonatal mortality in England and Wales by birthweight. Health Trends 6:14−17
2. Castren O, Gummerus M, Saarikovski S (1975) Treatment of imminent premature labour. Acta Obstet Gynecol Scand 54:95−100
3. Davies PA (1976) Outlook for the low birthweight baby − then and now. Arch Dis Child 51: 817−819
4. Fuchs F (1976) Prevention of prematurity. J Obstet Gynecol 126:809−817
5. Hemminki E, Starfield B (1978) Prevention and treatment of premature labor by drugs: Review of controlled clinical trials. Br J Obstet Gynaecol 85:411−417
6. Liu DTY, Fairweather DVJ (1981) The management of preterm labour. In: Elder MG, Hendricks CH (eds) Preterm labor. Butterworths, London Boston
7. Richter R (1977) Evaluation of success in treatment of threatening premature labor by betamimetic drugs. Am J Obstet Gynecol 127:482−486
8. Rüttgers H, Zalumis M, Lorenz U, Kubli F (1981) Tokolyse und Frühgeburt. Arch Gynäkol 232: 232:496−497
9. Spellacy WN, Cruz AC, Birk SA, Buni WC (1979) Treatment of premature labor with ritodrine: A randomized controlled study. Obstet Gynecol 54:220−223
10. Steward AL, Turcan DM, Rawlings G, Reynolds EOR (1977) Prognosis for infants weighting 1000 grams or less at birth. Arch Dis Child 52:97−104
11. Weidinger H (1977) Vortrag 8. Deutscher Kongreß für Perinatale Medizin, Berlin

Ultrastrukturelle Befunde am Myokard nach β-Mimetikatherapie

K. Meinen

Die Diskussion über gravierende klinische Auswirkungen der β-Mimetika wurde im wesentlichen angeregt durch die tierexperimentellen Studien von Rona et al. (24–29) und Fleckenstein et al. (6–13), die nach Anwendung von exzessiv hohen Dosen Isoprenalin Myokardnekrosen nachweisen konnten, wobei typische pathomorphologische Veränderungen, wie Myofilamentzerfall, Mitochondrienschwellung und -zerfall und interfibrilläres Ödem als "infarction-like lesions" beschrieben wurden. Nach Fleckenstein kommt es infolge einer akuten sympathischen Überstimulierung des Myokards zu einer massiven Potenzierung des transmembranösen Kalziumeinstroms, zu einer Verarmung an ATP und Kreatinphosphat bei gleichzeitigem Verlust der mitochondrialen Phosphorylierungskapazität infolge von Mitochondrienzerfall. Diese morphologischen Veränderungen entsprechen im wesentlichen denen bei koronarogener Hypoxie oder Ischämie beobachteten Läsionen.

Kleine Dosen von β-Adrenergika führen bei kontinuierlicher Verabreichung zur Myokardhypertrophie oder zur Kardiomegalie (1, 2, 14), wobei durch vermehrte Herzarbeit die Gesamtmuskelsubstanz relativ zunimmt. Von zahlreichen Autoren (1–3, 14, 23) wird darüber hinaus ein Bindegewebeersatz für ein nekrotisches, insbesondere subendokardial lokalisiertes Myokard angenommen. Die charakteristische Anhäufing von eosinophilen Granulozyten und Lymphozyten im geschädigten Areal führte zu der von Doerr (3) geprägten Bezeichnung "Epinephrinmyokarditis", womit die morphologische Ähnlichkeit mit einer bakteriellen oder virogenen Myokarditis betont wird. Hecht (14) sah unter der konstanten Zufuhr kleiner Mengen Isoproterenol einen protektiven Einfluß gegenüber der Wirkung höherer Dosen; dieser Effekt ging nach seinen Beobachtungen jedoch bald verloren, wenn der adaptationsauslösende Reiz nicht mehr einwirkte.

Da keine ultramorphologischen Befunde am Myokard von fenoterolbehandelten Tieren vorlagen, interessierte uns die Auswirkung einer Fenoterolapplikation am trächtigen und nicht trächtigen Kaninchen über einen längeren Zeitraum. Wir entschieden uns für diese Tierspezies, da der hämoendotheliale Plazentationstyp des Kaninchens dem hämochorialen Typ des Menschen sehr ähnlich ist (5).

Material und Methode

Neben einer Kontrollgruppe, die lediglich NaCl erhielt, wurden in anderen Gruppen (Tabelle 1) Fenoterol allein oder in Kombination mit Verapamil eingesetzt, um einen möglichen kardioprotektiven Einfluß dieser Substanz nachzuweisen. Schließlich sollte die Zusatzmedikation von Prednisolon einerseits den Einfluß dieser Substanz auf das Myokard, andererseits die Auswirkung in Kombination mit Fenoterol zeigen, da ein potenzierender Einfluß der Kortikoide beim Entstehen von Myokardiopathien unter β-Adrenergika diskutiert wurde (13).

Tabelle 1. Versuchsgruppeneinteilung

	Tiere
1. Kontrollgruppe (NaCl)	10
2. Fenoterolgruppe	13
3. Fenoterol-/Verapamilgruppe	14
4. Fenoterol-/Prednisolongruppe	9
5. Prednisolongruppe	4
6. Verapamilgruppe	4

Es wurden 54 weibliche Kaninchen nach HCG-Injektion inseminiert. Es ergab sich eine Trächtigkeitsquote von 78%. Versuchsbeginn war am 18. Trächtigkeitstag, Versuchsende am 28. Tag. Vor Versuchsende kam es in keinem Fall zu einem Spontanpartus; während des Versuchs verstarben 3 Tiere an einer morphologisch belegten Pneumonie.

Die Tiere wurden mit folgenden Substanzmengen behandelt (pro Tag)

Fenoterol	2x5	mg/kg i.p.
Verapamil	2x10	mg/kg i.p.
Prednisolon	3x25	mg/Tier i.p.
NaCl	2x1	ml/Tag i.p.

Aufgrund der Ergebnisse subakuter und chronischer Toxizitätsversuche wählten wir eine Fenoteroldosierung von 10 mg/kg/Tag, die unter der angegebenen LD_{50} liegt und etwa dem 100fachen der gebräuchlichen Maximaldosierung im klinischen Bereich entsprach. Die intraperitoneale Applikation erfolgte 2mal täglich; wir bedienten uns dieser Behandlungsform, um den Streßfaktor, den eine 10tägige Immobilisation der Tiere zum Zweck einer intravenösen Dauerapplikation bedeutet und der evtl. ultramorphologisch erkennbare, nicht substanzbedingte Alterationen verursacht hätte, auszuschließen.

Pharmakokinetische tierexperimentelle Untersuchungen (4) zeigten eine nahezu vollständige Resorption wasserlöslicher Substanzen durch das Peritoneum mit seiner großen Resorptionsfläche, so daß ein ausreichendes Dosis-Wirkungsverhältnis unter den vorgegebenen Bedingungen gewährleistet war.

Nach dem 28. Tag wurden die Tiere narkotisiert und nach Laparotomie sowie Hysterektomie über die Bauchaorta perfusionsfixiert. Die fetalen Herzen wurden unmittelbar nach Thorakotomie in toto immersionsfixiert. Die Organproben der Muttertiere wurden an definierten Stellen im linken und rechten Ventrikel sowie im Septum entnommen und in typischer Weise zur licht- und elektronenmikroskopischen Untersuchung aufgearbeitet.

Ergebnisse

Lichtmikroskopisch konnten wir weder an den mütterlichen noch an den fetalen Herzen morphologische Veränderungen im Vergleich zur Kontrollgruppe finden: kein Hinweis auf bindegewebigen Ersatz, keine histio-, leuko- oder lymphozytäre Anhäufung im Sinne von Resorptionsgewebe, keine Ausbildung eines interstitiellen Ödems, keine subendokardialen Nekrosen, keine fettige Herzdegeneration (Abb. 1).

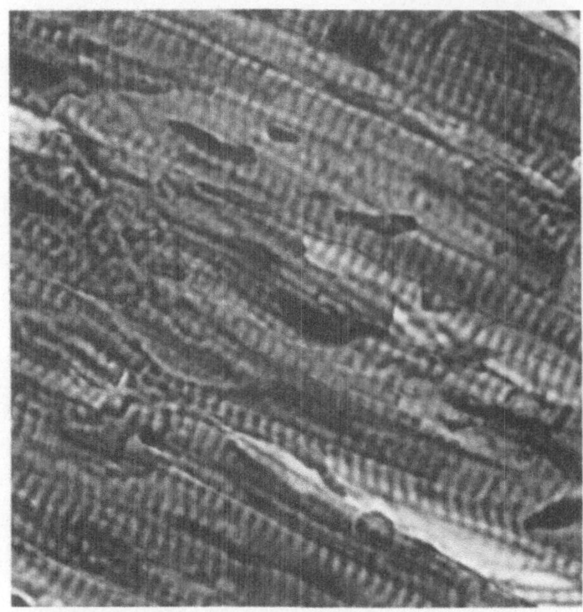

Abb. 1. Fenoterolgruppe. Linker Ventrikel: regelrechte Querstreifung des Myokards, keine Rundzellanhäufung, kein Ödem, keine subendokardialen Nekrosen (HE-Färbung; Vergr. 250x)

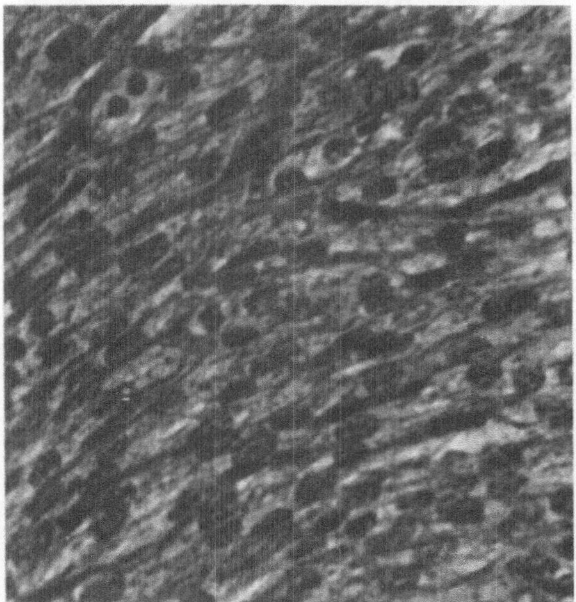

Abb. 2. Fenoterolgruppe. Fetales Myokard: regelrechtes Sarkolemm, zahlreiche Zellkerne (HE-Färbung; 400x)

Die fetalen Herzen zeigten ebenfalls ein regelrechtes Sarkolemm und einen altersentsprechenden Kernreichtum (Abb. 2).

Elektronenmikroskopisch sahen wir in allen Gruppen säulenförmig angeordnete Mitochondrien mit regelrechter Cristaestruktur und unauffälliger Glykogenbeladung (Abb. 3–12). In keiner Behandlungsgruppe zeigten sich Hinweise auf einen Myofilamentzerfall, auf eine Mitochondrienschwellung oder Cristaelyse. Ebenso unauffällig erwiesen

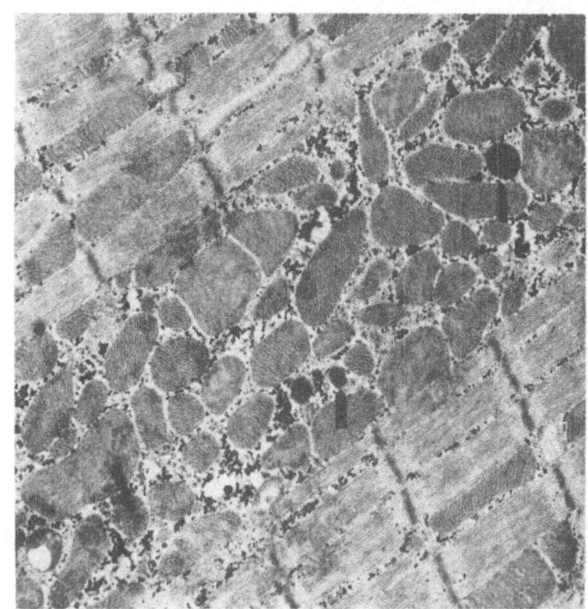

Abb. 3. Kontrollgruppe. Linker Ventrikel: säulenförmige Mitochondrienanordnung, regelrechte Glykogenbeladung, intakte Myofilamente, Densebodies (━) Vergr. 17000x

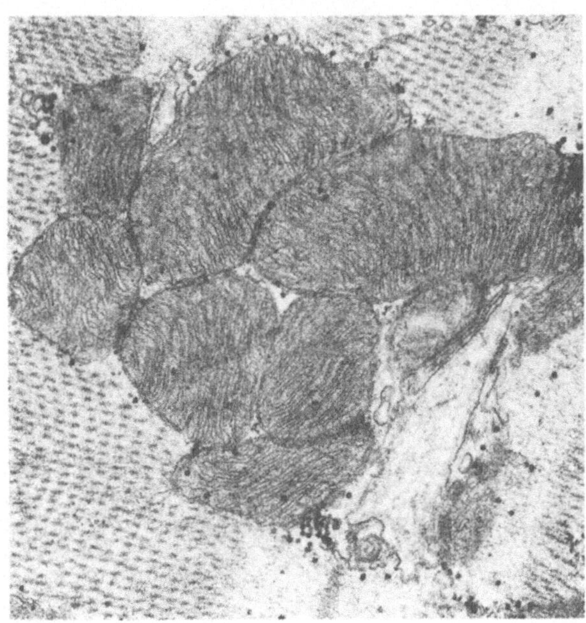

Abb. 4. Fenoterolgruppe. Linker Ventrikel: im Querschnitt regelrechte Mitochondrien mit deutlicher, nicht veränderter Cristaestruktur. Vergr. 19000x

sich das T- und L-System, der Ort der elektromechanischen Koppelung sowie Glanzstreifen und Desmosomen.

Aufgrund der Immersionsfixierung wiesen die fetalen Herzen im wesentlichen elektronenoptisch sichtbare Artefakte auf, die von einer Myofilamentzersplitterung bis zu einer Mitochondrienaufblähung bzw. -zerstörung reichten. Diese Veränderungen fanden wir in allen Gruppen – es ergaben sich somit keine morphologischen Differenzen

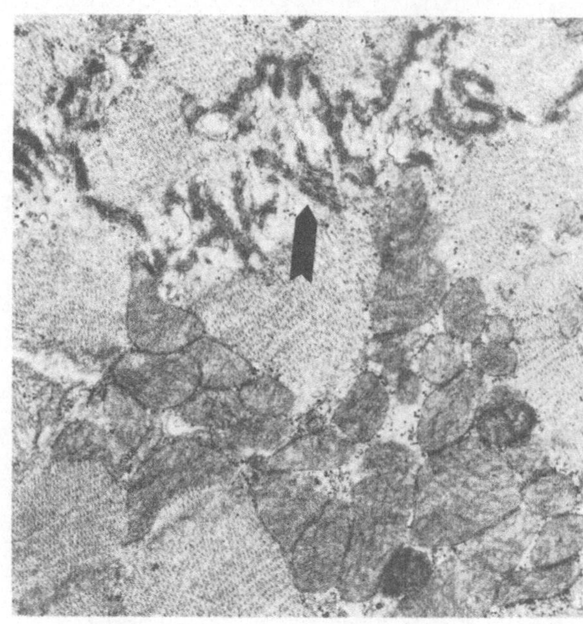

Abb. 5. Fenoterolgruppe. Septum: im Querschnitt regelrechte Mitochondrien und Glanzstreifen (➤) zwischen 2 Myokardiozyten. Vergr. 17000x

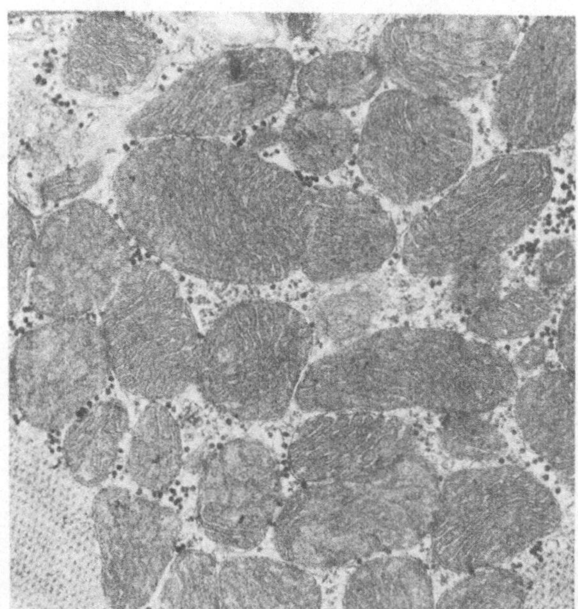

Abb. 6. Fenoterol-/Verapamilgruppe. Septum: im Querschnitt regelrechte Mitochondrien mit intakter Cristaestruktur sowie homogener Glykogenbeladung. Vergr. 19000x

zwischen behandelten und Kontrolltieren. Um diese morphologischen Ergebnisse zu objektivieren und insbesondere eine eventuelle β-adrenerge Größenzunahme der Mitochondrien im Vergleich zur Kontrollgruppe zu erkennen, schlossen wir eine *morphometrische* Untersuchung der Mitochondrien an: Wir bedienten uns dabei eines halbautomatischen Analysengeräts ASM der Firma Leitz und werteten die Ergebnisse mit Hilfe eines Rechenprogramms aus. Von den ermittelten Werten wurden die Mittelwerte

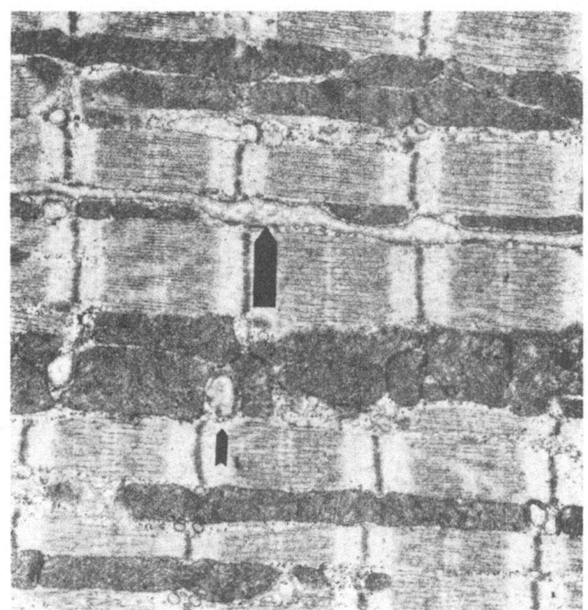

Abb. 7. Fenoterol-/Verapamilgruppe. Rechter Ventrikel: im Längsschnitt deutlich dargestellt das T- (⟶) und L-System (⟹) ohne pathologische Dilatation. Vergr. 17000x

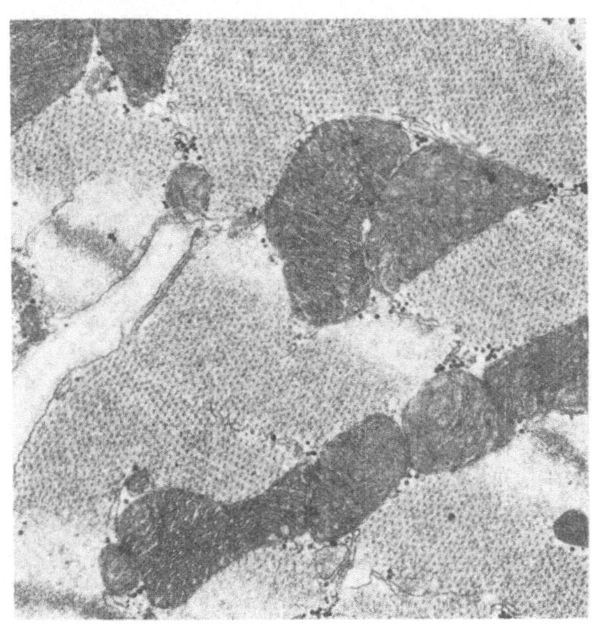

Abb. 8. Fenoterol-/Prednisolongruppe. Linker Ventrikel: im Querschnitt regelrechte Mitochondrien, T/L-System ohne Alterationen. Vergr. 19000x

und Standardabweichungen bestimmt. Nach Überprüfung auf Normalverteilung wurde der t-Test, ansonsten der verteilungsunabhängige Wilcoxon-Man-Withney-Test durchgeführt.

Als Fazit dieser Untersuchungen ergab sich, daß in keiner der Behandlungsgruppen signifikante Größen- und Flächenunterschiede der Mitochondrien feststellbar waren, so daß der zunächst in einigen Fällen subjektiv gewonnene Eindruck nicht bestätigt werden konnte.

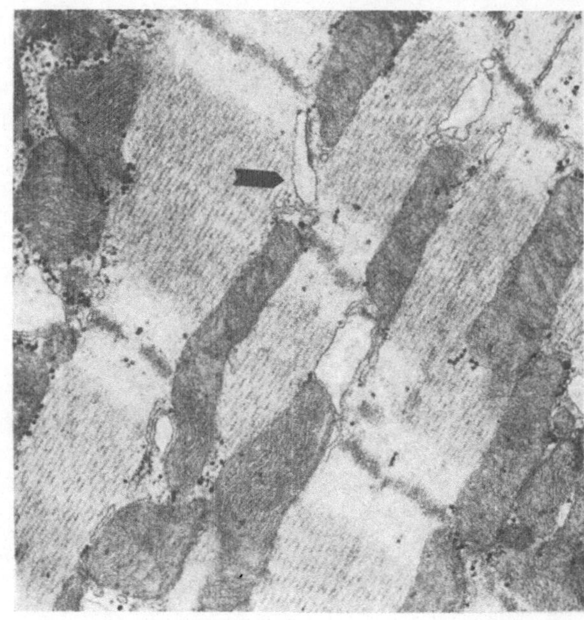

Abb. 9. Prednisolongruppe.
Linker Ventrikel: im Längs-
schnitt neben regelrechter
Mitochondrien- und Cristae-
struktur eine T/L-Junktion,
Verbindung zwischen T- und
L-System (➡).Vergr. 19000x

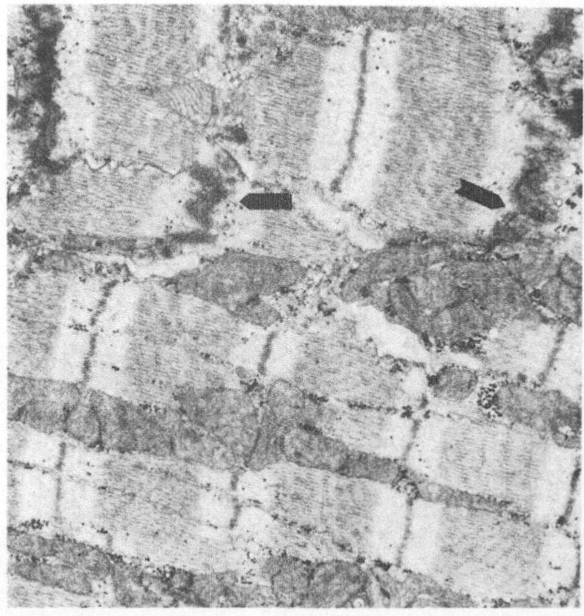

Abb. 10. Verapamilgruppe.
Rechter Ventrikel: Mitochon-
driensäulen, regelrechte Myofi-
lamentstruktur, Glanzstreifen
(➡). Vergr. 17000x

Diskussion

Es wurde im Rahmen einer tierexperimentellen Studie festgestellt, daß die Substanz
Fenoterol in einer Dosierung von 10 mg/kg KG/Tag über einen Zeitraum von 10 Tagen
bei keinem Versuchstier zu auffälligen morphologischen Veränderungen geführt hat:
Weder ließen sich Mitochondrienschwellungen oder -zerstörungen noch eine ausgeprägte

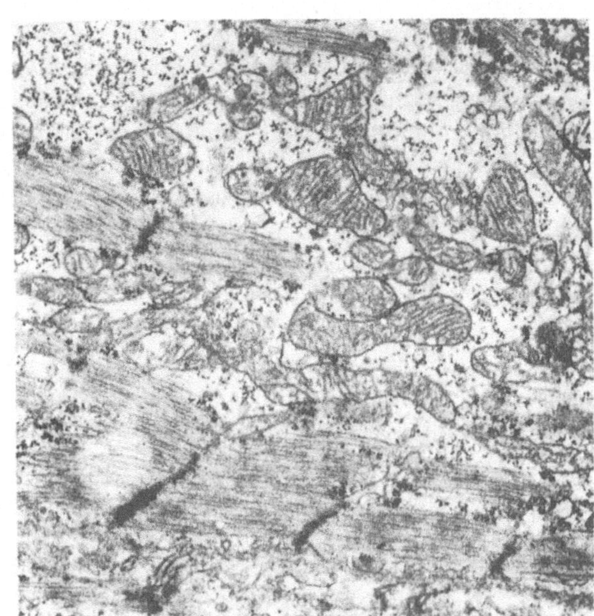

Abb. 11. Kontrollgruppe. Fetales Myokard: Aufsplitterung der Myofilamente, Mitochondrolyse und weitgehende Auflösung der Cristaestruktur. Vergr. 17000x

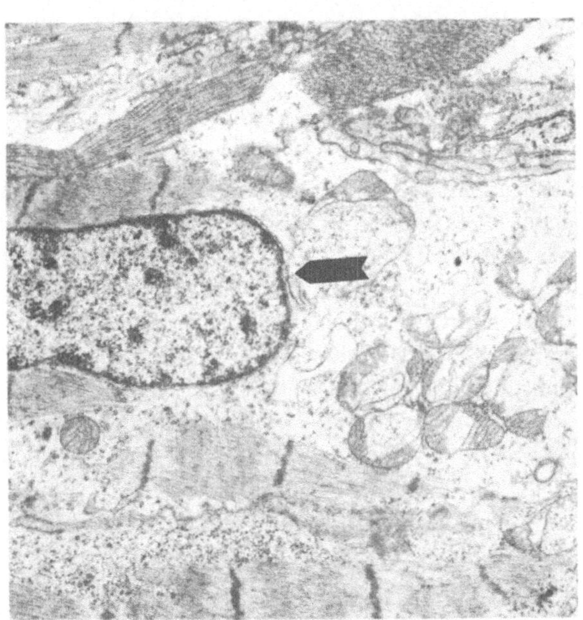

Abb. 12. Fenoterolgruppe. Fetales Myokard: intakter Zellkern (➡), Myofibrillenaufsplitterung, Cristae- und Mitochondrolyse. Vergr. 17000x

Dilatation des T-Systems finden. Diese Befunde stehen im Gegensatz zu den Ergebnissen von Mund-Hoym u. Vogel (22), der nach Dauertropfinfusionen von 3 h Dauer und in einer Dosierung von 3,4 bzw. 2,6 mg/min (27., 28., 29. Gestationstag) Myokardschäden im Sinne von Zellkernpyknose lichtmikroskopisch nach Lie-Färbung beobachten konnte. Komplette Myokardnekrosen wurden jedoch nicht gefunden. In diesem Zusammenhang sollten auch die in vitro-Untersuchungen von Hofmann et al. (15) erwähnt werden, der nach Inkubation von Myokardzellkulturen in Fenoterollösung ebenfalls nach Lie-Färbung Veränderungen in Form einer Fuchsinorrhagie beschrieb, die als substanzbedingte Zellschädigung gedeutet wurde. Abgesehen davon, daß eine lichtmikroskopische Untersuchung nur grobmorphologische Informationen liefern kann und daß infolge der Immersionsfixierung sehr schnell hypoxiebedingte Alterationen auftreten können, die zu Fehldeutungen führen, ist insbesondere die Lie-Färbung mit Vorbehalt zu sehen. Nach Armiger et al. (2) kann es aufgrund autolytischer Prozesse, die zu einer raschen Fuchsinausfällung führen, oft zu einer falschen positiven Beurteilung einer Myokardnekrose nach Lie-Färbung kommen.

Neueste Untersuchungen von Zsolnai u. Gyevai (31) zeigen nach einer in vitro-Inkubation von fetalen Myokardzellen in Fenoterollösung sehr eindrucksvoll eine Z-Streifenfragmentierung, lamellare Mitochondrien sowie Mitochondrienschwellung und Cristaelysis-Veränderungen, die nach Zugabe einer $MgSO_4$-Lösung weniger oder nicht vorhanden waren. Diese Veränderungen werden jedoch nicht als spezifische Wirkung von Fenoterol interpretiert, da sie auch unter anderen, insbesondere hypoxischen Bedingungen auftreten können.

Diese Ergebnisse verwundern insofern, als von Kaufmann et al. (16) und Lehmkuhl u. Sperelakis (19) eine völlige Unempfindlichkeit von kultivierten embryonalen Herzmuskelzellen (in diesem Falle Zellen des Hühnerherzens) gegenüber adrenergen Substanzen beschrieben wurde. Während ein intaktes embryonales Hühnerherz im Alter von 8–10 Tagen bereits Reaktionen auf eine adrenerge Stimulation zeigt, war selbst durch höchste Dosen von Adrenalin, Noradrenalin und Aludrin an den kultivierten Myokardzellen kein positiv chronotroper oder inotroper Effekt auszulösen. Eine Erhöhung der Kalziumkonzentration im Nährmedium führt dagegen zu einer irreversiblen Schädigungskontraktur der kultivierten Zellen. Während pharmakokinetische Untersuchungen (17, 18, 20, 21, 30) einen nur geringen diaplazentaren Transfer des Fenoterols auf den Feten und eine minimale Akkumulation der Substanz im fetalen Myokard unterstreichen, sind unsere Befunde am fetalen Myokard nur mit Vorbehalt zu deuten; elektronenoptisch ergibt sich aufgrund der erheblichen Artefaktbildung keine klare Aussage — lichtmikroskopisch ließen sich jedoch keine Zeichen einer Myokardschädigung finden.

Am maternalen Myokard konnten weder licht- noch elektronenmikroskopisch pathologische Befunde erhoben werden, selbst nach einer Fenoteroldosierung von 10 mg/kg/Tag über einen Zeitraum von 10 Tagen.

Zusammenfassung

In einer tierexperimentellen Untersuchung an 54 Kaninchen wurde Fenoterol in einer Dosierung von 10 mg/kg/Tag über einen Zeitraum von 10 Tagen allein oder in Kombination mit Verapamil bzw. Prednisolon verabreicht. Bei keinem der Versuchstiere konnten licht- und elektronenmikroskopisch Veränderungen im Sinne der β-adrenergen "infarction-like lesions" gefunden werden. Als Kontrollgruppe dienten Tiere, die lediglich NaCl erhielten. Zur Objektivierung der Befunde schloß sich eine morphometrisch-statistische Analyse an, in der keine signifikanten Größen- oder Flächenunterschiede der ausgemessenen Mitochondrien im Vergleich zur Kontrollgruppe festzustellen waren.

Die Ergebnisse werden insbesondere in Hinsicht auf in-vitro-Untersuchungen und bereits vorliegende lichtmikroskopische Befunde am Myokard fenoterolbehandelter Tiere diskutiert.

Literatur

1. Aldermann EL, Harrison DC (1971) Myocardial hypertrophy resulting from low dosage isoproterenol administration in rats. Proc Soc Exp Biol Med 136:268–270
2. Armiger LC, Wheeler EE, Geraghty DE, Herdson PB (1977) An experimental evaluation of staining techniques for the detection of early ischaemic injury to the myocardium. Pathology 9:161–171
3. Doer W (1971) Morphologie der Myocarditis. Verh Dtsch Ges Inn Med 77:301–335
4. Goodman LS, Gillman A (1970) The pharmacological basis of therapeutics, 4th ed. Macmillan, New York, pp 8–9
5. Gottschewski GMH, Zimmermann W (1973) Die Embryonalentwicklung des Hauskaninchens. Normogenese und Teratogenese. Schaper, Hannover
6. Fleckenstein A (1968) Myokardstoffwechsel und Nekrose. In: Heilmeyer L, Holtmeier H-J (Hrsg) VI. Symposium der Dtsch. Ges. für Fortschritte auf dem Gebiet der Inneren Medizin über "Herzinfarkt und Schock", 8. Nov. 1968, Freiburg. Thieme, Stuttgart, pp 94–109
7. Fleckenstein A (1971) Pathophysiologische Kausalfaktoren bei Myokardnekrose und Infarkt. Wien Z Inn Med 52:133–143
8. Fleckenstein A (1972) Physiologie und Pharmakologie der transmembranären Natrium-, Kalium- und Kalzium-Bewegungen. Arzneimittelforsch 22:2019–2028
9. Fleckenstein A, Janke J, Döring H-J, Leder O (1971) Die intracelluläre Überladung mit Kalzium als entscheidender Kausalfaktor bei der Entstehung nicht-coronarogener Myokard-Nekrosen. Verh Dtsch Ges Kreislaufforsch 37:345–353
10. Fleckenstein A, Janke J, Döring H-J, Pachinger O (1973) Ca overload as the determinant factor in the production of catecholamine-induced myocardial lesions. In: Bajusz E, Rona G (eds) Cardiomyopathies. University Park Press, Baltimore, pp 455–466
11. Fleckenstein A, Janke J, Döring H-J, Leder O (1974) Myocardial fiber necrosis due to intracellular Ca overload – a new principle in cardiac pathophysiology. Recent Adv Stud Card Struct Metab 563–579
12. Fleckenstein A, Janke J, Döring H-J, Leder O (1975) The key-role of Ca in the production of non-coronarogenic myocardial necroses. Recent Adv Stud Card Struct Metab 6:21–32
13. Fleckenstein A, Janke J, Fleckenstein-Grun G (1978) Kardiotoxische Wirkungen betaadrenerger Tokolytika – Kardioprotektion durch Ca^{++}-Antagonisten. In: Hillemanns H-G, Trolp R (Hrsg) Kardiale Probleme bei der Tokolyse. Enke, Stuttgart, pp 54–67
14. Hecht A (1978) Zur Adaptation des Rattenmyokards an die Langzeitapplikation kleiner Isoproterenoldosen und ihrer Rückbildung. Exp Pathol 16:146–153
15. Hofmann W, Schleich A, Schroeter D, Weidinger H, Wiest W (1977) Der Einfluß von Beta-Sympathomimetika und sog. Ca^{++}-antagonistischer Hemmstoffe auf den menschlichen Herzmuskel in vitro. Virchows Arch [Pathol Anat] 373:85–95
16. Kaufmann R, Tritthart H, Rodenroth S, Rost B (1969) Das mechanische und elektrische Verhalten isolierter embryonaler Herzmuskelzellen in Zellkulturen. Pflugers Arch 311:25–49
17. Korfs H (1975) Kreislaufwirkungen, Plazentapassage, Pharmakokinetik und Metabolismus von Fenoterol (Partusisten[R]) beim trächtigen Meerschweinchen. Z Geburtshilfe Perinatol 179: 30–36
18. Kramer J, Klingspohr HJ (1974) Ganztierautoradiographische Untersuchungen über die Verteilung und die diaplazentare Passage von Fenoterolhydrobromid (Th 1165a) an Ratten. Arzneimittelforsch 24:1210–1213
19. Lehmkuhl D, Sperelakis N (1965) Electronic spread of cultured chicken heart cells. J Cell Comp Physiol 66:114–126

20. Meissner J, Klostermann H (1976) Distribution and diaplacental passage of infused ^{3}H-feno-
    terol hydrobromide (Partusisten[R]) in the gravide rabbit. Int J Clin Pharmacol 13:27–35
21. Meissner J, Preil P (1974) Untersuchungen über Verteilung und Passage von T-markiertem
    Fenoterol-Hydrobromid (Th 1165a) am trächtigen und laktierenden Kaninchen. Arzneimittel-
    forsch 24: 1213–1217
22. Mund-Hoym S, Vogel J (1982) Veränderungen am fetalen Myokard nach Gabe von Fenoterol
    mit und ohne Magnesium. In: Weisinger H (Hrsg) Magnesium und Tokolyse. Verlag Fortschritte
    der Medizin, Gauting, S 81–87
23. Pfitzer P, Knieriem H-J, Dietrich H, Herbertz G (1972) Hypertrophie des Rattenherzens nach
    Isoproterenol. (Morphometrische, elektronenmikroskopische, autoradiographische, cytophoto-
    metrische und biochemische Befunde). Virchows Arch [Cell Pathol] 12:22–38
24. Rona G (1959) The effect of breed, age and sex on myocardial necrosis produced by isopro-
    terenol in the rat. J Gerontol 14:169–173
25. Rona G, Gaudry R (1961) Effect of dietary sodium and potassium content on myocardial ne-
    crosis elicited by isoproterenol. Lab Invest 10:892–897
26. Rona G, Kahn DS (1969) Experimental studies on the healing of cardiac necrosis. Ann NY
    Acad Sci 156:177–188
27. Rona G, Chappel CJ, Balasz T, Gaudry R (1959) An infarct-like myocardial lesion and other
    toxic manifestations produced by isoproterenol in the rat. AMA Arch Pathol 67:443–455
28. Rona G, Chappel CJ, Kahn DS (1963) The significance of factors modifying the development
    of isoproterenol-induced myocardial necrosis. Am Heart J 66:389–395
29. Rona G, Kahn DS, Chappel CJ (1963) Studies on infarctlike myocardial necrosis produced by
    isoproterenol: A review. Rev Can Biol 22:241–255
30. Wiest W, Weidinger H, Zsolnay B, Somogyi.J, Rominger KL (1977) Diaplacental transfer of
    partusisten in humans. In: Weidinger H (ed) Labour inhibition betamimetic durgs in obstetrics.
    Fischer, Stuttgart New York, pp 47–51
31. Zsolnai B, Gyevai A (1982) Die Wirkung von Magnesium auf die fetalen Herzmuskelzellen nach
    Behandlung mit Beta-Mimetika. In: Weidinger H (Hrsg) Magnesium und Tokolyse. Verlag "Fort-
    schritte der Medizin", Gauting, S 73–80

Physiologische Aspekte der uteroplazentaren Durchblutung

W. Moll

Dieses einleitende Referat soll die Besonderheiten des uteroplazentaren Strombahn-
systems beschreiben, die bestimmenden Größen der uteroplazentaren Durchblutung
(die treibende Druckdifferenz und die Strömungswiderstände) darstellen und die
Angriffspunkte der β-Mimetika aufzeigen.

Uteroplazentares Strombett

Die Plazenta kann als System gleichartiger Strömungseinheiten aufgefaßt werden (Rey-
nolds 1966; Wigglesworth 1967), wie sie in Abb. 1 schematisch dargestellt sind. Diese
Plazentone (Schuhmann 1976) bestehen aus dem intervillösen Raum eines Zotten-
büschels (des fetalen Kotyledo oder Subkotyledo), der zuführenden uteroplazentaren
Arterie, die auf ihren verschiedenen Abschnitten Arkadenarterie, Radialarterie und
Spiralarterie genannt wird und schließlich den abführenden Venen. Die funktionelle
Anatomie dieser Elemente bestimmt ihren Strömungswiderstand und deren Abhängig-
keit vom Tonus der glatten Muskulatur und damit von der Konzentration adrenerger
Wirkstoffe.

Der intervillöse Raum ist in Abb. 2 plastisch dargestellt. Die intervillösen Spalten sind
in den interkotyledonären Räumen über 100 μm breit, in den zentralen Bereichen des
Plazetons jedoch nur wenige μm, so daß meßbare Druckdifferenzen längs der intervillösen Kanäle auftreten (Reynolds et al. 1968). Die Strömungswiderstände sind also

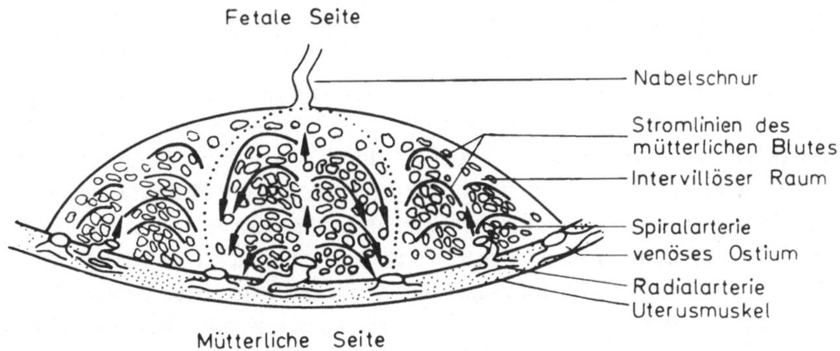

Abb. 1. Schematische Darstellung der Strömungseinheiten der Plazenta (Plazentone). (Nach Moll et
al. 1978)

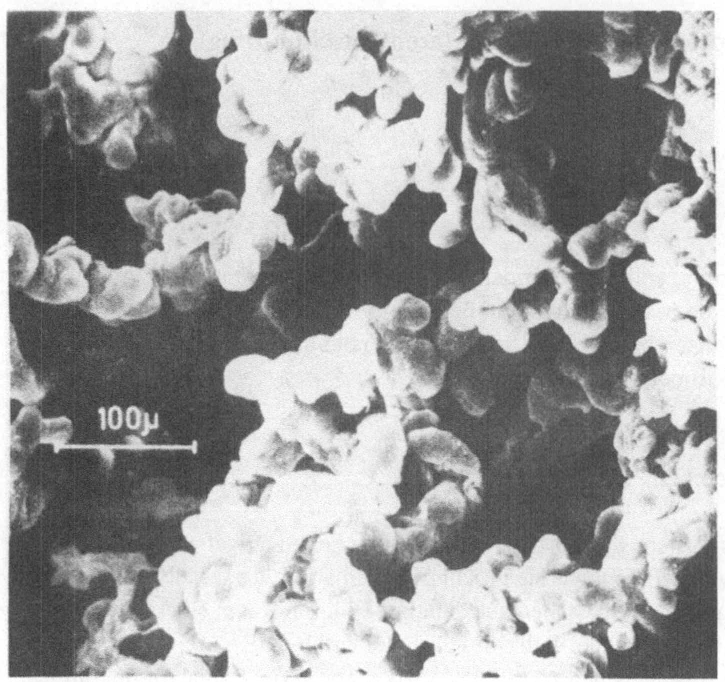

Abb. 2. Der intervillöse Raum. Rasterelektronenmikroskopische Aufnahme. (Aus Ludwig et al. 1971)

im intervillösen Raum vorhanden; sie sind wahrscheinlich wichtige Faktoren für die gleichmäßige Verteilung der Durchblutung auf die verschiedenen Bereiche zwischen Dezidua und Chorionplatte. Die Widerstände sind jedoch äußerst gering; Druck-Stromstärke-Kurven des intervillösen Raums der Rhesusaffenplazenta, welche als gutes Modell für die menschliche Plazenta gilt, zeigen, daß bei normaler Durchblutung im intervillösen Raum insgesamt wenige mm Hg Druckdifferenzen auftreten (Abb. 3). Der Leitwert des intervillösen Raums ist schlechterdings optimal. Die begrenzenden Widerstände der uteroplazentaren Durchblutung liegen vor dem intervillösen Raum.

Die uteroplazentaren Arterien erweitern sich während der Gravidität um ein Vielfaches, vorwiegend durch Wandumbau (Brosens et al. 1967) und — wie beim Meerschweinchen demonstriert wurde (Moll et al. im Druck) — durch massives Wachstum. Diese Strukturdilatation ist um so intensiver, je weiter die Arterien sich der Plazenta annähern, so daß die Gefäße sich in ihrem Verlauf zur Peripherie fortlaufend erweitern, um, wie in Abb.4 dargestellt ist, als weite, offene Trichter zu enden. Trotz dieser Dilatation treten an den Gefäßen die bestimmenden Strömungswiderstände des relaxierten Uterus, die vaskuläre Komponente des uteroplazentaren Strömungswiderstands, auf. Diese *vaskuläre Widerstandskomponente* sitzt in den zentralen Abschnitten der uteroplazentaren Arterien, die der größeren Plazentadistanz entsprechend eine geringere Strukturdilatation erfahren. Hier fällt der Blutdruck ab, um schließlich in den Spiralarterien, die man nach der Wallenburg'schen Präparation (Wallenburg et al. 1970) beim Rhesusaffen zeigen kann, einen Wert nahe dem Amniondruck zu erreichen (Abb. 5).

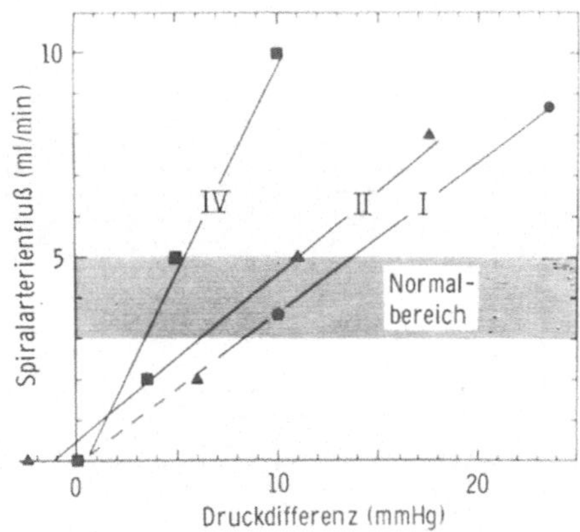

Abb. 3. Druck-Stromstärke-Kurven an der Plazenta des Rhesusaffen. (Nach Moll et al. 1978)

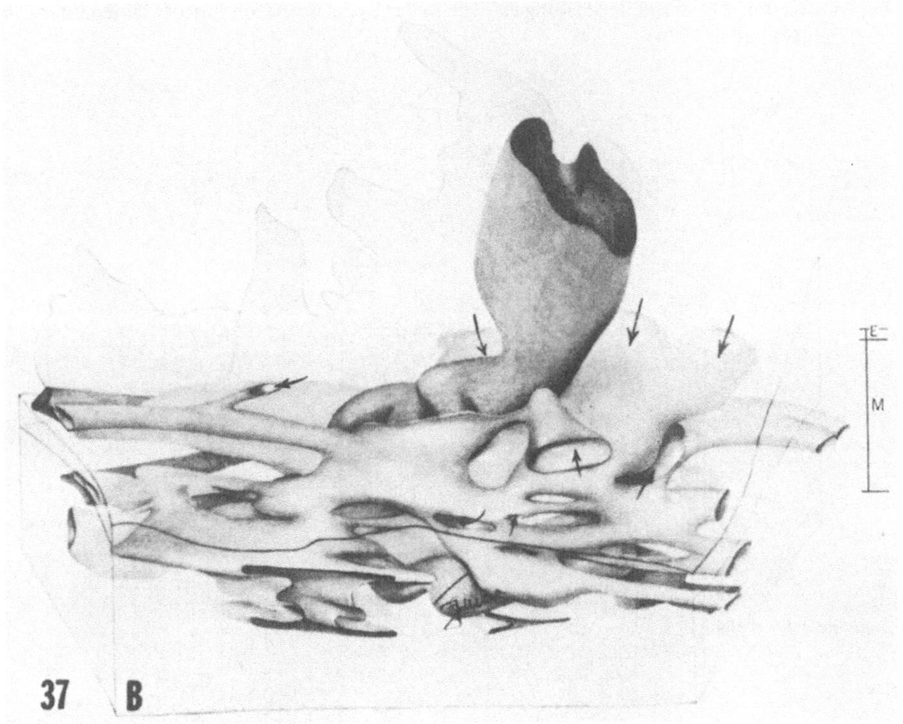

Abb. 4. Uteroplazentare Arterie. (Nach Harris u. Ramsey 1966)

Dieser vaskulären Widerstandskomponente fügt während der Wehen die Spannung der myometralen Fasern eine *myometrale Widerstandskomponente* hinzu. Wie die klassischen röntgenkinematographischen Aufnahmen von Borell et al. (1964) zeigen, schnüren die uterinen Muskelfasern die Arterien ein. Vor der Konstriktion steigt der Blutdruck, wie beim Meerschweinchen gemessen werden kann (Posel 1980), stärker als der Intrauterindruck an (Abb. 6). Nach Beobachtungen am Rhesusaffen verdoppelt sich der

65

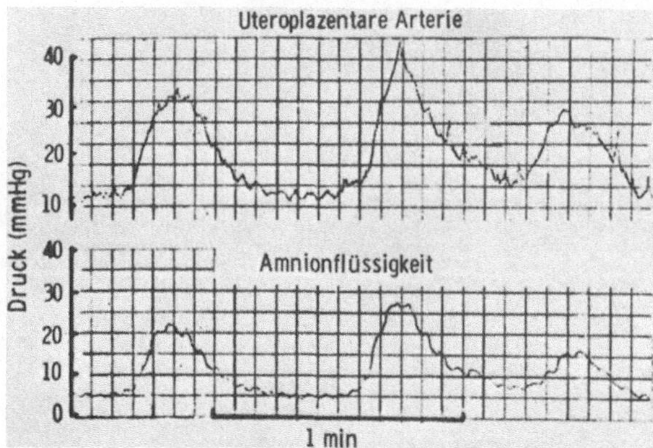

Abb. 5. Gleichzeitige Messung des Drucks in einer uteroplazentaren Arterie und in der Amnionflüssigkeit bei Rhesusaffen. Die arterielle Messung erfolgte in der Spiralarterie am Eintritt in den intervillösen Raum. (Nach Moll et al. 1974)

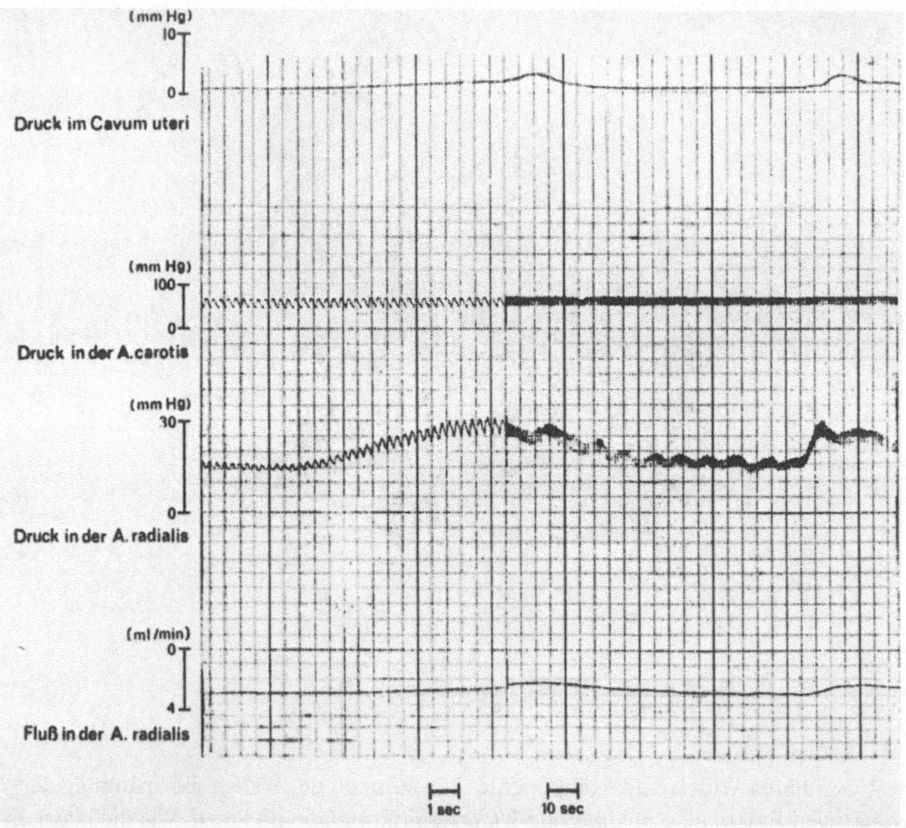

Abb. 6. Drucke im Cavum uteri, in der A. carotis und in der A. radialis uteri sowie Durchblutung in der A. radialis während einer Wehe. Beachte, daß ein Anstieg der Durchströmungskurve einen Durchblutungsabfall bedeutet. (Nach Posel 1980)

66

Strömungswiderstand der uteroplazentaren Arterie, wenn eine Wehe mit 40 mm Hg
Druckamplitude abläuft (Martin 1972; Novy et al. 1975).

Auch die *Venen* sind dem intrauterinen Druck ausgesetzt. Sie kollabieren, wenn der
Amniondruck den intervillösen Druck übersteigt. Auf diese Weise gleichen sie automatisch den intervillösen Druck dem Amniondruck an. Die intramuralen Venen haben die
Funktion einer Schleuse, welche erst bei einem bestimmten Wasserstand die Strömung
freigibt. Sie können auch mit einem Starling-Widerstand verglichen werden (Abb. 7).

Genauere Messungen zeigen allerdings, daß während der Wehen der intervillöse Druck
oft um einige mm Hg stärker ansteigt als der Amniondruck (Ramsey et al. 1959, s. auch
Abb. 2 in Moll, im Druck). Trotzdem erscheint die vereinfachende Annahme, daß am
Ende der Spiralarterie praktisch der Amniondruck, d.h. der intrauterine Druck, herrscht,
die Verhältnisse richtig wiederzugeben.

Bestimmende Größen der uteroplazentaren Durchblutung

Wie jede Strömung ist auch die uteroplazentare Durchblutung in ihrer Größe durch
Strömungswiderstand und treibende Druckdifferenz gegeben. Wegen des hohen Leit-
werts des intervillösen Raums ist der wesentliche Strömungswiderstand der uteroplazentaren Strombahn durch den Widerstand der uteroplazentaren Arterien mit einer
vaskulären und myometralen Komponente gegeben. Die treibende Druckdifferenz, die
an der Arterie angreift, ist in guter Annäherung die Differenz des aortalen Druckes und
des intrauterinen Druckes. Die beiden arterillen Widerstandskomponenten (R_v, R_m),
der aortale Druck (P_a) und der intrauterine Druck (P_{iu}) sind somit die 4 bestimmenden
Größen der uteroplazentaren Durchblutung (Q) (Abb. 8).

Die Kontraktion des Myometriums wirkt auf 2 dieser 4 bestimmenden Größen ein:
den amniotischen Druck und die myometrale Komponente des arteriellen Widerstands.
Sie senkt so die treibende Druckdifferenz und erhöht den Strömungswiderstand.
Wehen drosseln auf diese Weise die uteroplazentare Durchblutung (Abb. 9).

Während vor der Geburt das Ausmaß der Strukturdilatation und damit die vaskuläre
Komponente des Strömungswiderstands die Größe der uteroplazentaren Durchblutung
bestimmt, ist während der Geburt der myometrale Tonus der entscheidende Faktor.

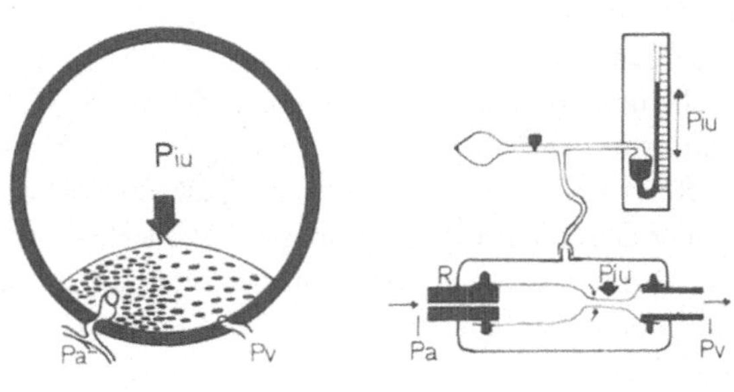

Abb. 7. Automatischer Angleich des intervillösen Drucks an den Amniondruck durch venösen Kollaps. (Nach Moll u. Künzel 1974)

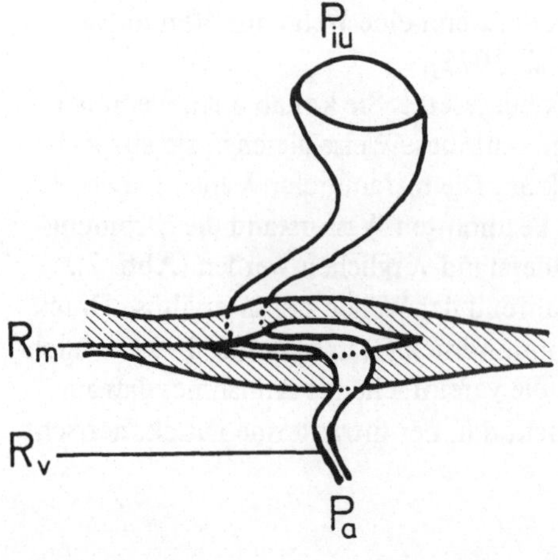

Abb. 8. Die bestimmenden Größen der uteroplazentaren Durchblutung

$$Q= (P_a - P_{iu}) \, (R_v + R_m)$$

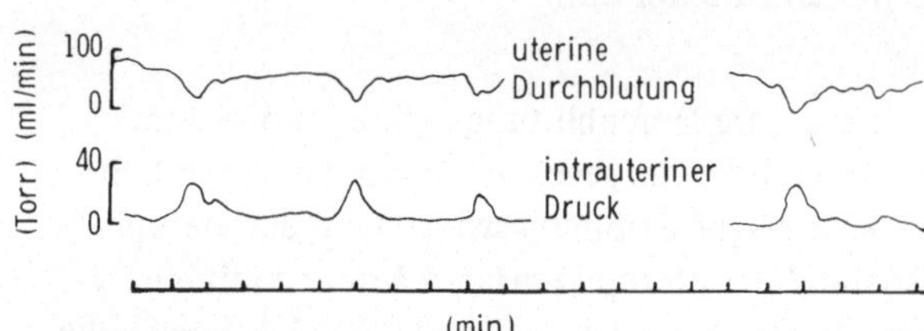

Abb. 9. Uteroplazentare Durchblutung bei Wehen. (Nach Martin 1972)

Wirkungsmechanismen β-adrenerger Wirkstoffe im uteroplazentaren Strombett

Die 4 bestimmenden Faktoren der uteroplazentaren Durchblutung bestimmen die 4 Wege,, über welche β-adrenerge Stoffe die uteroplazentare Durchblutung beeinflussen: Sie senken 1. durch allgemeine Gefäßdilatation den aortalen Druck, 2. durch spezielle Relaxation der Gefäßmuskulatur der uteroplazentaren Arterien die vaskuläre Komponente des Strömungswiderstands, 3. durch Relaxation der myometralen Muskulatur die myometrale Komponente des uteroplazentaren Strömungswiderstands und 4. den intrauterinen Druck (Abb. 10). Die verschiedenen Wirkungen sind in Richtung und Ausmaß verschieden.

1. Senkung des aortalen Drucks mindert die uteroplazentare Durchblutung. Das Ausmaß der Blutdrucksenkung ist eine Frage von Dosierung und Spezifität des angewandten Betamimetikums. Künzel u. Reinecke (1973) fanden für Fenoterol in einer Dosierung, welche den uterinen Tonus um etwa 70% senkte ($0{,}03 \; \mu g \cdot min^{-1} \cdot kg^{-1}$), eine Blutdrucksenkung um 15%.

2. Die Relaxation der Gefäßmuskulatur, eine typische β_2-mimetische Wirkung, zeigt sich in einer Durchblutungssteigerung im relaxierten Uterus bei konstantem aortalem Druck. Nach den vorliegenden Daten aus der Literatur ist die Senkung der vaskulären Widerstandskomponente durch β-mimetische Stoffe klein, wenn sie überhaupt vorhanden ist (Tabelle 1).

3. und 4. Die Relaxation des Myometriums hebt die myometrale Einschnürung der uteroplazentaren Arterien auf und senkt den amniotischen Druck. Sie führt die uteroplazentare Durchblutung auf den Wert zurück, den sie im relaxierten Uterus hat. Das konnten

$$\beta\text{-Adrenergika}$$
$$\dot{Q} = (P_a - P_{iu}) / (R_v + R_m)$$

Abb. 10. Angriffspunkte β-adrenergen Substanzen

Tabelle 1. β-adrenerge Wirkungen auf die uteroplazentare Durchblutung des relaxierten Uterus im Tierversuch

Spezies	Substanz	Meßgröße	Wirkung [%]	Autoren
Hund	Isoproterenol	Uteroplazentare Durchblutung	$+3 \pm 6$	Ahlquist 1950
Schaf	Isoproterenol	Uteroplazentarer Strömungswiderstand	0	Greiss 1972
Schaf	Isoproterenol	Uteroplazentarer Strömungswiderstand	0	Ladner et al. 1970
Kaninchen	Isoproterenol	Uteroplazentare Durchblutung	$+100 \pm 90$	Ferris et al. 1972
Rhesusaffe	Orciprenalin	Latenzzeit der röntgenologischen Darstellung des intervillösen Raums	-20 ± 10	Wallenburg et al. 1973
Schaf	Fenoterol Buphenin Isoproterenol	Uteroplazentare Durchblutung	10 ± 20	Klöck et al. 1975
Meerschweinchen	Ritodrin	Uteroplazentare Durchblutung	0 oder $-$	M'Artensson et al. 1979

u.a. Klöck et al. (1975) im Tierversuch demonstrieren. In welchem Ausmaß die β-mimetischen Substanzen auch beim Menschen die uteroplazentare Durchblutung durch Relaxation der myometralen Muskulatur erhöhen können, ist das wichtige Thema der folgenden Sitzung.

Zusammenfassung

Ein intervillöses Kanalsystem mit optimalem Leitwert, uteroplazentaren Arterien mit durchblutungsbestimmenden Strömungswiderständen und Venen, welche den intervillösen Druck automatisch dem Intrauterindruck angleichen, bilden die Strömungseinheiten der Plazenta. Die uteroplazentare Durchblutung wird durch 4 Faktoren, den aortalen Druck und den amniotischen Druck sowie die vaskuläre und myometrale Komponente des arteriellen Strömungswiderstands, bestimmt.

β-adrenerge Substanzen greifen an allen 4 durchblutungsbestimmenden Größen an.

Literatur

Ahlquist RP (1950) The action of various drugs on the arterial blood flow of the pregnant, canine uterus. J Am Pharm Assoc 39:370–373

Borell U, Fernström I, Ohlson L, Wiqvist N (1964) Effect of uterine contractions on the human uteroplacental blood circulation. Am J Obstet Gynecol 89:881–890

Brosens I, Robertson WB, Dixon HG (1967) The physiological response of the vessels of the placental bed to normal pregnancy. J Pathol Bacteriol 93:569–579

Ferris TR, Stein JH, Kauffman J (1972) Uterine blood flow and uterine renin secretion. J Clin Invest 51:2827–2833

Greiss FC (1972) Differential reactivity of the myoendometrial and placental vasculatures: Adrenergic responses. Am J Obstet Gynecol 112:20–30

Harris JWS, Ramsey EM (1966) The morphology of human uteroplacental vasculature. Carn Instit Contrib Embryol 38:43–58

Hendriks CH, Quilligan EJ, Tyler CW, Tucker GJ (1959) Pressure relationships between intervillous space and amniotic fluid in human term pregnancy. Am J Obstet Gynecol 77:1028

Klöck FK, Junge D, Künzel W, Moll W (1975) Die Uterusdurchblutung unter dem Einfluß von Beta-Adrenergika beim narkotisierten Schaf. In: Jung H, Klöck FK (Hrsg) Th 1165a (Partusisten) bei der Behandlung in der Geburtshilfe und Perinatologie. Thieme, Stuttgart

Künzel W, Reinecke J (1973) Der Einfluß von Th 1165a auf die Gaspartialdrucke und auf kardiovaskuläre Parameter von Mutter und Fetus. Zugleich eine quantitative Analyse der Wehentätigkeit. Z Geburtshilfe Perinatol 177:81–90

Ladner C, Brinkman CR, Weston P, Assali NS (1970) Dynamics of uterine circulation in pregnant and nonpregnant sheep. Am J Physiol 218:257–263

Ludwig H, Junkermann H, Klingele H (1971) Oberflächenkonstrukturen der menschlichen Placenta im Rasterelektronenmikroskop. Arch Gynaekol 210:1–20

M'Artensson L, Sjöquist PO, Bjellin L, Carter AM (1979) Myoendothelial and placental blood flow responses to ritodrine infusion in the guinea pig. Am J Obstet Gynecol 135:318–321

Martin CB (1972) Uterine blood flow and uterine contractions in monkeys. In: Medical primatology. Proc. 3rd Conf. Exp. Med. Surg. Primates, Lyon 1972, part I, Karger, Basel, pp 298–307

Moll W (1981) Physiologie der maternen placentaren Durchblutung. In: Becker V, Schiebler TB, Kubli F (Hrsg) Die Placenta des Menschen. Thieme, Stuttgart New York, S 172–194

Moll W, Künzel W (1974) Der uteroplacentare Kreislauf. Z Geburtshilfe Perinatol 178:1–18

Moll W et al. (1974) The blood pre-sure in the decidual part of the uteroplacental arteries (spiral arteries) of the rhesus monkey. Pflügers Arch 346:291–297

Moll W et al. (1978) The flow resistance of the spiral artery and the related intervillous space in the rhesus monkey placenta. Pflügers Arch 377:225–228

Moll W et al. (im Druck) Growth and dilation of mesometrial arteries in guinea-pigs during pregnancy. Placenta

Novy MJ, Thomas CL, Lees MH (1975) Uterine contractility and regional blood flow responses to oxytocin and prostaglandin E_2 in pregnant rhesus monkeys. Am J Obstet Gynecol 122:419–433

Posel P (1980) Phasische Messungen des Blutdrucks in den Radialarterien des Meerschweinchens. Dissertation, Universität Regensburg

Ramsey EM, Corner GW, Long WN, Stran HM (1959) Studies of amniotic fluid and intervillous space pressures in the rhesus monkey. Am J Obstet Gynecol 77:1016

Reynolds SRM (1966) Formation of fetal cotyledons in the hemochorial placenta. Am J Obstet Gynecol 94:425–439

Reynolds SRM, Freese UE, Bieniarz J, Caldeyro-Barcia R, Mendez-Bauer C, Escarcena L (1968) Multiple simultaneous intervillous space pressures recorded in several regions of the hemochorial placenta in relation to functional anatomy of the fetal cotyledon. Am J Obstet Gynecol 102:1128–1134

Schuhmann R (1976) Die funktionelle Morphologie der Plazetone reifer menschlicher Plazenten. Histologische, histochemische, biochemische und autoradiographische Untersuchungen. Organisation Gestosis-Press, Basel

Wallenburg HCS, Stolte LAM, Janssens J (1970) An experimental approach to the problem of the pathogenesis of placental infarcts by means of in vivo ligation of uteroplacental arteries in the pregnant rhesus monkey. Int J Gynaecol Obstet 8:440
Wallenburg HCS, Mazer J, Hutchinson DL (1973) Effects of a beta-adrenergic agent (metaproterenol) on uteroplacental circulation. Am J Obstet Gynecol 117:1067–1075
Wigglesworth JS (1967) Vascular organization of the human placenta. Nature 216:1120–1121

Über die Beeinflussung der uteroplazentaren Hämodynamik durch β-Mimetika

T.H. Lippert

Bedingt durch die anatomischen Verhältnisse ist die Messung der Plazentadurchblutung bei Menschen mit großen Schwierigkeiten verbunden.

Von den bisher angewandten Methoden hat die indirekte, unblutige Messung mittels eines intravenös applizierten Radiopharmakons eine weitere Verbreitung gefunden.

Kurz zusammengefaßt besteht die Methodik darin, daß nach i.v. Injektion des Tracers, z.B. ^{113m}Indium, die γ-Aktivität extern über Herz, Plazenta und plazentafreiem Myometrium kontinuierlich gemessen wird. Die Anflutungsphase des Radiopharmakons, auch Build-up-Phase genannt, kann Auskunft über die Durchblutungsverhältnisse des untersuchten Organs liefern.

Diese von mehreren Arbeitsgruppen (1–5) zur klinischen Diagnostik von Plazentadurchblutungsstörungen angewandte Technik läßt sich auch zur Beurteilung von Medikamentenwirkungen verwenden (6–8). Nach Abschluß der "diagnostischen Phase", d.h., wenn der Tracer im Intravasalraum gleichmäßig verteilt ist, stellen Schwankungen der registrierten γ-Aktivität Blutpoolveränderungen dar. Zu diesem Zeitpunkt sind medikamentenbedingte blutpooldynamische Veränderungen leicht zu erfassen.

Die vorliegenden Untersuchungen wurden in der Universitäts-Frauenklinik Basel bei Schwangeren, die sich wegen verschiedener Schwangerschaftskomplikationen in stationärer Behandlung befanden, mit deren Einverständnis durchgeführt.

Die Abklärung einer hämodynamischen Plazentainsuffizienz stand jeweils im Vordergrund; anschließend wurde die Wirkung der β-Mimetika untersucht. Fenoterol 0,06 mg, Ritodrin 5 mg oder Buphenin 6 mg wurden dazu langsam intravenös injiziert.

In einigen Fällen wurde gleichzeitig ein Oxytozinbelastungstest durchgeführt, einerseits, um eine latente Plazentainsuffizienz zu diagnostizieren, andererseits, um den Einfluß der β-Mimetika auf den aktiven Uterus beurteilen zu können.

Zur Berechnung der Ergebnisse wurden je 10minütige Kurvenabschnitte vor und nach der Injektion des β-Mimetikums verglichen. Die Mittelwerte dieser Abschnitte, die aus halbminütigen zerfallskorrigierten Impulsintegralen errechnet wurden, wurden in Prozentwerten ausgedrückt; der prämedikamentöse Mittelwert wurde dabei gleich 100% gesetzt.

In Abb. 1 sind die Blutpoolkurven von Herz und Plazenta vor und nach Ritodringabe dargestellt. In der 1. Hälfte der Abbildung, der prämedikamentösen Phase, sind regelmäßige oxytozininduzierte Wehen zu sehen, die in den Blutpoolkurven als Volumenverschiebungen imponieren. Die bei Plazenta- und Herzblutpool gegensinnig auftretenden Volumenreaktionen sind als Blutpendelverschiebungen des Organismus zu verstehen.

Nach β-Mimetikagabe verschwinden mit den Wehen auch die wehenbedingten Blutpoolschwankungen und es folgt eine deutliche, langanhaltende Zunahme des Plazentapools bei gleichzeitiger Abnahme des Herzblutpools. Die Reaktion des Myometriumpools, die in dieser Abbildung nicht aufgezeichnet erscheint, entspricht derjenigen der Plazenta.

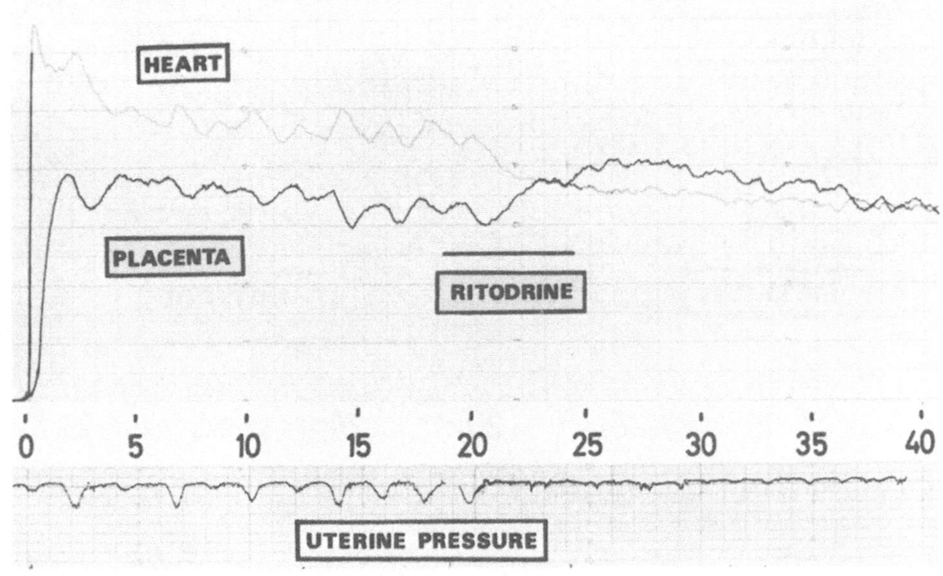

Abb. 1. Herz- und Plazentablutpoolkurven vor und nach der Gabe von 5 mg Ritodrin. *Abszisse:* Zeit in min. *Ordinate:* γ-Aktivität in Counts/min. *Untere Kurve:* extern gemessene Uterusaktivität, umgekehrt aufgezeichnet

Bei Untersuchungen der beiden übrigen β-Mimetika, Fenoterol und Buphenin, reagierten die Blutpools ähnlich wie nach Ritodringabe.

In Abb. 2 sind Plazenta- und Myometriumblutpoolkurven nach Fenoterol- und in Abb. 3 nach Bupheningabe zu sehen.

In Tabelle 1 sind die Werte der β-mimetikabedingten Blutpoolveränderungen zusammengestellt; die Angaben beziehen sich auf prozentuale Blutpoolzu- und abnahmen, wobei ein 10minütiger prämedikamentöser Kurvenabschnitt mit einem gleichgroßen postmedikamentösen Abschnitt verglichen wurde.

Wie man sieht, reagieren die Blutpools auf alle 3 β-Mimetika in ähnlicher Weise, d.h. beim Herzen findet eine Abnahme, bei Plazenta und Myometrium eine Zunahme des Blutpools statt. Über Zusammenhänge zwischen Schwangerschaftserkrankungen und Intensität der Poolreaktionen wird an anderer Stelle berichtet (6—8).

Die Blutpoolreaktionen wurden wie folgt interpretiert: Die Abnahme des Herzblutpools nach β-Mimetikagabe bedeutet eine Abnahme des präkardial gelegenen Blutdepots, das nach Sjoestrand (9) bei einer Erhöhung des "cardiac output" aufgebraucht wird.

Die Zunahme der Plazenta- und Myometriumblutpools dürfte einer Durchblutungszunahme gleichzusetzen sein. In einigen wenigen Untersuchungen wurde nach β-Mimetika-induzierter Poolzunahme der Plazenta ein 2. Build-up durchgeführt. Die gegenüber dem Ausgangswert kürzere 2. Anflutungsphase spricht dafür, daß es sich nicht um ein stagnierendes Blutvolumen, sondern um eine vermehrte Organdurchblutung handelt.

Es erhebt sich die Frage, ob β-Mimetika zur plazentaren Durchblutungsverbesserung klinisch eingesetzt werden können. Dies ist nur bedingt zu bejahen.

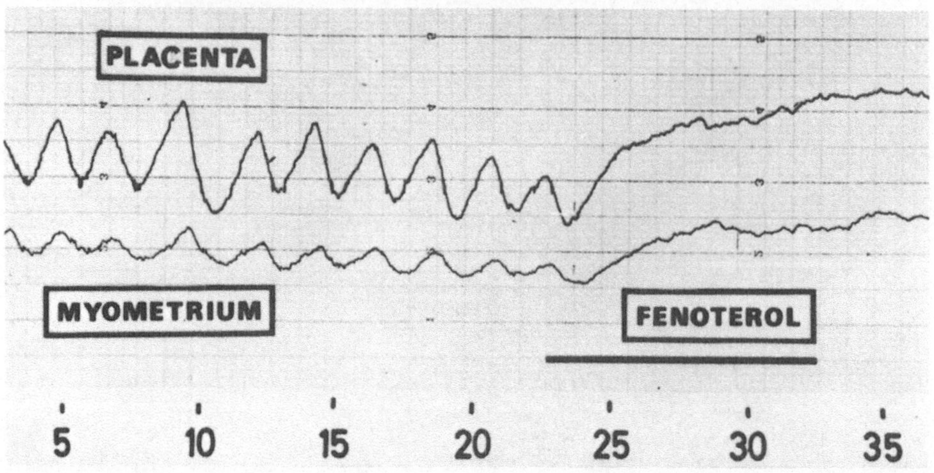

Abb. 2. Plazenta- und Myometriumblutpoolkurven vor und nach 0,06 mg Fenoterol. *Abszisse:* Zeit in min. *Ordinate:* γ-Aktivität in Counts/min

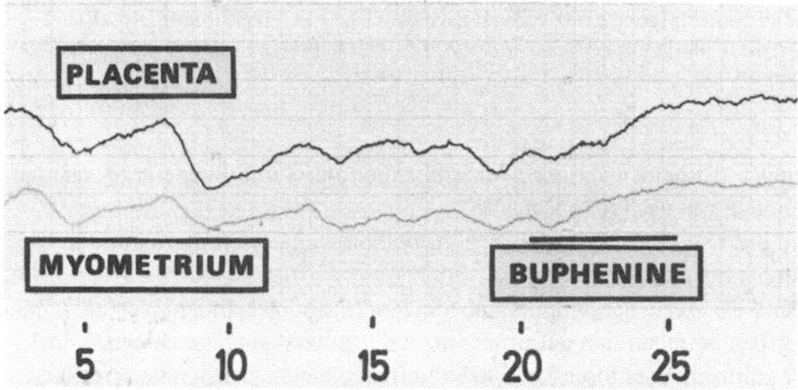

Abb. 3. Plazenta- und Myometriumblutpoolkurven vor und nach 6 mg Buphenin. *Abszisse:* Zeit in min. *Ordinate:* γ-Aktivität in Counts/min

Tabelle 1. Blutpoolveränderungen von Herz, Plazenta und Myometrium nach β-Mimetikagabe

	Herz	Plazenta	Myometrium
Fenoterol	− 13	+ 41	+ 42
n = 12	(−37, 0)	(+11, +83)	(+8, +129)
Ritodrin	− 14	+ 27	+ 27
n = 10	(−28, −7)	(+5, +58)	(−3, +90)
Buphenin	− 10	+ 22	+ 25
n = 6	(−11, −10)	(+16, +39)	(+4, +43)

Die Ergebnisse, Mittelwerte von 10minütigen Meßabschnitten, sind in Prozenten der Vorbehandlungswerte angegeben; in Klammern Maximal- und Minimalwerte, *n*, Anzahl der Untersuchungen

Bei Erkrankungen der Mutter, die mit einer Hypovolämie einhergehen, wie z.B. schwerer Gestose, ist Vorsicht geboten.

Durch die Eigenschaft der β-Mimetika, periphere Gefäße zu eröffnen, kann eine bestehende Hypovolämie sich derart verschlechtern, daß eine Minderdurchblutung der Plazenta daraus resultiert.

Über den fatalen Einfluß von β-Mimetika auf den Feten bei schwerer Plazentainsuffizienz wurde berichtet (10).

Im vorliegenden Untersuchungskollektiv befanden sich zwar keine schweren Gestosefälle, es zeigte sich jedoch, daß bei Verschlechterung einer Gestose die Blutpoolveränderungen nach β-Mimetikagabe geringer wurden.

Nicht nur wegen der mütterlichen Gefahr der Lungenödembildung, sondern auch aus hämodynamischen Erwägungen dürften somit β-Mimetika bei schwerer Gestose kontraindiziert sein.

Bei einer neueren Indikation, der intermittierenden β-Mimetikagabe zur Wehenregulierung sub partu, dürfte jedoch die verbesserte Plazentadurchblutung dazu beitragen, effektivere Uteruskontraktionen auszulösen.

Literatur

1. Janisch H, Leodolter S, Spona J (1973) Die Plazentainsuffizienz. Neue diagnostische Methoden zur Erfassung der Risikoschwangerschaft. Wien Klin Wochenschr [Suppl 6] 85
2. Schmid J, Schwyter H (1973) Durchblutungsmessung der Plazenta mit Technetium 99m. Gynäkol Rundsch 13:140
3. Lippert TH, Cloeren SE, Fridrich R (1979) Assessment of uteroplacental hemodynamics in complicated pregnancy. Int J Gynaecol Obstet 16:274
4. Antar MA, Spencer RP (1972) Dynamics of placental and uterine blood flow. A functional index using 113m. Obstet Gynecol 40:385
5. Hühnermann B, Winkler C (1972) Erfassung der maternen Plazenta-Perfusion anhand des Plazenta-Perfusions-Index. Nuc Compact 52
6. Lippert TH, de Grandi PB, Fridrich R (1976) Actions of the uterine relaxant, fenoterol on uteroplacental hemodynamics in human subjects. Am J Obstet Gynecol 125:1093
7. Lippert TH, de Grandi PB, Fridrich R (1979) Effects de la buphenine sur l'hémodynamique utéro-placentaire. J Gynecol Obstet Biol Reprod 8:151
8. Lippert TH, de Grandi PB, Roemer VM, Fridrich R (1980) Hemodynamic changes in placenta, myometrium and heart after administration of the uterine relaxant ritodrine. Int J Clin Pharmacol Ther Toxicol 18:15
9. Sjoestrand T (1953) Volume and distribution of blood and their significance in regulating the circulation. Physiol Rev 33:202
10. Eskes TKAB, de Haan J (1972) The influence of beta-mimetic catecholamines upon the fetal circulation. Z Geburtshilfe Perinatol 176:97

Erfassung der β-Mimetikawirkung auf die uteroplazentare Durchblutung mittels Plazentadurchströmungsmessung

K. Philipp, H. Salzer, E. Reinold und S. Leodolter

Neben den klassischen Indikationen zur β-Mimetikatherapie in der Schwangerschaft, wie der Unterdrückung von vorzeitigen Wehen und der Regulation der pathologischen Wehentätigkeit, haben die β-Mimetika auch bei der Behandlung einer reduzierten uteroplazentaren Durchblutung und damit bei der Behandlung der Plazentainsuffizienz Bedeutung gewonnen (3). Prinzipiell ändert sich die Durchblutung des Uterus direkt proportional mit dem Perfusionsdruck und umgekehrt proportional mit der Summe der Gefäßwiderstände. Der Perfusionsdruck ist definiert als arterieller Mitteldruck minus venösem Mitteldruck. Der Gefäßwiderstand ergibt sich aus der Viskosität des Bluts sowie der Länge und dem Gesamtquerschnitt der Strombahn. Dabei spielt der Gefäßtonus sowie der Druck aus der Umgebung auf die Gefäßwand, wie z.B. ein erhöhter Basaltonus der Uterusmuskulatur oder die Kontraktionskraft der Wehen, eine wesentliche Rolle. Röntgenkinematographische Studien zeigten, daß während der Wehentätigkeit der Einstrom von Kontrastmittel in die Kotyledonen verlangsamt oder sogar unterbrochen wird (1, 8). Wir selbst haben bei Plazentadurchströmungsmessungen während der Wehentätigkeit eine Beeinträchtigung der uteroplazentaren Durchblutung feststellen können (7). Die Drosselung der uteroplazentaren Durchblutung beruht auf einem Abfall der treibenden Druckdifferenz an den präplazentaren Arterien und auf deren Konstriktion (5). Während der Wehentätigkeit ändert sich somit die Durchblutung, abhängig von der Stärke, Dauer und der Frequenz der Wehen sowie von der Höhe des Basaltonus in der Wehenpause. In diesem Mechanismus liegt der Angriffspunkt der β-Mimetikatherapie zur Steigerung der uteroplazentaren Durchblutung bei Fällen mit hämodynamischer Plazentainsuffizienz. Um nun die Wirkung der β-Mimetikagabe auf die uteroplazentare Durchblutung zu objektivieren, haben wir Plazentadurchströmungsmessungen vor und nach Verabreichung von β-Mimetika als Kurz- und Langzeittherapie durchgeführt.

Methode der Plazentadurchströmungsmessung

Zur uteroplazentaren Durchblutungsmessung werden 250 μg ^{113m}Indium-Transferrin als Bolus i.v. verabreicht und der Radioaktivitätseinstrom über die Plazenta mit Hilfe einer γ-Kamera registriert (2, 6). Die dabei erhaltenen Zeitaktivitätskurven werden je nach ihrer Anstiegssteilheit 3 Kurventypen zugeordnet. Der normale Durchströmungstyp I ist charakterisiert durch einen steilen Anstieg, der auf einen raschen Bluteinstrom in die Plazenta schließen läßt. Der Durchströmungstyp II ist ein Übergangstyp zum pathologischen Typ III, bei dem ein langsamer Kurvenanstieg auf einen erhöhten Gefäßwiderstand im Bereich des uteroplazentaren Strombetts mit konsekutiv eingeschränktem Blutfluß hinweist. Damit bietet die Plazentadurchströmungsmessung einen direkten Einblick in die mütterliche Blutzufuhr zur Plazenta.

Hexoprenalinlangzeitbehandlung

Wir haben bei 8 Patientinnen zwischen der 28. und 36. Schwangerschaftswoche wegen
einer Plazentainsuffizienz sui generis eine Hexoprenalininfusionsbehandlung durchgeführt. Dabei wurde den Patientinnen 10 Tage lang 2x täglich Hexoprenalin in einer Dosierung von 0,025 mg als Dauerinfusion verabreicht.

Sonst wurde keine Therapie durchgeführt. Patientinnen mit Gestose wurden von dieser
Studie ausgeschlossen. Nach einer Behandlungsdauer von 10 Tagen wurde die Plazentadurchströmungsmessung wiederholt. Vor der Behandlung mit Hexoprenalin wurde bei
3 Patientinnen ein Übergangstyp II und bei 5 Patientinnen ein pathologischer Typ III
registriert (Tabelle 1). Nach der Behandlung wurde bei 6 von 8 Patientinnen ein Normal-
typ I registriert, bei 2 Patientinnen war jedoch weiterhin ein pathologischer Durchströmungstyp III zu verzeichnen.

Diese Ergebnisse weisen darauf hin, daß der Einsatz von Hexoprenalin zur Steigerung
der uteroplazentaren Perfusion bei Fällen mit Plazentainsuffizienz sui generis gerechtfertigt ist.

Plazentaperfusionstest

Zur Unterscheidung, ob funktionelle oder morphologische Störungen im Bereich der
uteroplazentaren Einheit für die Minderdurchblutung verantwortlich sind, kann der sog.
Plazentaperfusionstest herangezogen werden (4). Bei diesem Test wird Schwangeren
mit einem Plazentadurchströmungstyp II oder III unmittelbar nach Beendigung der
1. Plazentadurchströmungsmessung ein β-Mimetikum i.v. verabreicht. 15 min nach Beginn der β-Mimetikainfusion wird die Plazentadurchströmungsmessung wiederholt und
der Befund mit dem Durchströmungstyp vor der β-Mimetikainfusion verglichen. Konnte
durch die Infusion eine Verbesserung der Plazentadurchströmung erzielt werden (Abb. 1),
so muß angenommen werden, daß funktionelle Faktoren für die Einschränkung der Blutzufuhr verantwortlich waren. Für solche Fälle scheint eine β-Mimetikadauertherapie er-
folgversprechend zu sein.

Wenn keine Besserung der uteroplazentaren Perfusion zu erzielen ist (Abb. 2), so muß
man annehmen, daß bereits ausgedehnte morphologische Veränderungen im Bereich der
Plazenta vorhanden sind. In diesen Fällen wird eine symptomatische Therapie, die auf
eine Verbesserung der uteroplazentaren Perfusion hinzielt, wenig effektiv sein.

Tabelle 1. Die Verteilung der Plazentadurchströmungstypen vor und nach Hexoprenalinlangzeit-
therapie

	Hexoprenalintherapie	
	Vor	Nach
Typ I	–	6
Typ II	3	–
Typ III	5	2

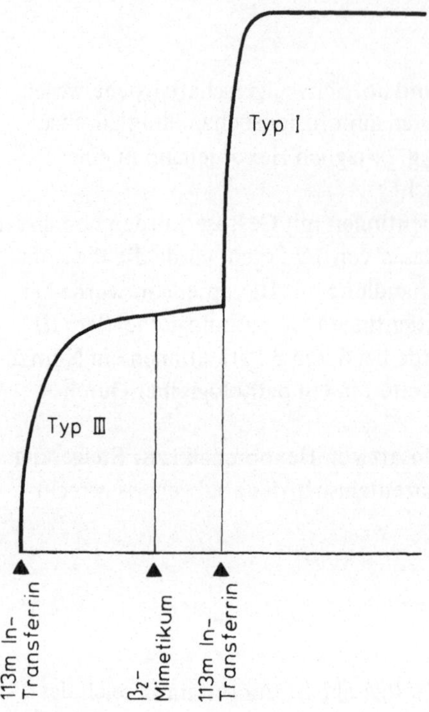

Abb. 1. Plazentaperfusionstest positiv. Normalisierung des Durchströmungstyps nach Gabe des β-Mimetikums

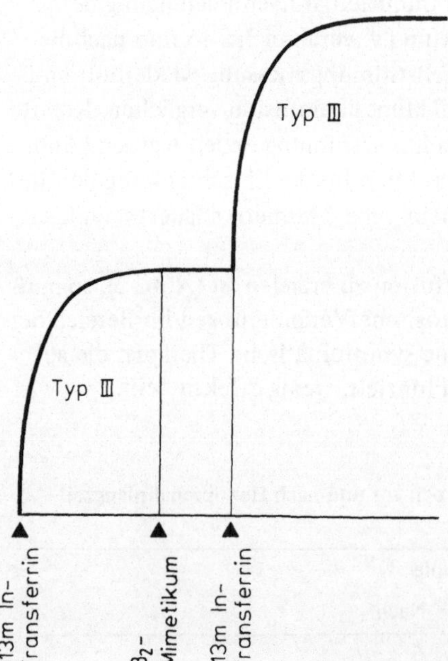

Abb. 2. Plazentaperfusionstest negativ. Keine Verbesserung des Durchströmungstyps nach Gabe des β-Mimetikums

Schlußbetrachtung

Der Einsatz von β-Mimetika zur Steigerung der uteroplazentaren Durchblutung bei
Fällen mit hämodynamischer Plazentainsuffizienz scheint gerechtfertigt zu sein. Die
Verbesserung der Durchblutungsverhältnisse dürfte überwiegend bei funktionellen
Durchblutungsstörungen zu erzielen sein, also in Fällen, wo ein erhöhter Basaltonus
des Myometriums oder ein Arteriolenspasmus für die Minderdurchblutung verantwort-
lich ist.

Literatur

1. Borell V, Fernström I, Ohlson L, Wiquist N (1965) Influence of uterine contractions on the uteroplacental blood flow at term. J Obstet Gynecol 93:44
2. Gitsch E, Janisch H (1971) Durchströmungsmessung der Plazenta mit Radioisotopen. Z Geburtshilfe Gynäkol 174:169
3. Janisch H, Leodoltep S, Reinold E (1974) Uteroplazentare Durchblutungsverbesserung bei EPH-
   Gestose durch Langzeittherapie mit Beta-Sympathikomimetika. Z Geburtshilfe Perinatol 178:202
4. Leodolter S, Janisch H, Philipp K (1978) Der Plazenta-Perfusions-Test (PPT), eine Methode zur
   Differenzierung von funktionellen und morphologischen Störungen im Bereich der uteroplazentaren Einheit. In: Schmidt E, Dudenhausen JW, Saling E (Hrsg) Perinatale Medizin Bd VII. Thieme
   Stuttgart, S 618–619
5. Moll W, Künzel W (1974) Der uteroplazentare Kreislauf. Z Geburtshilfe Perinatol 178:1
6. Philipp K (1980) Die modifizierte Form der Plazentadurchströmungsmessung an der I. Univ. Frauenklinik Wien. Zentralbl Gynäkol 102:65
7. Philipp K, Leodolter S (1980) Uteroplacental blood flow in labor. In: Ballabriga A, Gallert A (eds)
   7th European Congress of Perinatal Medicine, Barcelona 1980. (Abstracts) p 105
8. Ramsey EM, Corner GW, Donner MW (1963) Serial and cineradioangiographic visualization of
   maternal circulation in the primate (hemochorial) placenta. J Obstet Gynecol 86:213

Der Effekt der subpartalen Tokolyse auf den transkutanen Sauerstoffdruck (tcPo 2) des Feten*

C.S. Kurz, H. Schneider, R. Huch und A. Huch

In früheren Untersuchungen anderer Arbeitsgruppen konnte kein einheitlicher Effekt der subpartalen Tokolyse auf den fetalen tc pO_2 nachgewiesen werden (1, 4). In einer früheren Untersuchung unserer Arbeitsgruppe wurde der Einfluß der subpartalen Tokolyse auf den fetalen tc pO_2 in der Eröffnungsperiode (EP) untersucht (6). Dazu wurde bei regelmäßigen Wehen Partusisten (P) solange infundiert, bis eine vollständige Tokolyse erreicht war. Registrierausschnitte der durchgeführten fetalen tc pO_2- und intrauterinen Druckaufzeichnungen (IUP) während der 4 Meßperioden einer Patientin sind in Abb. 1 dargestellt. Die Abbildung zeigt oben den Verlauf des fetalen und unten die Registrierung des IUP. Bei normaler Wehentätigkeit betrug der fetale tc pO_2 27,5 mm Hg und fluktuierte wehensynchron, indem er nach jeder Wehe um ca. 2 mm Hg abfiel. Nach vollständiger Tokolyse waren die wehenabhängigen tc pO_2-Abfälle nicht mehr nachweisbar, das tc pO_2-Niveau änderte sich jedoch nicht. Die zusätzliche Sauerstoff (O_2)-Gabe an die Mutter führte aber zu einem deutlichen tc pO_2-Anstieg um 6.5 auf 34 mm Hg. Nach Ende der O_2-Atmung betrug der fetale tc pO_2 wieder 27,5 mm Hg und fluktuierte wehensynchron. Die mittleren fetalen tc pO_2-Werte während der 4 Untersuchungsphasen in der EP sind in Abb. 2 dargestellt. Man erkennt, daß die Tokolyse allein zu keinem statistisch signifikanten Anstieg des fetalen tc pO_2 führte. Erst die zusätzliche O_2-Atmung der Mutter resultierte in einem signifikanten fetalen tc pO_2-Anstieg von im Mittel 3,4 mm Hg.

Es war das Ziel dieser Untersuchung, den Einfluß der subpartalen Tokolyse auf den fetalen tc pO_2 in der Austreibungsperiode (AP) genauer zu analysieren.

Material und Methode

Nach ausführlicher Aufklärung und mit ausdrücklichem Einverständnis wurde bei 62 Geburtsverläufen mit spontanem Wehenbeginn nach Blasensprung und bei einer Muttermundsweite von 4-5 cm eine im eigenen Labor hergestellte und verbesserte fetale tc pO_2-Elektrode mittels Gewebekleber an einer zuvor rasierten Stelle am fetalen Skalp fixiert und der fetale tc pO_2 sowie die relative Heizleistung ("flow") kontinuierlich registriert. Eine fetale Herzfrequenz- (FHF-) Spiralelektrode und ein intrauteriner Druckschlauch dienten unter Benutzung eines handelsüblichen Hewlett-Packard-Kardiotokographen zur Ableitung der FHF und des IUP (CTG). Der Papiervorschub betrug 2 cm/min.

Dabei wurde in der AP 7mal aus fetaler oder maternaler Indikation eine Tokolyse mit 20 μg P durchgeführt, deren Effekt an Einzelbeispielen dargelegt werden soll.

---

*Mit Unterstützung der Deutschen Forschungsgemeinschaft

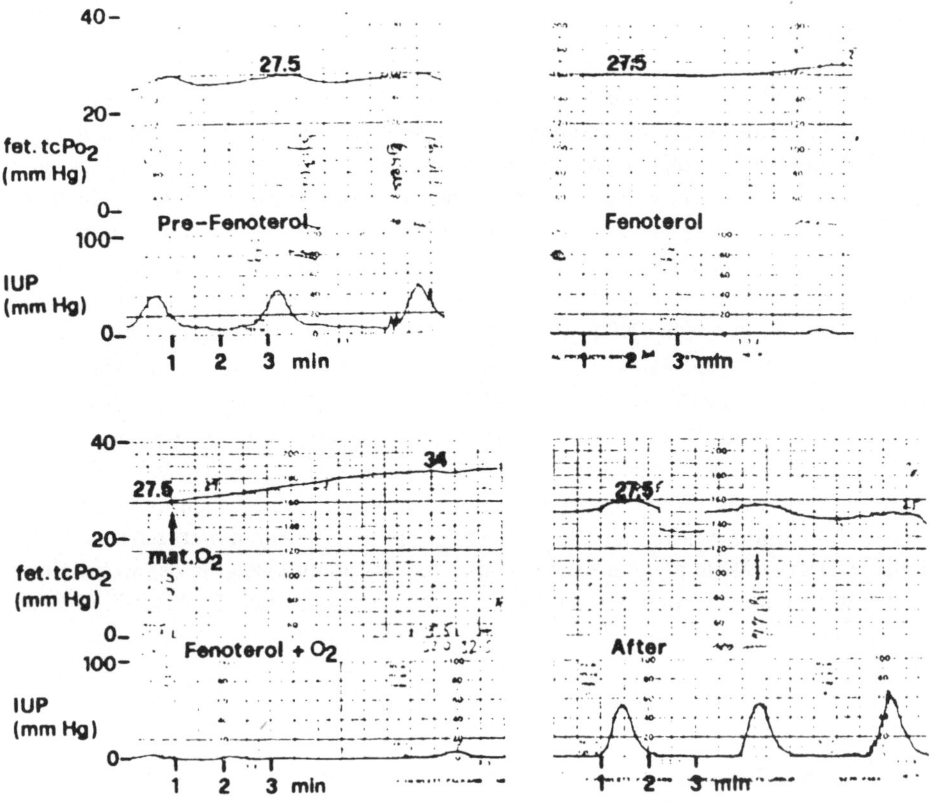

Abb. 1. Registrierausschnitt der 4 Untersuchungsperioden in der EP. *Oben:* Verlauf des fetalen tc pO_2. *Unten:* Registrierung des IUP. *Oben links:* regelmäßige Wehen. *Oben rechts:* Tokolyse durch P-Infusion. *Unten links:* zusätzliche O_2-Atmung der Mutter unter Beibehaltung der Tokolyse. *Unten rechts:* Wiederauftreten regelmäßiger spontaner Wehen (aus 6)

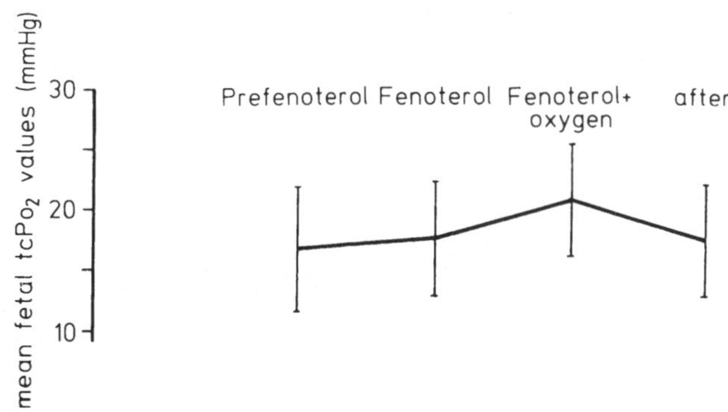

Abb. 2. Die mittleren fetalen tc pO_2-Werte mit Standardabweichung während der 4 Untersuchungsperioden (aus 6)

Ergebnisse

In 2 von 7 Fällen wurde die tc pO_2-Elektrode während der intrauterinen Reanimation (IUR) dislokiert und somit war keine Auswertung möglich. 3 der 5 Neugeborenen (NGB) konnten nach erfolgreicher intrapartaler Tokolyse bei guten Apgar- und Nabelschnurarterien- (NSA) Werten spontan entbunden werden. In einem Fall wurde im weiteren Verlauf wegen eines Geburtsstillstands eine Vakuumextraktion durchgeführt; Apgar und NSA-Werte waren im Normbereich. Lediglich in einem Fall blieb die IUR in Kombination mit einem Vena-cava-Okklusionssyndrom erfolglos. Der Apgar des durch Sectio caesarea entbundenen NGB war 9-9-9 und der NSA-pH-Wert betrug 7,089. Das basale tc pO_2-Ausgangsniveau vor der Tokolyse betrug im Mittel 9,6 mm Hg. Während der Tokolyse mit 20 μg P stieg der tc pO_2 auf im Mittel 13,3 mm Hg an. Die Tokolysedauer betrug bei dieser Dosierung ca. 8 min. Eine typische Originalregistrierung zeigt Abb. 3. Man erkennt oben den Verlauf der FHF und des IUP, unten den Verlauf des fetalen $tcpO_2$ und des "flow". Im Gegensatz zu den oben beschriebenen wehensynchronen Fluktuationen des fetalen tc pO_2 erfolgt der tc pO_2-Abfall hier früher und plötzlicher. Der fetale tc pO_2 fällt von 13 auf 5 mm Hg ab und steigt in der Wehenpause zunächst wieder auf sein altes Niveau. Parallel dazu vermindert sich der "flow", meßbar

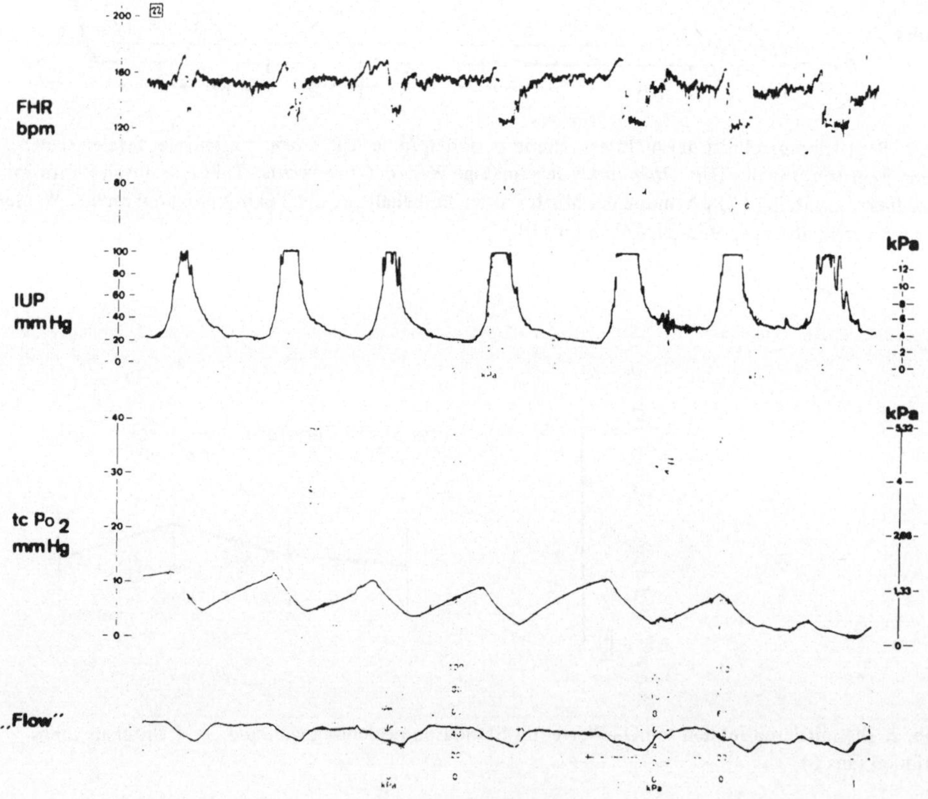

Abb. 3. Originalregistrierung während der AP mit wehenparallelem Abfall von tc pO_2 und "flow" als Zeichen mechanischen Drucks auf die $tcpO_2$-Elektrode

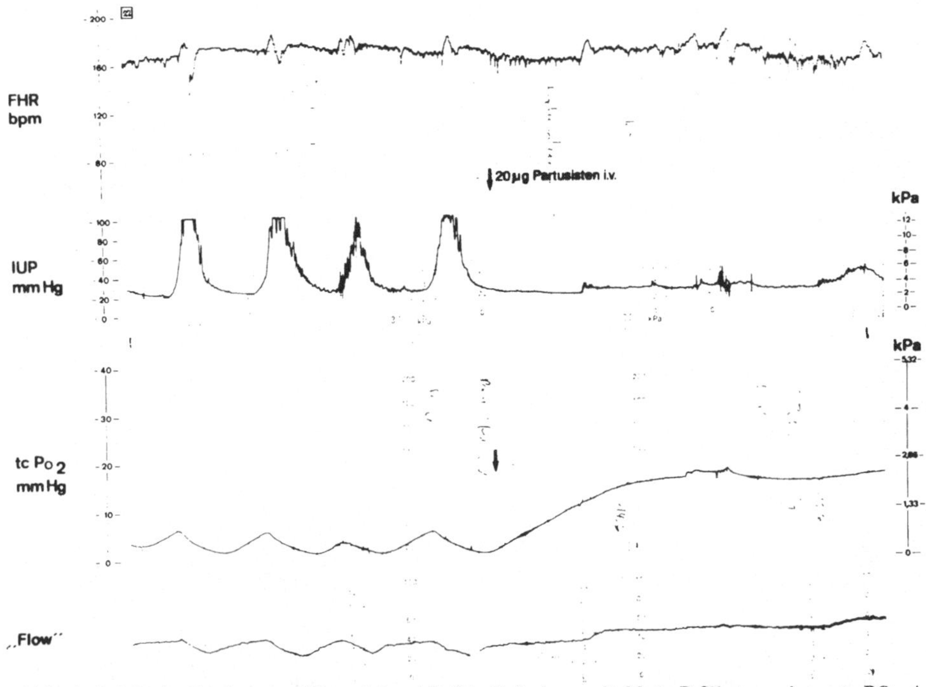

Abb. 4. Originalregistrierung während der AP. Die Tokolyse mit 20 μg P führt zu einem tc PO₂-Anstieg von 1 μm 16 auf 17 mm Hg

als verlangsamter Wärmeabtransport. Mit zunehmender Wehenstärke und kürzer werdenden Wehenpausen erreicht der fetale tc pO₂ nicht mehr sein Ausgangsniveau und fällt mehr und mehr ab. In einer solchen Situation führt die i.v. Applikation von 20 μg P zu einer kompletten Tokolyse mit sofortigem tc pO₂-Anstieg von 1 auf 17 mm Hg (Abb.4).

Gleichzeitig sind die zuvor beobachteten tc pO₂- und "flow"-Abfälle nicht mehr nachweisbar.

Dieses Beispiel zeigt, wie die Registrierung des fetalen tc pO₂ durch den wehenbedingten mechanischen Druck stark beeinflußt war und erst während der Tokolyse der eigentliche fetale tc pO₂-Verlauf und das fetale tc pO₂-Niveau erkennbar wird. Eine Originalregistrierung ohne die beschriebenen Druckphänomene zeigt Abb. 5. Wehenbedingt fällt hier der fetale tc pO₂ von 11 auf 4 mm Hg ab und wird von einer breiten Dezeleration der FHF gefolgt. Mit Anstieg des fetalen tc pO₂ erfolgt auch eine Erholung der FHF. Die nächste Wehe verhindert jedoch einen Anstieg des fetalen tc pO₂ auf sein Ausgangsniveau. Die Tokolyse mit 20 μg P führt hier bei sofortiger Erholung der FHF zu einem langsamen O₂-Anstieg des fetalen auf ca. 12 mm Hg. Ein anderes Beispiel zeigt Abb. 6. Der fetale tc PO₂ fällt hier — bei gleichzeitig bestehendem pathologischem FHF-Muster — wehensynchron von 12,5 auf etwa 8,5 mm Hg. Die Tokolyse mit 20 μg P führt bei rascher Erholung der FHF zu einem fetalen tc pO₂-Anstieg auf 16 mm Hg, der hier lediglich durch eine zwischenzeitliche Mikroblutentnahme gestört wird, und somit zu einer deutlich verbesserten fetalen Oxygenation.

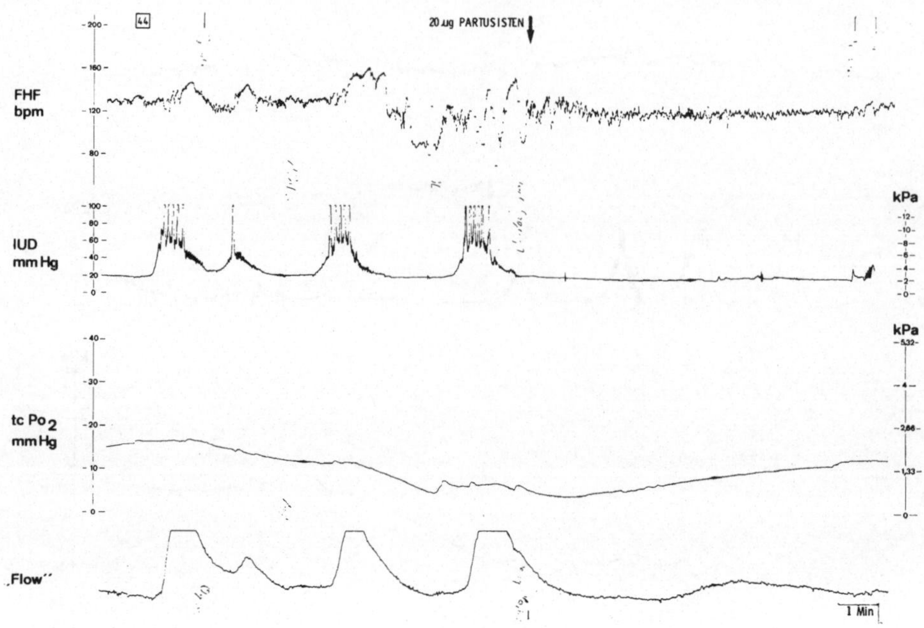

Abb. 5. Originalregistrierung ohne Druckphänomene auf die tc pO_2-Elektrode mit langsamem tc pO_2-Anstieg nach Tokolyse

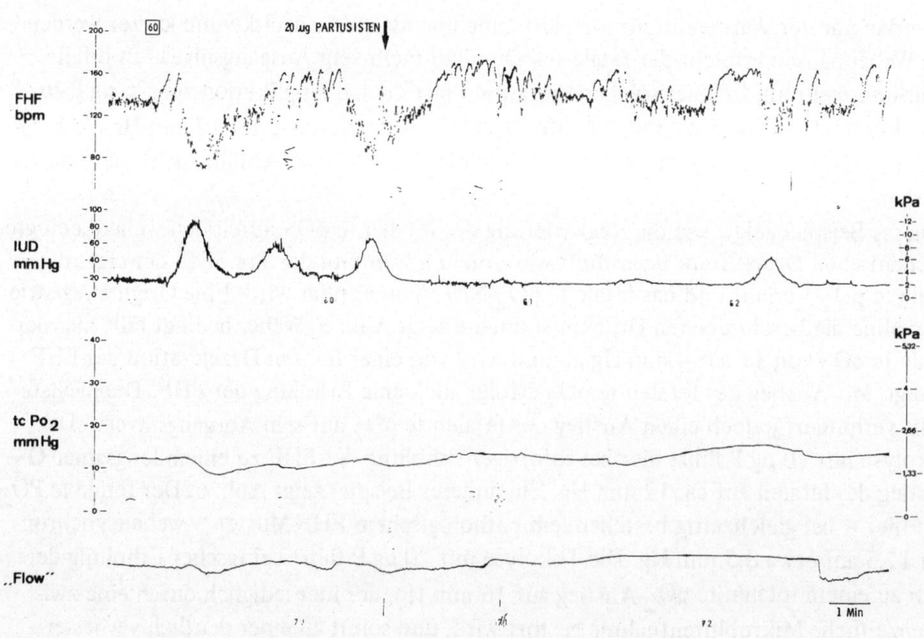

Abb. 6. Originalregistrierung bei pathologischem FHF-Muster. Die Tokolyse führt zu einem tc pO_2-Anstieg von 8,5 auf 16 mm Hg

Diskussion

In tierexperimentellen Untersuchungen am trächtigen Schaf ließ sich zeigen, daß nach
maternaler Verabreichung von 0,1 μg/min/kg P die Uterusdurchblutung signifikant anstieg.
Die Verbesserung der Uterusdurchblutung ließ sich auf eine Verminderung des uterinen
Strömungswiderstands zurückführen (2). Sub partu ist die Uterusdurchblutung durch die
Wehentätigkeit und einen erhöhten uterinen basalen Tonus vermindert. Eine Verminderung oder Aufhebung der Wehen könnte darum die fetale Sauerstoffversorgung ver-
·bessern.

Einzelmessungen am fetalen Skalp haben gezeigt, daß die maternale Infusion von 0,03
μg/min/kg P beim Feten zu einer Zunahme des pO_2 von 15,6 auf 18,2 mm Hg führt (3).
Eine andere Arbeitsgruppe konnte während tc pO_2-Überwachung sub partu zeigen, daß
durch intrapartale Tokolyse mit P als Dauertropfinfusion in einer Dosierung von 1,2 μg/
min der fetale pO_2 erhöht wurde (4). Jedoch fand sich keine Angabe hinsichtlich des
Untersuchungszeitpunkts EP oder AP. In einer anderen Untersuchung hatte die Tokolyse
mit 0,6 μg/kg/KG P als Einzeldosis und unter Fortführung mit einer Dauerinfusion von
0,06 μg/kg/KG in 13 Fällen keinen einheitlichen Effekt auf den fetalen tc pO_2. In 6 Fällen stieg der fetale tc pO_2 an und in 3 Fällen erfolgte ein stärkerer Abfall des fetalen
tc pO_2 (1).

Die vorliegenden Untersuchungen besagen, daß die normale Wehentätigkeit in der EP
die fetale Sauerstoffversorgung nicht beeinträchtigt. Eine Tokolyse während dieser Ge-
burtperiode führt nicht zu einem fetalen tc pO_2-Anstieg (6).

Frequentere und stärkere Wehentätigkeit in der AP jedoch kann die fetale Sauerstoffversorgung erheblich verschlechtern, wie es in der Regel durch pathologische FHF-Muster
angezeigt wird und am Abfall des fetalen tc pO_2 ablesbar sein kann. In solchen Situationen führt die Tokolyse, wenn der maternale Blutdruck im Normbereich ist, zu einer Verbesserung der fetalen Oxygenierung, was an der Normalisierung der FHF und dem Anstieg des fetalen tc pO_2 erkennbar wird. Wie wir gezeigt haben, kann die Interpretation
des fetalen tc pO_2 in der AP jedoch durch wehenbedingten Druck auf die Elektrode erheblich erschwert sein. Der wehenparallele Abfall von fetalem tc pO_2 und "flow" gilt
nach Rooth und Fall als Zeichen mechanischen Drucks auf die tc pO_2-Elektrode mit
der Folge verschlechterter Hautperfusion (5). Der nach Tokolyse in diesen Fällen nachweisbare fetale tc pO_2-Anstieg ist nicht notwendigerweise Ausdruck einer verbesserten
fetalen Sauerstoffversorgung, sondern kann lediglich Folge der Druckentlastung der
tc pO_2-Elektrode sein.

Literatur

1. Jensen A, Kuenzel W (1981) Der transkutane Po2 des Feten während der Geburt und unter dem
   Einfluß von Fenoterol. In: Schmitt E, Dudenhausen JW, Saling E (Hrsg) Perinatale Medizin,
   Bd VIII. Thieme, Stuttgart, S 225–226
2. Kloeck FK, Kuenzel W, Junge HD (1972) Uterusdurchblutung und uteriner Gefäßwiderstand
   beim hochträchtigen Schaf unter dem Einfluß von Beta-Stimulatoren. 3. Europäischer Kongreß
   für Perinatale Medizin, Lausanne, April 1972
3. Kuenzel W, Reinecke J (1973) Der Einfluß von Th 1165a auf die Gaspartialdrucke und auf kardiovaskuläre Parameter von Mutter und Fetus. Zugleich eine quantitative Analyse der Wehentätigkeit.
   Z Geburtshilfe Perinatol 177:81–90

4. Liedtke B, Fendel H, Janik M (1978) Kontinuierliche Sauerstoffmessung beim Feten sub partu unter tokolytischer Behandlung mit Fenoterol. In: Jung H, Friedrich E (Hrsg) Fenoterol (Partusisten) (R) bei der Behandlung in der Geburtshilfe und Perinatologie. Thieme, Stuttgart, S 215-219
5. Rooth G, Fall O, Huch A, Huch R (1979) Integrated interpretation of fetal heart rate, intrauterine pressure and fetal transcutaneous Po2. Gynecol Obstet Invest 10:265-275
6. Schneider H, Strang F, Huch R, Huch A (1980) Suppression of uterine contractions with fenoterol and its effect on fetal tcPo2 in human labour. Br J Obstet Gynaecol 87:657-665

β-Mimetika bei pathologischer Wehentätigkeit zur Normalisierung des fetalen Sauerstoffdrucks

B. Liedtke

Jede Uteruskontraktion vermindert passager die Blutzufuhr in die Uterusgefäße. Beim Rhesusaffen und auch beim Menschen konnte mit röntgenkinematographischen Untersuchungen nachgewiesen werden, daß Wehen den Einstrom von Kontrastmittel in die Kotelydonen der Plazenta verlangsamen oder gar völlig stoppen (Ramsey et al. 1963; Borell et al. 1964). Moll u. Künzel (1974) konnten zeigen, daß sich der Blutstrom in der A. uterina umgekehrt proportional zum Amniondruck verhält.

In der Eröffnungsperiode beträgt nach Jung (1974) die physiologische Wehenfrequenz etwa 3 Wehen/10 min. Für eine normale Wehentätigkeit ist eine generalisierte Ausbreitung der Erregung über den gesamten Uterusmuskel erforderlich. Die Koordination der Erregungsausbreitung und des Kontraktionsablaufs ist Grundvoraussetzung. Der dargestellte Kurvenausschnitt (Abb. 1) zeigt eine normale Wehentätigkeit in der Eröffnungsperiode in der Überwachungsform des Oxykardiotokogramms (Liedtke 1980). Die synoptische Beurteilung der fetalen Herzfrequenz, des transkutan an der fetalen Kopfhaut gemessenen Sauerstoffdruckes und des intrauterinen Druckes, gemessen über einen Intrauterinkatheter, zeigt eine den Wehen zuzuordnende Kurzzeitschwankung des fetalen Sauerstoffdruckes bei relativ konstantem mittleren Druckniveau.

Das Erscheinungsbild der Wehentätigkeit unter der Geburt ist von Einzelfall zu Einzelfall wegen der Komplexität der verschiedenen Regelglieder sehr vielfältig. Siener (1957) sieht die Mehrzahl der selbst bei normalen Geburten vorkommenden Wehenatypien als physiologische Variante innerhalb einer normalen Wehentätigkeit an. Die Wehenatypien werden als physiologisch betrachtet, weil sie statistisch häufig auftreten und i. allg. keine Geburtsverzögerung verursachen.

Die Wehentätigkeit nimmt nicht nur durch Druck und Propulsion einen direkten Einfluß auf den Geburtsablauf und die Geburtsdauer, sondern ändert, wie eingangs dargestellt, auch die fetoplazentare sowie uteroplazentare Perfusion. Es ist von besonderem klinischen Interesse, eine eventuelle Auswirkung atypischer Wehen auf die fetale Oxygenierung und die Möglichkeit ihrer Verbesserung zu untersuchen.

Die sekundär hypertone Wehentätigkeit ist durch eine Tachysystolie bedingt (Abb. 2). Dabei hat der Uterus infolge des frühen Einsetzens einer neuen Kontraktion bei hoher Wehenfrequenz keine Zeit zur völligen Erschlaffung auf den normalen Ruhetonus. Die hier demonstrierte intrapartale Überwachungskurve zeigt die direkte Auswirkung der sekundär hypertonen Wehentätigkeit auf den fetalen Sauerstoffdruck. Der Abfall des fetalen tc pO_2 führt wiederum zu Herzfrequenzalterationen.

Die tokolytische Behandlung führt zur Abnahme der Wehenfrequenz und Wehenamplitude sowie zu einer Senkung des Basaltonus (Abb. 3). In dieser Phase ist ein rascher Anstieg des fetalen Sauerstoffdrucks im Sinne einer Normalisierung zu beobachten.

Die Weheninkoordinationen haben unter den pathologischen Wehenformen besondere Bedeutung und treten meist im Beginn der Eröffnungsperiode auf. Zeitlich und örtlich voneinander unabhängige Kontraktionen in kleinen Uterusabschnitten sind typische

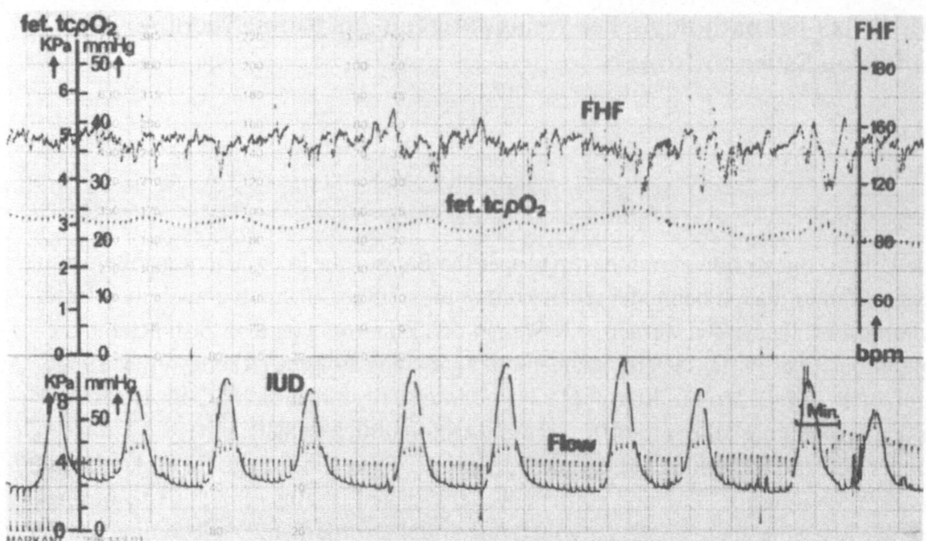

Abb. 1. Oxykardiotokogramm einer physiologisch ablaufenden Eröffnungsperiode

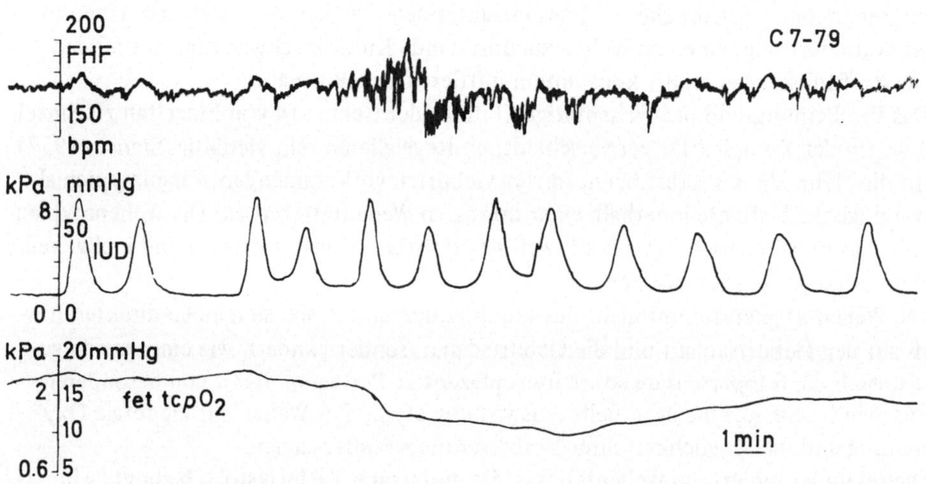

Abb. 2. Sekundär hypertone Wehentätigkeit durch Tachysystolie führt zum Abfall des fetalen tc pO_2 und FHF-Alterationen

Folgen gestörter Erregungsbedingungen und lokaler Erregbarkeitsunterschiede. Diese Wehen entstehen nach Jung unkoordiniert und multifokal, sie gehorchen nicht mehr der Präferenz des fundalen Schrittmachers. Der normale Geburtsfortschritt wird verständlicherweise bei Koordinationsstörungen erheblich beeinträchtigt.

Gegenstand der vorliegenden Untersuchung war es, die Auswirkung der Weheninkoordination auf den fetalen Sauerstoffdruck zu überprüfen. In der Versuchsplanung wurde nach den eindeutig definierten Kriterien die Weheninkoordination in den subpartalen

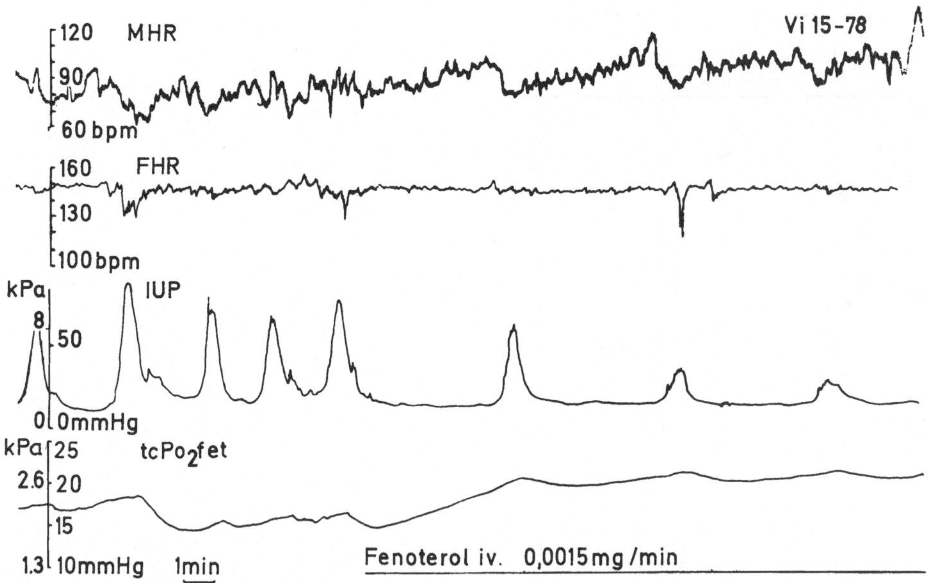

Abb. 3. Unter Tokolyse nach sekundärer hypertoner Wehentätigkeit Normalisierung des fetalen tc pO_2

Überwachungskurven identifiziert und der Zeitpunkt des Anstiegs des Intrauterindrucks mit Übergang zur Weheninkoordination markiert. Von diesem Bezugspunkt ausgehend wurden 3 Zeitintervalle untersucht:

1. 4-min-Zeitintervall vor Beginn der Weheninkoordination,
2. 4-min-Zeitintervall, das definitionsgemäß die Weheninkoordination enthält,
3. das zeitlich unmittelbar folgende 4-min-Intervall.

Betrachtet man nun die Flächenintegrale unter der intrauterinen Druckkurve, so ist in der Phase der Weheninkoordination der Druck über die Zeit signifikant höher als in den Vergleichsintervallen (Blockvarianzanalyse, Paarvergleiche nach Scheffe). Dieses Ergebnis der statistischen Bearbeitung ist von deskriptiver Bedeutung und dient zur Bestätigung des Merkmals Weheninkoordination in den ausgewählten Kurvenabschnitten.

Für die beschriebenen Kurvenabschnitte *vor, während* und *nach* Weheninkoordination (Abb. 4) wurden die Flächenintegrale der fetalen Sauerstoffdruckkurve ermittelt. Die statistische Untersuchung ergibt einen signifikanten Abfall des fetalen Sauerstoffdruckes während der Weheninkoordination. Betrachtet man den tc pO_2 nach der Weheninkoordination, so ist ein signifikantes weiteres Absinken des Sauerstoffdruckes zu beobachten. Bei der Analyse der Kurvenverläufe der Einzelfälle zeigt sich, daß in 3 der hier untersuchten Fälle bereits in dem 3. Zeitintervall ein leichtes Wiederansteigen des Sauerstoffdruckes zu erkennen ist. Jedoch ist das Ausgangsniveau in dieser Phase in keinem Fall erreicht.

In der Literatur finden sich keine vergleichbaren Studien über die Beeinträchtigung der fetalen Oxygenierung durch die Weheninkoordination. Der statistisch gesicherte Sauerstoffdruckabfall des Feten gestattet es, die Inkoordination nicht nur als wehenphysiologisch pathologische Form zu klassifizieren, sondern auch ihre klinische

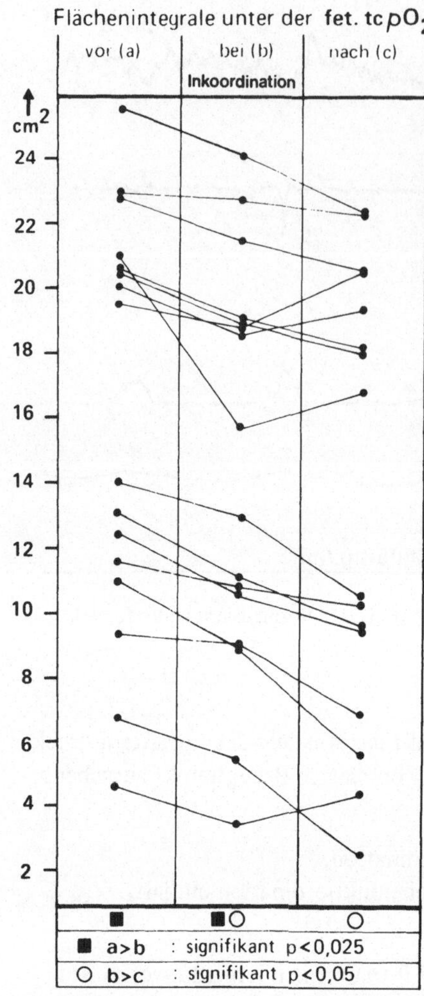

Abb. 4. Vergleich des fetalen tc pO_2 in den 4-min-Zeitintervallen vor/bei/nach Weheninkoordinationen. Der fetale tc pO_2 sinkt signifikant ab (Varianzanalyse, Paarvergleiche nach Scheffe)

Bedeutung aufzuzeigen, da die Weheninkoordination neben der Verzögerung des Geburtsfortschritts zu einer klinisch relevanten Beeinträchtigung der fetalen Situation führen kann.

Als Therapie der Weheninkoordination wird eine Rhythmisierung der Präferenz des fundalen Schrittmachers empfohlen. Dies soll am ehesten über Membrandepolarisation durch Oxytozininfusionen in physiologischer Dosierung zu erreichen sein. Unter Betrachtung des pathophysiologischen Ablaufs der negativen Auswirkung der gestörten uteroplazentaren Perfusion auf die fetale Oxygenierung erscheint jedoch eine kurzzeitige Hemmung der Uterusmotilität durch β-Adrenergika indiziert. Während dieser Phase ist, wie frühere Untersuchungen unserer Arbeitsgruppe zeigten (Liedtke 1980), eine Normalisierung des fetalen Sauerstoffdrucks zu erwarten (Abb. 5). Nach einer entsprechenden Erholungsphase sind Maßnahmen, die die Erregbarkeit des gesamten Uterus steigern, zu empfehlen, wobei sich die kombinierte Anwendung von Oxytozin und β-Mimetika als günstig erwiesen hat.

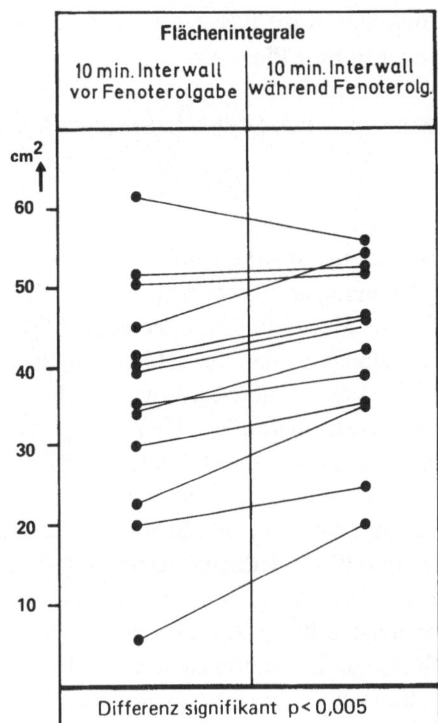

Abb. 5. Signifikanter Anstieg des tc pO_2 unter Tokolyse (t-Test für verbundene Stichproben)

Literatur

Borell U, Fernström J, Ohlson L, Wiquist N (1964) Effect of uterine contraction on the human utero-placental blood circulation. Am J Obstet Gynecol 89:881

Jung H (1974) Physiologie der Wehentätigkeit. Gynäkologe 7:59

Liedtke B (1980) Fetale Oxygenierung unter der Geburt. Med. Habilitationsschrift, RWTH Aachen

Liedtke B, Wollert C (1980) Das Oxykardiotokogramm (OCTG) – Eine neue Möglichkeit zur zeitsynchronen Registrierung. Z Geburtshilfe Perinatol 184:157

Moll W, Künzel W (1974) Der uteroplazentare Kreislauf. Z Geburtshilfe Perinatol 178:1

Ramsey EM, Corner GW, Donner MW (1963) Serial and cineradioangiographic visualization of maternal circulation in the primate (hemochorial) placenta. Am J Obstet Gynecol 86:213

Siener H (1957) Wehen und Wehenatypien. Zentralbl Gynäkol 79:1545

Transplazentare Passage von Hexoprenalin in der in vitro perfundierten menschlichen Plazenta

H. Schneider, R.J. Sodha, L. Spätling, A. Huch und R. Huch

Neben der therapeutischen Wirksamkeit müssen bei der Auswahl eines Medikaments für die Hemmung der Wehentätigkeit bes. die Nebenwirkungen auf verschiedene Organsysteme von Mutter und Kind berücksichtigt werden. Hexoprenalin (Ipradol) ist in seiner die β_2-adrenergischen Rezeptoren selektiv stimulierenden Wirkung anderen vergleichbaren Substanzen überlegen, wie v.a. durch den deutlich schwächeren chronotropen Effekt auf das mütterliche Herz gezeigt werden konnte (10, 11).

Die Auswirkung einer tokolytischen Behandlung mit β-Sympathomimetika auf den Feten bzw. das Neugeborene sind viel weniger ausführlich untersucht worden als die Nebenwirkungen bei der Mutter. Die Ausreifung des sympathischen Systems beginnt sehr frühzeitig in der Schwangerschaft, und, mit der Entwicklung von a- wie auch β-Rezeptoren in den verschiedenen Organsystemen, vermag der Fetus auf entsprechende adrenergische Reize zu reagieren. So kommt es unmittelbar nach intravenöser Verabreichung von Isoxsuprin zu einer fetalen Tachykardie, die als Folge einer direkten Stimulation von β_2-Rezeptoren am fetalen Myokard und nicht so sehr als sekundäre Folge von Veränderungen der uteroplazentaren Durchblutung interpretiert wird (16).

Beim Neugeborenen werden nach Verabreichung von Isoxsuprin Erscheinungen wie Hypoglykämie, Hypokalzämie, niedriger Blutdruck sowie Ileus gehäuft beobachtet (1). Die Häufigkeit der Hypotonie korreliert direkt mit den Isoxsuprinkonzentrationen im Nabelschnurblut, die wiederum von dem Intervall zwischen Beendigung der Tokolyse und der Geburt abhängen (2, 3). Von besonderer Bedeutung ist die erhöhte Empfindlichkeit von Kindern von ⟨ 33 Schwangerschaftswochen gegenüber der Toxizität von Isoxsuprin. Die metabolische Clearance dieser Substanz ist beim Neugeborenen gegenüber der mütterlich-fetalen Einheit stark verlangsamt und ist zusätzlich vom Gestationsalter abhängig. So beträgt die Halbwertzeit bei Frühgeborenen 6-8 h (3). Ähnliche Effekte auf das Neugeborene werden auch nach anderen β-Mimetika, wie Ritodrin, Terbutalin (5) und Fenoterol (19) beobachtet.

Die Auswirkungen auf den Feten bzw. Neonaten sind nicht zuletzt auch durch die Durchlässigkeit der Plazenta für die verschiedenen Substanzen bestimmt. Die doppelseitige in vitro Perfusion eines isolierten Lobulus der menschlichen Plazenta wurde benutzt, um den Durchtritt von Hexoprenalin von der mütterlichen auf die fetale Seite zu messen.

Methode und Ergebnisse

Bei der von uns beschriebenen (14) in vitro Perfusionsmethode wird ein isoliertes Kotyledon einer frischgeborenen Plazenta doppelseitig perfundiert, d.h. das Zottenkapillarsystem (fetale Seite) sowie der zugehörige Abschnitt des intervillösen Raums (mütterliche Seite) werden mit Hilfe von 2 getrennten Perfusionskreisläufen durchströmt (Abb. 1).

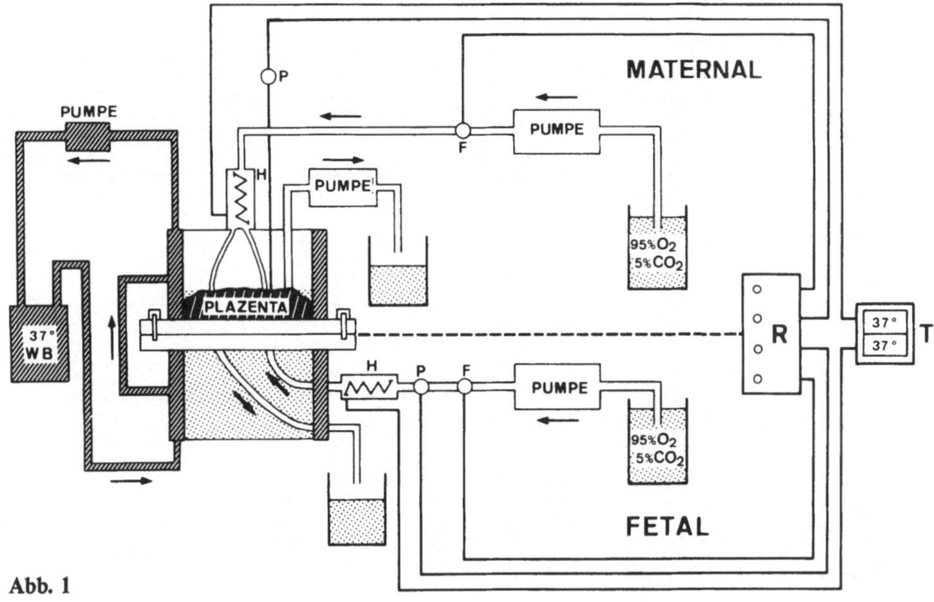

Abb. 1

Als Perfusionsmedium wierd eine gepufferte Elektrolytlösung verwendet, die Glucose
sowie 22 verschiedene Aminosäuren in physiologischen Konzentrationen sowie einen
Zusatz von Humanserumalbumin von 2 g/100 ml enthält. Die Perfusionslösungen werden
bei 37°C mit 95% O_2 und 5% CO_2 äquilibriert und vor Eintritt in die das Kotyledon ent-
haltende Perfusionskammer in einem Durchflußerhitzer nochmals auf 37°C aufgewärmt.
Die doppelwandige Kammer wird durch einen Warmwasserkreislauf temperiert (15).

In 17 Versuchen wurden nach einer Kontrollphase von im Mittel 20 min 13 μg ^{14}C-
markiertes Hexoprenalinsulfat (New England Nuclear, spez. Aktivität 24 mCi/mmol)
als Bolus von 300 μl in den Perfusionskreislauf unmittelbar vor Einmündung in den
intervillösen Raum injiziert. Anschließend wurde über 4 min das aus dem intervillösen
Raum sowie dem Zottenkapillarsystem abströmende Medium getrennt gesammelt und
die Radioaktivität in einem Flüssigkeitsszintillationszähler gemessen.

Der Durchtritt von Hexoprenalin wurde zu dem gleichzeitig gemessenen Transfer von
Antipyrin und Glucose in Beziehung gesetzt. Für Glucose und Antipyrin waren die Konzentrationen auf der mütterlichen und fetalen Seite der Plazentamembran mit 150 und
8 mg % bzw. 50 und 0 mg % während des gesamten Versuchs konstant. Glucose wurde
enzymatisch mit Hilfe von Glucoseoxidase und Antipyrin kolorimetrisch (4) bestimmt.
Zur Messung der Konzentrationen von Antipyrin, Glucose und Lactat wurde ein Techni-
kon-Autoanalyser verwendet.

Zusätzlich zu den Daten zum Transfer der 3 Substanzen wurden in 8 Versuchen Messungen zum Stoffwechsel des perfundierten Plazentagewebes vorgenommen. Lactatproduktion und Glucoseverbrauch wurden unter Kontrollbedingungen sowie in den ersten
Minuten im Anschluß an die Gabe des Hexoprenalinbolus bestimmt. Lactat wurde enzymatisch unter Verwendung der Lactatdehydrogenase gemessen.
In Tabelle 1 sind die Ergebnisse zum Stoffwechsel zusammengefaßt. Es fiel auf, daß es
unmittelbar nach der Hexoprenalinverabreichung zu einer deutlichen Zunahme des Glu-
coseverbrauchs des Gewebes kommt, während die Lactatproduktion konstant bleibt.

Tabelle 1. Einfluß von Hexoprenalin auf die Produktion von Lactat und den Verbrauch von Glucose in perfundiertem Plazentagewebe

	Lactatproduktion $\left[\frac{\mu\text{mol/l}}{\text{min} \cdot \text{g}}\right]$	Glucoseverbrauch
Kontrolle (n = 8)	$0{,}62 \pm 0{,}12$	$0{,}07 \pm 0{,}048$
Hexoprenalin (n = 8)	$0{,}60 \pm 0{,}12$	$0{,}204 \pm 0{,}115$
Mittel $\pm$ SD		$p < 0{,}05$

Tabelle 2. Transfer von der mütterlichen auf die fetale Seite in der in vitro perfundierten Plazenta in % der auf der mütterlichen Seite einströmenden Stoffmenge

	Antipyrin	Glucose	Hexoprenalin
Kontrolle (n = 17)	$23{,}73 \pm 3{,}54$	$15{,}15 \pm 5{,}66$	–
Hexoprenalin (n = 17)	$21{,}42 \pm 4{,}63$	$13{,}93 \pm 6{,}03$	$1{,}1 \pm 0{,}82$
Mittel $\pm$ SD			

Wie aus Tabelle 2 ersichtlich, führte die Hexoprenalingabe nicht zu einer Veränderung im Transfer von Glucose oder Antipyrin. Der Transfer von der mütterlichen auf die fetale Seite betrug für das aufgrund seiner Lipidlöslichkeit rasch diffundierende Antipyrin 23.73 bzw. 21.42% und für die Glucose 15.15 bzw. 13.93% der auf der mütterlichen Seite einströmenden Stoffmenge. Dagegen wurde nur ca. 1% des verabreichten Hexoprenalinbolus auf der fetalen Seite nachgewiesen. Die Radioaktivität fand sich zu annähernd 100% des gegebenen Bolus in dem aus dem intervillösen Raum abströmenden Medium. Um die Intaktheit der Plazentaschranke zu prüfen, wurden in 9 Versuchen je 2 Boli von ^{14}C-markiertem Albumin verabreicht. Die 1. Bolusgabe erfolgte bei etwa 30 min und die 2. 70 min nach Beginn der Perfusion. Nach der 1. Bolusgabe waren lediglich in 2 der 9 Versuche Spuren von 0,5 bzw. 0,9% der gegebenen Radioaktivität auf der fetalen Seite nachweisbar, während nach dem 2. Bolus in 6 der 9 Versuche ein Übertritt von Albumin zwischen 0.17–1.4% beobachtet wurde. Der bei 20 min gemessene Durchtritt von ca. 1% Hexoprenalin liegt also deutlich über dem als Folge von Undichtigkeiten in der Membran gelegentlich gesehenen Übertritt von Albumin.

Ferner wurde der Durchtritt von *Evan's Blau,* einem gut wasserlöslichen Farbstoff mit einem Molekulargewicht von 960, von der mütterlichen auf die fetale Seite getestet. Bei insgesamt 12 Bolusgaben war in 10 Fällen kein Farbstoff auf der fetalen Seite nachweisbar, während in 2 Fällen Spuren von weniger als 0.5% der verabreichten Farbstoffmenge gemessen wurden.

Hexoprenalin (MG 518.59) ist bei physiologischem pH vollständig dissoziiert und besitzt eine positive elektrische Ladung. Es ist unlöslich in organischen Lösungsmitteln und ist somit bei seinem Durchtritt durch die Plazentaschranke auf die zwischen den Zellen gelegenen, die Barriere durchsetzenden, wassergefüllten Kanäle angewiesen.

Die kritische Größe für die Durchtrittsgeschwindigkeit durch diese Kanäle ist das
Molekulargewicht, und es läßt sich für nicht aktiv transportierte und nicht lipidlösliche
Stoffe eine Korrelation zwischen Molekulargewicht und transplazentarem Transfer er-
stellen (Abb. 2). Die auf der Beziehung zwischen Molekulargewicht und Transfer be-
ruhende Gerade wurde aus den von uns mit Hilfe der in vitro Perfusion ermittelten
Daten für die Substanzen Evan's Blau (MG 960), Hexoprenalin (MG 518), Fenoterol
(MG 383) und L-Glucose (MG 180) errechnet, wobei die Plazentamembran für Evan's
Blau undurchlässig ist. Antipyrin (Molekulargewicht: 188) und D-Glucose können aufgrund von hoher Lipidlöslichkeit bzw. eines stereospezifischen Carriertransportsystems
die zwischen den Porenöffnungen gelegenen flächenmäßig ein Vielfaches ausmachenden
Membrananteile benutzen, was einen Transfer ergibt, der um einen Faktor 3–5 über
dem aufgrund ihres Molekulargewichts zu erwartenden liegt.

Diskussion

Die Angaben in der Literatur zum Durchtritt verschiedener β-Mimetika durch die Plazentamembran variieren erheblich und spiegeln wohl in erster Linie unterschiedliche Versuchs-
methoden wider. So finden sich nach intravenöser Dauerinfusion von Ritodrin oder Isoxsuprin Nabelschnurkonzentrationen, die gleich hoch oder niedriger als die mütterlichen
venösen Konzentrationen sind (3, 7). Bei der bolusförmigen intravenösen Gabe von 250 μg
Terbutalin in der Austreibungsphase beträgt die Nabelschnurkonzentration im Mittel 36%
des mütterlichen Spiegels (8). Im Tierversuch gewonnene Ergebnisse können zusätzlich
durch speziesbedingte Unterschiede in der Beschaffenheit der plazentaren Barriere erhebliche Abweichungen aufweisen.
    Die verschiedenen β-Mimetika variieren in ihrem Molekulargewicht zwischen 300–500.
Sie können aufgrund ihrer Molekulargröße die Plazenta passieren, sind jedoch, bedingt
durch ihre positive Ladung sowie eine weitgehende Unlöslichkeit in organischen Lösungsmitteln, in ihrem Durchtritt auf die die Membran durchsetzenden Poren beschränkt. Im

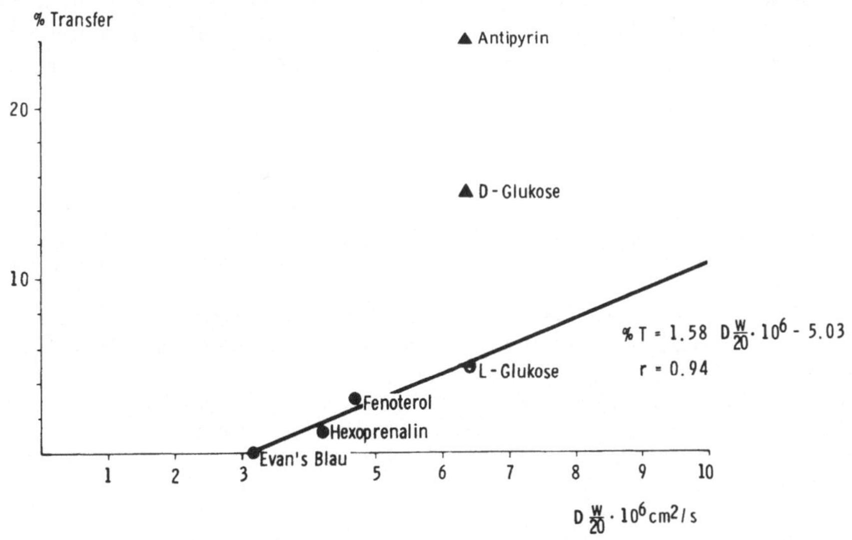

Abb. 2

Vergleich zu Molekülen mit ähnlicher Größe aber besserer Lipidlöslichkeit resultiert daraus eine erhebliche Verzögerung in der Angleichung von mütterlichen und fetalen Plasmaspiegeln.

Wenn die Plazenta zumindest bei Dauerverabreichung von β-Mimetika eine Angleichung der fetalen an die mütterlichen Plasmaspiegel auch nicht zu verhindern vermag, so übt sie doch eine gewisse Schutzfunktion aus, indem beim Durchtritt eine teilweise Inaktivierung durch Konjugatbildung erfolgen kann. So kann bei Versuchen an Meerschweinchen gezeigt werden, daß nach Infusion von Fenoterol im fetalen Plasma ein relativ höherer Anteil als Konjugat — dem pharmakologisch inaktiven Metaboliten — vorliegt als im mütterlichen Plasma (9). Das für die Konjugatbildung erforderliche Enzym, die Phenolsulfotransferase, ist von unserer Arbeitsgruppe aus menschlichem Plazentagewebe extrahiert worden und es wurde gezeigt, daß β-Mimetika, wie Fenoterol, Ritodrin und Salbutamol, Substrate für dieses Enzym sind (18) (Sodha u. Schneider, in Vorbereitung). Der Nachweis einer Konjugierung von Hexoprenalin mit plazentarem Enzymextrakt gelang dagegen interessanterweise nicht. Die Inaktivierung beim Durchtritt durch die Plazenta könnte eine Erklärung für die klinische Beobachtung bieten, daß der chronotrope Effekt auf das fetale Herz in der Regel wesentlich geringer ist als auf das mütterliche. Beim Schaffeten kann nach der Infusion von Ritodrin direkt in dem fetalen Kreislauf eine deutliche Steigerung der Herzfrequenz beobachtet werden, während die Verabreichung an das Muttertier ohne Effekt auf die fetale Herzaktion bleibt (17).

Es gibt nur wenig Daten zur transplazentaren Passage von Hexoprenalin. Nach bolusförmiger Gabe von ^{14}C-Hexoprenalin an schwangere Kaninchen beträgt nach 60 min die Konzentration im fetalen Plasma ⟨ 10% der Konzentration im mütterlichen Plasma. Auch unsere Untersuchungen an perfundiertem isolierten menschlichen Plazentagewebe zeigen, daß die Gewebeschichten zwischen mütterlicher und fetaler Blutstrombahn ein erhebliches Diffusionshindernis darstellen. Wenn auch bei einer Langzeitanwendung in vivo der Übertritt von wirksamen Stoffmengen zum Feten wahrscheinlich ist, so vermag die erschwerte Diffusion bei der Anwendung von Hexoprenalin intra partum mit rasch anschließender Entbindung das Neugeborene vor nennenswerten Mengen aktiver Substanz zu bewahren.

Die Verabreichung von Hexoprenalin zum Wehenstop bei drohender Asphyxie mit anschließender Entbindung durch Sectio oder zur vorübergehenden Relaxierung des Uterus zur schonenden Entwicklung bei der Sectio von kleinen Frühgeborenen sollte daher ohne nachteilige Folgen für das Neugeborene bleiben.

Literatur

1. Brazy JE, Pupkin MJ (1979) Effects of maternal isoxsuprine administration on preterm infants. J Pediatr 94:444
2. Brazy JE, Little VA, Grimm J (1981) Isoxsuprine in the perinatal period II: Relationships between neonatal symptoms, durg exposure and drug concentration at the time of birth. J Pediatr 98:146
3. Brazy JE, Little VA, Grimm J, Pupkin MJ (1981) Risk: Benefit considerations for the use of isoxsuprine in the treatment of premature labor. Obstet Gynecol 58:297
4. Brodie BB, Axelbrod J, Soberman R, Levy BB (1949) The estimation of antipyrine in biological material. J Biol Chem 179:25

5. Epstein M, Nicholls E, Stubblefield P (1979) Neonatal hypoglycemia after β-sympathomimetic tocolytic therapy. J Pediatr 94:449
6. Faber JJ (1973) Diffusional exchange between fetus and mother as a function of the physical properties of the diffusing materials. In: Foetal and neonatal physiology. Cambridge University Press, Cambridge
7. Gandar R, de Zoeten LW, van der Schoot JB (1980) Serum level of ritodrine in man. Eur J Clin Pharmacol 17:117
8. Ingemarsson J, Westgren M, Lindberg C, Ahren B, Lundquist J, Carlsson C (1982) Single injection of terbutaline in term labor: Placental transfer and effects on maternal and fetal carbohydrate metabolism. Am J Obstet Gynecol 139:697
9. Kords H (1975) Kreislaufwirkungen, Plazentapassage, Pharmakokinetik und Metabolismus von Fenoterol (Partusisten) beim trächtigen Meerschweinchen. Geburtshilfe Perinatol 179:30
10. Lipshitz J (1980) Administration techniques and patient selection. In: Tocolytic agents, Symposium on Tocolytic Therapy, The Society of Perinatal Obstetricians, 1980
11. Lipshitz J, Baillie P, Davey DA (1976) A comparison of the uterine β_2-adrenoreceptor selectivity of fenoterol, hexoprenaline, ritodrine and salbutamol. S Afr Med J 50:1969
12. Lipshitz J, Broyles K, Whybrew WD, Ahokas RA, Anderson GD (1982) Placental transfer of 14C-hexoprenaline. Am J Obstet Gynecol 142:313
13. Schneider H, Spätling L (1981) Doppelseitige in vitro Perfusion eines Lobulus der menschlichen Plazenta: Transfer von Fenoterol. IX. Akademische Tagung deutschsprechender Hochschullehrer in der Gynäkologie und Geburtshilfe, Basel 1981
14. Schneider H, Panigel M, Dancis J (1972) Transfer across the perfused human placenta of antipyrine, sodium and leucine. Am J Obstet Gynecol 114:822
15. Schneider H, Challier J-C, Dancis J (1981) Transfer and metabolism of glucose and lactate in the human placenta studied by a perfusion system in vitro. Placenta [Suppl 2] 129
16. Shenker L (1965) Effect of isoxsuprine on fetal heart rate and fetal electrocardiogram. Obstet Gynecol 26:104
17. Siimes ASJ, Creasy RK, Heymann MA (1978) Cardiac output and its distribution and organ blood flow in the fetal lamb during ritodrine administration. Am J Obstet Gynecol 132:42
18. Sodha RJ, Glover V, Sandler M (im Druck) Human placental phenolsulfotransferase, characterization and specificity. Biochem Pharmacol
19. Weidinger H, Mohr D, Haller K (1976) Zeitlicher Verlauf der Blutglukose, des immunoreaktiven Insulins und der Kalium Ionen beim Neugeborenen nach langzeitiger und akuter Gabe von Partusisten mit und ohne Isoptin. Geburtshilfe Perinatol 180:258

Uterine Kontraktilität, Uterinaflow und fetales Kreislaufverhalten unter Tokolyse und additiver Gabe des β-Blockes Metoprolol: Tierexperimentelle Untersuchungen

A. Wischnik, N. Mendler, W. Heimisch, A. Schroll und A. Weidenbach

Die Anwendung von semiselektiven β_2-Mimetika zur Hemmung einer unerwünschten uterinen Aktivität führt zu einer alterierten hämodynamischen Situation der tokolysierten Patientin, die gekennzeichnet ist durch eine mit einer Herzfrequenzerhöhung einhergehenden Vermehrung der Herzleistung mit konsekutivem Anstieg des myokardialen Sauerstoffverbrauchs. Des weiteren konnte ein a priori erhöhter Kontraktionszustand des Myokards unter Tokolytikagabe nachgewiesen werden, wodurch die Ausgangssituation des Myokards eine zusätzliche Verschlechterung erfährt (Wischnik et al. 1982a). Von dieser Dysökonomisierung des myokardialen Sauerstoffverbrauchs sind schließlich auch morphologische Alterationen zu befürchten, die im Gefolge einer hypoxischen Metabolitsituation auftreten (Wischnik et al. 1982a; Meinen et al. 1981). Die zur Antagonisierung dieser Situation bisher eingesetzten Kalziumantagonisten, z.B. Verapamil (Isoptin), haben sich nach Untersuchungen u.a. von Strigl et al. (1980) als unzulänglich erwiesen bzw. – im Hinblick auf die Situation im Lungenkreislauf – als nicht ungefährlich (Grospietsch et al.). Demgegenüber konnte eine Normalisierung der hämodynamischen Situation sowie des myokardialen Metabobolitstatus durch den Einsatz des kardioselektiven β-Blockers Metoprolol (Beloc) erzielt werden (Wischnik 1982c; Irmer et al. 1981), wobei Dosen von 0,2 mg/kg i.v. ausreichend waren.

Nachdem Müller-Tyl et al. (1974) und Reinold u. Müller-Tyl (1977) bei klinischen Studien mit dem β_1-Blocker Bunitrolol eine Interferenz mit der tokolytischen Wirksamkeit von Fenoterol (Partusisten) gefunden hatten, sollte in der vorliegenden Studie u.a. geprüft werden, ob dem Metoprolol eine ähnliche Interferenz mit dem tokolytischen Effekt anzulasten ist und ob dieser β_1-Blocker kardiodepressive Wirkungen beim Feten hat.

Material und Methodik

Es wurden hierzu 7 Versuche an hochträchtigen Schafen durchgeführt. Nach Applikation von EKG-Elektroden und Mikrotipdruckwandlern in Aorta und linkem Ventrikel des Muttertiers erfolgte die Laparotomie. An die A. uterina wurde eine elektromagnetisches Flowmeter angelegt, anschließend erfolgte die Uterotomie. Unter Vermeidung von Fruchtwasserverlust wurde der Fetus mit seiner kaudalen Hälfte entwickelt. Nach Präparation der Inguinalgefäße wurde ein aortales Mikrotip eingeführt sowie ein Blutabnahmekatheter. Schließlich wurden noch die fetalen EKG-Elektroden appliziert. Nach Wiedereinbringen des Feten und Einlegen eines Open-end-Katheters in die Fruchthöhle wurde die Uterotomie verschlossen und Meß- und Abnahmeleitungen aus derselben geführt. Anschließend wurden im Bereich des Tubenwinkels sowie im Bereich des Eintritts der A. uterina je 2 Paar miniaturisierte, piezoelektrische Kristalle im Abstand von knapp 2 cm im Myometrium fixiert, wobei 1 Paar jeweils in der Längsachse des Uterus orientiert wurde und das andere zirkulär. Durch die Messung der Ultraschallaufzeit zwischen diesen Kristallpaaren konnte kontinuierlich die Länge der so abgegriffenen Myometriumsegmente verfolgt werden. Auf die Bedeutung dieser Form des Studiums von regionalen Kontraktionsmustern wurde kürzlich von Schröck et al. (1981) hingewiesen, nachdem das Verfahren ursprünglich von Heimisch et al. (1975) für die experimentelle Kardiologie entwickelt worden war.

Nach dieser Instrumentierung erhielten die Muttertiere nach Ermittlung der Kontrollwerte 20 IE Oxytozin, hierauf 0,064 μg/kg/min Fenoteroldauerinfusion. Bei laufender Dauerinfusion wurde nochmals der Effekt einer Gabe von 20 IE Oxytozin überprüft. Anschließend wurden 0,2 mg/kg Metoprolol i.v. verabreicht und hierauf erneut 20 IE Oxytozin.

Ergebnisse

In Abb. 1 ist eine Serie von Originalregistrierungen während der verschiedenen Versuchsschritte dargestellt. Um die Bedeutung regionaler uteriner Kontraktionen zu demonstrieren, wurde in diesem Versuch die erste Oxytozingabe fraktioniert. Es wird deutlich, daß nach Gabe von 10 IE Oxytozin zunächst nur lokale Kontraktionen auftreten, wobei einer Segmentverkürzung im Tubenwinkel eine Dehnung im unteren Segmentpaar entspricht und vice versa. Diese lokalen Aktivitäten haben eine allenfalls diskrete Entsprechung beim intrauterinen Druck, während wir doch eine deutliche Verminderung beim Uterinaflow beobachten.

Auch die typische Verlangsamung der fetalen Herzfrequenz bei gleichzeitigem Druckanstieg ist zu beobachten.

Die 2. Oxytozingabe bewirkt dann einen deutlichen Anstieg des intrauterinen Drucks, dem eine ebenso deutliche Segmentverkürzung im Tubenwinkelbereich entspricht, während die tieferen Segmente sich nicht mehr wesentlich verändern. Der Uterinaflow geht weiter zurück. Einsetzende Fenoteroldauerinfusion normalisiert alle Parameter weitgehend. Oxytozingabe bei laufender Fenoterolinfusion bewirkt wiederum eine vermehrte regionale Kontraktionstätigkeit, v.a. im Bereich des Tubenwinkels sowie eine merkliche Reduktion des Uterinaflows, während der intrauterine Druck weitgehend unverändert bleibt. Nach Gabe von Metoprolol ist die Antwort auf Oxytozininjektion bei den Myometriumsegmenten sowie beim IUP im wesentlichen die gleiche wie vor der β_1-Blockade, der Uterinaflow erscheint um eine Nuance höher. Die Tendenzen, wie sie bei diesem einen Versuch anhand der Originalkurven sichtbar werden, bestätigen sich bei den gepoolten Daten. In Abb. 2 zeigen sich die Veränderungen bei den maternalen Parametern. Unter Wehenmittelgabe steigen Aortendruck, Herzfrequenz und maximale Druckanstiegsgeschwindigkeit (dp/dt). Die beginnende Fenoterolgabe resultiert in einem Abfall des Aortendrucks und einem weiteren Steigen der Herzfrequenz und des dp/dt. Die Gabe von Oxytozin bei laufender Fenoterolgabe ergibt keine nennenswerten Veränderungen. Die Gabe von Metoprolol bringt die Herzfrequenz und das dp/dt auf die Normalwerte zurück, die aortalen Druckwerte liegen geringfügig darunter. Die darauffolgende Oxytozingabe bleibt praktisch ohne Effekt.

Beim Feten bewirkt das Oxytozin die gleichfalls bekannte Druckerhöhung und Herzfrequenzverminderung (Abb. 3). Einsetzende Fenoterolgabe führt zu einer über dem

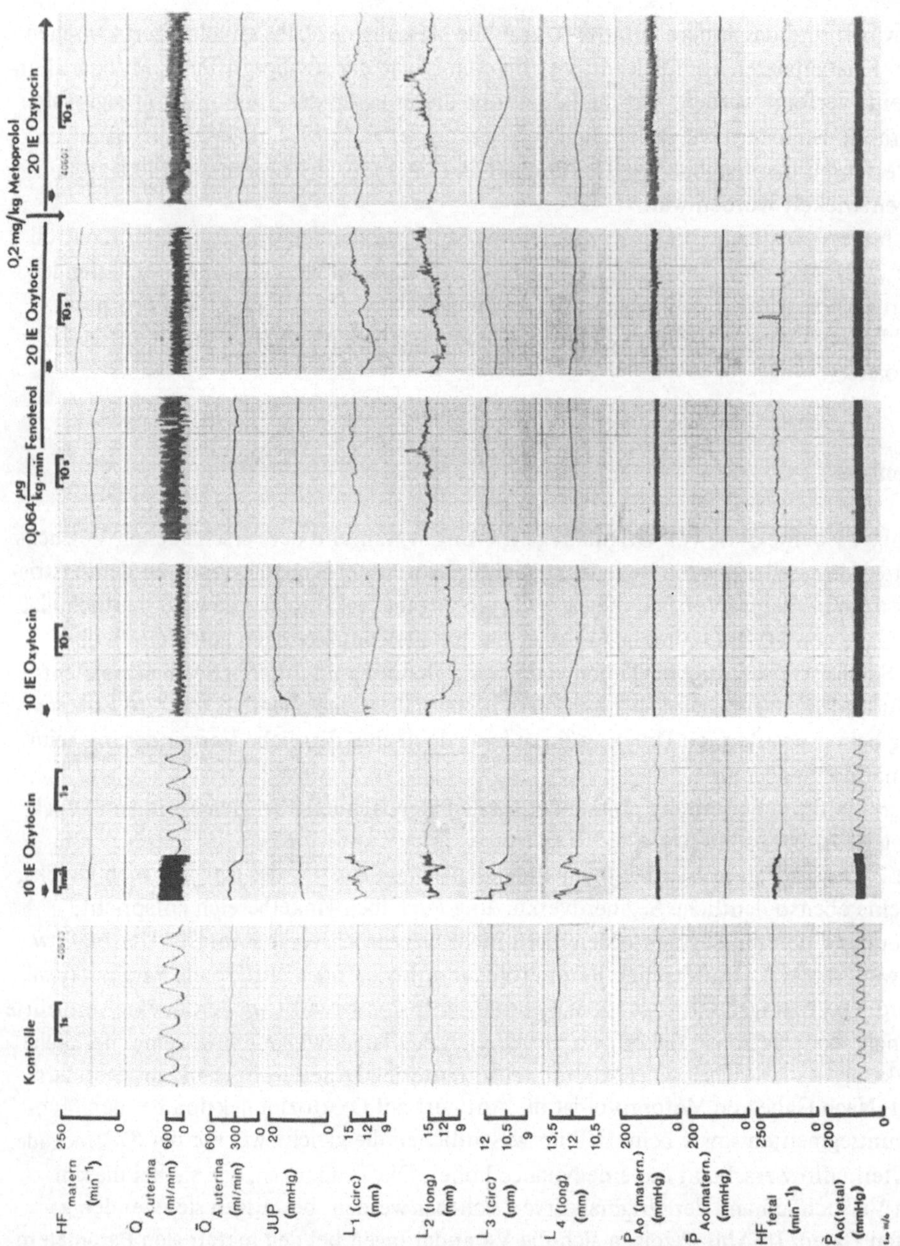

Abb. 1. Übersicht über die gemessenen Größen und den Versuchsablauf anhand von Originalregistrierungen. Zur Verdeutlichung des Effekts regionaler Uteruskontraktionen wurde in diesem Versuch die erste Gabe von Oxytozin auf 2mal 10 IE fraktioniert. Die gleichfalls mitregistrierten Größen: materneller linksventrikulärer Druck und linksventrikuläre Druckanstiegsgeschwindigkeit wurden der Übersicht halber nicht mit dargestellt. *HF matern*, mütterliche Herzfrequenz; Q bzw. *Q uterina*, pulsatiler bzw. gemittlter Flow durch die A. uterina; *IUP*, intrauteriner Druck; L_1 *(circ)* bzw. L_2 *(long)*, zirkuläres bzw. longitudinales Myometriumsegment im Bereich des Tubenwinkels; L_3 *(circ)* bzw. L_4 *(long)*, zirkuläres bzw. longitudinales Myometriumsegment im Bereich des Eintritts der A. uterina; P bzw. P_{Ao} *(matern)*, pulsatiler bzw. gemittelter mütterlicher Aortendruck; *HF fetal*, fetale Herzfrequenz; P_{Ao} *(fetal)*, pulsatiler fetaler Aortendruck

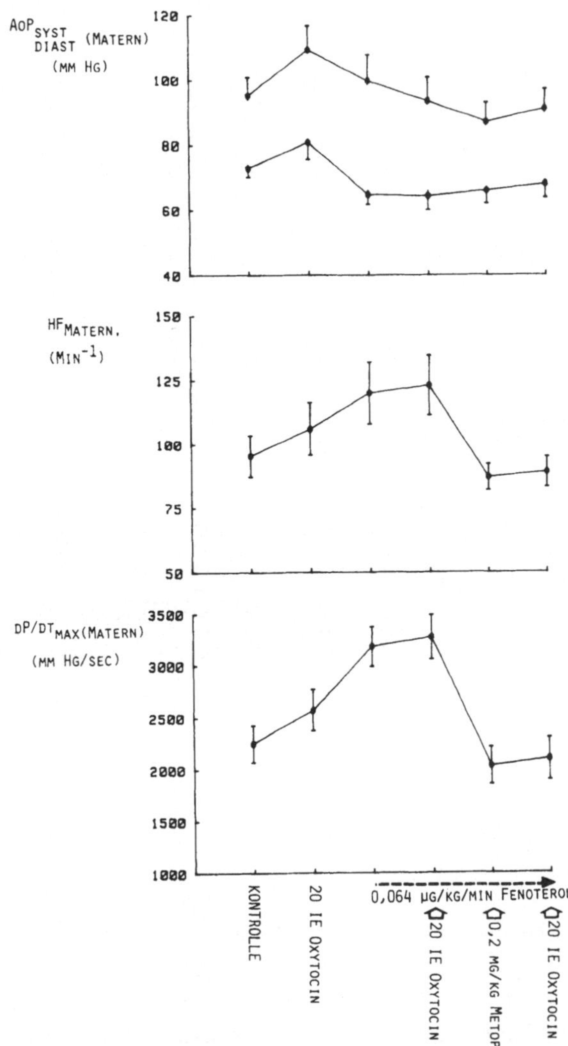

Abb. 2. Systolischer und diastolischer materneller Aortendruck, maternelle Herzfrequenz und maximale Druckanstiegsgeschwindigkeit bei Weheninduktion ohne und mit Tokolyse sowie unter kombinierter Tokolyse und β_1-Blockade

Ausgangsniveau liegenden Herzfrequenz, der oxytozinbedingte Druckanstieg wird etwa zur Hälfte revertiert. Bei laufender Tokolyse erzeugt die erneute Wehenmittelgabe allenfalls sehr diskrete Druck- und Frequenzeffekte. Durch die Gabe von Metoprolol fällt der Aortendruck auf den Ausgangswert zurück, die fetale Herzfrequenz liegt geringfügig darunter. Die auf die β-Blockade folgende Oxytozingabe bleibt praktisch ohne Effekt.

In Abb. 4 werden die Verhältnisse beim intrauterinen Druck sowie beim gemittelten Uterinaflow und dem Gefäßwiderstand in der A. uterina dargestellt. Oxytozingabe bewirkt die bekannten Veränderungen: intrauterinen Druckanstieg, steigender Widerstand der A. uterina bei vermindertem Flow. Beginnende Tokolyse revertiert diese Veränderungen nahezu vollständig, die durch erneute Wehenmittelgabe hervorgerufenen Veränderungen machen lediglich einen Bruchteil der ohne Tokolyse meßbaren aus. Injektion von Meto-

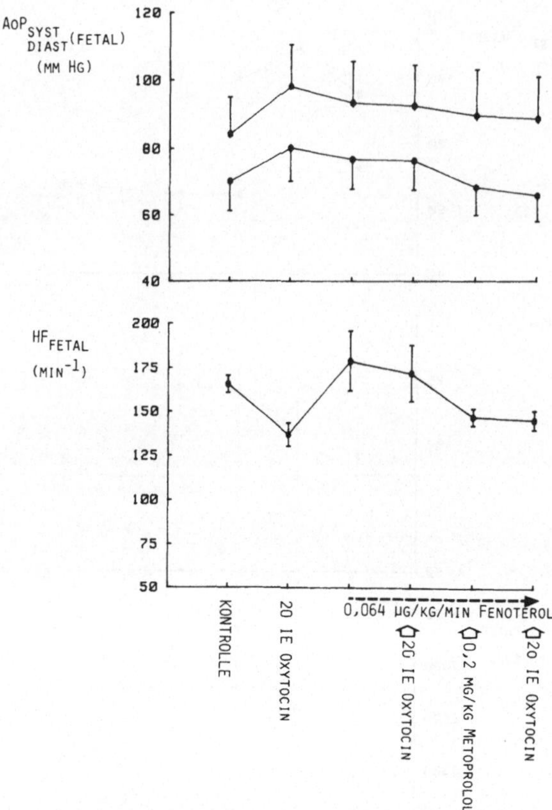

Abb. 3. Systolischer und diastolischer fetaler Aortendruck und fetale Herzfrequenz

prolol bewirkt einen diskreten Abfall des Uterinawiderstands bei leichter Vermehrung des Flow, was durch anschließende Oxytozingabe wieder revertiert wird.

Ein interessanter Aspekt ergibt sich, wenn man in Anlehnung an Künzel u. Kastendieck (1977) den Uterinaflow gegen die wirksame Differenz zwischen arteriellem und intrauterinem Druck (APD) aufträgt (jeweils in % der Kontrollgruppe, vgl. Abb. 5). Bei konstantem Gefäßwiderstand müßte jeweils die Winkelhalbierende des Graphen die Druck-Fluß-Beziehung beschreiben. Die Regressionsgeraden, die sich aus den Messungen nach Wehenmittelgabe unter verschiedenen Randbedingungen errechnen, weichen von dieser Winkelhalbierenden jedoch mehr oder weniger ab. Mit Lees et al. (1971) und Künzel u. Kastendieck (1977) ist diese Abweichung durch den Widerstand in den präplazentaren Arterien während der Kontraktion zu erklären. Vergleicht man nun die Annäherung der Regressionsgeraden an die Winkelhalbierende, so findet sich die weiteste Deviation nach der Gabe von Oxytozin allein, bei Oxytozingabe unter Tokolyse wird die Annäherung deutlicher und ist am engsten, wenn Oxytozin unter Tokolyse nach β_1-Blockade gegeben wird. Im rechten unteren Teilbild sind die Regressionsgeraden noch einmal synoptisch zusammengestellt.

Trägt man, ebenfalls in Analogie zu Künzel u. Kastendieck (1977), die fetale Herzfrequenz gegen den Uterinaflow auf (Abb. 6), so bestätigt sich die von Künzel gefundene Tendenz, daß in einem relativ weiten Bereich abfallenden Uterinaflows relativ diskrete

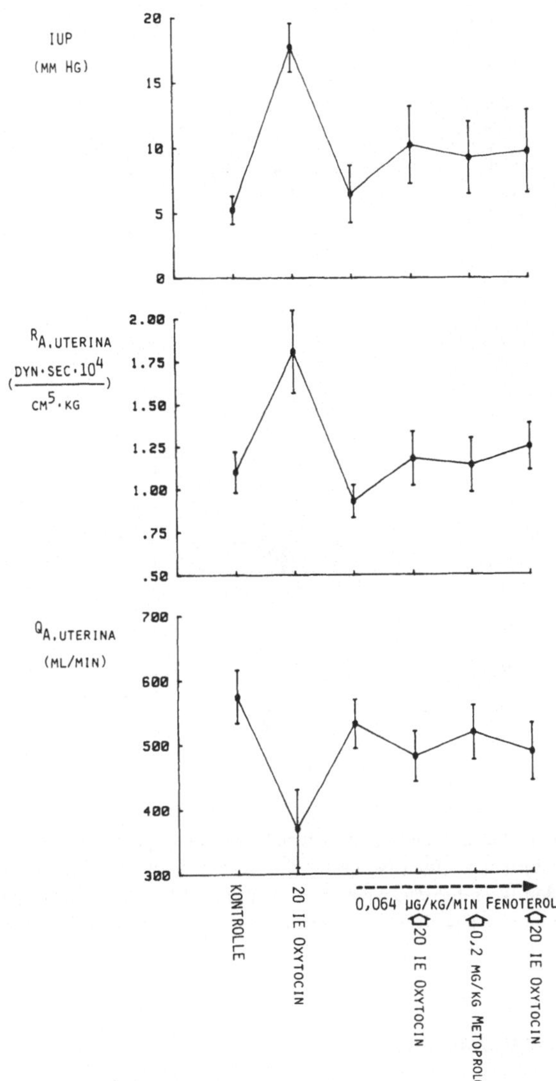

Abb. 4. Intrauteriner Druck, Gefäß-
wiederstand der A. uterina sowie
Uterinaflow

fetale Herzfrequenzdezelerationen zu beobachten sind, was sich erst bei Flowabfällen
im Bereich von 40–50% der Kontrollgruppe zu ändern beginnt. Auch in dieser Graphik
wird deutlich, daß die Wertepaare, die der Oxytozingabe bei Partusistengabe entsprechen,
im selben Bereich liegen wie jene, bei denen Oxytozin unter Tokolyse nach β_1-Blockade
gegeben wurde. Die Wertepaare, die der Weheninduktion ohne Tokolyse entsprechen,
gruppieren sich demgegenüber überwiegend in der linken Abbildungshälfte.

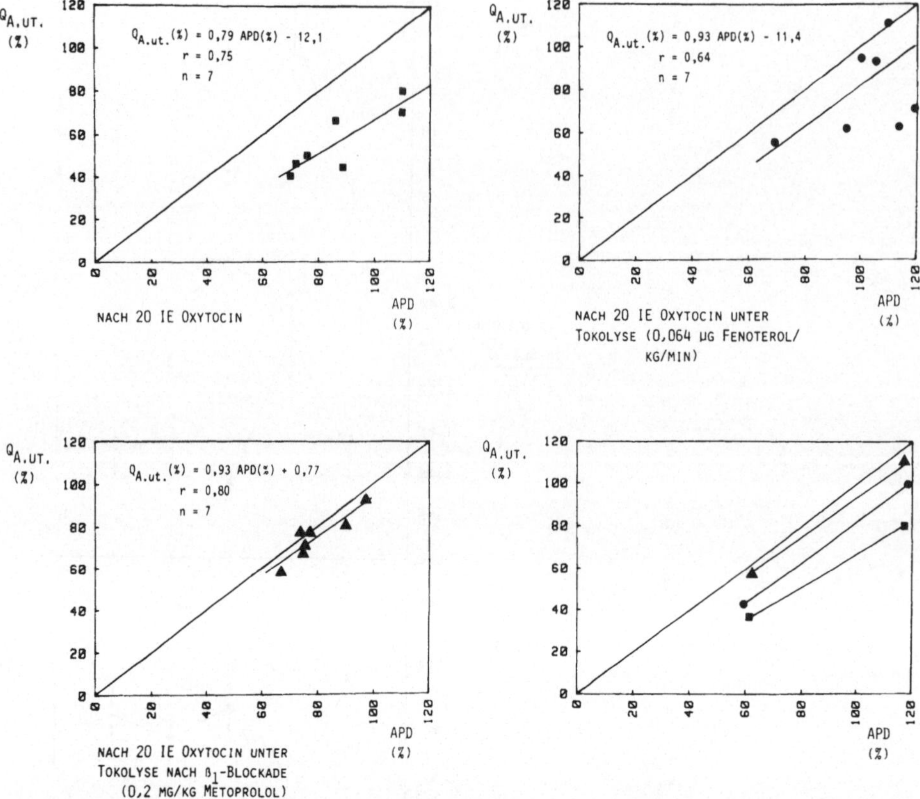

Abb. 5. Relation zwischen Uterinaflow und aortal-intrauteriner Druckdifferenz (APD), jeweils in % der Kontrollgruppe (nach Künzel u. Kastendieck (1977)). Dargestellt sind die linearen Regressionen aus den Wertepaaren, die nach Weheninduktion ohne (*links oben*) bzw. mit Tokolyse (*rechts oben*) sowie unter Tokolyse mit kombinierter β_1-Blockade (*links unten*) ermittelt wurden. *Rechts unten:* die Regressionsgeraden synoptisch

Zusammenfassung

Die durchgeführten Versuche haben einerseits die eingangs erwähnte Antagonisierungspotenz des Metoprolols bezüglich der maternalen kardiovaskulären Tokolyseseiteneffekte bestätigt, andererseits kein Indiz dafür ergeben, daß der kardioselektive β-Blocker Metoprolol zu einer Einschränkung des tokolytischen Effekts des β_2-Mimetikums führt. Dies gilt auch für die in diesem Zusammenhang erstmals untersuchten lokalen myometralen Kontraktionsmuster, denen, worauf schon von Schröck hingewiesen wurde, deswegen eine Bedeutung zukommt, weil sie zu hämodynamischen Alterationen im Uterinastromgebiet bereits zu einem Zeitpunkt führen, zu dem der intrauterine Druck noch weitgehend unverändert ist. Der oxytozinbedingte Anstieg des Widerstands der präplazentaren Arterien ist beim β_1-blockierten und tokolysierten Tier niedriger als beim nichttokolysierten bzw. beim lediglich mit dem β_2-Mimetikum behandelten Tier.

Die durch das β_2-Mimetikum bedingte fetale Herzfrequenzerhöhung wird revertiert, ohne daß es, zumindest in den für diesen Indikationsbereich ausreichenden Dosierungen von ca. 0,2 mg/kg, zu Anzeichen einer Kardiodepression kommt, soweit dies an den Para-

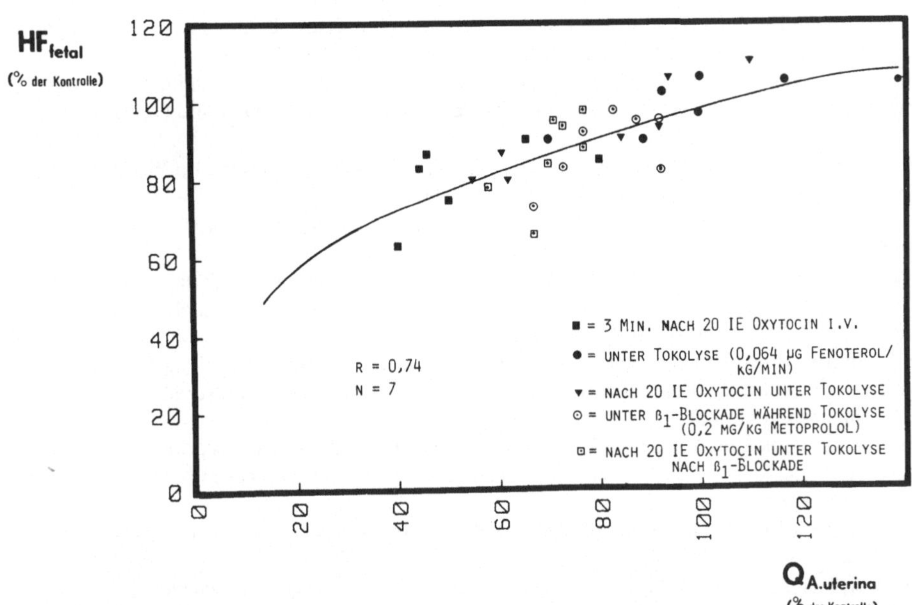

Abb. 6. Relation zwischen fetaler Herzfrequenz und Uterinaflow (jeweils in % der Kontrollgruppe). Dargestellt ist die quadratische Regression aus Wertepaaren, die ermittelt wurden nach Weheninduktion mit 20 IE Oxytozin, nach Einleitung der Tokolyse, nach Weheninduktion bei laufender Tokolyse, unter kombinierter Tokolyse und β_1-Blockade sowie nach Weheninduktion unter kombinierter Tokolyse und β_1-Blockade, (Mod. nach Künzel u. Kastendieck (1977))

metern fetaler Aortendruck und Herzfrequenz abzulesen ist. Dies bestätigt sich auch bei der Betrachtung der Abhängigkeit der fetalen Herzfrequenz von Variationen des Uterinaflows.

Literatur

Fleckenstein A, Janke J, Fleckenstein-Grün G (1978) Kardiotoxische Wirkungen β-adrenerger Tokolytika – Kardioprotektion durch Ca^{++}-Antagonisten. In: Hillemanns HG, Trolp R (Hrsg) Kardiale Probleme bei der Tokolyse. Enke, Stuttgart

Grospietsch G (1981) Lungenkomplikationen bei Tokolyse. In: Heilmann L, Ludwig H (Hrsg) Indikationen und Gefahren der Tokolyse. Boehringer Ingelheim, Ingelheim

Heimisch W, Hagl S, Meisner H, Franklin D, Kemper WS (1975) Aufzeichnung lokaler Myokardfunktionen nach dem Ultraschallaufzeit-Prinzip. Biomed Tech (Berlin) [Suppl] 20

Irmer M, Trolp R, Pohl C, Bernius U, Hillemanns HG, Steim H (1960) Klinische Anwendung einer kombinierten β_2-Stimulation und β_1-Blockade bei Tokolysetherapie. Arzneimittelforsch 30/1:105

Irmer M, Trolp R, Hillemanns HG, Steim H, Just H (1981) Kardiomyopathie-äquivalente Veränderungen nach Tokolyse. Vortrag beim 10. Deutschen Kongreß für Perinatale Medizin, Berlin, 1981

Künzel W, Kastendieck E (1977) Uterine blood flow, fetal oxygenation and betamimetic drugs (partusisten [R]). In: Weidinger H (Hrsg) Labour inhibition – Betamimetic drugs in obstetrics. Fischer, Stuttgart New York

Lees MH, Hil JD, Ochsner AJ, Thomas CL, Novy MJ (1971) Maternal placental and myometrial blood flow of the rhesus monkey during contractions. Am J Obstet Gynecol 110:68

Meinen K, Breinl H, Stofft E, Valder W-A (1981) Ultramorphologische Befunde nach Tokolyse mit Fenoterol. Vortrag beim 10. Deutschen Kongreß für Perinatale Medizin, Berlin, 1981

Müller-Tyl E, Reinold E, Hernuss P (1974) Gleichzeitige Anwendung einer beta-mimetischen und beta-rezeptoren-blockierenden Substanz bei der Wehenhemmung. Z Geburtshilfe Perinatol 178: 128

Reinold E, Müller Tyl E (1977) Tocolysis with betamimetics and beta-blockers. In: Weidinger H (Hrsg) Betamimetic drugs in obstetrics. Fischer, Stuttgart

Rona G, Chappel CJ, Balazs T, Gaudry R (1959) An infarct-like myocardial lesion and other toxic manifestations produced by isoproterenol in rat. Arch Pathol 67:443

Schröck R, Heimisch W, Gebhardt K, Mendler N (1981) Die Auswirkungen regionaler und generalisierter Uteruskontraktionen auf den uterinen Blutfluß: Experimentelle Untersuchungen. Vortrag beim 10. Deutschen Kongreß für Perinatale Medizin, Berlin, 1981

Strigl R, Pfeiffer U, Erhardt W, Blümel G (1980) Bietet der Kalziumantagonist Verapamil bei der Tokolyse mit Beta-sympathikomimetika den erwarteten Schutz vor Myokardschäden? Geburtshilfe Frauenheilkd 40:500

Trolp R, Irmer M, Bernius U, Pohl C, Steim H, Hillemanns HG (1980) Tokolyseerfolge unter Fenoterol-Monotherapie und Fenoterol in Kombination mit einem kardioselektiven β-Blocker. Geburtshilfe Frauenheilkd 40:602

Weidinger H (Hrsg) (1977) Labour inhibition – Betamimetic drugs in obstetrics. Fischer, Stuttgart New York

Wischnik A, Mendler N, Schroll A, Heimisch W, Weidenbach A (1982a) Vergleichende tierexperimentelle Untersuchungen zum Stellenwert der Magnesiumsubstitution als kardioprotektive Maßnahme bei Tokolyse: Hämodynamik und myokardialer Sauerstoffverbrauch. Fortschr Med [Suppl]

Wischnik A, Mendler N, Schroll A, Weidenbach A (1982b) Zur Frage der Zusatztherapie bei Tokolyse: Vergleichende tierexperimentelle Untersuchungen des myokardialen Metabolitstatus. Frauenarzt 23:24

Wischnik A, Mendler N, Heimisch W, Schroll A, Weidenbach A (1982c) Das kardiale Risiko bei Tokolyse und Möglichkeiten zu dessen Antagonisierung. I. Mitteilung: Zur hämodynamischen Situation der tokolysierten Patientin/Kardioprotektion durch kardioselektive β-Blocker – Tierexperimentelle Ergebnisse. Geburtshilfe Frauenheilkd 42:286

Diskussion

Vorsitz: H. Jung und W. Moll

W. Moll: Ich glaube, wir haben uns vortrefflich an die Zeit gehalten, so daß jetzt die Möglichkeit zur Diskussion besteht, wobei wohl auch Fragen zu der ersten Sitzung gestellt werden können. Es sind ja z.T. kontroverse Ansichten geäußert worden, z.B. das Problem der β-adrenergen Stoffe bei der Durchblutungssteigerung am wehenlosen Uterus.

H. Ludwig: Erlauben Sie mir eine kommentierte Feststellung. Die Bestandaufnahme des Wissens der letzten 20 Jahre hat gezeigt, daß zunächst, wenn ich auf die pharmakologischen Darstellungen kommen darf, eine Fülle von Partialwirkungen der β-Adrenergika bekannt sind, die man auf den Uterus übertragen kann. Man kennt mittlerweile auch eine Reihe von experimentellen Modellen. Die Physiologie bietet uns − und dabei denke ich an die Hagen-Poiseuille-Gleichung (Vortrag Moll) − einprägsame Modelle an, um solche Wirkungen auch zu messen. Interessant war für mich die Diskrepanz zwischen der Auffassung von Schmid-Schönbein und denen der übrigen Vortragenden. Nach den Prinzipien der Hämorheologie spielt in einem durchblutungsgestörten Bereich die Vasodilatation eine untergeordnete Rolle. Dagegen steigt die Bedeutung der Fließeigenschaften des Bluts exponentiell an. Das, was wir Kliniker befürchten, sind aber echte Strombahneinengungen, seien sie reversibel funktionell durch Endothelschwellungen oder durch Appositionen. Ich erinnere dabei auch an die Befunde von Herrn Robertson [1] und den Ersatz des Endothels der Spiralarterien durch Zytotrophoblasten und Veränderungen, die der Zytotrophoblast durchmacht. Weiter fiel mir auf, daß es im Hinblick auf die Bewertung der Tokolytika in klinischer Hinsicht Diskrepanzen gibt. Die Baseler Studie hat einerseits eindeutig gezeigt, daß letzten Endes die Frühgeburtenfrequenz nicht gesenkt werden konnte, andererseits jedoch die Tokolyse im Einzelfall außerordentlich heilsam und wichtig sein kann. Ferner habe ich als stimulierende Kontroverse die Empfehlung aus der Tübinger Klinik empfunden, doch mit der Gabe von Tokolytika beim Plazentainsuffizienz-Syndrom vorsichtig zu sein, wenn man möglicherweise schon mit organischem Umbau der Plazenta rechnen muß, während die Wiener Kollegen meinen, über die Absicherung durch eine Messung der Plazentadurchblutung auch eine Langzeitinfusion von Tokolytika bei der Plazentainsuffizienz durchführen zu können.

H. Jung: Sie haben hier auf einige zumindest klinisch wichtige Beobachtungen hingewiesen. Das Thema von Herrn Richter ist außerordentlich bedeutsam, wichtig und interessant. Mich wundert dabei nur etwas die Erwartung, daß man durch β-mimetische

---

[1] Robertson WB, Brosens J, Dixon HG (1967) J Path Bacteriol 93:581

Behandlung einen epidemiologischen therapeutischen Effekt erreichen könne. Den
würde ich nie erwartet haben und ich glaube, darin liegt u.U. eine der Hauptquellen
fehlender Resultate. Sie haben letztlich das aufgegriffen, was ich definiert habe,
nämlich daß die Frühgeburtlichkeit ein sehr komplexes Syndrom ist, ein multifaktorielles Geschehen im allgemeinen, wobei die Wehentätigkeit das vordergründige Symptom
ist. Selbstverständlich können Sie diese Wehentätigkeit hemmen, womit Sie aber nur
das vordergründige Symptom angehen und können also weder kausal noch epidemiologisch behandeln. Allerdings gibt es einige Ausnahmen, auf die Herr Ludwig eingegangen ist. Sie sagen, in Einzelfällen gibt es hervorragende Behandlungsmöglichkeiten.
Aus unserer Sicht sind sie dort gegeben, wo man alle anderen Ursachen der Frühgeburtlichkeit, außer den psychosozialen Faktoren, ausgeschlossen hat. Diese Frauen haben
Wehen ohne sonstige Komplexe oder Störungen im Gesamtsystem. Wenn Sie bei
diesen Frauen das β-Mimetikum ohne eine Lösung des psychosozialen Problems absetzen, bekommen sie sofort Wehen. Wenn Sie ein β-Mimetikum geben, gehen die
Wehen sofort wieder weg. Dem schließe ich mich auch ganz an. Ich halte die Indikation
bei der Plazentainsuffizienz für relativ, d.h. dort, wo bereits eine nutritive Störung mit
Verengung der Strombahn vorliegt, kann es durch Gabe von β-Mimetika zu einer Blutdrucksenkung im Endbereich der Versorgung kommen und dadurch können die Feten
absterben. Das haben wir selbst früher in der Anfangszeit der β-Mimetika einmal erlebt
und zwar bei einer Plazentainsuffizienz, bei der gleichzeitig eine Zwillingsschwangerschaft bestand. Ich glaube, daß gerade die Mehrlingsgraviditäten mit Plazentainsuffizienz
besonders zu solchen Störungen disponiert sind.

R. Richter: Wenn ich noch einen kleinen Schlußkommentar geben darf, dann den folgenden: Man könnte sich nämlich auch schlußendlich vorstellen, daß es einen doppel-
ten Grund für die unveränderte Frühgeburtenfrequenz gibt. Wenn wir annehmen, daß
auf der einen Seite Schwangerschaften in den Bereich der Frühgeburtlichkeit herein-
gebracht werden und auf der anderen Seite Schwangerschaften über den Bereich der
Frühgeburtlichkeit wieder hinausgebracht werden, bleibt summarisch alles so wie es
war und trotzdem bestünde ein günstiger Effekt und der würde uns das erklären, was
wir von unseren klinischen Beobachtungen erwartet haben.

H. Ludwig: Ich möchte, wenn Sie gestatten, Herr Moll, noch einmal Herrn Lippert an-
regen, einen Kommentar abzugeben. Herr Lippert hat gesagt, daß die Plazentainsuffizienz,
wenn wir sie, möglicherweise auch morphologisch, fassen könnten, eine Kontraindikation für β-Sympathomimetika darstellt. Meine Frage an Sie wäre die: Graduieren Sie
das Ausmaß der Plazentainsuffizienz und setzen Sie diese in Beziehung zu der möglicherweise durch Plazentainsuffizienz induzierten Wehentätigkeit oder welches ist für Sie
das Kriterium für eine Kontraindikation?

T.H. Lippert: Ich glaube, daß der kritische Parameter die Hypovolämie ist, und zwar
ihr Ausbildungsgrad. Bei einer schweren Gestose wird, wenn ein β-Mimetikum gegeben
wird, gleichzeitig — unabhängig von dem erhöhten "cardiac output", der möglicherweise
zu der verbesserten Plazentadurchblutung beiträgt — die Peripherie eröffnet und es

kommt zu einer Versackung des Bluts in der Peripherie. Aufgrund dieser Erwägung
müßte bei einer schweren Hypovolämie die β-Mimetikagabe kontraindiziert sein.
Es gibt natürlich noch andere Kontraindikationen. Wir wissen alle, daß diese Lungenödeme, speziell bei Patientn mit schwerer Gestose, unter β-Mimetika aufgetreten sind.
Aber dem liegt sehr wahrscheinlich ein anderer Mechanismus zugrunde. Primär werden
im mütterlichen Organismus die lebenswichtigen Organe zuerst versorgt. Wenn jetzt
eine Hypovolämie existiert und es kommt dann ein gewisser Streß dazu, wie er durch
eine β-Mimetikagabe bedingt ist, dann wird primär die Mutter versorgt und dann erst,
sekundär, die Plazenta. Aus dieser Überlegung heraus — wir haben selbst keine schweren Gestosen untersucht — müßte die β-Mimetikagabe bei schwerer Gestose kontraindiziert sein.

L. Heilmann: Ich möchte einen Kommentar zu den Wirkungen der β-Mimetika auf
die Fließeigenschaft des Bluts und damit sekundär auf die Durchblutung geben. Es
ist sicher so, daß die β-Mimetika an der uteroplazentaren Strombahn aufgrund der
in der Schwangerschaft schon maximal weitgestellten Gefäße wahrscheinlich nicht
mehr viel ausrichten können. Das ist auch das, was heute vormittag Schmid-Schönbein
andeutete. Welcher Mechanismus spielt nun überhaupt bei den hier in einigen Vorträgen bekanntgegebenen Verbesserungen der uteroplazentaren Durchblutung eine
Rolle? Neben der Verminderung des sog. Extrinsinc-Widerstands (Uterusrelaxation)
kommen auch Veränderungen des sog. Gefäßinhaltes hinzu.

Das Volumen-Oberflächen-Verhältnis der Erythrozyten ist ein wesentlicher Faktor
für ihre Verformbarkeit (Abb. 1). Das Ausmaß der kapillaren Perfusion hängt im
hohen Maße von der Anpassung der roten Blutkörperchen an die kapillare Strombahn
ab.

In der Interpretation der β-Mimetikawirkung auf die Erythrozyten gibt es einige
Schwierigkeiten, da kernlose Erythrozyten kein Adenylcyclasesystem besitzen. Es
sprechen aber einige Befunde dafür, daß die Katecholamine für die Aufrechterhaltung
eines konstanten Zellvolumens verantwortlich sind und damit indirekt die Anpassung
der Erythrozyten an die Mikrozirkulation beeinflussen können. Detaillierte Studien
wurden bisher überwiegend an Truthahn-, Enten- und Taubenerythrozyten durchgeführt

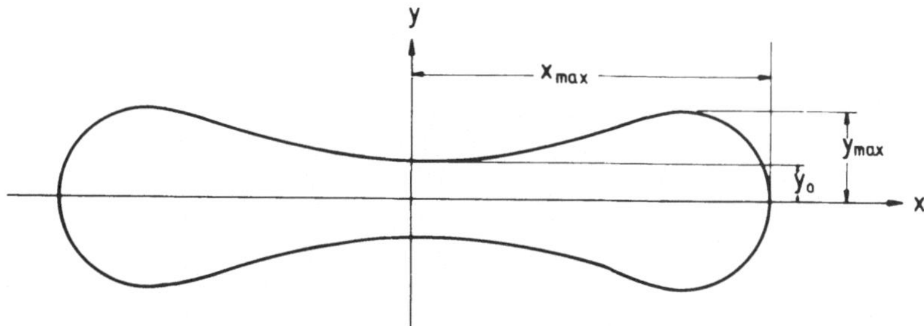

Abb. 1. Schematische Darstellung eines bikonkaven Erythrozyten mit den charakteristischen Dimen-
sionen. Oberfläche= $S_0 \approx 140\ \mu m^2$, Volumen= $V \approx 90\ \mu m^3$. (Nach Ponder, 1930, 1948 und Bessis,
1974) $Y_0 \approx 0,5\ \mu m$, $Y_{max} \approx 1,0\ \mu m$, $X_{max} \approx 4,2\ \mu m$

(Tabelle 1). Sie zeigten übereinstimmend ein Ansteigen des in beiden Richtungen gehenden Natrium-Kalium-Flusses. Der Kationentransport wird durch folgende Systeme bewirkt (Abb. 2). Der Hauptweg läuft über die Natrium-Kalium-Pumpe, die durch Strophantin hemmbar ist. Die nächste Möglichkeit ist der sog. Cotransport. Dabei werden Kalium und Natrium in gleicher Richtung durch die Erythrozytenmembran bewegt. Als letzte bleiben die passiven Diffusions- und Austauschvorgänge übrig.

Unsere Untersuchungen führten wir mit einem Assay durch, der im wesentlichen die PCMBS- (p-Chlormercuribenzensulfonat) Methode umfaßt. [1] Die Erythrozyten besitzen dann einen Natriumgehalt von ungefähr 20 mmol/l, während das Außenmedium natrium- und kaliumfrei ist. Es wurde die einfache Diffusion nach Hemmung des Kationentransports mit Furosemid und Strophantin gemessen und der Kotransport berechnet. Nach Inkubation mit 10^{-8} bis 10^{-4} mol Hexoprenalin (Molekulargewicht: 519) zeigte sich, daß unter Hexoprenalin der Natriumausstrom gehemmt wird (Tabelle 2) und daß dadurch die Natrium-Kalium-Pumpe kompensatorisch das überschüssige Natrium zusammen mit Wasser entfernt. Dies könnte ein Hinweis dafür sein, daß β-Mimetika den Kationentransport am Erythrozyten stimulieren können.

Tabelle 1. Literaturübersicht zum Na- und K-Transport an der Erythrozytenmembran

Autor	Medikament	Erythrozyt	Effekt
Orskov (1956)	Adrenalin, Noradrenalin	Taube, Frosch	Na/K/H$_2$O-Influx
Manninen (1970)	Propranolol	Mensch	K/H$_2$O-Efflux
Riddick et al. (1971)	Norepinephrin	Ente	Na/K/H$_2$O-Influx
Gardner et al. (1972)	Isoproterenol	Truthahn	Na-Flux
Gardner et al. (1972)	Isoproterenol	Mensch	ohne

[1] Garay PR, Meyer P (1979) A new test showing abnormal net Na$^+$ and K$^+$ fluxes in erythrocytes of essential hypertensive patients. Lancet I:349–353

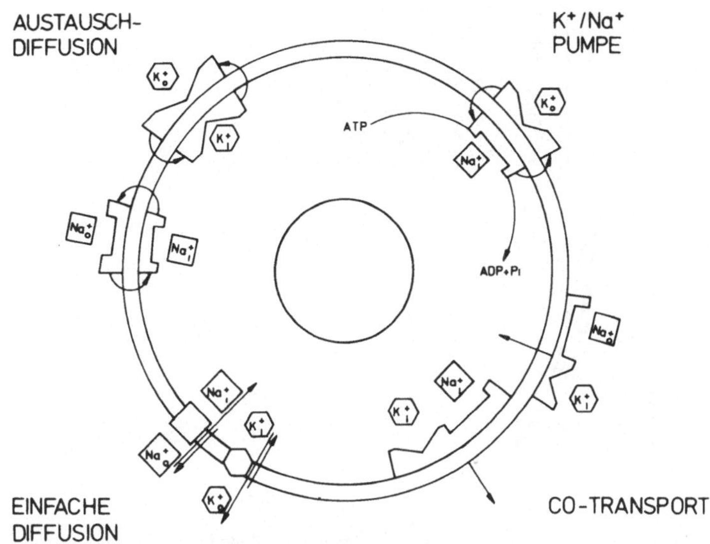

Abb. 2. Kationentransport am Erythrozyten

Tabelle 2. Na-Flux und Kotransport von Erythrozyten nach Inkubation mit Hexoprenalin

	Hexoprenalin [mol]					
	Leer	10^{-8}	10^{-7}	10^{-6}	10^{-5}	10^{-4}
Flux Na$^+$ (μmol/lxh)	814,7	944,1	755,6		438,2	346,6
Kotransport Na$^+$ (μmol/lxh)	382,7	185,2	231,9	119,1	89,2	73,8

Von rheologischer Seite wird es zu einer Volumenverminderung der Erythrozyten kommen, ähnlich wie sie in vitro von Suda[1] unter Isoxsuprin gefunden wurde. Die Folge ist eine verminderte Suspensionsviskosität und eine Verbesserung der Erythrozytenverformbarkeit. Eigene Untersuchungen nach der Methode von Teitel[2] konnten dies z.Zt. bestätigen (Abb. 3). Wir fanden nach 24 h Tokolyse eine extreme Verbesserung der Erythrozytenverformbarkeit, ablesbar an der Halbwertszeit der Fließkurve (T 50%) und danach einen allmählichen Rückgang zu den Ausgangswerten.

---

[1] Suda T, Shimizu D, Maeda N, Shiga T (1981) Decreased viscosity of human erythrocyte suspension induced by chlorpromazin and isoxsuprine. Biochem Pharmacol 30:2057−2064.

[2] Teitel P (1977) Basic principles of the "Filterability Test" (FT) and analysis of erythrocyte flow behavior. Blood Cells 3:55−70

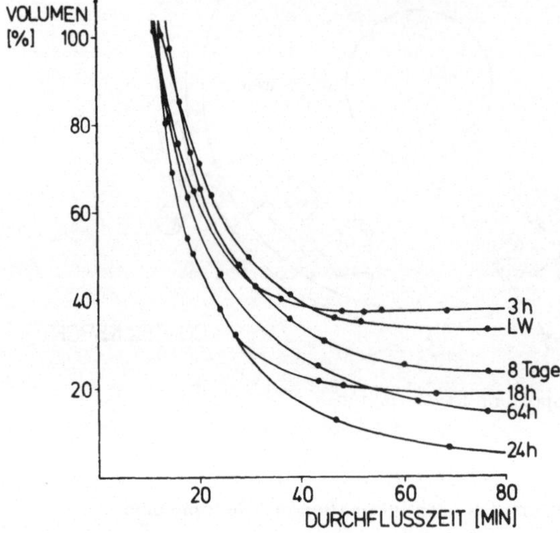

Zeit (W)	Occl. (%)	T 50% (min)	-dv₈/dt (Grd)
0	23.1	15.1	62.1
3	34.7	14.3	56.7
18	3.1	10.1	68.8
24	11.6	11.6	69.2
64	14.5	14.3	63.4
192	18.7	14.3	60.6

Abb. 3. Erythrozytenverformbarkeit unter Hexoprenalin (0,3 μg/min). Diagnose: vorzeitige Wehentätigkeit in der 32. SSW

H. Jung: Ich glaube, was da gesagt wird, ist alles richtig. Wir haben alle recht, aber wir wissen viel zu wenig Präzises. Ich glaube, wir wissen zu wenig über die Verbindung zwischen Durchblutung, Widerstandsänderung durch die korpuskulären Anteile, Veränderung des Gefäßinhalts, Veränderung der Vasomotorik in der Peripherie oder in der uteroplazentaren Einheit. Die Plazentainsuffizienz als solche halte ich nicht für eine Indikation zur Behandlung mit β-Mimetika. Wenn ich gesagt habe, es gibt Indikationen, die β-Mimetika bei der Plazentainsuffizienz einzusetzen, dann dort — Herr Ludwig wollte das wahrscheinlich mit seiner Gegenfrage provozieren — wo eine akute Plazentainsuffizeinz vorliegt, oder eine uteroplazentare Insuffizienz, die durch akute Drosselung den O_2-Zufluß zum Feten so stört, daß wir im Kardiotokogramm in der Tat akut schwere Dezelerationen sehen. In diesen Fällen, und das meinte ich heute morgen in meiner Einführung, halte ich die Gabe von β-Mimetika für berechtigt, um, wenn es notwendig ist, das Kind überhaupt bis zur 37. Woche zu halten. Darüber hinaus sehe ich keine Indikation für den Einsatz der β-Mimetika bei der Plazentainsuffizienz schlechthin. Und sicher haben wir auch recht, daß wir einfach differenzieren müssen zwischen akut und chronisch. Den Unterschied zwischen leicht und schwer sehe ich nicht. Was ich meine, ist, daß wir nur an therapeutisch wenigen Stellen angreifen können. Das hat auch Herr Moll mit seiner Formel erfaßt, und zwar die Widerstandsänderung der Gefäße über den Radius und damit die Beeinflussung der Durchblutung des Myometriums. Und nur dort sehe ich auch eine Möglichkeit der Therapie. Herr Moll sollte vielleicht noch etwas dazu sagen.

W. Moll: Ich glaube, wir sollten uns klar werden, wie wenig wir wissen. Wir kennen doch wohl die Durchblutung bei der Plazentainsuffizienz nicht. Wir kennen nicht die Durchblutung, wie sie bei der gesunden Schwangeren vor dem Einsetzen der Wehen ist. Ich glaube, das sollten wir uns ehrlich eingestehen und ich habe aufmerksam den Vortrag von Herrn Lippert verfolgt. Es war vorbildlich, wie zurückhaltend Herr Lippert in seinem Vortrag seine eigenen Befunde darstellte. Er sprach im wesentlichen immer von dem Plazentapool, den er hier mißt und war sehr zurückhaltend in seinen Schlußfolgerungen hinsichtlich der Durchblutung.

Pathophysiologische Gesichtspunkte des Lungenödems bei der tokolytischen Therapie

G. Grospietsch

Das ubiquitäre Vorkommen der β-Rezeptoren und die Restaktivität an β_1-Rezeptoren, die alle zur Tokolyse verwendeten Medikamente besitzen, bedingen eine Reihe von Nebenwirkungen auf das Herz-, Kreislauf-, Nieren- und Lungenfunktionssystem, die in wenigen Fällen zu Komplikationen führen können. Ein sehr seltenes, aber schwerwiegendes Problem ist das Auftreten von Lungenödemen. Unter dem Gesichtspunkt dieser pulmonalen Komplikation sind β-mimetisch bedingte Funktionsveränderungen an 3 Organen bes. wichtig:

1. Herz-Kreislauf
2. Niere
3. Lunge

Herz-Kreislauf-Funktion

Die Wirkungen der β-Mimetika auf das Herz-Kreislauf-System wurden in zahlreichen Untersuchungen eingehend untersucht und sollen in diesem Rahmen nur kurz erwähnt werden. In eigenen tierexperimentellen Untersuchungen am Hund wurde der Einfluß steigender Fenoteroldosierungen geprüft (8). Es treten die bekannten positiv chrono- und inotropen Erscheinungen auf. Bei kontinuierlichem Anstieg der Herzfrequenz und der maximalen Druckanstiegsgeschwindigkeit sinkt das Schlagvolumen geringfügig ab. Als Folge der erhöhten Herzfrequenz und Kontraktilität resultiert eine Steigerung des Herzzeitvolumens. Durch eine massive periphere Vasodilatation kommt es zu einem starken Abfall des peripheren Widerstands. Der mittlere arterielle Blutdruck sinkt nicht in gleicher Weise ab, da der systolische Druck in etwa unverändert bleibt (Abb. 1).

Nierenfunktion

Die im gleichen Versuch ermittelten renalen Parameter weisen erhebliche Veränderungen im Sinne einer eingeschränkten Funktion auf, die sowohl die Hämodynamik als auch die Ausscheidung betreffen (Abb. 6).

Hämodynamisch folgt einer steigenden Dosierung des β-Mimetikums zunächst ein langsamer, bei hoher Applikation ein starker Abfall der renalen Durchblutung. Die glomeruläre Filtration verhält sich parallel dazu. Der Widerstand, der peripher deutlich sinkt, bleibt in den Nierengefäßen unverändert.

Am stärksten ausgeprägt ist die Einschränkung der Urinausscheidung, die schon bei der niedrigsten Dosierung um mehr als 50% reduziert ist (Abb. 2). Dies ist die Folge zweier Komponenten:

114

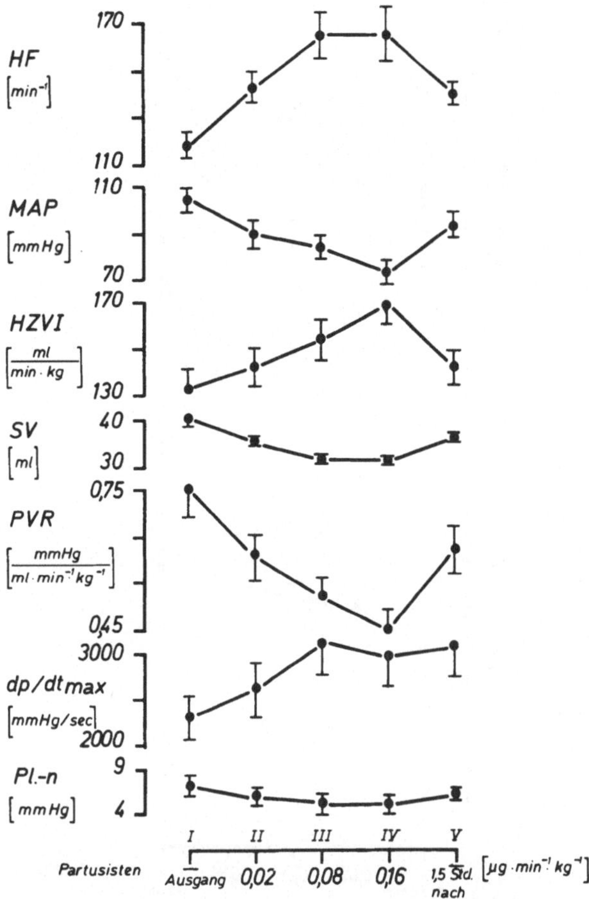

Abb. 1. Einfluß steigender Fenoteroldosierungen (Partusisten) auf verschiedene Herz-Kreislauf-Parameter beim Hund. Zwischen den einzelnen Meßpunkten (I, II, III, IV, V) liegt jeweils eine Zeitspanne von mindestens 1 h unter Steady-state-Bedingungen. Steigende Fenoteroldosierungen führen zu einem Anstieg der Herzfrequenz, der maximalen Druckanstiegsgeschwindigkeit des Herzzeitvolumens sowie zu einem geringen Abfall des Schlagvolumens. Durch eine massive periphere Vasodilatation sinkt der periphere Widerstand. Der HZV-Anstieg verhindert jedoch, daß der MAP in gleicher Weise wie der PVR absinkt. Der zentrale Venendruck bleibt in etwa unverändert. *HF*, Herzfrequenz; *MAP*, mittl. arterieller Druck; *HZVI*, Herzzeitvolumenindex; *SV*, Schlagvolumen; *PVR*, peripherer Widerstand; *dp/dt*, maximale Druckanstiegsgeschwindigkeit; *Pl.-n*, zentralvenöser Druck. $\bar{x} \pm S_D$, n= 8

1. der Verminderung der Durchblutung,
2. des Anstiegs der Plasmareninaktivität sowie des Vasopressins (s. Abb. 2).

Die Reduktion der Nierenhämodynamik ist ein eher überraschender Befund, denn die Durchblutung der Niere verhält sich normalerweise in einem großen Bereich, dem sog. Autoregulationsbereich, gleichsinnig zur allgemeinen Hämodynamik, d.h. eine Steigerung der allgemeinen Hämodynamik ist von einer hohen Nierendurchblutung begleitet und umgekehrt. Daß diese physiologischen Gegebenheiten auch unter unseren Versuchsbedingungen gelten, wurde in umfangreichen Vorversuchen geklärt (14).

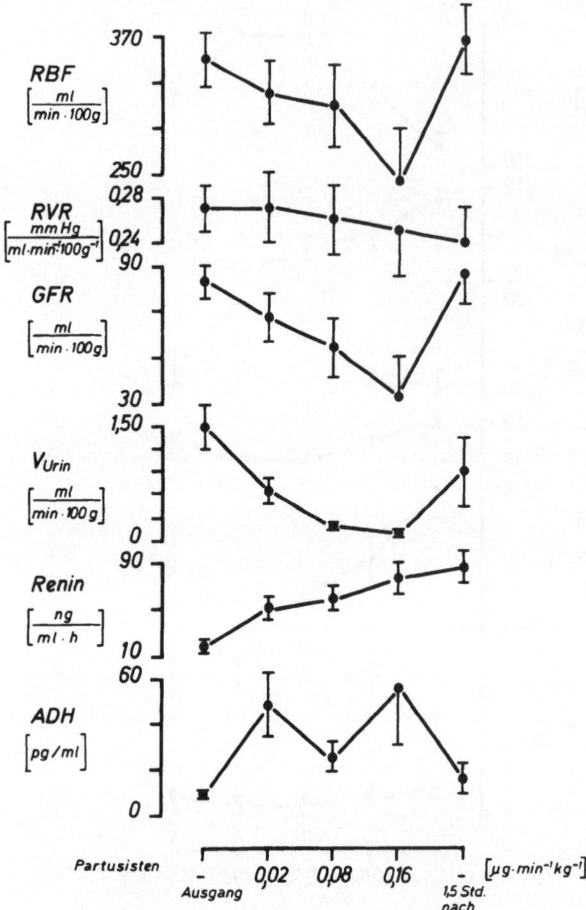

Abb. 2. Einfluß steigender Fenoteroldosierungen (Partusisten) auf hämodynamische Nierenparameter, die Urinausscheidung sowie den Wasserhaushalt beeinflussende Hormone. Simultanmessungen zur Abb. 1. Steigende Fenoteroldosierungen führen zu einem zunächst langsamen, bei hoher Dosierung steilen Abfall der renalen Durchblutung. Die glomeruläre Filtration verhält sich etwa gleichsinnig. Der periphere Widerstand verändert sich nicht. Die Urinausscheidung sinkt schon bei der niedrigsten Dosierung um über 50%. Plasmareninaktivität und ADH steigen an. *RBF*, renale Durchblutung; *RVR*, renaler Widerstand; *GFR*, glomeruläre Filtration; V_{urin}, Harnzeitvolumen; *Renin*, Plasmareninaktivität; *ADH*, antidiuretisches Hormon. $\bar{x} \pm S_D$, n= 8

Unter Fenoterol sinkt der mittlere arterielle Blutdruck (MAP) zwar ab, da aber die Herzzeitvolumen- (HZV-) Erhöhung größer als der Abfall des MAP ist, resultiert daraus eine verbesserte periphere Durchblutung. Setzt man nun MAP und HZV mit der Nierendurchblutung in Beziehung, so zeigt sich, daß der renale Blutfluß nicht der Druckdurchflußautoregulation folgt, sondern in Abhängigkeit von der Fenoteroldosierung auf ein vermindertes Niveau zustrebt (Abb. 3).

Andererseits geht die Zunahme des HZV zu Lasten einer stark eingeschränkten Durchblutung (s. Abb. 3), mit anderen Worten: Es werden die allgemeinen Kreislaufeffekte von seiten der Niere mit einer starken Einschränkung der renalen Funktion gegenregu-

116

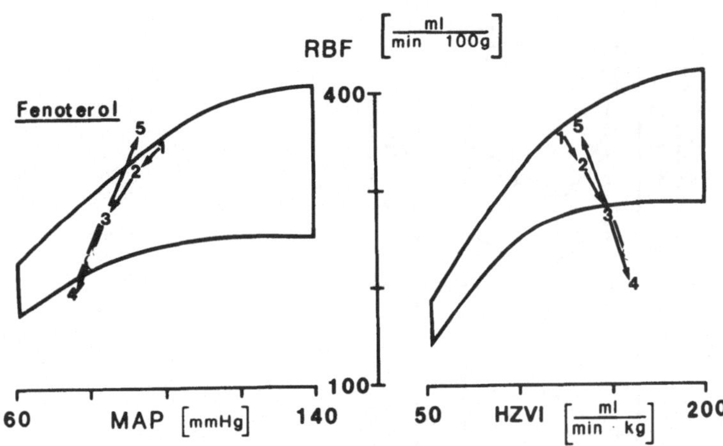

Abb. 3. Abhängigkeit der Nierendurchblutung (*RBF*) vom mittleren Aortendruck (*MAP*) (linke Seite) sowie vom Herzzeitvolumen, dargestellt als HZV-Index (*HZVI*) unter steigenden Fenoteroldosierungen (Partusisten) (*1* = Ausgangswert, *2* = 0,02, *3* = 0,08, *4* = 0,16 µg/kg/min Fenoterol, *5* = 1,5 h nach Absetzen von Fenoterol). Unter steigenden Fenoteroldosierungen folgt die Nierendurchblutung *nicht* der Druckdurchflußautoregulation, sondern sie strebt auf ein Niveau zu, das niedriger als nach dem MAP zu erwarten liegt (links). Andererseits kommt es trotz der Zunahme des HZVI zu einer starken Einschränkung der renalen Durchblutung (*rechts*). $\bar{x} \pm S_D$, n = 8

liert. Offensichtlich entsteht durch die starke periphere Vasodilatation eine relative Hypovolämie. Diese wird durch die Stimulation von Druck- und Volumenrezeptoren über eine Einschränkung der Nierenfunktion mit dem Ziel der Volumenerhaltung des Körpers gegenreguliert.

Ähnliche Veränderungen, vor allen Dingen der exkretorischen Nierenparameter, fanden wir auch bei Untersuchungen an schwangeren Patientinnen unter Tokolyse (5, 7). Die Ausscheidung war während der ersten 2 Tage stark vermindert, mit einer deutlichen Normalisierungstendenz zwischen dem 3. und 5. Tag. Bei gleichzeitiger oraler und intravenöser Flüssigkeitszufuhr bedeutet dies eine Hyperhydratation. Sie ist von einem Abfall des Hämoglobins, des Hämatokrits und des Gesamteiweißes begleitet. Gleichzeitig erhöht sich das Körpergewicht während der ersten 2 Tage und ist erst nach 5 Tagen wieder ausgeglichen (Abb. 4).

Durch die Hyperhydratation sinkt der kolloidosmotische Druck. Dies führt zu einem vermehrten Austritt von Flüssigkeit in den extravaskulären Raum.

Lungenfunktion

Die hämodynamischen Effekte im kleinen Kreislauf werden unter β-Mimetika in erster Linie von der positiven Inotropie beider Herzkammern, der gesteigerten Herzvolumenleistung sowie von den Veränderungen des pulmonalen Widerstands geprägt.

Unsere Untersuchungen zeigen ein Gleichbleiben des mittleren pulmonalarteriellen Drucks bei Abfallen des Gefäßwiderstands in der Lunge (Abb. 5). Andere Untersucher fanden sowohl einen Abfall sowie einen geringen Anstieg des mittleren Pulmonalarteriendrucks (2, 13, 15).

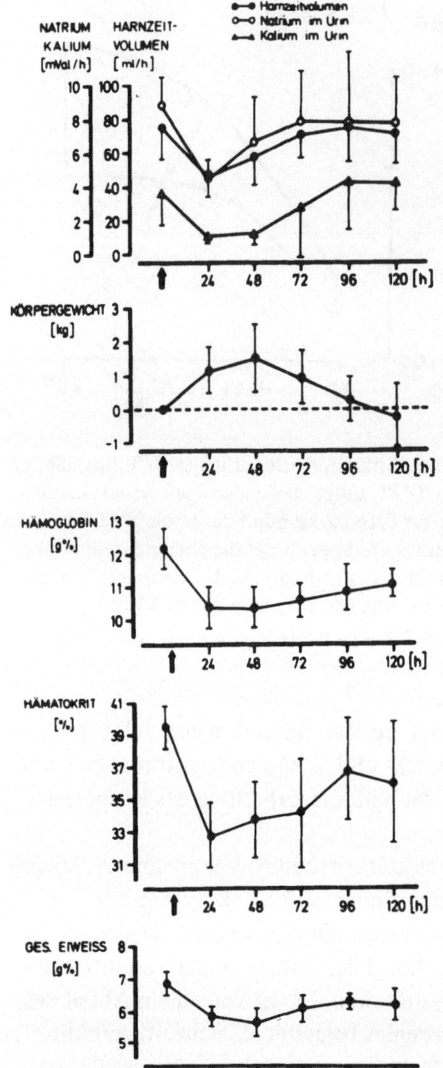

Abb. 4. Veränderungen des Harnzeitvolumens, der Elektrolytausscheidung im Urin, des Hämoglobins, des Hämatokrits, des Gesamteiweißes sowie des Körpergewichts über 5 Tage bei Fenoterol- (Partusisten) therapie bei Patientinnen. Unter Fenoterol ist die Ausscheidungsfunktion in den ersten Tagen stark eingeschränkt. Diese Wasserretention spiegelt sich wider im Abfall des Hb, Hk sowie des Gesamteiweißes und in einem Ansteigen des Körpergewichts. Nach 3 Tagen deutliche Normalisierungstendenz der Parameter. ↑ = Infusionsbeginn, $\bar{x} \pm S_D$, n= 12

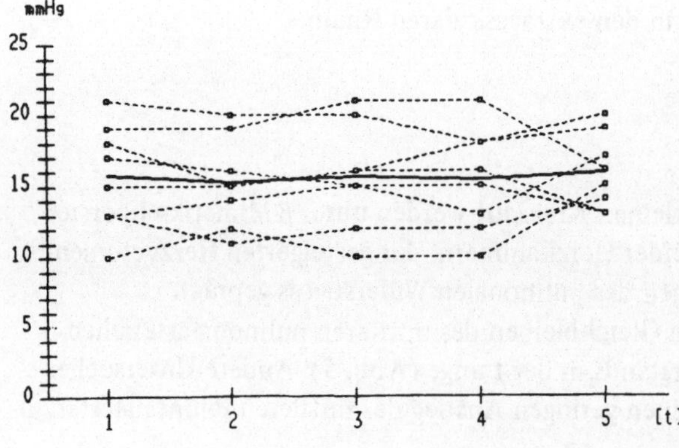

Abb. 5. Einfluß steigender Fenoteroldosierungen (Partusisten) auf den mittleren pulmonalarteriellen Druck beim Hund. Simultanmessungen zu Abb. 1 und 2. Der mittlere pulmonalarterielle Druck verändert sich trotz des Anstiegs des Herzzeitvolumenindexes nicht, da der Gefäßwiderstand in der Lunge abfällt. $\bar{x} \pm S_D$, n = 8

118

In diesem Zusammenhang sind die Untersuchungen von Wolff (16) an schwangeren Patientinnen interessant. Er fand bei erniedrigtem pulmonalem Gefäßwiderstand einen Anstieg des Drucks in der A. pulmonalis. Dieser war eng korreliert mit der Erhöhung des Herzzeitvolumens. Daraus läßt sich schließen, daß der Anstieg des Pulmonalarteriendrucks Folge einer Volumenbelastung des Lungenkreislaufs ist. Die Druckwerte in der A. pulmonalis lagen in Bereichen, die unter Belastung normal sind und zeigten keine ernsthafte Bedrohung der behandelten Schwangeren.

Die ventilatorische Funktion ist bei nichtnarkotisierten Tieren und nach klinischen Beobachtungen gesteigert. Es tritt ein Anstieg der Atemfrequenz auf. Diese Hyperventilation, wahrscheinlich zentral und metabolisch bedingt, führt zu einem Anstieg des pO_2 sowie zu einem Absinken des pCO_2 (4, 6).

Diese eben geschilderten Wirkungen der β-Mimetika auf das Herz- Kreislauf-, Nieren- und Lungenfunktionssystem bewirken eine interstitielle Flüssigkeitsanreicherung in der Lunge:

1. durch einen Anstieg des hydrostatischen Drucks (HZV-Erhöhung),
2. durch ein Absinken des kolloidosmotischen Drucks (Wasserretention).

Neben diesen gesicherten Mechanismen sind Kapillarpermeabilitätsveränderungen (12) wahrscheinlich und noch unbekannte Mechanismen zu vermuten.

Lungenödem, β-Mimetika und präexistente Erkrankungen

Bei Vorliegen präexistenter Erkrankungen des Herzens, der Niere und der Lunge kann die Gabe von β-Mimetika das Krankheitsbild so verschlechtern, daß daraus ein Lungenödem entsteht.

Die wichtigsten präexistenten Erkrankungen sind:
1. Herz:
   Stenosierende Herzfehler (z.B. Aortenisthmusstenose, Aortenstenose, Mitralstenose), Myokardenerkrankungen (z.B. Myokarditis, Kardiomyopathie, schwere Angina pectoris, Zustand nach Myokardinfarkt);
2. Niere:
   Niereninsuffizienz bzw. -erkrankungen mit eingeschränkter Nierenfunktion (bei schweren Niereninsuffizienzen kann schon eine geringe Flüssigkeitszufuhr von etwa 1000 ml/ 24 h zu sog. "fluid-lung" führen (9);
3. Lunge:
   Pulmonale Hypertonie (z.B. idiopathisch, Zustand nach Embolien, nach Appetitzüglern).

Bei Vorliegen solcher präexistenter Erkrankungen ist der Einsatz von β-Mimetika zur Tokolyse sehr genau abzuwägen, in den meisten Fällen, bes. bei schweren Erkrankungen, kontraindiziert (11).

Jedoch treten diese Krankheitsbilder nur extrem selten mit einer fortgeschrittenen Schwangerschaft zusammen auf. Meist wird sehr frühzeitig eine Unterbrechung der Gravidität durchgeführt.

Eine Sonderform präexistenter Erkrankungen ist der Diabetes. Wiederholt sind auch bei suffizient eingestellter Stoffwechsellage Lungenödeme, v.a. nach hoher Flüssigkeitszufuhr und gleichzeitiger Gabe von Glukokortikoiden beobachtet worden. Diese Patientinnen sind in die Gruppe mit hohem Risiko einzuordnen. Es sollte daher neben dem Stoffwechsel auch die Lungenfunktion intensiv überwacht werden (4, 11).

Lungenödementstehung bei gesunden Schwangeren, bestimmten Schwangerschaftskonstellationen und Schwangerschaftserkrankungen

Der überwiegende Anteil der beobachteten Lungenödeme trat nachweislich bei völlig gesunden Patientinnen auf. Aus dem internistischen Bereich, in dem β-Mimetika nicht nur beim Asthma bronchiale, sondern auch bei schwer herzinsuffizienten Patienten angewendet werden, sind keine Lungenödeme bekannt. Es kommt offensichtlich nur bei der tokolytischen Therapie zur Entstehung dieser Komplikation. Es stellt sich deshalb die Frage nach den besonderen Umständen in der Schwangerschaft. Aus den Veröffentlichungen und den Krankengeschichten sind mehrere Punkte erwähnenswert:

1. Lungenödeme wurden bisher nur in den ersten 3 Tagen der Therapie beobachtet und waren immer kombiniert mit einer intravenösen tokolytischen Therapie, mit z.T. exzessiver Flüssigkeitszufuhr und gelegentlich auch mit einer gleichzeitigen hohen Trinkmenge;
2. Lungenödeme wurden bisher mit wenigen Ausnahmen (1) nur im 3. Schwangerschaftstrimenon beobachtet, also zu einem Zeitpunkt, in dem der schwangere Organismus zu einer sehr starken Wasserretention neigt (3, 4);
3. die häufige Verbindung mit anderen Medikamenten (z.B. Glukokortikoiden, Prostaglandinantagonisten, kalziumantagonisten);
4. die häufige Kombination mit besonderen Schwangerschaftssituationen (z.B. Gemini, Hydramnion) oder mit einer schwangerschaftsspezifischen Erkrankung (z.B. Gestose).

Aus diesen Beobachtungen und den klinischen sowie tierexperimentellen Untersuchungen scheint bei gesunden Patientinnen die Pathophysiologie des Lungenödems unter der Tokolyse folgende zu sein: Die physiologischen Wirkungen der β-Mimetika führen zu einer Erhöhung des hydrostatischen Drucks, zu einem Abfall des kolloidosmotischen Drucks und zu einer Erhöhung der Membranpermeabilität, wobei zusätzliche, noch unbekannte Faktoren wahrscheinlich sind. Sie begünstigen den Austritt von Flüssigkeit in das Interstitium der Lunge, wie eigene Tierexperimente zeigen. Diese Veränderungen sind jedoch so gering, daß sie klinisch zu keinen Funktionsstörungen führen und blutgasanalytisch nicht nachweisbar sind (6).

Erst bei zusätzlichem Hinzutreten von mehreren bestimmten Schwangerschaftskonstellationen, wie z.B. Gemini (im Gegensatz zur Normalschwangerschaft verstärkte Hypervolämie und stark erhöhtes Herzzeitvolumen), Gestosen (hoher interstitieller Flüssigkeitsgehalt bei niedrigem kolloidosmotischen Druck durch Hypoproteinämie), und hohe intravenöse Flüssigkeitszufuhr und Medikamente (Wassereinlagerung, weitere Erhöhung des Herzzeitvolumens, Permeabilitätsveränderung der Membran), kann es zur Entwicklung eines klinisch manifesten Lungenödems kommen (Abb. 6).

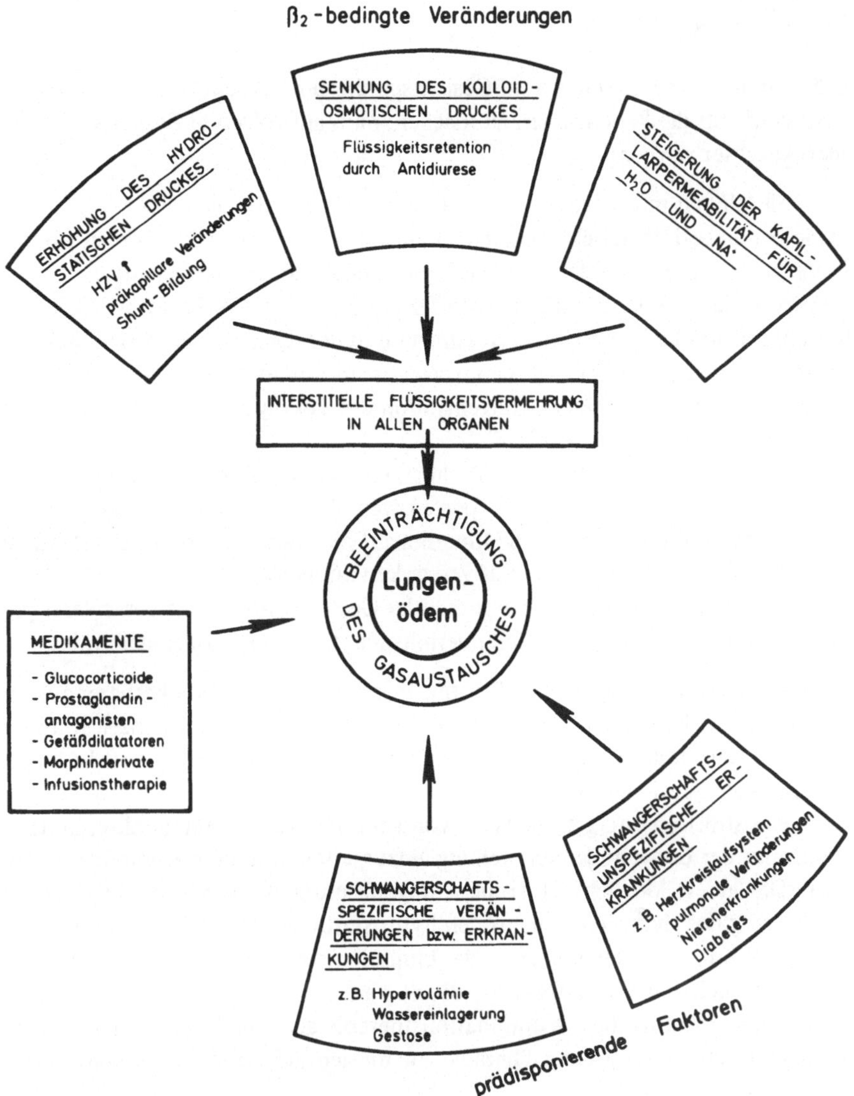

Abb. 6. Pathophysiologie der Lungenödementstehung bei β_2-sympathomimetischer Therapie. Die dargestellten β_2-bedingten Veränderungen führen zu einer interstitiellen Flüssigkeitsvermehrung in allen Organen. In der Lunge entsteht dadurch ein interstitielles Ödem. Bei Hinzutreten prädisponierender Faktoren oder Medikamenten (bes. bei hoher intravenöser Flüssigkeitszufuhr) führen diese zusätzlichen Komponenten zu einer Beeinträchtigung der Lungenfunktion und schließlich zum Lungenödem

Die Hauptgefahr dieser Komplikationen ist in den ersten 48–72 h der Therapie gegeben, da in diesem Zeitraum sowohl der antidiuretische Effekt mit Senkung des kolloid-osmotischen Drucks als auch die Steigerung des Herzzeitvolumens mit Erhöhung des hydrostatischen Drucks am stärksten ausgeprägt ist. Nach dieser Zeitspanne adaptiert sich der Körper weitgehend an die β-Mimetika, es zeigen sich Normalisierungstendenzen zu prätherapeutischen Werten. Das Risiko der Lungenödementstehung ist dann — soweit bisher bekannt — weitgehend abgeklungen.

Klinische Konsequenzen

Um die β-mimetische Therapie vom Gesichtspunkt der Lungenödementstehung weitgehend sicher für die Patientinnen zu machen, muß auf folgende Gesichtspunkte besonders geachtet werden:

1. Bei Patientinnen mit präexistenten Erkrankungen des Herzens, der Niere, der Lunge sowie bei diabetischen Schwangeren ist eine sehr kritische Indikation zu stellen. Eine Reihe von Krankheitsbildern sind als Kontraindikationen anzusehen;
2. wegen der durch einen starken Dursteffekt und die negative Beeinträchtigung der Nierenfunktion bedingten Wasserretention und der damit verbundenen Senkung des kolloidosmotischen Drucks ist die intravenöse und orale Flüssigkeitszufuhr soweit wie möglich einzuschränken (Konzentration des Tokolytikums in der Trägerlösung oder Perfusorapplikation) (10);
3. bei der Kombination mit anderen Medikamenten (Kortikosteroiden, Prostaglandinantagonisten, Morphinderivaten, antihypertensiven Medikamenten) ist besondere Vorsicht geboten, da sie die Effekte der β-Mimetika auf die Wasserretention, das Herzzeitvolumen oder die Kapillarpermeabilität verstärken können;
4. Patientinnen mit Gemini, Hydramnion oder Gestose sind infolge besonderer physiologischer oder pathologischer Veränderungen extrem lungenödemgefährdet.

Bei Risikopatientinnen hat sich als Routineüberwachung ein Dauerkatheter zur Ein- und Ausfuhrkontrolle bzw. Bilanzierung sowie das Legen eines zentralvenösen Katheters gut bewährt. Im Einzelfall sind Bestimmungen der arteriellen Blutgase sowie die Überwachung mittels eines Herzkatheters zu diskutieren.

Volumenrestriktion und ggf. die Gabe von Diuretika sind Ansatzpunkte, in den Pathomechanismus der Lungenödementstehung einzugreifen und diese Komplikationen zu verhindern. Die andere Möglichkeit ist die Antagonisierung der kardialen Wirkungen, die über eine Erhöhung des Herzzeitvolumens den hydrostatischen Druck in der Lunge steigern. Nachdem die Kalziumantagonisten in der klinisch möglichen Dosierung keinen Effekt haben, bieten sich heute spezifische β_1-Blocker an.

Sollte sich in Zukunft diese Kombinationstherapie als unbedenklich erweisen, so kann die Sicherheit der tokolytischen Therapie v.a. hinsichtlich des Lungenödems weiter verbessert werden.

Literatur

1. Baumgarten K (1982) Diskussionsbemerkung, Hexoprenalin-Symposion April 1982, Essen
2. Fischer JH, Wolff F, Günther W (im Druck) Cardio-pulmonar evaluations of the effects of fenoterol and betamethasone in the pregnant beagle with chronic implanted cardiac-catheters in animals without anesthesia. In: Jung H, Lambert G (eds) Beta-mimetic drugs in obstetrics and perinatology. Thieme, Stuttgart New York
3. Grospietsch G (1981) Lungenkomplikationen bei der Tokolyse. In: Heilmann L, Ludwig H (Hrsg) Indikationen und Gefahren der Tokolyse. Boehringer, Ingelheim, S 39
4. Grospietsch G (im Druck) Probleme der Therapie. In: Grospietsch G, Kuhn W (Hrsg) Tokolyse mit β-Stimulatoren. Thieme, Stuttgart New York
5. Grospietsch G, Fenske M, Girndt J, Uhlich E, Kuhn W (1980) The renin-angiotensin-aldosterone-system, antidiuretic hormone levels and water balance under tokolytic therapy with fenoterol and verapamil. Int J Gynecol Obstet 17:590

6. Grospietsch G, Fenske M, Kuhn M (1980) Auftreten von Lungenödemen ohne Herzmuskelnekrose unter β_2-sympathomimetischer Therapie mit Fenoterol (tierexper. Unters. am Kaninchen). Z Geburtshilfe Perinatol 184:328

7. Grospietsch G, Girndt J, Fenske M, Kuhn W (1980) Zur Frage des Lungenödems bei der tokolytischen Therapie. Geburtshilfe Frauenheilkd 40:55

8. Grospietsch G, Fenske M, Ensink FBM, Kaune K, Hölzl M, Schenk H, Drobnik L (1981) The effect of fenoterol on renal function and circulation. Pflügers Arch [Suppl] 391:R 27

9. Haun G, Müller W, Scheler F (1965) Die Flüssigkeitslunge bei Niereninsuffizienz, ihre Erkennung und Behandlung. Med Klin 60:1933

10. Hinney B (im Druck) Klinisches Vorgehen (Dosierungen). In: Grospietsch G, Kuhn W (Hrsg) Tokolyse mit β-Stimulatoren. Thieme, Stuttgart New York

11. Irmer M (im Druck) Gravidität, präexistente internistische Erkrankungen und Tokolyse. In: Grospietsch G, Kuhn W (Hrsg) Tokolyse mit β-Stimulatoren. Thieme, Stuttgart New York

12. Knoll W (1981) Der Einfluß von Fenoterol auf den transepithelialen Natrium-Transport und Wasserfluß an der isolierten Bauchhaut von bufo-bufo. Alete – Wissenschaftlicher Dienst, 89. Tagung der Nordwestdeutschen Gesellschaft für Gynäkologie und Geburtshilfe. Zusammenfassender Bericht Travemünde Mai 1981 S 34

13. Lichtlen P, Stutz R (1969) Hämodynamische Untersuchungen mit dem p-Hydroxyphenyl-Derivat des Orciprenalins. Arzneimittelforsch 19:147

14. Schenk H, Hilfiker J, Radke H, Larsen R, Grospietsch G, Drobnik L (1980) Renal and general hemodynamics with various intravenous anesthetics (Abstract) Excerpta Med Int Cong Ser 533/693

15. Strigl R, Pfeiffer U, Ehrhardt W, Blümel G (1980) Flüssigkeitsverschiebungen in der Lunge unter Fenoterol und Verapamil. Experimentelle Studie zur Entstehung des Lungenödems unter Tokolyse III. Z Geburtshilfe Perinatol 184:101

16. Wolff F (1981) Die Veränderungen der Herz-Kreislaufparameter durch Betamimetika. In: Heilmann L, Ludwig H (Hrsg) Indikationen und Gefahren der Tokolyse. Boehringer, Ingelheim, S 78

Die Klinik der pulmonalen Komplikationen unter β-Mimetika

F. Wolff und J.H. Fischer

Bei den β-Mimetika handelt es sich um eine Gruppe von Substanzen, die neben einer wehenhemmenden Wirkung eine Reihe von kardiovaskulären und metabolischen Nebenwirkungen aufweisen. Zu den metabolischen Änderungen zählt neben einer Glykogenolyse und Lipolyse eine Hypokaliämie und eine metabolische Azidose in den ersten Stunden einer Behandlung. Die kardiovaskulären Veränderungen wie Tachykardie, Zunahme des Herzminutenvolumens und Abnahme des arteriellen Mitteldrucks bleiben dagegen während der Gesamtdauer der β-Mimetika-Gabe bestehen. Obwohl diese unerwünschten Nebenwirkungen seit Einführung der β-Mimetika bekannt sind und Gegenstand intensiver Untersuchungen waren (6, 13, 14) kam es trotz großer Verbreitung der tokolytischen Behandlung zu Beginn der 70er Jahre nicht zu lebensbedrohlichen Zwischenfällen. Erst 1977 berichtete Bender (3) erstmals über mütterliche Risiken bei wehenhemmender Behandlung anhand von 2 Schwangeren, die unter der Therapie ein Lungenödem entwickelten. In den folgenden Jahren kam es zu einer Häufung dieser schweren mütterlichen Komplikationen.

Wir haben in Tabelle 1 alle seit 1977 bis heute berichteten Lungenödeme zusammengestellt. Es wurden insgesamt 35 Fälle beschrieben. Die Aufstellung zeigt, daß hiervon alle im Handel befindlichen β-Mimetika betroffen waren. Soweit aus den Berichten zu ersehen ist, wurde in den dargestellten Fällen die empfohlene Dosierung nicht überschritten. Bei 26 Schwangeren wurde zusätzlich zur vorzeitigen Reifung der fetalen Lunge eine Glukokortikoidtherapie, vornehmlich mit Betamethason, durchgeführt. Schwangere erhielten diese Zusatztherapie jedoch nicht, bei den beiden letzten von Wheeler berichteten Lungenödemen finden sich keine Angaben darüber. Auffallend war bei dieser Gesamtdarstellung für uns der bereits früher bei den Zwischenfällen in der eigenen Klinik gefundene enge zeitliche Zusammenhang zwischen dem Beginn der Therapie und dem Auftreten der Lungenödeme. Mit Ausnahme der 3 von Babenerd u. Flehr (2) berichteten Fälle, traten alle diese Komplikationen in den ersten 73 h der Therapie auf. Die von ihm beschriebenen Patientinnen weisen insofern eine Besonderheit auf, als in mindestens 2 Fällen eine schwere EPH-Gestose als vorbestehendes Leiden bei Therapiebeginn bestand. Bei allen anderen Patientinnen lag — soweit bekannt — keinerlei schwere Vorerkrankung vor. In der klinischen Symptomatik standen eine Tachypnoe und Dyspnoe im Vordergrund. Mit zunehmender Ausbildung des Krankheitsbilds kam es zu einer Zyanose, einer Dämpfung des Atemgeräuschs und einer akuten Verschlechterung des Allgemeinbefindens.

Die Analyse der vorliegenden Komplikationen läßt somit folgende Gemeinsamkeiten erkennen:

1. Alle Zwischenfälle traten in den ersten 72 h nach Therapiebeginn auf.
2. Der überwiegende Anteil der Mütter erhielt zusätzlich Kortikoide zur vorzeitigen Reifung der fetalen Lunge.
3. Es handelte sich mit wenigen Ausnahmen um gesunde Schwangere, ohne vorbestehende kardiovaskuläre oder andere Erkrankungen.

Tabelle 1. Gesamtdarstellung der Lungenödeme unter Tokolyse mit β-Mimetika (n = 35) und Kortikoiden (n = 26), Stand April 1982

Autor	Pat. (n)	β-Mimetikum	Zeitintervall seit Therapiebeginn	SSW	Kortikoid	Besonderheiten
Babenerd u. Flehr (2)	3	Fenoterol	6 d–11 Wo	26–35	Betamethason (2)	schwere Gestose Fieber
Bender et al. (3)	2	Fenoterol	44–73 h	30–31	Betamethason (1)	Myokarditis (1) Auftreten postpartal
Curtius et al. (4)	1	Fenoterol	47 h	34	Betamethason	ASS, Fieber
Elliot et al. (5)	1	Ritodrin	76 h	34	Betamethason	
Jacobs et al. (7)	4	Terbutalin	24–64 h	27–35	Hydrocortison (2) Dexamethason (1)	Fieber (1)
Jonatha et al. (8)	4	Fenoterol	48–59 h	34–37	Betamethason	
Katz et al. (9)	7	Terbutalin	25–48 h	29–34	Betamethason (4)	
Niegbur-Jorgensen (10)	1	Ritodrin	60 h	29	Betamethason	
Rogge et al. (11)	3	Terbutalin	36–70 h	31	Betamethason	
Tinga u. Aamoudse (12)	1	Ritodrin	74 h	28	Betamethason	
Wolff et al. (16)	5	Buphenin (4) Fenoterol (1)	31–71 h	28–32	Betamethason	
Abramovici et al. (1)	1	Ritodrin	24 h	33	–	
Wheeler et al. (15)	2	Ritodrin	unbekannt	?	?	

Zur Vermeidung einer Lungenödembildung führten wir an der Universitäts-Frauenklinik Köln in den letzten Jahren eine Intensivüberwachung der Schwangeren durch, die wegen einer drohenden Frühgeburt mit β-Mimetika und Kortikoiden behandelt wurden. Dabei wurde den Patientinnen ein Einschwemmkatheter in die A. pulmonalis vorgeschoben und eine Drucküberwachung des kleinen Kreislaufs in den ersten 72 h der Therapie durchgeführt. Durch diese Überwachung konnte in den letzten 4 Jahren das Auftreten pulmonaler Komplikationen vermieden werden. Wir konnten dabei feststellen, daß es nach β-Mimetikagabe zu einem signifikanten Anstieg des Herzminutenvolumens, des Herzindex und des Mitteldrucks in der A. pulmonalis kommt. Der pulmonale Widerstand sinkt in den ersten Stunden deutlich ab und erreicht nach ca. 24 h wieder den Ausgangswert. Signifikante Unterschiede zwischen den Patientinnen, die allein mit β-Mimetika und denen, die zusätzlich mit Betamethason behandelt wurden, ließen sich unter den Gegebenheiten der klinischen Überwachung nicht sichern.

Die parallel zur klinischen Überwachung durchgeführten systematischen Untersuchungen der Nebenwirkungen im Rahmen einer tierexperimentellen Untersuchung an chronisch-instrumentierten, trächtigen Beaglehunden erlaubten dagegen eine Differenzierung der Nebenwirkungen beider Medikamente. Unter der Gabe von β-Mimetika stellten wir auch hierbei einen Anstieg des Herzminutenvolumens und des Drucks in der A. pulmonalis fest. Im Gegensatz zu dem unter Fenoterol beobachteten Abfall des Lungengefäßwiderstands kam es jedoch unter Kortikoidgabe zu einem deutlichen Anstieg. Dieser Effekt ließ sich bei allen 10 von uns untersuchten Tieren nachweisen. Der pulmonalkapillare Widerstand, der weitgehend dem enddiastolischen Druck im linken Ventrikel entspricht, war weder bei der klinischen Überwachung noch in den tierexperimentellen Untersuchungen unter β-mimetischer oder Kortikoidbehandlung erhöht. Für eine Funktionseinschränkung des linken Herzens ergab sich somit kein Anhalt.

Nach den vorliegenden Untersuchungen halten wir für die Auslösung der Lungenödeme eine Drucksteigerung im kleinen Kreislauf bei gleichzeitiger Erhöhung der Gefäßpermeabilität für ausschlaggebend, wobei die Druckerhöhung infolge des HZV-Anstiegs durch die kortikoidbedingte Widerstandserhöhung der Lungengefäße verstärkt wird. Als weiterer, eine Ödembildung fördernder Einfluß ist daneben der von Grospietsch beschriebene antidiuretische Effekt der β-Mimetika mit Zunahme des Gesamtkörperwassers zu diskutieren.

Literatur

1. Abramovici H, Lewin A, Lissak A, Palant A (1980) Maternal pulmonary edema occuring after therapy with ritodrine for premature contractions. Acta Obstet Gynecol Scand 59:555
2. Babenerd J, Flehr I (1979) Mütterliche Zwischenfälle unter Tokolyse mit Fenoterol. Med Welt 30:537
3. Bender HG, Goeckenjan G, Meyer C, Müntefering H (1977) Zum mütterlichen Risiko der medikamentösen Tokolyse mit Fenoterol (Partusisten). Geburtshilfe Frauenheilkd 37:665:5
4. Curtius JM, Goeckenjan G, Steyer M, Hust M (1980) Lungenödem als Tokolyse-Komplikation. Dtsch Med Wochenschr 105:1320
5. Elliot HR, Abdulla M, Hayes PJ (1978) Pulmonary oedema associated with ritodrine infusion and betamethasone administration in premature labour. Br Med J II:799
6. Hiltmann WD, Wiest W, Grumbrecht C, Weidinger H, Pohl R, Ruffmann R (1978) Das Verhalten des maternalen kardiovaskulären Systems unter Tokolyse. In: Jung H, Friedrich E (Hrsg) Fenoterol (Partusisten) bei der Behandlung in der Geburtshilfe und Perinatologie. Thieme, Stuttgart
7. Jacobs MM, Knight AB, Arias F (1980) Maternal pulmonary edema resulting from betamimetic and glucocorticoid therapy. Obstet Gynecol 56:56
8. Jonatha W, Goessens L, Traub E, Dick W (1978) Pulmonale Komplikationen während der Tokolyse. In: Jung H, Friedrich E (Hrsg) Fenoterol (Partusisten) bei der Behandlung in der Geburtshilfe und Perinatologie. Thieme, Stuttgart
9. Katz M, Robertson PA, Creasy RK (1981) Cardiovascular complications associated with terbutaline treatment for preterm labor. Am J Obstet Gynecol 139:605
10. Niebuhr-Jorgensen M (1980) Pulmonary oedema following treatment with ritodrine and betamethasone in preterm labour. Dan Med Bull 27:99
11. Rogge P, Young S, Goodlin R (1979) Post-partum pulmonary oedema associated with preventive therapy for premature labour. Lancet I 1026

12. Tinga DJ, Aarnoudse JG (1979) Post-partum pulmonary oedema associated with preventive therapy for premature labour. Lancet I 1026
13. Unbehaun V, Conradt A, Schlotter CM, Schneider V (1974) Stoffwechseländerungen während Infusion von Th 1165 a. Z Geburtshilfe Perinatol 178:118
14. Weidinger H, Mohr D (1973) Blutglucose und immunreaktives Insulin unter dem Einfluß von Th 1165 a und Isoptin bei Schwangeren mit und ohne tokolytische Therapie. Z Geburtshilfe Perinatol 177:244
15. Wheeler AS, Patel KF, Spain J (1981) Pulmonary edema during beta-z-tocolytic therapy. Anesth Analg (Cleve) 60:695
16. Wolff F, Meier U, Bolte A (1979) Untersuchungen zum Pathomechanismus schwerer kardiopulmonaler Komplikationen unter tokolytischer Behandlung mit β-adrenergen Substanzen und Betamethason. Geburtshilfe Frauenheilkd 183:343

Nebenwirkungen der Glukokortikoidgabe zur Beschleunigung der fetalen Lungenreife unter Tokolyse [*]

J.H. Fischer und F. Wolff (unter Mitarbeit von W. Günther und G. Horbach)

Die Verwendung wehenhemmender Substanzen zielt darauf ab, die Geburt eines noch unreifen, für das extrauterine Leben noch nicht ausreichend entwickelten Kinds zu verhindern. Einer der wichtigsten Faktoren, welche das Überleben Frühgeborener bestimmen, ist die Lungenreife (5, 51). Ziel der Therapie vorzeitiger Wehentätigkeit muß es deshalb sein, die Geburt aufzuhalten, bis eine ausreichende Lungenreifung eingetreten ist oder die Lungenreifung so zu beschleunigen, daß ein Respiratory-distress-Syndrom (RDS) bzw. Belüftungsstörungen durch hyaline Membranen auch bei vorzeitiger Geburt vermieden werden.

Die Reife der Lunge hängt hauptsächlich vom Vorhandensein oberflächenaktiver Substanzen in den Alveolen ab, welche in ihrer Gesamtheit als Surfactant bezeichnet werden und zum größten Teil aus Lezithinen bestehen (13). Surfactant wird von Typ II Pneumozyten gebildet (vgl. Übersicht bei Kuss (32)) und in sog. "lamellar bodies" gespeichert. Seine Produktion beginnt allerdings erst in der Spätschwangerschaft (38) und verläuft parallel zur Entwicklung verschiedener endokriner Funktionen, welche seine Produktion wahrscheinlich stimulieren, z.B. die Nebennierenrindenhormone. Mangelnder Gehalt an Surfactant kann seine Ursache somit in zu frühem Gestationsalter oder in fehlender Stimulation bei zu später oder unzureichender endokriner Reifung haben, daneben aber auch in einer veränderten Sekretion, wie wahrscheinlich bei Diabetes mellitus der Mutter, oder einem Verlust im Rahmen einer perinatalen Asphyxie (50). Die anhand des Surfactantgehalts ermittelte "biochemische Lungenreife" wird nach Untersuchungen von Gluck (23) beim Menschen normalerweise in der 35. Schwangerschaftswoche erzielt mit einer Variationsbreite zwischen der 33. und 37. Woche.

1969 entdeckte Liggins (34), daß Dexamethason an Schafen die Lungenreifung beschleunigt — gleichzeitig aber auch zur vorzeitigen Geburt führt. Während die geburtsfördernde Wirkung auf einige Spezies wie Schaf oder Rind begrenzt zu sein scheint (4), konnte die Anregung der Lungenreifung durch Kortikoide von zahlreichen Untersuchern im Tierexperiment bestätigt werden (Übersichten bei (5, 6, 19)).

Seitdem wird in zahlreichen Kliniken bei vorzeitiger Wehentätigkeit neben einer wehenhemmenden Therapie eine Behandlung mit Kortikoiden, meist Betamethason oder Dexamethason, durchgeführt. Nebenwirkungen, die unter einer wehenhemmenden Therapie auftreten, sollten deshalb immer auch daraufhin untersucht werden, ob es sich nicht um Effekte der Kortikoidgabe handelt.

In unseren Untersuchungen verwendeten wir trächtige Beaglehündinnen, die chronisch instrumentiert über mehrere Tage im Wachzustand infundiert und überwacht werden konnten (Abb. 1). Eine Übersicht über die gemessenen Parameter haben wir bereits an anderer Stelle gegeben (20). Wir infundierten Fenoterol in einer Dosierung von 0,06 μg/kg/min und gaben an 4 aufeinanderfolgenden Tagen Betamethason i.v. (2-·8 mg, 2·4 mg). Da

---

[*] Mit Unterstützung der Deutschen Forschungsgemeinschaft

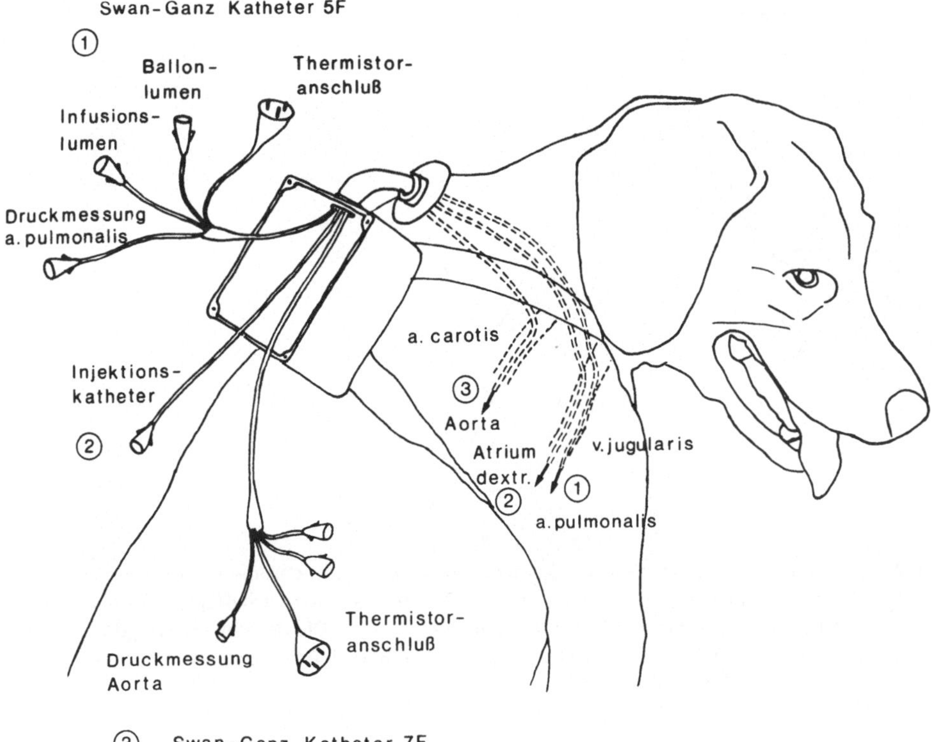

Abb. 1. Versuchsanordnung mit 3 implantierten Dauerkathetern an tragenden Beaglehündinnen. Die Herzzeitvolumenbestimmung erfolgte mit Thermodilutionstechnik mit Katheter 3 nach Injektion in Katheter 2. Der Wedge-Druck wurde mit Katheter 1 in der A. pulmonalis nach Aufblasen des Ballons gemessen

die Aufeinanderfolge der beiden Medikamente unterschiedlich gehandhabt wurde, lassen sich aus den Ergebnissen differenziertere Aussagen über die Wirkungen der Einzelbestandteile machen. Ich möchte dies hier an 2 Beispielen demonstrieren: dem Gefäßwiderstand der Lunge und der Nierenfunktion. Der Gefäßwiderstand der Lunge wurde berechnet als Quotient aus der Differenz von A.-pulmonalis-Druck und Wedge-Druck (pulmonalkapillarer Verschlußdruck) und dem Herzzeitvolumen. Abb. 2 zeigt, daß bei alleiniger Gabe von Fenoterol immer ein Abfall des Gefäßwiderstands erfolgt, bei Betamethasongabe aber, ganz gleich ob mit oder ohne Fenoterol, für 1–2 Tage der Gefäßwiderstand ansteigt. Danach kommt es, insbesondere bei erst jetzt einsetzender Fenoterolinfusion, zum Wiederabfall.

Die Wirkungen der Medikation auf die Nierenfunktion untersuchten wir durch Bestimmung der Inulin- und der PAH-Clearance. Mittels Dauerinfusion wurde ein konstanter Plasmaspiegel an diesen Substanzen aufrechterhalten und über 3 je 20minütige Sammelperioden der Inulin- und PAH-Gehalt im Urin und in Plasmaproben bestimmt. Die aus den Meßdaten ermittelten Clearancewerte geben Aufschluß über die glomeruläre Filtration (Inulinclearance) bzw. über die Nierendurchblutung (PAH-Clearance als Ausdruck des effektiven renalen Plasmaflusses). Die gleichzeitige Gabe von Fenoterol und Beta-

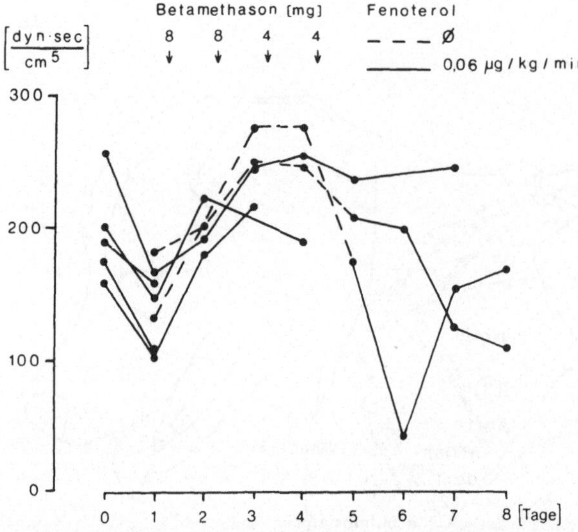

Abb. 2. Veränderung des pulmonalen Gefäßwiderstands an 7 wachen, chronisch instrumentierten, trächtigen Beaglehündinnen unter Fenoterolinfusion vor, während oder nach 4tägiger Betamethasongabe (——) oder bei alleiniger Betamethasonbehandlung (– – – –). Die Berechnung erfolgte aus pulmonalarteriellem Mitteldruck, pulmonal-kapillarem Verschlußdruck und Herzzeitvolumen nach der Formel TPR = ($\overline{PPA}$ – PCP): HZV · 80 (dyn · s · cm^{-5})

methason führt nur zu geringfügigen Veränderungen in den Clearancewerten. In Abb. 3 sieht man jedoch, daß die alleinige Betamethasongabe einen deutlichen Anstieg in der PAH-Clearance, Fenoterol dagegen einen deutlichen Abfall hervorruft, wobei die Veränderungen in der Inulinclearance weniger auffallend sind. Betrachtet man allein die Fenoterolwirkung in Abb. 4, so wird deutlich, daß sowohl die Inulin- als auch die PAH-Clearance in nahezu allen Fällen einer Fenoteroldauerinfusion ohne gleichzeitige Betamethasongabe abfallen.

Für jeden einzelnen der von uns erhobenen Befunde, Vasodilatation in der Lunge durch β-Mimetika, Vasokonstriktion durch Kortikoide, Durchblutungs- und Filtrationseinschränkung in der Niere durch β-Mimetika und Erhöhung von Durchblutung und Filtration durch Kortikoide, finden sich ähnliche Befunde mit ausführlicher Diskussion der Ursachen in der Literatur (2, 14, 25, 31). Die möglichen Auswirkungen von Veränderungen der Nierenfunktion sowie einer Erhöhung des pulmonalen Gefäßwiderstands unter tokolytischer Behandlung wurden in den vorangegangenen Vorträgen bereits ausführlich beleuchtet. Die an diesen Organen demonstrierte Gegensätzlichkeit der Effekte von β-Mimetika und Kortikoiden läßt jedoch eine differenzierte Betrachtung der beiden Therapiekomponenten geboten erscheinen. Ergänzend zu der das ganze Symposion durchziehenden Diskussion über Nutzen und Gefahr der β-mimetischen Therapie sollen deshalb in den folgenden Ausführungen Nutzen und Nebenwirkungen der Kortikoidgabe im Vordergrund der Betrachtungen stehen.
Die von verschiedenen Autoren im Tierexperiment gefundenen Nebenwirkungen einer Kortikoidgabe auf Feten und Neugeborene sind gravierend. Sie reichen von intrauterinem Fruchttod über vermindertes Hirnwachstum bis zu verringertem Lungenwachstum und

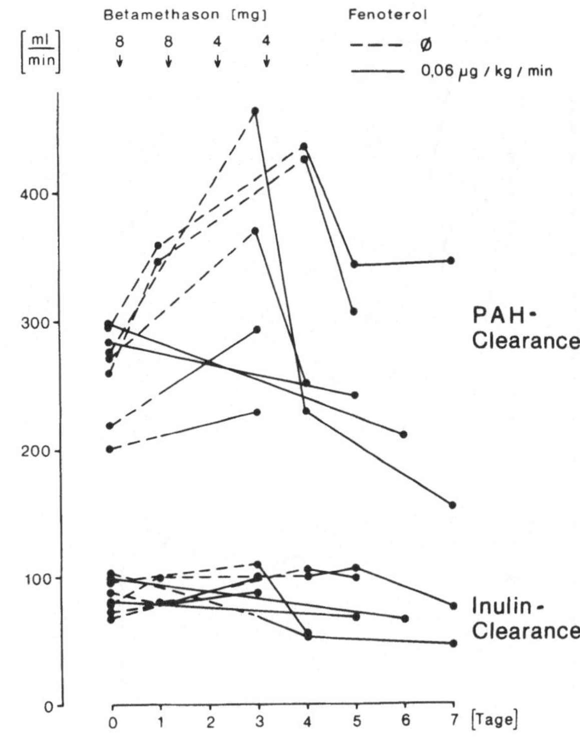

Abb. 3. Veränderung der renalen Inulin- bzw. PAH-Clearance bei 8 wachen, chronisch instrumentierten, trächtigen Beaglehündinnen unter Fenoterolinfusion während oder nach 4tägiger Betamethasongabe (——) oder bei alleiniger Betamethasonbehandlung (– – – –)

reduzierter Infektabwehr (Übersichten bei (21, 29, 48)). Auch beim Menschen fanden sich unter klinisch üblicher Dosierung starke Nebenwirkungen: Senkung des Östriolgehalts im Plasma (36, 45), Hemmung der eigenen NNR-Hormonproduktion über mehrere Tage (35, 36), schließlich einzelne Berichte über neurologische Abnormitäten in der weiteren Entwicklung (Übersicht in (21)) und eine erhöhte perinatale Todesrate bei bestimmten Vorerkrankungen der Mutter (9, 35).

Auf der anderen Seite steht der Nutzen der Therapie: die Beschleunigung der Lungenreifung, welche ein RDS verhindern soll. Sucht man allerdings nach klinischen Beweisen für diese Annahme, die sich vorwiegend auf die tierexperimentell gefundene Anregung der Surfactantproduktion stützt, so stellt man fest, daß die meisten Untersuchungen den Beweis schuldig bleiben. Zum einen werden in vielen Fällen die für ein RDS disponierenden anderen Einflüsse (Asphyxie bzw. 2. Zwilling, Diabetes mellitus der Mutter u.a.) nicht in den verglichenen Kollektiven berücksichtigt (10, 15, 16, 28). In der überwiegenden Mehrzahl der Fälle aber findet keine echte Gegenüberstellung der Gestationsalter beider Gruppen statt (9, 15, 17, 37, 39, 41, 49, 52). So werden z.B. alle bis zum Ende der 32. Woche Geborenen (9) mit und ohne Kortikoidtherapie verglichen, ohne die wirklichen Gestationsalter der einzelnen Fälle anzugeben. Das Ergebnis eines solchen Vorgehens läßt sich besonders eindrucksvoll an der Arbeit von Papageorgiou et al. (41) demonstrieren, die eine tabellarische Zusammenstellung der Einzelgestationsalter beifügen. In der mit Betamethason behandelten Gruppe finden sich nach je 1 Fall in der 25. und 26. Gestationswoche (beide mit RDS) erst ab der 29. Woche wieder einzelne Beobachtungen. In der Plazebogruppe dagegen finden sich nach ebenfalls je 1 Fall in

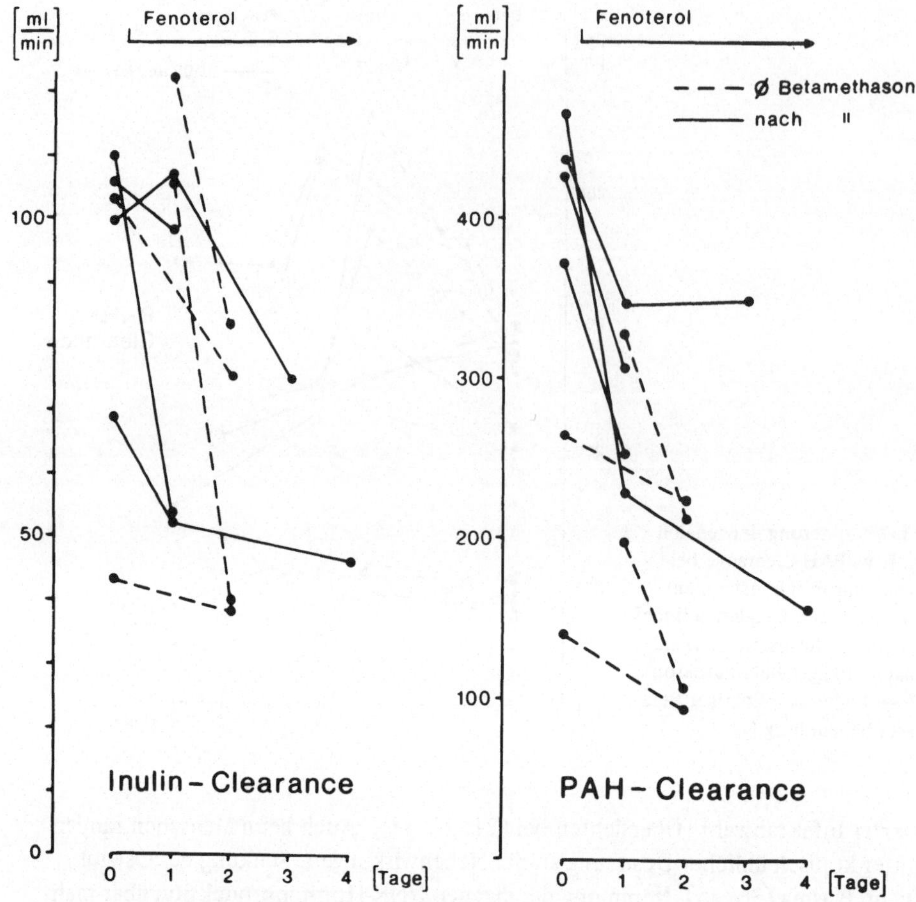

Abb. 4. Veränderung der renalen Inulin- bzw. PAH-Clearance bei 8 wachen, chronisch instrumentierten trächtigen Beaglehündinnen unter Fenoterolinfusion ohne Betamethasongabe (– – – –) bzw. beginnend nach 4tägiger Betamethasonbehandlung (——)

der 25. und 26. Woche (ebenfalls beide mit RDS) 6 (!) Beobachtungen in der 27. und 28. Woche – ohne vergleichbare Fälle unter Betamethason – bei denen allen ein RDS auftrat. Fazit der Autoren: hochsignifikanter Effekt des Betamethasons auf die RDS-Häufigkeit zwischen der 27. und 34. Gestationswoche ebenso wie zwischen der 25. und 34. Gestationswoche! (Ein Ergebnis schematisch durchgeführter statistischer Berechnungen, obwohl vor der 29. Woche ein RDS in keinem einzigen Fall vermieden werden konnte.)

Ein Beispiel für die Ausschaltung aller Risikogruppen ist die Arbeit von Goeschen et al. (24). Das Ergebnis dieses Vorgehens ist jedoch, daß für einen Vergleich in der 32.–33. und der 34.–35. Gestationswoche für die Gruppe mit hochdosierter Betamethasongabe nur 1 bzw. 5 Fälle übrigbleiben. Auch ohne das Auftreten eines einzigen RDS-Falls besteht bei diesen Fallzahlen kein Unterschied mehr gegenüber einer RDS-Häufigkeit von 1/7 bzw. 3/16 in der Kontrollgruppe – wie sich leicht nachrechnen läßt, auch wenn die Autoren es anders interpretieren.

Als beweiskräftig kann allerdings das von Little (36) in einer multizentrischen Doppelblindstudie ermittelte Ergebnis betrachtet werden. Dexamethason hat, wie diese nach einer Vielzahl von Kriterien differenzierte Studie anhand großer Fallzahlen zeigt, frühestens 24 h und spätestens 7 Tage nach der Applikation einen signifikanten Effekt auf die RDS-Häufigkeit, allerdings *nur* bei weiblichen Neugeborenen zwischen der 30. und 34. Gestationswoche (4,8% statt 18,8% RDS). *Kein* Effekt fand sich bei allen anderen Gestationsaltern sowie bei allen männlichen Neugeborenen (14,9% bzw. 14,1% RDS) oder bei Zwillingsschwangerschaften (38% bzw. 42% RDS). Sehr deutlich wird hier auch demonstriert, wie wenig ein signifikanter Unterschied ohne ausreichende Differenzierung aussagt: Trotz wirklicher Unterschiede nur in einem kleinen Teilkollektiv bei weitgehend identischen Zahlen in den übrigen Untergruppen ergibt sich rein rechnerisch auch für die zusammengefaßten Gesamtkollektive mit bzw. ohne Kortikoidtherapie noch ein "signifikanter" Unterschied (p= 0,03)!

Im Vergleich zu der Arbeit von Little (36) irritiert jedoch ein Ergebnis von Ballard u. Ballard (6). Für Neugeborene der Gewichtsklasse 1250–1750 g, d.h. etwa einer Gruppe aus der 30.–32. Gestationswoche vergleichbar, fand sich kein Effekt einer pränatalen Kortikoidgabe auf die RDS-Häufigkeit. Die RDS-Raten betrugen jedoch bei weiblichen Neugeborenen 7,1%, bei männlichen dagegen 40,7%! Der einzige signifikante Effekt des Kortikoids in der obengenannten umfangreichen Doppelblindstudie von Little (36) ließe sich, unter Berücksichtigung der Ergebnisse von Ballard u. Ballard (6), somit auch als erhöhte RDS-Rate weiblicher Neugeborener in der Plazebogruppe bei unveränderter RDS-Rate nach dem Kortikoid betrachten.

Somit konnte bei kritischer Auswertung der Ergebnisse klinischer Studien für Dexamethason wie für Betamethason allenfalls in einem relativ kleinen Teilkollektiv positive RDS-verhindernde Wirkungen bewiesen werden. Die Gefahr bedrohlicher Nebenwirkungen besteht jedoch für alle behandelten Kinder und Mütter.

Ein Ausweg könnte die Umstellung auf andere, die Surfactantbereitstellung fördernde Substanzen sein. Andere Kortikoide, wie z.B. das Methylenprednisolon, haben im Vergleich zu Dexa- oder Betamethason deutlich geringere Nebenwirkungen auf Psyche, Appetit, Ca-Stoffwechsel, Hypophysenfunktion oder Eiweißumsatz (30). In neueren Untersuchungen konnte auch nachgewiesen werden, daß die Plazentagängigkeit von Methylprednisolon (3) oder Methylenprednisolon (22) der des Betamethasons (42) weitgehend entspricht. Die oft als Beweis für eine fehlende RDS-Wirkung von Methylprednisolon bei guter Wirkung von Betamethason zitierte Arbeit von Block et al. (9) stellt lediglich ein weiteres Beispiel für uneinheitliche Gestationsalter in den verglichenen Gruppen dar: Die Gruppen umfaßten Geburten bis Ende der 32. Woche, die an hyalinen Membranen verstorbenen Kinder (1/13 in der Betamethason-, 6/15 in der Methylprednisolongruppe) verstarben aber ausnahmslos in der 28. Gestationswoche.

Eine weitere Möglichkeit wäre die Verwendung anderer, die Surfactantbildung anregender Substanzen wie anderer Steroide, Schilddrüsenhormone oder anderer Hormone u.a. (Übersicht bei Smith u. Bognes (47)).

Besonders naheliegend ist es jedoch, die Wirkung auf Surfactant der zur Tokolyse eingesetzten β-Mimetika näher zu betrachten. Sie sind offensichtlich in der Lage, die Ausschüttung von Surfactant aus den Typ II Pneumozyten zu stimulieren. Positive Effekte auf die Alveolarstabilität wurden im Tierexperiment ebenso gefunden wie ein Anstieg der L/S Relation in der alveolaren Flüssigkeit (8). Berichte über einen verminderten Anstieg des Lezithingehalts im Fruchtwasser beim Menschen (18) unter β-Mimetika beziehen sich bisher lediglich auf die Zeit nach der 33.–34. Gestationswoche, d.h. einen Zeitraum mit geringer RDS-Gefahr. Zu den bisher vorliegenden klinischen Hinweisen auf eine Senkung der RDS-Rate durch β-Mimetika zählen jedoch einige kritisch zu bewertende Arbeiten. So demonstrieren Caspi et al. (12) anhand von 2 Gruppen von 160 bzw. 300 Neugeborenen, daß das β-Mimetikum Isoxsuprin die spätere RDS-Rate hochsignifikant (p < 0,02) von 23% auf 12% senkt. Die beiden Kollektive bestehen aber aus 2 Untergruppen, jeweils mit und ohne Dexamethasontherapie. Nach Dexamethason findet sich jeweils eine deutlich geringere RDS-Rate, Isoxsuprin bewirkt sowohl in der Dexamethason als auch in der dexamethasonfreien (darüber hinaus unbehandelten) Untergruppe eine *Verschlechterung* der Ergebnisse. Bei einer Addition, wie in dieser Arbeit geschehen, von 157 Fällen mit und 3 Fällen ohne Dexamethason zu einer "Isoxsupringruppe" bzw. 43 Fällen mit und 257 ohne Dexamethason zur "Gruppe ohne Isoxsuprin" ergibt sich jedoch zwanglos der "hochsignifikante" (Schein-)Erfolg des Isoxsuprin.

Gerade dieses letzte Beispiel zeigt noch einmal deutlich die konkurrierenden, häufig gegensätzlichen Effekte gleichzeitig verabreichter Medikamente, wodurch es bei fehlender Differenzierung zu schwerwiegenden Fehlinterpretationen kommen kann. Das Wissen um die Gefahr schwerwiegender Nebenwirkungen der heute weitverbreiteten Kortikoidgabe zur Verhinderung des RDS, das einer nachgewiesenen Wirksamkeit bei einem nur relativ kleinen Teilkollektiv gegenübersteht, sollte deshalb die kritische Suche nach Alternativen stimulieren.

Literatur

1. Abbou S, Morin P, Engelmann P (1979) Notre expérience de la prévention de la maladie des membranes hyalines par les glucocorticoides administrés à la mère pendant la grossesse. Rev Fr Gynecol Obstet 74:11
2. Altura BM, Altura BT, Hershey SG (1975) Pharmacodynamic actions of corticosteroids on the microcirculation and vascular smooth muscle. In: Glenn TM (ed) Steroids and shock. Urban & Schwarzenberg, München, p 80
3. Anderson GG, Rotchell Y, Kaiser DG (1981) Placental transfer of methylprednisolone following maternal intravenous administration. Am J Obstet Gynecol 140:699
4. Arbeiter K, Holler W (1980) Zur Steuerung der Geburt: Über den Einfluß der Kortikoide Flumethaseon/Dexamethason und des Betamimetikums Planipart auf Geburt, Puerperium und erneute Konzeption beim Rind. DTW 87:249
5. Avery ME (1975) Pharmacological approaches to the acceleration of fetal lung maturation. Br Med Bull 31:13
6. Ballard PL, Ballard RA (1980) Glucocorticoids in prevention of respiratory distress syndrome. Hosp Pract 15:81
7. Baylis C, Brenner BM (1978) Mechanism of the glucocorticoid-induced increase in glomerular filtration rate. Am J Physiol 234:F166
8. Bergmann B (1981) Beta-mimetics and the preterm neonatal lung. Acta Physiol Scand [Suppl] 497
9. Block MF, Kling OR, Corsby WM (1977) Antenatal glucocorticoid therapy for the prevention of respiratory distress syndrome in the premature infant. Obstet Gynecol 50:186
10. Bolte A (1978) Fetale und plazentare Reifungsvorgänge am Ende der Schwangerschaft und ihre Diagnostik. Z Geburtshilfe Perinatol 182:393
11. Boog G, Brahm MB, Gadar R (1975) Beta-mimetic drugs and possible prevention of respiratory distress syndrome. Br J Obstet Gynecol 82:285

12. Caspi E, Schreyer P, Weinraub Z, Lifshitz Y, Goldberg M (1981) Dexamethasone for prevention of respiratory distress syndrome: Multiple perinatal factors. Obstet Gynecol 57:41

13. Clements JA (1973) Composition and properties of pulmonary surfactant. In: Villee CA, Villee DB, Zuckerman J (eds) Respiratory distress syndrome. Academic Press, London New York, p 77

14. Darke AC (1975) Studies on the mechanism of potentiation of arteriolar constriction by dexamethasone in vivo. Microvasc Res 9:317

15. Di Meglio L, Furbatto G, Gallo G, Vercellotti E (1979) Sulla prevenzione del distress respiratorio del prematuro mediante trattamento antenatale con betametasone. Minerva Ginecol 31:557

16. Dluholucky S, Babic J, Taufer I (1976) Reduction of incidence and mortality of respiratory distress syndrome by administration of hydrocortisone to mother. Arch Dis Child 51:420

17. Doran TA, Swyer R, MacMurray B et al. (1980) Results of a double-blind controlled study on the use of betamethasone in the prevention of respiratory distress syndrome. Am J Obstet Gynecol 136:313

18. Dudenhausen JW, Kynast G, Lange-Lindberg AM, Saling E (1978) Influence of long-term betamimetic therapy on the lecithin content of amniotic fluid. Gynecol Obstet Invest 9:205

19. Farrell PM (1973) Regulation of pulmonary lecithin synthesis. In: Villee CA, Villee DB, Zuckerman J (eds) Respiratory distress syndrome. Academic Press, London New York, p 311

20. Fischer JH (1981) Die Veränderungen der Herz-Kreislauf-Parameter durch Betamimetika – tierexperimentelle Untersuchungen. In: Heilmann L, Ludwig H (Hrsg) Indikationen und Gefahren der Tokolyse. Boehringer, Ingelheim, S 63

21. Fitzhardinge PM, Eisen A, Lejtenyi C, Metrakos K, Ramsay M (1974) Sequelae of early steroid administration to the newborn infant. Pediatrics 53:877

22. Gerner R, Halberstadt E (1979) Untersuchungen zum plazentaren Übertritt von 16-Methylenprednisolon (Decortilen). Z Geburtshilfe Perinatol 183:272

23. Gluck L (1976) Administration of corticosteroids to induce maturation of fetal lung. J Dis Child 130:976

24. Goeschen K, Dudenhausen JW, Saling E (1981) Erfolg und Komplikationen bei pränataler Lungenreifeförderung mit Kortikosteroiden; eine Frage der Dosierung? Geburtshilfe Frauenheilkd 41:42

25. Grospietsch G, Girndt J, Fenske M, Kuhn W (1980) Zur Frage des Lungenödems bei der tokolytischen Therapie. Geburtshilfe Frauenheilkd 40:55

26. Gunston KD, Davey DA (1978) Effects of prenatal fenoterol, phenobarbitone and dexamthasone administration on the total phospholipid content of amniotic fluid. S Afr Med J 54:1141

27. Hayden W, Olson EB, Zachman RD (1977) Effect of maternal isoxsuprine on fetal rabbit lung biochemical maturation. Am J Obstet Gynecol 129:691

28. Johnson DE, Munson DP, Thompson TR (1981) Effect of antenatal administration of betamethasone on hospital costs and survival of premature infants. Pediatrics 68:633

29. Johnson JWC, Mitzner W, London WT, Palmer AE, Scott R (1979) Betamethasone and the rhesus fetus: Multisystemic effects. Am J Obstet Gynecol 133:677

30. Kaiser H (1973) Cortisonderivate in Klinik und Praxis. Thieme, Stuttgart

31. Kersten TE, Humphrey EW (1979) Pulmonary vascular response to atelectasis. Tex Rep Biol Med 39:223

32. Kuss E (1976) Biochemie und präpartale Diagnostik der Lungenreifung. J Clin Chem Clin Biochem 14:505

33. Laumosne J, Breheret J, Billard JJ, Bourin M, Mavel A, Michiels Y, Soutoul JH (1976) La maladie des membranes hyalines. Notre expérence de la prévention de cette maladie par l'administration antépartum de corticoides à la mère. Rev Fr Gynecol Obstet 71:527

34. Liggins GC (1969) Premature delivery of foetal lambs infused with glucocorticoids. J Endocrinol 45:515

35. Liggins GC, Howie RN (1972) A controlled trial of antepartum glucocorticoid treatment for prevention of the respiratory distress syndrome in premature infants. Pediatrics 50:515

36. Little B (1981) Effect of antenatal dexamethasone administration on the prevention of respiratory distress syndrome. Am J Obstet Gynecol 141:276

37. Merrigi E, Parenti MR, Sanlorenzo F (1980) La profilassi prenatale della respiratory distress syndrome. II. La nostra esperienza con il betametasone. Minerva Ginecol 32:187

38. Morgan TE, Morgan BC (1973) Surfactant synthesis, storage and release by alveolar cells. In: Villee DB, Zuckerman J (eds) Respiratory distress syndrome. Acedemic Press, London New York, p 117
39. Mund-Hoym S, Niesen M, Schander K (1977) Zur Prophylaxe des idiopathischen Atemnot-Syndroms. Fortschr Med 95:495
40. Osler M, Foerd O, Friis-Hansen B, Trolle D (1978) Prevention of the respiratory distress syndrome (RDS) by antepartum glucocorticoid (betamethasone) therapy combined with phenobarbitone and ritodrine. Dan Med Bull 25:225
41. Papageorgiou AN, Desgranges MF, Masson M, Colle E, Shatz R, Gelfand MM (1979) The antenatal use of betamethasone in the prevention of respiratory distress syndrome: A controlled double-blind study. Pediatrics 63:73
42. Petersen MC, Nation RL, Ashley JJ, McBride WG (1980) The placental transfer of betamethasone. Eur J Clin Pharmacol 18:245
43. Ravel-Chapuis AM, Véronèse M, Dumont M (1982) Prévention de la maladie des membranes hyalines par bétaméthasone. Bilan de six années d'utilisation. Nouv Presse Med 11:177
44. Schutte MF, Treffers PE, Koppe JG, Breur W (1980) The influence of betamethasone and orci-prenaline on the incidence of respiratory distress syndrome in the newborn after preterm labour. Br J Obstet Gynecol 87:127
45. Siebert W (1976) Prophylaxe des Atemnotsyndroms bei Frühgeborenen. Dtsch Aerztebl 36:2253
46. Siebert W, Meitinger C (1975) Prophylaxe des Atemnotsyndroms mit Betamethason. Geburtshilfe Frauenheilkd 35:130
47. Smith BT, Bogues WG (1980) Effects of drugs and hormones on lung maturation in experimental animal and man. Pharmacol Ther 9:51
48. Taeusch HW (1975) Glucocorticoid prophylaxis for respiratory distress syndrome: A review of potential toxicity. J Pediatr 87:617
49. Thornfeldt RE, Franklin RW, Pickering NA, Thornfeldt CR, Amell G (1978) The effect of glucocorticoids on the maturation of premature lung membranes. Am J Obstet Gynecol 131:143
50. Tooley WH, Gregory GA (1973) Treatment of the idiopathic respiratory distress syndrome. In: Villee CA, Villee DB, Zuckerman J (eds) Respiratory distress syndrome. Academic Press, London New York, p 351
51. Wöckel W (1981) Zur Häufigkeit pulmonaler Todesursachen im perinatalen Obduktionsgut. Dtsch Med Wochenschr 106:1210
52. Young BK, Klein SA, Katz M, Wilson SJ, Douglas GW (1980) Intravenous dexamethasone for prevention of neonatal respiratory distress: A prospective controlled study. Am J Obstet Gynecol 138:203

Diskussion

Vorsitz: G. Grospietsch

G. Grospietsch: Vielen Dank, ich darf um Fragen bitten.

H. Ludwig: Die Kollegen Gitsch und Reinold haben 1980 im November in Wien ein erstes Hexoprenalinsymposion abgehalten. Vielleicht darf ich Herrn Kollegen Reinold bitten, uns zu berichten, ob ihm solche Lungenkomplikationen schon damals bekannt geworden sind.

E. Reinold: Es ist darüber sehr wohl diskutiert worden, aber wir haben in den Diskussionen ausdrücklich darauf hingewiesen, daß wir in unserer Klinik keine Lungenkomplikationen gesehen haben. Möglicherweise ist das nicht auf die Substanz Hexoprenalin zurückzuführen — das wage ich niemals zu behaupten — aber wir beschränken die Flüssigkeitszufuhr außerordentlich. Wir verwenden eine Motorpumpe von Braun-Melsungen mit insgesamt 50 ml Flüssigkeit und infundieren die wehenhemmende Substanz. Das ist möglicherweise der Grund, warum wir keine Lungenkomplikationen zu verzeichnen haben. Wir behandeln unsere Patientinnen sehr wohl auch mit Glukokortikoiden, um die Lungenreife zu fördern, also daran kann es auch nicht liegen.

G. Grospietsch: Ich glaube, daß das ein ganz wesentlicher Gesichtspunkt ist. Die beste Art der Verabreichung von β-Mimetika ist sicher die mit Perfusoren oder Mikroinfusionspumpen, da damit Lungenödeme verhindert werden können. Nur muß man dabei aufpassen, welchen Perfusor man hat, da die meisten nicht stufenlos einstellbar sind und somit durch falsche Handhabung die Möglichkeit einer Überdosierung gegeben ist. Wir haben in Deutschland praktisch keine stufenlos einstellbaren Perfusoren und da besteht m.E. eine gewisse Gefahr. Ich darf Herrn Prof. Baumgarten bitten, zu der Frage Stellung zu nehmen, ob er unter Hexoprenalin Lungenödeme gesehen hat.

K. Baumgarten: Meine Erfahrungen mit Hexoprenalin i.v. sind äußerst spärlich und dazu kann ich nicht Stellung nehmen. Ich möchte nur etwas zum Kollegen Reinold sagen: Auch wir haben viele Jahre lang keine Komplikationen gesehen, bis dann das Schicksal zugeschlagen hat. Wir haben eine Komplikation vor 2 Jahren und eine weitere vor 3 Wochen erlebt: ein akutes Lungenödem ohne Kortikoide mit geringsten Flüssigkeitsmengen bei einer sehr jungen Frau, die allerdings mit Gemini *und* einer Gestose in der 21. Schwangerschaftswoche belastet war. Sie hat, und das paßt alles wunderbar zusammen, am 3. Tag das Lungenödem entwickelt. Also, wenn Sie mit der geringen Flüssigkeitsmenge noch kein Lungenödem erlebt haben, dann beglückwünsche ich Sie dazu.

G. Grospietsch: Das ist ein sehr interessanter Beitrag und er zeigt, daß es da noch eine ganze Menge Unklarheiten gibt. Eins ist ja wohl offensichtlich, daß es sich um ein

multifaktorielles Geschehen handelt. Die Frage ist nur, wo ist der wichtigste Ansatz-
punkt.

A. Conradt: Herr Grospietsch, wir haben 1977 in Wiesbaden dieses Problem ausführlich
diskutiert, und zwar, daß es auf die Flüssigkeitsmenge und auf die Art der Flüssigkeit
ankommt. Wir haben auch geglaubt, es wäre mit der Flüssigkeitsmenge und mit einem
elektrolytfreien Medium zu lösen. Das ist uns nicht gelungen. Wir haben einen ähnlichen
Fall beobachtet: Als Ursache stellte sich ein massiver Harnweginfekt heraus, der zu einer
Glomerulonephritis führte. Die Patientin wurde unter β-Mimetika (Fenoterol) oligurisch
bzw. anurisch. Auch so kann es zum Lungenödem kommen.

H. Löser: Ich habe 2 Fragen an Herrn Wolff bezüglich des Dexamethasons und der
Wirkung in dem kleinen Kreislauf. Er sagte, daß der Widerstand im kleinen Kreislauf
unter Dexamethason steigt. Habe ich Sie richtig verstanden? Können Sie dafür eine
pharmakologische Erklärung geben? Die 2. Frage ist die: Wenn man sich vorstellt, unter
Fenoterol stiege das Herzzeitvolumen oder die Kontraktilität, sowie der flow und es
könne danach noch eine Widerstandsbelastung im kleinen Kreislauf durch Dexamethason hinzu, dann fällt es mir nicht schwer einzusehen, daß ein solches Lungenödem
vielleicht doch kardial verursacht sein könnte.

F. Wolff: Wir haben, nachdem wir diese Lungenwiderstandserhöhung gefunden haben,
natürlich nach Erklärungen gesucht. Wir haben in der Tat Hinweise gefunden – das
ist schon seit Jahren bekannt – daß es unter Kortikoiden zu einem Anstieg des Gefäßwiderstands durch Arteriolenspasmen und durch Veränderungen im Gefäßtonus kommen
kann und haben an sich darin die Bestätigung für das gefunden, was wir dann eben experimentell schon vorher festgestellt hatten [1]. Hinsichtlich der 2. Frage meine ich, daß
die Druck-, Volumen- und Widerstandserhöhung im kleinen Kreislauf allein mit einer
Permeabilitätserhöhung und mit den andern hier diskutierten Fragen zur Verursachung
eines Lungenödems ausreichen. Man kann auch ohne die primär kardiale Schädigung
oder Beeinträchtigung Lungenödeme finden. Wir haben ja parallel den pulmonalen
Kapillardruck als Maß für den enddiastolischen Druck im linken Ventrikel gemessen,
der auch einen Hinweis auf die Funktion des linken Herzens gibt. Wir haben hierbei
keine Erhöhung gefunden, so daß wir primär davon ausgegangen sind, eine kardiale
Schädigung stehe zumindest primär nicht im Vordergrund.

---

[1] Karsten TE, Humphrey EW (1979) Pulmonary Vascular response to atelectasis. Tex Biol Med
39:223
Drake AC (1975) Studies of the Mechanism of potentiation of arteriolar constriction by dexamethason in vivo. Microvasc Res 9:317

Herz-Kreislauf-Veränderungen unter β_2-Stimulation *

M. Irmer

In Übereinstimmung mit der β_1-/β_2-Klassifizierung von Lands et al. (1967) sind 3 Gruppen von β-Rezeptorenstimulatoren und 3 Gruppen von β-Rezeptorenblockern zu unterscheiden. Sowohl auf der Seite der Stimulatoren als auch auf Seite der Blocker gibt es Wirkstoffe, die

a) β_1- und β_2-Rezeptoren in gleicher Weise beeinflussen,
b) weitgehend selektiv auf die β_1-Rezeptoren einwirken,
c) vorzugsweise die β_2-Rezeptoren beeinflussen.

In Tabelle 1 sind einige dieser Wirkstoffe dargestellt.

Tabelle 1. Tabellarische Gruppierung einiger die β-Adrenozeptoren beeinflussenden Wirkstoffe unter Berücksichtigung der Subtypen β_1 und β_2

Stimulatoren		Blocker
Isoproterenol	$\beta_1 + \beta_2$	Propranolol
Prenalterol	β_1	Metoprolol Atenolol
Fenoterol Salbutamol	β_2	Butoxamin

Geht man von dieser Tabelle aus, so fühlt man sich dem therapeutischen Ziel (Abb. 1) sehr nahe, welches i. allg. die selektive Beeinflussung eines Einzelorgans sein wird. Voraussetzung dafür ist allerdings, und darin liegt das klinisch-therapeutische Problem, daß

a) das Zielorgan selektiv mit nur einem Rezeptorentyp, nämlich β_1- *oder* β_2-Rezeptoren, besetzt ist,

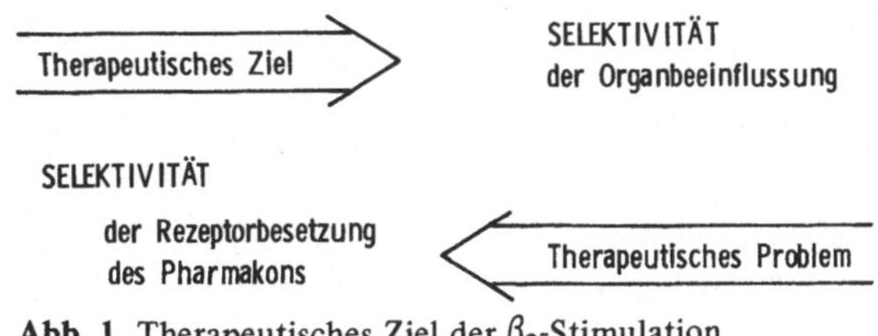

Abb. 1. Therapeutisches Ziel der β_2-Stimulation

---

* Herrn Prof. Dr. med. G.W. Löhr zum 60. Geburtstag gewidmet

b) das applizierte Pharmakon eine weitgehende oder gar absolute Selektivität gegenüber
dem einen oder anderen Rezeptorentyp aufweist.

Tabelle 2 zeigt in einer Zusammenstellung von Carlsson et al. (1981) aufgrund der Untersuchungsergebnisse von Hedberg et al. (1980) und Nahorski (1981), daß eine Selektivität
in der Rezeptorenbesetzung des Einzelorgans mit dem einen oder anderen Subtyp nicht
gegeben ist. Vielmehr sind die Einzelorgane i. allg. mit beiden Rezeptorentypen besetzt,
jedoch in unterschiedlichem quantitativen Verhältnis. Im Hinblick auf das übergreifende
Thema der Tokolyse sei hervorgehoben, daß darüber hinaus die Besetzung des Uterus mit
den Rezeptorensubtypen offensichtlich abhängig von der Hormonphase ist.

Von einer absoluten Selektivität der die β-adrenergen Rezeptoren beeinflussenden Wirkstoffe kann ebenfalls nicht ausgegangen werden. Es besteht sowohl auf der Seite der
Blocker wie auch auf der Seite der Stimulatoren lediglich eine relative und dosisabhängige
Selektivität gegenüber dem einen oder dem anderen β-Rezeptorensubtyp. Dies wird v.a.
durch neuere Untersuchungen mit radioaktiv markierten β-adrenergen Agonisten bzw.
Antagonisten belegt. Was die β_2-Rezeptorenstimulatoren betrifft, so wurde z.B. aufgrund
der Untersuchungen von Offermeier et al. (1972) in früheren Jahren eine recht beträcht-
liche Selektivität der β_2-Rezeptorenstimulatoren angenommen. Jüngere Untersuchungen
mit radioaktiv markierten Substanzen zeigen dagegen eine wesentlich geringere Selektivität der Wirkstoffe gegenüber den β_2-Rezeptoren. In Tabelle 3 sind die Ergebnisse von
Offermeier et al. (1972) denen von Manalan et al. (1981) gegenübergestellt.

Als Konsequenz ergibt sich aus diesen Darstellungen, daß nur eine mäßig selektive
Beeinflussung der β_2-Rezeptoren zu erreichen sein wird. Bei Anwendung der β_2-Rezep-
torenstimulatoren unter ihren verschiedenen Indikationsstellungen ist daher grundsätzlich von einer gleichzeitigen quantitativ abgestuften β_1-Stimulation auszugehen. So
finden sich bereits auch bei gesunden Probanden unter Anwendung der β_2-Stimulatoren
Fenoterol und Hexoprenalin ausgeprägte β_1-vermittelte stimulatorische Effekte im Sinne
einer positiven Chronotropie und Inotropie (s. Siekmann et al.).

Tabelle 2. Verteilung der Subtypen β_1 und β_2 in verschiedenen Organen. (Nach Hedberg et al. (1980)
u. Nahorski (1981))

Gewebe	β_1 (%)	β_2 (%)
Meerschweinchen		
rechter Vorhof	75	25
linker Vorhof	100	0
Kaninchen		
Lunge	80	20
Ratte		
Lunge	20	80
Uterus (Oestrogenphase)	20	80
Uterus (Progesteronphase)	0	100

Tabelle 3. Wirkungen verschiedener β-adrenerger Agonisten auf Herz und isolierte Trachearinge im Tierexperiment nach Untersuchungen von Offermeier et al. (1972). Der sich daraus errechnende Faktor für die β_2-Selektivität (*links*) ist gegenüber dem Faktor für die β_2-Selektivität (*rechts*), der sich nach den Untersuchungen von Manalan et al. (1981) aufgrund von Radioligandbindungsstudien mit (3H) ($\pm$) Carazol ergibt

| | Relative Affinitätskonstanten (10 g) | | | | |
| | β_1 | | β_2 | β_2-Selektivität | |
	Inotropie linker Vorhof, Stimulation	Chronotropie rechter Vorhof	Trachea (isol. Ringe)	β_2/β_1 chrono.	[^{3}H] ($\pm$) Carazol
Isoprenalin	100	100	100	1	1
Orciprenalin	2,5	5,0	12,6	3	–
Hexoprenalin	0,7	1,7	12,1	7	–
Terbutalin	0,03	0,4	13,6	34	10
Salbutamol	0,1	0,3	77,6	288	10
Fenoterol	2,5	2,0	275,4	138	–

Tabelle 4. Indikationsbereiche für die Anwendung von β_2-Stimulatoren

● Kardiologie	:	schwere Herzinsuffizienz
● Pulmonologie	:	obstruktive Atemwegserkrankungen
● (Gynäkologie	:	Dysmenorrhö)
● Geburtshilfe	:	Tokolyse

Innerhalb der klinischen Anwendungsbereiche der β_2-Stimulatoren (Tabelle 4) grenzt sich das Indikationsgebiet der schweren Herzinsuffizienz dadurch ab, daß hier die β_2- *und β_1-* stimulatorischen Effekte therapeutisch genutzt werden können. In den übrigen Indikationsgebieten steht dagegen der gewünschte β_2-stimulatorische Effekt ganz im Vordergrund: Der bronchorelaxierende Effekt bei der Behandlung der obstruktiven Atemwegserkrankungen in der Pulmonologie und der uterusrelaxierende Effekt in der noch nicht gesicherten Anwendung bei der Dysmenorrhö in der Gynäkologie bzw. bei der weitverbreiteten Anwendung in der Geburtshilfe zur Tokolyse. Ein β_1-stimulatorischer Effekt ist in diesen Indikationsgebieten unerwünscht und wird als Nebenwirkung apostrophiert.

In Abb. 2 sind die hämodynamischen Auswirkungen einer Akutanwendung von Fenoterol in einer Dosis von 2,5 μg/min i.v. bei schwer herzinsuffizienten Patienten (Irmer et al., 1981) dargestellt. Es kommt zu einem deutlichen Anstieg der kardialen Förderleistung um ca. 35% (Abb. 2a). Da die Herzfrequenz nur unwesentlich ansteigt, ist die Zunahme der kardialen Förderleistung überwiegend auf eine Zunahme des Schlagvolumens (Abb. 2b) zurückzuführen. Der Pulmonalkapillardruck als Referenzwert des links-

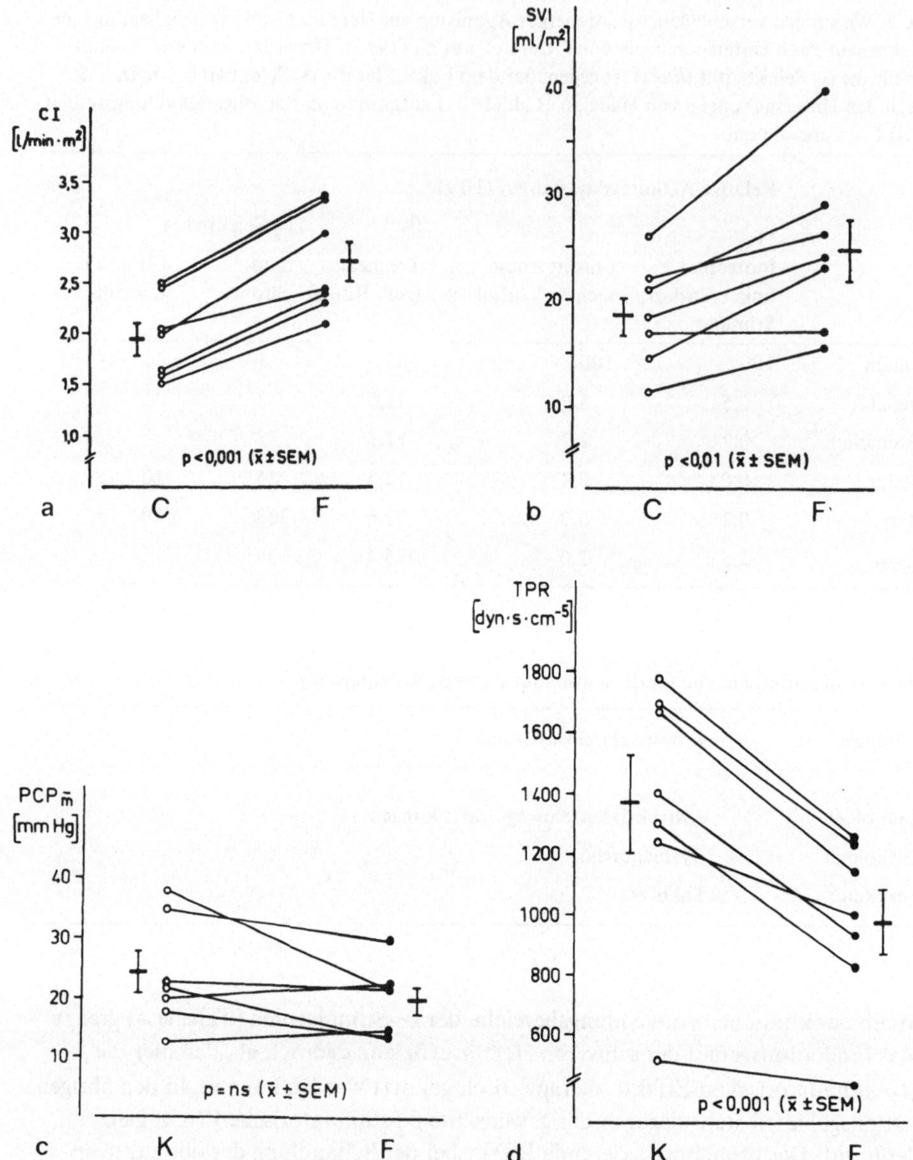

Abb. 2 a-d. Verhalten verschiedener hämodynamischer Parameter unter Fenoterol (2,5 µg/min i.v.)
bei schwer herzinsuffizienten Patienten. Dargestellt sind die Änderungen des Cardiac Index (**a**), des
Schlagvolumens (**b**), des pulmonalen Kappilardrucks (PcPm) als Reverenzwert des linksventrikulären
Füllungsdruckes (**c**) und des peripheren Gesamtwiderstandes TPR (**d**) bei den einzelnen Patienten

ventrikulären Füllungsdrucks nimmt im Mittel und bes. offenbar bei hohen Ausgangswerten leicht ab (Abb. 2c). Vor allem aber kommt es zu einer deutlichen Reduktion
des peripheren Gesamtwiderstands (Abb. 2d). Der arterielle Mitteldruck bleibt unverändert. Diese Befunde lassen den Schluß zu, daß die unter Fenoterol beobachtete Zunahme des Schlagvolumens Ausdruck ist

a) einer Kontraktilitätssteigerung aufgrund einer β_1-Stimulation,
b) die Folge einer Nachlastreduktion durch Abnahme des peripheren Widerstands als
   Ausdruck einer β_2-Stimulation.

Die weniger ausgeprägte, jedoch vorhandene Tendenz zu einer Abnahme des linksventrikulären Füllungsdrucks als Ausdruck einer Vorlastreduktion kann auf eine zusätzliche
venöse Dilatation bezogen werden, ebenfalls aufgrund einer β_2-Stimulation (Awan et
al. 1981). Die β_2-Stimulatoren scheinen daher bes. bei schwerer Herzinsuffizienz mit
erhöhtem peripherem Widerstand therapeutisch sinnvoll eingesetzt werden zu können,
unter dem Aspekt einer eben *nicht* selektiven Organbeeinflussung bzw. Rezeptorbeein-
flussung, sondern vielmehr unter der Zielsetzung einer erwünschten β-Stimulation des
Gefäßsystems zur Erniedrigung des peripheren Widerstands und des Herzens zur Erhöhung der Kontraktionskraft. Über die Auswirkungen einer derartigen Langzeittherapie
liegen allerdings bisher noch keine genügenden Erfahrungen vor.

Zu vergleichbaren bzw. eher noch ausgeprägteren Herz-Kreislauf-Veränderungen kommt
es bei Anwendung der β_2-Stimulatoren zur Tokolyse. Die Veränderungen kardialer Funktionsparameter während einer 14tägigen Beobachtungszeit unter Fenoteroltokolyse zeigt
die Abb. 3 (linke Bildhälfte); darüber hinaus sind die postpartalen Veränderungen dieser
hämodynamischen Größen dargestellt (rechte Bildhälfte). Unter der Tokolyse kommt
es zu einem kräftigen Anstieg der Kontraktionskraft (gemessen an der echokardiographisch bestimmten mittleren Verkürzungsgeschwindigkeit des linken Ventrikels), zu
einer deutlichen Steigerung der Herzfrequenz und zu einem vorwiegend frequenzbe-
dingten Anstieg des Herzzeitvolumens. Die maximalen Veränderungen finden sich am
1. Therapietag. Auch bei Langzeittherapie bleiben die einzelnen Funktionsparameter
trotz eines leichten kontinuierlichen Abfalls über die Ausgangswerte hinaus erhöht. Im
Zusammenhang mit diesen Herz-Kreislauf-Veränderungen bei Langzeitanwendung von
β_2-Stimulatoren zur Tokolyse sind auch die von unserer Arbeitsgruppe nachgewiesene
postpartale Herzvergrößerung (Irmer et al., 1980) und die bei einem Großteil der Patientinnen postpartal beobachteten linksventrikulären Funktionsstörungen (Irmer et al.
1981) zu sehen.

Zusammenfassung

Die Grundlagen einer selektiven Beeinflussung β-adrenerger Rezeptoren werden erörtert.
Es wird ausgeführt, daß aufgrund der bisherigen Kenntnisse eine absolut selektive Beein-
flussung eines Rezeptorentyps an einem Zielorgan theoretisch nicht realisierbar erscheint.
Auf der Basis dieser Ausführungen werden die Herz-Kreislauf-Veränderungen unter
β_2-Stimulation in verschiedenen klinischen Indikationsbereichen dargestellt.

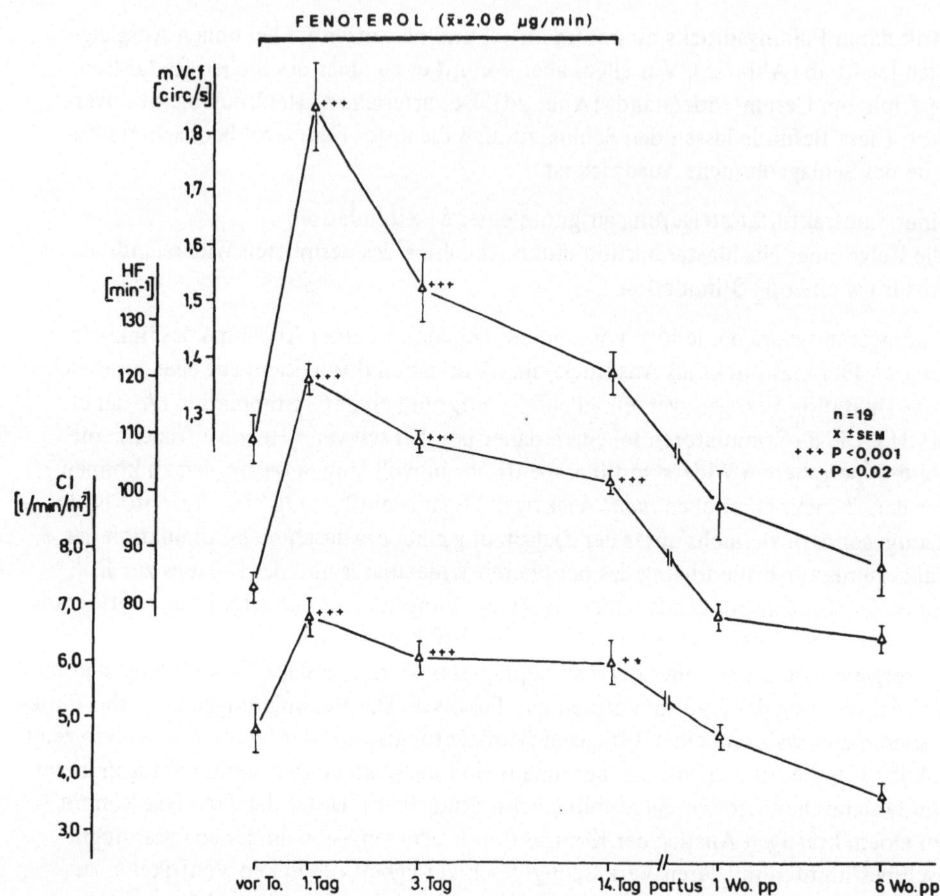

Abb. 3. Veränderungen kardialer Funktionsparameter während Tokolyse mit Fenoterol bei 19 Patientinnen während einer 14-tägigen Beobachtungszeit (*linke Bildhälfte*). Darüber hinaus sind die Veränderungen dieser Meßgrößen in der 1. und 6. Woche post partum dargestellt (*rechte Bildhälfte*) (x ± SEM)

Literatur

Awan NA, Evenson MK, Needham RN et al. (1981) Hemodynamic effects of oral pirbuterol in chronic severe congestive heart failure. Circulation 63:96–101

Carlsson E, Hedberg A, Mattson H (1981) Classification and function of adrenoceptors. In: Delius W, Gerlach E, Grobecker H, Kübler W (eds) Catecholamines and the heart. Springer, Berlin Heidelberg New York

Hedberg A, Minnemann KP, Molinoff PB (1980) Differential distribution of beta-1 and beta-2 adrenergic receptors in cat and guinea pig heart. J Pharmacol Exp Ther 212:503

Irmer M, Wollschläger H, Just H (1981) Behandlung der schweren Herzinsuffizienz mit dem Beta-Stimulator Fenoterol. Klin Wochenschr 59:639–645

Irmer M, Trolp R, Steim H, Hillemanns HG (im Druck a) Kardiovaskuläre Wirkungen einer β2-Rezeptorenstimulation bei gleichzeitiger β1-Blockade bei Schwangeren mit Frühgeburtswehen. In: Jung H, Lamberti G (eds) Beta-mimetic drugs in obstetrics and perinatology. 3rd Symposium on Beta-mimetic drugs. Aachen

Irmer M, Trolp R, Hillemanns HG et al. (im Druck) Cardiomyopathieäquivalente Veränderungen nach Tokolyse. Perinat Med Bd. IX

Lands AM, Arnold A, McAncliff JP, Ludena FP, Brown TG (1967) Differentiation of receptor system activated by sympaticomimetic amines. Nature 214:597

Manalan AS, Besch H, Watanabe AM (1981) Characterisation of (3H) Carbazol binding to β-adrenergic receptors. Circ Res 49:326

Nahorski SR (1981) Identification and significance of beta-adrenoceptor subtypes. Trends Pharmacol Sci 2:95

Offermeier J, Dreyer AC, Brandt HD, Steinberg S (1972) The β2-selectivity of various β-adrenergic drugs. Medical Proceedings, July 5—8th

Herz-Kreislauf-Veränderungen unter β_2-Stimulation – vermeidbar oder notwendiges Übel?

M. Steyer und J. Heidenreich

β_2-Sympathomimetika zur Wehenhemmung bewirken neben dem erwünschten Uterus-effekt eine Steigerung der Herztätigkeit. Diese macht sich klinisch in einer ausgeprägten Tachykardie der Schwangeren bemerkbar. Die Symptomatik (1, 2) ist zu Beginn einer Therapie am ausgeprägtesten. In den ersten Stunden kommt es außerdem zu einer vermehrten Ausschüttung von antidiuretischen Hormonen mit der Folge einer über mehrere Tage anhaltenden Wasserretention. In der Zwischenzeit normalisiert sich das Herzzeit-volumen zum Teil, bleibt jedoch bis zum Ende der Therapie erhöht. Relevante Blutdruck-veränderungen werden nicht beobachtet. Wegen der ausgeprägten, therapeutisch unerwünschten, kardialen Dauerbelastung kommt es bei nahezu allen Patientinnen unter Tokolyse zu Mißempfindungen (Herzklopfen und Herzrasen), der Herzmuskel hypertrophiert vermutlich, mehrfach wurde über kardiale Dekompensation und Lungenödem berichtet.

Angesicht dieser Problematik war eine Verschiebung der Relation Herzstimulation/ Uterusruhigstellung, d.h. in erster Linie eine Reduktion der Tachykardie, das bevorzugte Ziel von Bemühungen zur Verbesserung des Tokolyseprinzips. Dabei wurden 2 Ansätze verfolgt:

1. die Suche nach alternativen Tokolytika bzw. Medikamentenkombinationen mit einer bevorzugten Myometriumwirkung,
2. die Antagonisierung der kardialen Stimulation bei erhaltenem Uteruseffekt.

Als Beispiele für den 1. Weg seien die Synthese und vergleichende Austestung von Katecholaminderivaten (3, 4) genannt sowie die Nutzung des Tokolyseeffekts des Ethanols (5), der Acetylgalicylsäure (6) und der α-Blocker (7). Die Vorteile sind dabei durch erhebliche Nebenwirkungen gleichermaßen limitiert.

Für die 2. Möglichkeit lassen sich die Kombinationen von β_2-Mimetika mit Kalziumantagonisten (8) oder mit sog. kardioselektiven Blockern (9) anführen.

Die Wirksamkeit einer seit Jahren praktizierten Zusatzmedikation von Verapamil, die im theoretischen Ansatz und im Experiment überzeugte, unterliegt hinsichtlich der klinischen Bedeutung erheblichen Zweifeln (10).

Nach Entwicklung der β_1-Blocker stellte sich die Frage, ob diese Substanzen, angesicht eines therapeutisch günstigen Verhältnisses von spezifischer β_2-Wirkung (11) die katecholamininduzierte Tachykardie bei erhaltenem Tokolyseeffekt antagonisieren. Eine solche Medikamentenkombination ging, um es nochmals zu betonen, von der Gefährdung der Schwangeren durch eine längerdauernde Myokardüberlastung (9, 12, 13) aus und unterstellte dabei den β_2-Mimetika einen unmittelbar positiv chronotropen und inotropen Effekt als Ursache der HZV-Steigerung.

Betrachtet man jedoch den Pathomechanismus der Tachykardie bei Tokolyse mit β_2-Mimetika, so stört die Diskrepanz zwischen der ermittelten Relation von β_1-/β_2-Effekt im Experiment gegenüber dem klinischen Bild. Darüber hinaus verwundert die Tatsache, daß hochselektive β_2-Mimetika einen deutlichen (β_2-) Effekt auf den Blutdruck vermissen lassen und stattdessen einen ausgeprägten (β_1-) Effekt auf das Myokard zeigen. Beträgt doch das Verhältnis zwischen direkter β_1- und β_2-Wirkung in vitro 1:100 bis 1:2000 (14, 15). Verglichen mit einer Relation von 1:1 beim Isoprenalin sollte es bei β_2-Mimetika zu keiner klinisch relevanten Herzfrequenzsteigerung mehr kommen.

Der Widerspruch löst sich auf, wenn man die Blutdruckveränderungen unmittelbar in der Anfangsphase einer β_2-Mimetikatherapie mit invasiver Diagnostik registriert (16). Dem Herzfrequenzanstieg geht eine momentane, hypotone Blutdruckreaktion voraus. Wegen seiner kurzen Dauer ist dieser Blutdruckabfall allerdings nur in Ausnahmefällen (z.B. Notfalltokolyse) (17) klinisch erkennbar. Im üblichen Dosisbereich (z.B. bei drohender Frühgeburt) (9) bleibt er der Routineüberwachung verborgen. Wird der Herzfrequenzanstieg allerdings unterbunden, bleiben die Blutdruckveränderungen auch bei niedriger Dosierung erwartungsgemäß bestehen und werden klinisch deutlich (9). Aus beiden Beobachtungen darf geschlossen werden, daß die Tachykardie nach Verabreichung von β_2-Mimetika im wesentlichen kompensatorischen Ursprungs und weniger Folge einer mangelnden β_2-Spezifität ist.

Welches Wirkungsspektrum am kardiovaskulären System wäre dann von einer idealen, ausschließlich β_2-Rezeptoren stimulirenden Substanz zu erwarten?

Bei zunächst unbeeinflußter Herztätigkeit käme es durch eine über β_2-Rezeptoren gesteuerte Vasodilatation zu einem Blutdruckabfall mit einer relativen Hypovolämie. Entsprechend den physiologischen Prinzipien der Kreislaufhomöostase (18+19) würden als Folge 2 zeitlich gestaffelte Kompensationsmechanismen in Aktion treten, die zunächst durch schnelle Erhöhung des HZV, im wesentlichen über eine Frequenzsteigerung, eine Teilrestitution des Blutdrucks bewirken und daneben verzögert das Blutvolumen erhöhen, eine gleichermaßen wesentliche Regelgröße der Kreislaufstabilität. Seine Regulation wird durch Kapazitätsschwankungen des Gefäßsystems (Vasodilatation) ebenso stimuliert wie durch primäre Änderung (Blutverlust). Die dabei wirksame Steuerung führt über Volumenrezeptoren beider Vorhöfe zu einer vermehrten Ausschüttung antidiuretischer Hormone mit gesteigerter Rückresorption von Wasser.

Bei den durch Tokolyse induzierten Kreislaufveränderungen halten wir einen wesentlichen Anteil beider Reflexe für wahrscheinlich. Der Anstieg des Blutvolumens als Folge der Flüssigkeitsretention gleicht dabei den initialen vasodilatatorischen Effekt zunehmend aus, was die anfängliche Kompensation des Blutdruckabfalls durch HZV-Steigerung schrittweise ersetzt. Es kommt so innerhalb der ersten Tage zu einer zunehmenden Normalisierung der Kreislaufverhältnisse.

Die Tachykardie läßt sich durch Volumensubstitution beschleunigt vermindern (20); ob Gleiches auch für die Antidiurese gilt, ist nicht bekannt.

Das hypothetische Bild nach Verabreichung eines idealen, ausschließlich β_2-Stimulators entspricht exakt den Veränderungen, die bei Anwendung der derzeitigen katecholaminen Tokolytika auftreten: einem nahezu unveränderten Blutdruck durch Steigerung der HZV bei niedrigen bis mittleren Dosen bzw. einem Abfall des arteriellen Drucks bei hohen Dosen infolge einer verzögert wirksamen Steigerung der Herzleistung.

Zur Erklärung dieses klinischen Bildes bei Anwendung der derzeitigen β_2-Mimetika bedarf es keiner relevanten β_1-Wirkung des Moleküls.

Es stellt sich die Frage, ob eine Diskussion um unmittelbare oder mittelbare Kardio-stimulation durch β_2-Mimetika nicht von vorwiegend akademischen Interesse ist. Letzt-lich besteht unübersehbar eine erhebliche Steigerung der Herztätigkeit. Daraus resultieren Gefahren für die Schwangere; sie lassen sich mit großer Wahrscheinlichkeit durch phar-makologische Abschirmung des Herzens vermindern. Vom Myokard her gesehen ist dies richtig, hinsichtlich der Kreislaufstabilität muß die Problematik jedoch differenzierter gesehen werden. So geht unsere Kritik (und Selbstkritik) dahin, daß in der Phase des Experimentierens das Augenmerk einseitig auf die Herzfrequenz gerichtet war. Dem gleichermaßen schutzbedürftigen Parameter "Kreislaufstabilität" wurde dagegen wenig Beachtung geschenkt. Es war dann auch nicht verwunderlich, daß bereits die erste kli-nische Erprobung einer Kombination von β_2-Mimetika/β_1-Blockern (9) den eigentlich zu erwartenden, aber unvorhergesehenen Effekt zeigte: Bremst man die Tachykardie-reaktion, fällt der Blutdruck ab.

Die allgemeine Wirkung von β_1-Blockern ist bekannt: Sie vermindern jegliche Art von Frequenzsteigerung. Das gilt sowohl für "unnötige Tachykardie", woraus z.B. ihre be-rechtigte Anwendung beim hyperkinetischen Herzsyndrom (21) resultiert, andererseits aber auch für unterschiedliche Formen von Bedarfstachykardie (22), wie z.B. bei körper-licher Belastung. Auch der Fetus reguliert seinen O_2-Bedarf z.T. über Frequenzsteigerung des Herzens, was ebenfalls durch β-Blocker eingeschränkt wird (23).

Wir empfehlen daher, daß vor genereller Anwendung einer solchen Kombinations-therapie, neben der Sorge um den schutzbedürftigen β_2-Parameter Wehenhemmung (24) und ungeachtet der Genugtuung über eine Verminderung der durch Tokolyse induzier-ten Tachykardie, das Augenmerk auch auf den nicht weniger wichtigen β_2-Parameter Blutdruckstabilität (Plazentadurchblutung!) gerichtet werden sollte.

Unseres Erachtens verspricht die Suche nach nochmehr β_2-Selektivität wegen der ge-nannten Argumente keinen wesentlichen Erfolg. Es müßte dann mit einer um so ausge-prägteren Vasodilatation gerechnet werden, was bei intaktem Regulationssystem eine entsprechende HZV-Steigerung und Volumenerhöhung durch Flüssigkeitsretention nach sich zöge.

Welche Möglichkeiten zur Verbesserung des Tokolyseprinzips gibt es dann? Ein erfolgversprechender Weg zur Reduzierung von lästigen Nebenwirkungen bei β_2-Mi-metikatherapie, der Herzbelastung insbesondere, aber auch anderer unerwünschter β_2-Effekte (Tremor, diabetogene Stoffwechselwirkung, pulmologische Beeinflussung), müßte über eine Dissoziation der einzelnen β_2-Wirkungen führen, von Uterusrelaxa-tion und Vasodilatation vor allem. Das derzeitige Rezeptormodell (25), welches den β_2-Rezeptor als homogenes Überträgersubstrat definiert, macht jedoch eine bevorzugte Stimulation von uterinen Rezeptoren bei systemischer Applikation pharmakologisch nicht vorstellbar.

Andererseits werden in Situationen, in denen ein örtlich begrenztes Geschehen beeinflußt werden soll und der Dosisbereich durch ein ungünstiges Wirkungsspektrum bei systemischer Anwendung begrenzt ist, lokale Verabreichungen eines Medikaments bevorzugt. So zeigten die Erfahrungen aus der Anfangsphase des Umgangs mit Pro-staglandinen, daß das Myometrium einer gezielten lokalen Beeinflussung zugänglich ist:

Bei intrauteriner Applikation ergibt sich eine Verbesserung des Wirkungsspektrums mit einer erheblich geringeren Rate von Nebenwirkungen gegenüber intravenöster Ap-plikation (26).

Bei vergleichbarer Problematik wurde vor einigen Jahren die gleiche Erfahrung in der Pulmologie gemacht, wo durch Verabreichung von β_2-Mimetika als Aerosol zur Broncholyse die unerwünschte kardiale Stimulation gegenüber systemischer Verabreichung eindrucksvoll vermindert werden konnte (14).

Beide Erfahrungen sollten uns ermutigen, in besonderen Situationen, wie z.B. bei Cerclagetokolysen, bei antiseptischen Maßnahmen im Cervixbereich, bei vorzeitigem Blasensprung sowie bei unbedingter Verzögerung der Geburt zur Celestantherapie, die Möglichkeiten einer gezielten uterinen Verabreichung auch für Tokolytika zu untersuchen.

Literatur

1. Hiltmann WD, Weidinger H (1977) Subjective and objective cardiovascular sideeffects and their antagonising during clinical treatment with betamimetics. In: Weidinger H (ed) Labour inhibition – betamimetic drugs in obstetrics. Fischer, Stuttgart New York
2. Grospietsch G, Girnt J, Biereigel U, Kuhn W (1978) Wirkungen der Tokolyse auf das Renin-Angiotensin-System, verschiedene Nierenparameter und den Wasserhaushalt. In: Jung H, Friedrich E (Hrsg) Fenoterol (Partusisten) bei der Behandlung in der Geburtshilfe und Perinatologie. Thieme, Stuttgart
3. Streller J (1975) Zur Pharmakologie von Partusisten (Th 1165 a) am Uterus. In: Jung H, Klöck FK (Hrsg) Th 1165 a (Partusisten) bei der Behandlung in der Geburtshilfe und Perinatologie. Thieme, Stuttgart
4. Lipshitz J, Baillie P (1976) Uterine and cardiovascular effects of beta$_2$ selective sympathomimetic drugs administered as an intravenous infusion. S Afr Med J 50:1973
5. Fuchs F, Fuchs AR, Laursen NH, Zervondakis IA (1979) Treatment of pre-term labour with ethanol. Dan Med Bull 26:123
6. Babenerd J, Kyriakidis K (1979) Wehenhemmung durch Azetylsalizylsäure. Fortschr Med 97:463
7. Mosler KH (1978) Gefahren bei der Akutbehandlung und bei der Langzeittherapie für die Mutter durch Tokolytika. In: Jung H, Friedrich E (Hrsg) Fenoterol (Partusisten) bei der Behandlung in der Geburtshilfe und Perinatologie. Thieme, Stuttgart
8. Janke J, Fleckenstein A (1978) Kardiotoxische Nebenwirkungen der Tokolyse mit β-adrenergen Sympathomimetika und deren Verhütung mit Hilfe des Ca^{++}-Antagonisten Verapamil. In: Jung H, Friedrich E (Hrsg) Fenoterol (Partusisten) bei der Behandlung in der Geburtshilfe und Perinatologie. Thieme, Stuttgart
9. Irmer M, Trolp R, Pohl C, Bernius U, Hillemanns HG, Stein H (1980) Klinische Anwendung einer kombinierten β_2-Stimulation und β_1-Blockade bei Tokolyse-Therapie. Arzneimittelforsch 30:105
10. Strigl R, Pfeiffer U, Erhardt W, Blümel G (1980) Bietet der Kalziumantagonist Verapamil bei der Tokolyse mit Beta-Sympathikomimetika den erwarteten Schutz vor Myokardschäden? Geburtshilfe Frauenheilkd 40:500
11. Singh BN, Nisbet HD, Harris EH, Whitlock RML (1975) A comparison of the actions of ICI 66082 and propanolol on cardiac and peripherial β-adrenoceptors. Eur J Pharmacol 34:75
12. Müller-Tyl E, Reinold E, Hernuss P (1974) Gleichzeitige Anwendung einer betamimetischen und beta-rezeptorenblockierenden Substanz bei der Wehenhemmung. Z Geburtshilfe Perinatol 178:128
13. Diemer HP, Steyer M, Schmidt H, Heidenreich J (1979) Medikamentöse β-Blockade während Fenoterol-Tokolyse unter der Geburt. Arch Gynakol 228:150
14. Traunecker W (1975) Extrauterine pharmakologische Wirkungen von Partusisten (Th 1165 a). In: Jung H, Klöck FK (Hrsg) Th 1165 a (Partusisten) bei der Behandlung in der Geburtshilfe und Perinatologie. Thieme, Stuttgart

15. Hertting G (1978) Zum Wirkungsmechanismus von Fenoterol und Isoproterenol. In: Hillemanns HG, Trolp R (Hrsg) Kardiale Probleme bei der Tokolyse. Enke, Stuttgart
16. Heidenreich J, Steyer M (1978) Herz-Kreislaufwirkungen von intravenösen niedrigdosierten Langzeit- und hochdosierten Kurzzeit-Infusionen von Partusisten. In: Jung H, Friedrich E (Hrsg) Fenoterol (Partusisten) bei der Behandlung in der Geburtshilfe und Perinatologie. Thieme, Stuttgart
17. Zahn V, Bittner S, Zach HP (1977) Notfalltokolyse. Geburtshilfe Frauenheilkd 37:207
18. Shöstrand T (1962) Regulation of blood volume. In: Hamilton WF, Dow P (eds) Handbook of physiology, vol 1. Waverly, Baltimore, p 58
19. Schneider M (1966) Die Regulierung des Blutdrucks. In: Einführung in die Physiologie des Menschen. Springer, Berlin Heidelberg New York
20. Weidinger H (1978) Diskussionsbemerkung. In: Hillemanns HG, Trolp R (1978) Kardiale Probleme bei der Tokolyse. Enke, Stuttgart, S 16
21. Bollinger A (1967) Zur Diagnose des hyperkinetischen Herzsyndroms. Dtsch Med Wochenschr 92:1397
22. Grobecker H, Planz G, Wiethold G, Simrock R, Becker HJ, Lutz E, Petersen P (1976) Spezifische und unspezifische Wirkungen von β-Sympatholytika am Menschen. Klin Wochenschr 54:783
23. Joelsson I, Barton MD, Daniel S, James S, Adamson K (1972) The response of the unanesthetized sheep fetus to sympathomimetic amines and adrenergic blocking agents. Am J Obstet Gynecol 114:43
24. Trolp R, Irmer M, Bernius U, Pohl C, Steim H, Hillemanns HG (1980) Tokolyseerfolge unter Fenoterol-Monotherapie und Fenoterol in Kombination mit einem kardio-selektiven β-Blocker. Geburtshilfe Frauenheilkd 40:603
25. Lands AM, Arnold A, McAuliff JP, Luduena F, Brown TG (1967) Differentiation of receptor system activated by sympathetic amines. Nature 214:597
26. Schlotter CM, Conradt A, Jäger E (1978) Beziehung zwischen dem Muster der Nebenwirkungen und unterschiedlicher Applikation sowie Indikation von PG F2a zur Schwangerschaftsterminierung. Upjohn, Heppenheim (Prostaglandine in Geburtshilfe und Gynäkologie)

Die Wirkung von tokolytisch äquivalenten Dosen von β-Mimetika auf das maternale kardiovaskuläre System

W.-D. Hiltmann und W.-D. Wiest

Nachdem von unserer Arbeitsgruppe sub partu die tokolytischen Äquivalenzdosen von Hexoprenalin und Fenoterol ermittelt wurden, ist es Ziel der vorliegenden vergleichenden Studie die systemischen Wirkungen beider β-Mimetika entsprechend ihren tokolytischen Äquivalenzdosen auf das maternale kardiovaskuläre System zu klären. Das Verhältnis der tokolytischen Äquivalenzdosen von Hexoprenalin zu Fenoterol beträgt 1:7.

Wir registrieren bei Patientinnen mit vorzeitiger Wehentätigkeit vor und über 1 h während der tokolytischen Therapie alle 3–5 min das maternale EKG, den systolischen und diastolischen Blutdruck und das Impedanzsignal. Aus diesen Parametern wurde mit Hilfe einer EDV die maternale Herzfrequenz, der mittlere Blutdruck, das Schlagvolumen, das Herzzeitvolumen (HZV), der periphere Widerstand und als Maß für die Inotropie der Heather-Index berechnet.

In Tabelle 1 ist die Patientencharakteristik beider untersuchter Kollektive dargestellt. 11 Patientinnen tokolysierten wir mit 0,3 μg/min Hexoprenalin, weitere 11 Patientinnen wurden mit 2 μg/min Fenoterol ohne Zusatzmedikation behandelt. Aus der Patientencharakteristik geht hervor, daß beide Kollektive nicht signifikant verschieden sind.

Die Abb. 1a und b zeigen das mittlere Blutdruckverhalten und die Streuungen beider Kollektive. Es handelt sich hier um einen Computerplot. Jeder Meßwert wird als Plateau dargestellt, entsprechend einer Histogrammdarstellung. Die Meßabstände betrugen in der Hexoprenalingruppe 5 min, in der Fenoterolgruppe 3 min. Der Pfeil gibt den Infusionsbeginn an. Der mittlere Blutdruck, als geregelte Größe des kardiovaskulären Systems ändert sich in beiden Kollektiven nicht signifikant. Er beträgt im Mittel 75 mm Hg unter Hexoprenalin, 86 mm Hg im Mittel unter Fenoterol.

Tabelle 1. Allgemeine Daten der Patientinnen

	0,3 μg/min Hexoprenalin	2 μg/min Fenoterol
n	11	11
Alter	22,7 $\pm$ 5,2	24,6 $\pm$ 3,1
Parität	1,6 $\pm$ 0,8	1,8 $\pm$ 0,6

Abbildung 2a und b geben das mittlere Verhalten der maternalen Herzfrequenz beider Kollektive wieder. Aus dem Kurvenverlauf ergibt sich der bekannte positive chronotrope Effekt der β-Stimulation. Der Ausgangswert in der Hexoprenalingruppe liegt bei 73 l/min. 1 h nach Therapiebeginn beträgt er 109 l/min. Für die Fenoterolgruppe ergibt sich ein Ausgangswert von 86 l/min. 1 h nach Therapiebeginn ist die Frequenz auf 112 l/min angestiegen.

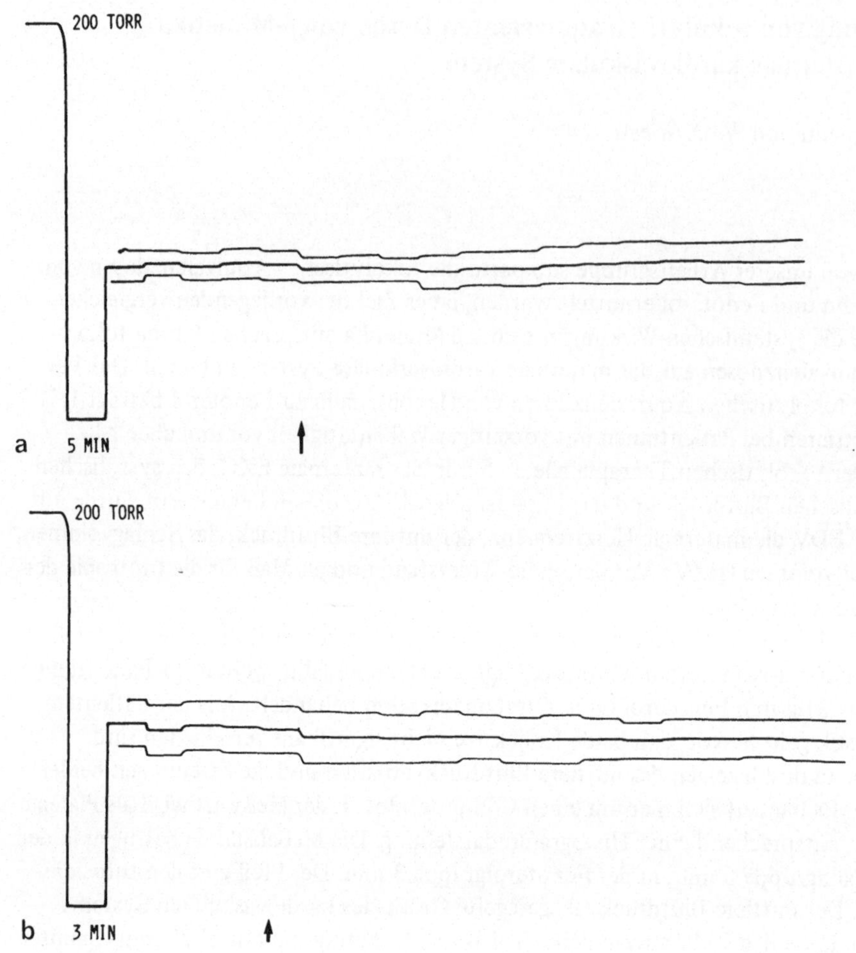

Abb. 1 a,b. Mittlerer Blutdruck vor und während einer Tokolyse mit 0,3 µg/min Hexoprenalin (**a**) und 2,0 µg/min Fenoterol (**b**)

Zur Analyse unterschiedlicher β-mimetischer Wirkungen von Hexoprenalin und Fenoterol bei tokolytisch äquivalenter Dosierung haben wir die Änderungen der kardiovaskulären Parameter 15 min vor der Medikation, während der ersten 15 min unter der Therapie und nach 45 min Tokolyse bestimmt. Durch dieses Verfahren werden unterschiedliche Ausgangslagen und Endzustände ausgeschaltet. Diese Änderungen wurden dem verteilungsfreien Signifikanztest von Wilcoxon unterworfen.

Für die maternale Herzfrequenz ergibt sich in den ersten 15 min Tokolyse unter Hexoprenalin ein etwas geringerer Anstieg als unter Fenoterol. Ein signifikanter Unterschied auf dem 5% Niveau konnte jedoch nicht errechnet werden (p= 0,08). Es kann nur von einem Trend gesprochen werden.

Die Änderungen der maternalen Herzfrequenz zwischen beiden Kollektiven vor der Tokolyse und nach 45 min Therapie waren nicht signifikant verschieden.

In Abb. 3 a und b ist das mittlere Verhalten des HZV beider Kollektive dargestellt. Für Hexoprenalin ergibt sich eine Ausgangslage von 8,7 l/min. Nach 30 min Tokolyse

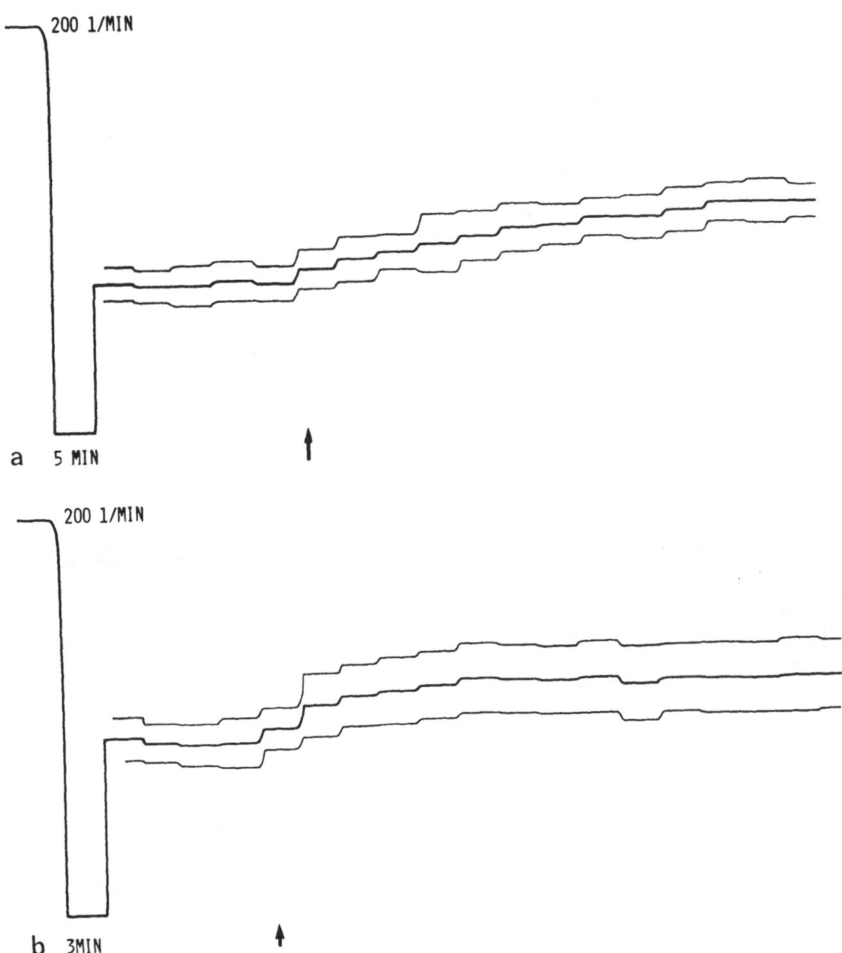

Abb. 2 a,b. Maternale Herzfrequenz vor und während einer Tokolyse mit 0,3 μg/min Hexoprenalin (a) und 2,0 μg/min Fenoterol (b)

wird ein Maximum von 13,5 l/min erreicht. Die Fenoterolgruppe zeigt einen Ausgangs-wert von 8,8 l/min. Der 30-min-Wert ist hier 12,2 l/min. Der Kurvenverlauf weist kein Maximum auf. Die Änderungen des HZV's zwischen beiden Kollektiven in den obengenannten Zeitintervallen sind nicht signifikant verschieden.

Abb. 4 a und b zeigen den mittleren Verlauf des Heatherindexes beider Kollektive. Der Kurvenverlauf ähnelt dem des HZV's. Der Ausgangswert für die Hexoprenalingruppe beträgt 26,7 Ω/s^2. Er steigt nach 30 min Tokolyse auch hier auf einen Maximalwert von 51,7 Ω/s^2 an. Der Ausgangswert für Fenoterol beträgt 22,6 Ω/s^2. Nach 30 min Tokolyse ist er auf 42,5 Ω/s^2 angestiegen, ohne daß der Kurvenverlauf ein Maximum aufweist. Die Änderungen des Heather-Indexes zwischen beiden Kollektiven in den obengenannten Zeitintervallen sind nicht signifikant verschieden.

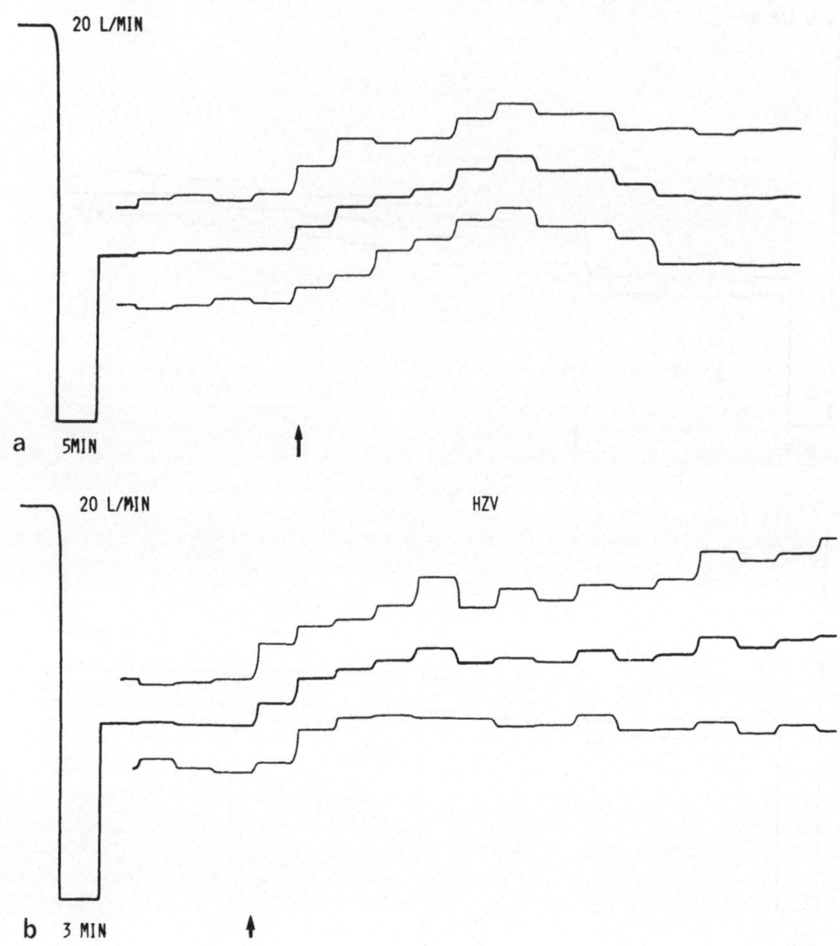

Abb. 3 a,b. Herzzeitvolumen vor und während einer Tokolyse mit 0,3 μg/min Hexoprenalin (a) und 2,0 μg/min Fenoterol (b)

Zusammenfassung

Mit Ausnahme der Herzfrequenz sind die Änderungen der maternalen Kreislaufparameter während der ersten 15 min und nach 45 min β-Stimulation unter tokolytischen Äquivalenzdosen von Hexoprenalin und Fenoterol nicht signifikant verschieden.

Während der ersten 15 min Tokolyse ergab sich ein Unterschied mit einer Wahrscheinlichkeit von p= 0,08 für die maternale Herzfrequenz beider Kollektive, im Sinne eines geringeren chronotropen Effektes unter Hexoprenalin.

Das bedeutet, daß gleiche β-stimulierende Wirkung auf die glatte Uterusmuskulatur gleiche β-Stimulation des maternalen kardiovaskulären Systems für beide β-Mimetika bewirkt.

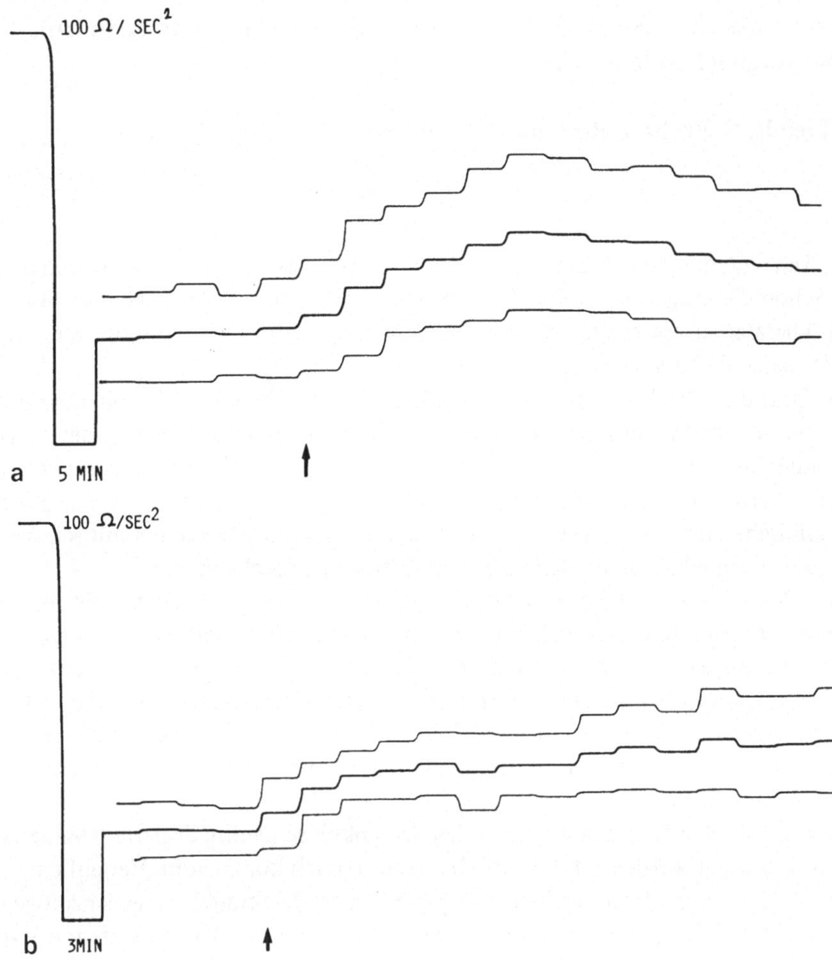

Abb. 4 a,b. Heather-Index vor und während einer Tokolyse mit 0,3 μg/min Hexoprenalin (**a**) und 2,0 μg/min Fenoterol (**b**)

– Kardiovaskuläre Nebenwirkungen von Hexoprenalin und Ritodrin.
Eine vergleichende Studie

G. Freude, G. Fuchs, I. Rost und S. Leodolter

Die Wehenhemmung bei drohender Frühgeburt ist alles andere als unproblematisch; so
gilt schon die Diagnose "drohende Frühgeburt" als unsicher (4). In gleicher Weise sind
sog. Therapieerfolge nur mit großer Zurückhaltung zu beurteilen (Weidinger u. Saling
1975, persönliche Mitteilung).

Aufgrund der Problematik einer wehenhemmenden Therapie bei drohender Frühgeburt müssen die Indikationen für eine Tokolyse in der Schwangerschaft, aber auch die
absoluten und relativen Kontraindikationen einer solchen Therapie bes. strikt beachtet
werden. Trotz einer relativ hohen β_2-Selektivität der neueren Tokolytika zeigt nämlich
die klinische Praxis, daß unter der Wehenhemmung nicht allzu selten mit schwerwiegenden, z.T. auch lebensbedrohlichen Komplikationen zu rechnen ist (9).

Alle β-Mimetika zeigen eine mehr oder weniger ausgeprägte Begleitsymptomatik: neben
unangenehm empfundenen subjektiven Sensationen objektivierbare charakteristische
Stoffwechselveränderungen (3) und ebenfalls ganz charakteristische kardiovaskuläre
Begleitreaktionen (6). Neben schweren pulmonalen Komplikationen sind es v.a. die
Myokardveränderungen bei Mutter und Kind unter Tokolyse, die eine strenge Beachtung von Indikationen und Kontraindikationen vor Einsatz einer β-mimetischen Behandlung notwendig machen (1, 9).

Daß die Myokardschäden durch die bei der Tokolyse niedrig dosierte β-Mimetikagabe
allein verursacht werden, ist unwahrscheinlich. Jedoch kommen im Verlauf einer Tokolyse u.U. Faktoren hinzu, wie z.B. eine präexistente Herzkrankheit, gleichzeitige Gabe
von Kalzium, Vitamin D bzw. Kortikosteroiden sowie Mangel an Kalium und Magnesium,
wodurch die Toxizität der β-Mimetika am Myokard um ein Vielfaches erhöht werden
kann (8). Das Risiko kardiotoxischer Nebenwirkungen bei der Tokolyse mit β-Mimetika
bleibt demnach unkalkulierbar, solange man diese Faktoren unberücksichtigt läßt bzw.
keine geeigneten kardioprotektiven Pharmaka zur Anwendung bringt.

Um nun die negativen Auswirkungen der β-Mimetikatherapie auf Mutter und Kind
relativ niedrig zu halten, sind neben einer sorgfältigen Anamneseerhebung vor Beginn
einer Tokolyse als Basisuntersuchungen, Messungen der Pulsrate und des Blutdrucks,
eine Bestimmung der Elektrolyte im Serum sowie EKG und Kardiotokogramm zu fordern. Auch ist die Suche nach einem weitgehend idealen Wehenhemmer derzeit noch
nicht abgeschlossen.

Besondere Hoffnungen wurden in die Einführung von Hexoprenalin zur Therapie der
vorzeitigen Wehentätigkeit gesetzt, da aufgrund verschiedener Untersuchungen dieser
Substanz, die – wie so viele Tokolytika – aus der Asthmatherapie stammt, eine geringere kardiovaskuläre Nebenwirkung erwartet wurde (2, 5, 7).

Im Rahmen einer vergleichenden Studie wollten wir nun die tokolytische Wirkung
und die kardiovaskulären Nebenwirkungen von Hexopreanlin den entsprechenden
Wirkungen von Ritodrin, welches in unserer Abteilung seit Jahren als Standardpräparat
verwendet wird, gegenüberstellen.

Methode und Material

Das folgende Vorgehen wurde von uns gewählt: Bei stationärer Aufnahme einer Patientin mit vorzeitiger Wehentätigkeit wurden initial folgende Parameter erfaßt: CTG, EKG, Pulsfrequenz, Blutdruck, Blutgase, "pelvic score" und Tokolyseindex.

Nachfolgend wurde mit einer parenteralen Tokolyse unter Verwendung von Hexoprenalin in steigender Dosierung – initial wurden 0,04 μg/min verabreicht – bis zur mittels CTG verifizierten Wehenhemmung begonnen. Bei Sistieren der Wehentätigkeit wurden nochmals die obenerwähnten Parameter bestimmt, wobei ein zumindest 1stündiges wehenfreies Intervall gefordert wurde. Erwies sich nun die Akuttokolyse mit Hexoprenalin als erfolgreich, was auch am Vaginalbefund zu erkennen war, so wurde nach Verstreichen eines wehenfreien Intervalls der Versuch einer Beendigung der β-Mimetikamedikation unternommen. Kam es nun bei der gleichen Patientin zum neuerlichen Auftreten von Wehen, so erfolgte umgehend auch eine neuerliche parenterale Therapie, diesmal jedoch unter Verwendung von Ritodrin, wobei die Patientin in gleicher Weise wie bei der Verwendung von Hexoprenalin überwacht wurde. Kam es in der Folge auch durch die Gabe von Ritodrin zum Sistieren der Wehentätigkeit – initial wurden 0,1 mg/min verabreicht – so wurde unter Tokolyse eine Wiederholung der verschiedenen Untersuchungen vorgenommen.

Obiges Vorgehen wurde bei insgesamt 10 Patientinnen durchgeführt, wobei Frauen mit einem "pelvic score" von mehr als 12 aus begreiflichen Gründen nicht in die Studie aufgenommen wurden.

Das durchschnittliche Alter der Patientinnen betrug 23,6 Jahre, in 9 Fällen handelte es sich um Primigravidae, in einem einzigen Fall um die 2. Schwangerschaft der Patientin. Unsere Patientinnen befanden sich bei Tokolysebeginn zwischen der 31. und 36. Schwangerschaftswoche, im Mittel in der 32./34. SSW. Die Gesamttokolysedauer (die Zeit, die nach der Vergleichsstudie noch zur Tokolyse erforderlich war) betrug zwischen 2 und 46 Tage, im Mittel 22,8 Tage. Der durchschnittliche Entbindungszeitpunkt war die 37./36. SSW. Bei Aufnahme der Patientinnen war ein Tokolyseindex zwischen 3 und 7 gegeben (im Schnitt 4,1), der "pelvicscore" wurde mit einem Wert zwischen 9 und 12 errechnet, im Schnitt lag er bei 10,2 (Tabelle 1).

Ergebnisse

Der Zeitraum bis zum Sistieren der Wehen betrug unter Hexoprenalin im Mittel 2 h 32 min unter Ritodrin im Mittel 1 h und 15 min, wobei die durchschnittliche Hexoprenalindosis 0,41 μg/min betrug, die entsprechende Ritodrindosierung lag bei 0,27 mg/min (Tabelle 2).

Der durchschnittliche Blutdruck vor der Therapie mit Hexoprenalin betrug 107,5 zu 74 mm Hg, unter Hexoprenalin kam es zu einem Anstieg des systolischen Blutdrucks auf 123 mm Hg, wogegen der diastolische Blutdruck konstant blieb. Vor Ritodrinmedikation wurde ein durchschnittlicher systolischer Blutdruck von 124 und ein diastolischer von 76 mm Hg registriert. Es kam auch hier zum Anstieg des systolischen Blutdrucks, nämlich auf 132, wogegen der diastolische Blutdruck auf einen Wert von 72,5 mm Hg absank (Tabelle 3).

Tabelle 1. Allgemeine Daten der von uns untersuchten Patientinnen (n= 10). *TI*, Tokolyseindex; *PS*, "pelvic score"

Alter (Jahre)	Parität		Tokolyse –	Tokolyse –	Entbindungs-	TI	PS
	Primiparae	Multiparae	Beginn in SSW	Dauer in Tage	termin in SSW		
23,6	9	1	32/34	22,8	37/36	4,1	10,2

Tabelle 2. Eintritt der Wehenhemmung und Dosierung. n= 10

Hexoprenalin	Dosis [Mg/min]	0,41
	Dauer	2h 32min
Ritodrin	Dosis [mg/min]	0,27
	Dauer	1h 15min

Tabelle 3. Mittlere Blutdruckwerte vor und unter Therapie (n= 10)

	RR syst. [mm Hg]	RR diast. [mm Hg]
Vor Hexoprenalin	107,5	74
Unter Hexoprenalin	123	74
Vor Ritodrin	124	76
Unter Ritodrin	132	72,5

Die Analyse der Blutgase vor und unter Tokolyse ergab keine signifikanten Änderungen, weder unter Hexoprenalin noch unter Ritodrin (Tabelle 4).

Hingegen kam es erwartungsgemäß unter β-Mimetikagaben zu einer deutlichen Herzfrequenzsteigerung sowohl von Mutter als auch vom Kind. Die von uns beobachtete Frequenzsteigerung war unter Ritodrin wesentlich höher als unter Hexoprenalin. So lag bei 5 Patientinnen unter Ritodrin die Herzfrequenz bei einem Wert von über 115 (Tabelle 5).

Tabelle 4. Blutgasanalyse vor und unter Tokolyse (n= 10)

	pO_2 [mm Hg]	pCO_2 [mm Hg]	pH
Vor Hexoprenalin	93,21	30,31	7,41
Unter Hexoprenalin	94,51	28,48	7,40
Vor Ritodrin	96,77	32,08	7,41
Unter Ritodrin	93,79	29,84	7,42

Tabelle 5. Herzfrequenzsteigerung von Mutter und Kind bei β-Mimetikagabe

	Mütterliche Herzfrequenz vor und unter Therapie				Kindliche Herzfrequenz vor und unter Therapie		
	⟨ 96	96–115	ab 115		⟨ 160	160–180	ab 180
Vor Hexoprenalin	8	2	0	Vor Hexoprenalin	8	2	0
Unter Hexoprenalin	7	3	0	Unter Hexoprenalin	7	3	0
Vor Ritodrin	9	1	0	Vor Ritodrin	7	3	0
Unter Ritodrin	1	4	5	Unter Ritodrin	1	5	4

Die β-mimetikabedingte kindliche Tachykardie hatte naturgemäß Auswirkungen auf das Kardiotokogramm, wobei der von uns verwendete Fischer-Score immerhin in 4 Fällen unter Ritodrin ein Ergebnis von zwischen 4 und 7 Punkten erbrachte (Tabelle 6, 7, 8, 9). Die v.a. unter Ritodrin deutlichen Nebenwirkungen von seiten des Herz-Kreislauf-Systems fanden auch in der Frequenz der von den Patientinnen angegebenen subjektiven Beschwerden ihren Ausdruck (Tabelle 10).

Der in der letzten Tabelle vorgestellte Fall kann als typisch für die von uns unter Verwendung von Hexoprenalin bzw. Ritodrin gemachte Erfahrungen gelten (Tabelle 11).

Tabelle 6. Einfluß von Hexoprenalin und Ritodrin auf das CTG (Fischer-score) bei 10 Patientinnen

| | Anzahl der Patientinnen mit einem Fischer-Score von | |
	8–10	4–7
Vor Hexoprenalin	10	0
Unter Hexoprenalin	10	0
Vor Ritodrin	10	0
Unter Ritodrin	6	4

Tabelle 7. Beurteilung des antepartalen CTG nach Fischer vor und unter Tokolyse. *Base*, Baseline; *Akz.*, Akzeleration; *Osz*, Oszillation; *Null*, Nulldurchgänge

Patient	I	II	III	IV	V	VI	VII	VIII	IX	X
Vor Hexoprenalin	10	10	10	10	10	9 Base.	10	10	10	9 Osz.
Unter Hexoprenalin	10	9 Akz.	8 Base. Akz.	10	9 Akz.	9 Base.	9 Akz.	9 Base.	10	10
Vor Ritodrin	10	9 Akz.	10	10	10	9 Base.	10	10	10	10
Unter Ritodrin	7 Base. Akz. Null.	8 Base. Akz.	6 Base. Akz.	9 Base.	8 Akz. Base.	7 Akz. Base.	7 Akz. Base. Osz.	8 Osz. Base.	9 Base.	9 Osz.

Diskussion

Unsere Ergebnisse zeigen, daß die Wehenhemmung unter Ritodrin zeitlich wesentlich früher als unter Hexoprenalin eintritt. Bei beiden Präparaten wurde die von Firmenseite empfohlene Dosierung im Durchschnitt etwas überschritten.

Während die mittleren Blutdruckwerte praktisch konstant blieben, und auch die Analyse der Blutgase keine signifikante Änderung erbrachte, war der Anstieg der mütterlichen und kindlichen Herzfrequenz um so ausgeprägter.

Tabelle 8. Beurteilung des antepartalen CTG nach Fischer (N= 5)

Patient	Baseline					Oszillation					Nulldurchgänge					Akzeleration					Dezeleration				
	I	II	III	IV	V	I	II	III	IV	V	I	II	III	IV	V	I	II	III	IV	V	I	II	III	IV	V
Vor Hexoprenalin	2	2	2	2	2	2	2	2	2	2	2	2	2	2	2	2	1	2	2	2	2	2	2	2	2
Unter Hexoprenalin	2	2	1	2	2	2	2	2	2	2	2	2	2	2	2	2	1	1	2	1	1	2	2	2	2
Vor Ritodrin	2	2	2	2	2	2	2	2	2	2	2	2	2	2	2	2	1	2	2	2	2	2	2	2	2
Unter Ritodrin	0	1	0	1	1	2	2	2	2	2	2	2	2	2	2	1	1	0	2	1	2	2	2	2	2

Tabelle 9. Beurteilung des antepartalen CTG nach Fischer (N= 5)

Patient	Baseline					Oszillation					Nulldurchgänge					Akzeleration					Dezeleration				
	VI	VII	VIII	IX	X	VI	VII	VIII	IX	X	VI	VII	VIII	IX	X	VI	VII	VIII	IX	X	VI	VII	VIII	IX	X
Vor Hexo-prenalin	1	2	1	2	2	2	2	2	2	1	2	2	2	2	2	2	2	2	2	2	2	2	2	2	2
Unter Hexo-prenalin	1	2	1	2	2	2	2	2	2	2	2	2	2	2	2	2	1	2	2	2	2	2	2	2	2
Vor Ritodrin	1	2	2	2	2	2	2	2	2	2	2	2	2	2	2	2	2	2	2	2	2	2	2	2	2
Unter Ritodrin	0	1	1	1	2	2	1	1	2	1	2	2	2	2	2	1	1	2	2	2	2	2	2	2	2

Tabelle 10. Subjektive Beschwerden (N= 10)

	Cephalea	Erbrechen	Unruhe	Angst- zustände	Herzklopfen	Zittern	Schweiß- ausbrüche
Vor Hexoprenalin	–	–	1	–	–	–	–
Unter Hexoprenalin	–	–	1	–	–	–	–
Vor Ritodrine	–	–	1	–	–	–	–
Unter Ritodrine	1	1	6	1	5	7	3

Tabelle 11. Fallbeschreibung: I – Para, 24 Jahre, 34 SSW., PS, Pelvic-Score; TI, Tokolyseindex; RR, Blutdruck

	Wehen	Dauer	Dosis	PS	TI	RR	FQ	EKG Beurteilung	Subjektive Beschwerden
Vor Hexo- prenalin	5/10 min	60 – s	–	9	3	125/80	88	Unauffällig	Keine
Unter Hexo- prenalin	–	– 2 h 15min	0,3 µg/ min	9	1	130/80	88	Unauffällig	Keine
Vor Ritodrin	5/10 min	60 – s	–	9	3	120/70	68	Unauffällig	Keine
Unter Ritodrin	–	– 1 h 10min	0,2 mg/ min	9	1	130/80	120	T – Abflachung (Zeichen der Synustachykardie)	

Vor allem unter Ritodrin trat in einem hohen Prozentsatz eine massive Tachykardie auf, die nicht nur von der werdenden Mutter als besonders unangenehm empfunden wurde, sondern die durchaus auch Auswirkungen auf das mütterliche EKG und das kindliche Kardiotokogramm hatte.

Zusammenfassung

Im Rahmen der Akuttokolyse mit Hexoprenalin kommt es zwar zu einem gegenüber
Ritodrin verzögerten Wirkungseintritt, es läßt sich jedoch in entsprechender Dosierung
eine zufriedenstellende Tokolyse erzielen und diese wird von der Patientin subjektiv
wesentlich besser toleriert. Diese Tatsache sollte gerade bei der Langzeittokolyse Berücksichtigung finden.

Literatur

1. Brehm R (1978) Internistische Probleme bei der Wehenhemmung. In: Symposium Hexoprenalin
   zur Tokolyse, Wien, 24. Juni 1978
2. Deutsch E, Irsigler K, Kraupp O (Hrsg) (1970) Hexoprenalin: Pharmakologie und therapeutische
   Anwendung beim asthmastischen Formkreis. Springer, Wien New York
3. Domenech A, Minguez JA, Diez E, Grav V, Soto L, Monleon FJ (1978) Wirkung von Hexoprenalin auf den maternofetalen Blutzuckerspiegel. Acta Ginecol 33:341–352
4. Fröhlich H, Baumgarten K (1972) Zur Problematik der Wehenhemmung bei drohender Frühgeburt. In: Schmitt E, Dudenhausen JW, Saling E (Hrsg) Perinatale Medizin, Bd II. Thieme, Stuttgart, S 105
5. Gitsch E, Reinold E (1978) Hexoprenalin zur Tokolyse. Symposium, Wien 24. 6. 1978
6. Hillemanns HG, Trolp R (1978) Kardiale Probleme bei der Tokolyse. Enke, Stuttgart
7. Reinold E (1978) Hexoprenalin – eine Substanz zur Tokolyse. 42. Tagung d. Deutschen Gesellschaft für Gynäkologie und Geburtshilfe 12.–16. Sept. 78
8. Weidinger H (1980) Tokolyse – eine Therapie, die Vorsicht erfordert. Fortschr Med 98:2764
9. Weidinger H, Reinold E, Riegel K, Grosspietsch G (1980) Abwendung von möglichen Gefahren
   in der Tokolyse. In: Schmitt E, Dudenhausen JW, Saling E (Hrsg) Perinatale Medizin. Thieme,
   Stuttgart

Kreislaufdynamische Untersuchungen unter Tokolyse

R. Schuhmann und E. Halberstadt

Unter tokolytischer Behandlung mit β-Mimetika treten in Abhängigkeit von der Applikationsform und von der Höhe der Dosierung teilweise ganz erhebliche kreislaufdynamische Änderungen auf, die wegen biochemischer Alterationen als auch übermäßiger
kardialer Belastung Tokolytika als nicht ganz harmlose bzw. ungefährliche Pharmaka erscheinen lassen.

Schon früher berichteten wir über unsere kreislaufdynamischen Untersuchungen bei
der Gabe von intravenösen, intramuskulären und oralen Tokolytika, die wir mit der
nichtinvasiven Methode der Impedanzkardiographie durchgeführt hatten. Im Folgenden soll ein kurzer Überblick über die dabei gefundenen Ergebnisse dargestellt werden.
Bei diesen Messungen wurden die folgenden Kreislaufparameter bestimmt: materne
Herzfrequenz, Blutdruck (nach Riva-Rocci), arterieller Mitteldruck (berechnet nach
Wezler), der Herzindex (HZV/qm Körperoberfläche), der periphere Widerstand (berechnet nach Mostert), sowie der Heatherindex.

Intravenöse Tokolyse

Bei 40 Patientinnen der 34.–37. Schwangerschaftswoche mit vorzeitiger Wehentätigkeit wurden über 90 min Infusionen in mittlerer tokolytisch wirksamer Dosierung
gegeben und die obengenannten Kreislaufparameter bestimmt.

In Abb. 1 ist zu erkennen, daß der Herzindex während einer Infusion von Dilatol
zunächst einen raschen Anstieg auf fast 60% zeigt, um sich dann bei einer Plateaubildung
bei 40% einzupendeln. Während die Herzfrequenz um 13% und der arterielle Mitteldruck
um 20% ansteigen, fällt der periphere Widerstand um 20%.

Diese Belastung wird durch eine Kontraktilitätssteigerung, kenntlich im Anstieg des
Heather-Index (40%) ausgeglichen. Diese kreislaufdynamischen Alterationen treten
ebenso unter Ritodrin, Fenoterol und Hexoprenalin auf.

Intramuskuläre Tokolyse

Bei 10 Patientinnen wurden nach einmaliger Gabe von Buphenin (5 mg) und Ritodrin
(10 mg) intramuskulär die obengenannten kreislaufdynamischen Parameter nach demselben Schema über 120 min gemessen.

In Abb. 2 läßt sich nach einmaliger Bupheningabe von 5 mg i.m. ein Anstieg des Herz-
indexes nach 35 min um fast 50% zeigen, der sich dann nach 70 min wieder normalisiert.
Während dieser Zeit besteht eine Herzfrequenzänderung von maximal 35% und nur eine
geringe Änderung des arteriellen Mitteldrucks, ein Abfall des peripheren Widerstands um
20% und ein Anstieg des Heather-Index um 40%. Diese Änderungen sind in ihren Ab-

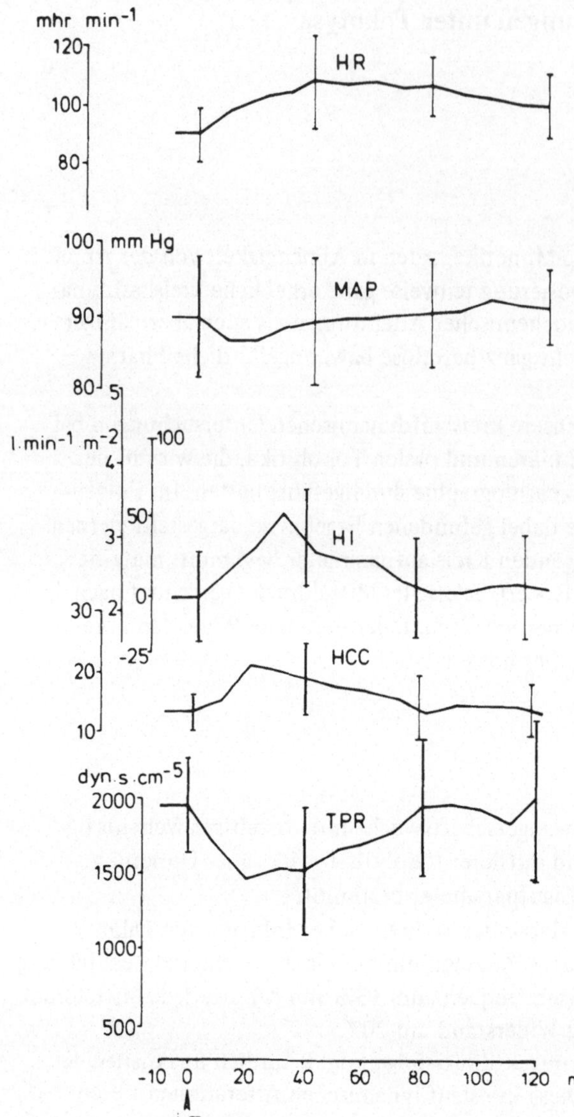

Abb. 1. Änderungen der Kreislaufparameter während einer Infusion von 1,6–2,3/kg KG/min Dilatol (n= 10)

solutwerten fast ähnlich den Änderungen bei infundiertem Buphenin, jedoch erwartungsgemäß von wesentlich kürzerer Dauer.

Orale Tokolyse

Bei jeweils 10 Patientinnen wurden nach einmaliger Gabe von Buphenin, Buphenin ret., Fenoterol, Fenoterol ret. die folgenden Ergebnisse registriert.

In Abb. 3 und 4 ist zu erkennen, daß nach Gabe von Fenoterol bzw. Fenoterol ret. so gut wie keine kreislaufdynamischen Alterationen auftreten. Dies mag teilweise an

166

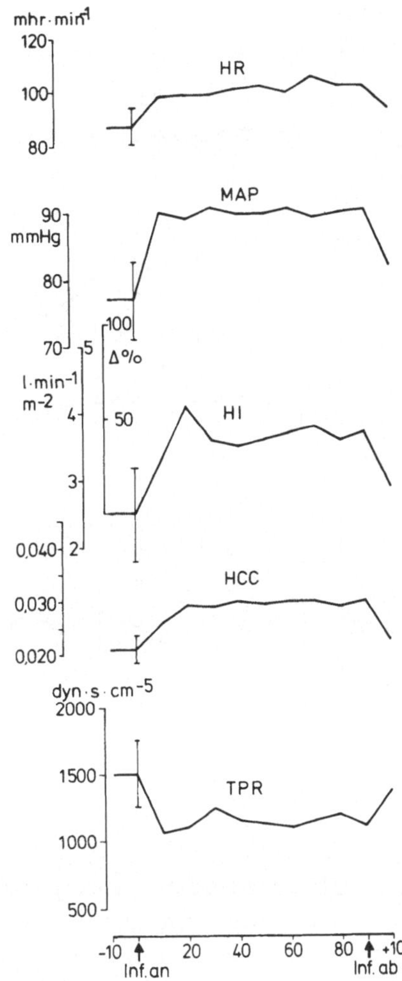

Abb. 2. Änderungen der Kreislaufparameter nach einmaliger Gabe von 5 mg Buphenin i.m. (n= 10)

der nur geringen Bioverfügbarkeit der Tokolytika liegen, so daß einige Arbeitsgruppen orale Tokolyse für nicht sinnvoll halten, was wir allerdings nicht bestätigen können.

Die bisher vorgestellten Ergebnisse zeigen eindeutig, daß die intravenöse Tokolyse mit den eindeutigsten kreislaufdynamischen Alterationen einhergeht. Bei der intramuskulären Tokolyse treten zwar ähnliche Belastungen auf, diese sind jedoch von wesentlich kürzerer Dauer, wobei bei der oralen Tokolyse so gut wie keine Veränderungen festzustellen sind.

Obschon dies nichts Neues ist, wird heutzutage immer noch unter Langzeittokolyse die intravenöse Tokolyse verstanden. An unserer Klinik werden in höchstens 5% der Fälle intravenöse Tokolyse über 72 h durchgeführt. Die primäre tokolytische Behandlung bei zunächst unklaren klinischen Befunden ist die intramuskuläre. Nur bei sicherer Verkürzung der Cervix und Eröffnung des Muttermunds mit Blasensprung oder ohne Blasensprung wird eine intravenöse Tokolyse für den Zeitraum der Lungenreifungsprophylaxe eingesetzt. Danach wird unter klinischer Kontrolle versucht, mit intramuskulärer Gabe auszukommen (alle 6 h bzw. alle 4 h). Bei der intravenösen Tokolyse wird als

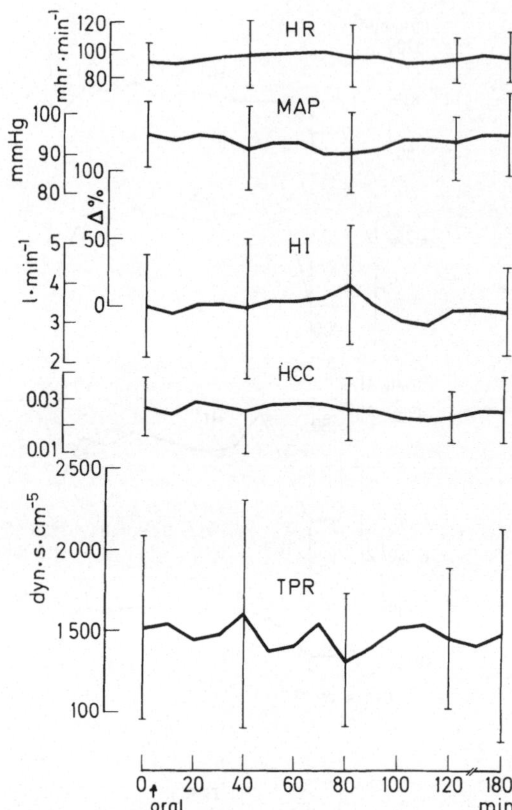

Abb. 3. Kreislaufdynamische Belastungen unter einmaliger Gabe von 5 mg Fenoterol (Partusisten) (n= 10)

Dosierungshöchstgrenze 0,3 γ-Hexoprenalin/min bzw. 3 γ-Fenoterol/min gegeben. Sollte diese Dosierung nicht ausreichen, wird eine zusätzliche Alkoholinfusion gegeben (50 g auf 500 ml, maximale Dosis/h 10 g). Unter dieser zusätzlichen Alkoholinfusion kann dann die Dosierung der intravenösen Tokolyse reduziert werden. Mit diesem Schema glauben wir das Problem einer Zusatztherapie bei intravenöser Tokolyse (Magnesium, β-Blocker etc.) umgehen zu können, da die Dauer der kardialen Belastung auf ein Minimum reduziert werden kann. Bei unseren kreislaufdynamischen Untersuchungen lassen sich keine Unterschiede hinsichtlich der Anwendung der verschiedenen Präparate darstellen.

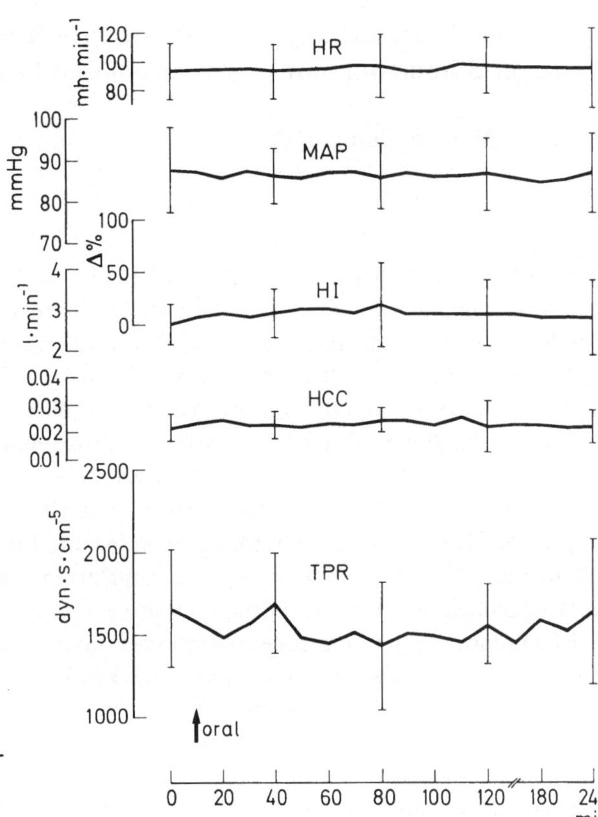

Abb. 4. Kreislaufdynamische Belastungen unter einmaliger Gabe von 7 mg Fenoterol ret. (n= 10)

Vergleichende Untersuchungen von Inotropiegrößen unter
β-adrenerger Stimulation mit Hexoprenalin und Fenoterol

U. Siekmann, M. Irmer und L. Heilmann

Mit der Differenzierung in β_1- und β_2-Rezeptoren (17) schien primär die Möglichkeit
gegeben, über eine selektive, β_2-rezeptorvermittelte Stimulation am Uterus der unphy-
siologischen Kontraktionsbereitschaft der Gebärmutter mit der Gefahr der drohenden
Frühgeburt therapeutisch wirksam begegnen zu können.

Die klinische Praxis hat jedoch gezeigt, daß vornehmlich unter einer parenteralen Tokolyse mit β_2-Stimulation individuell unterschiedlich ausgeprägte hämodynamische Begleitreaktionen auftreten, die über eine kardiale β-Rezeptorenstimulation als positiv inotrope
und positiv chronotrope Einflüsse objektivierbar sind. Die tierexperimentellen Untersuchungen von Hedberg et al. (7), Carlsson et al. (4) und Lundgren et al. (21) über das
Verteilungsmuster der β_1- und β_2-Rezeptoren am Herzen sowie die Interaktionsstudien
mit unterschiedlich selektiv wirkenden β-Inhibitoren (1, 11, 12, 21) legen die Vermutung
nahe, daß chronotrope und inotrope Alterationen unter β_2-selektiven Tokolytika nicht
auf eine Subtypen-spezifische β-Stimulation zurückzuführen sind. So interpretiert Åblad
et al. (1) die Ursachen der kardialen Stimulation unter Fenoterol als einen über den Barorezeptorreflex vermittelten Mechanismus und auch als zentralnervöse Fenoterolwirkung
mit erhöhter sympathikotoner Stimulation des Herzens. Es erscheint uns notwendig, bei
der Beurteilung der kardialen Begleitreaktionen unter der Tokolyse zwischen vornehmlich
β_1-vermittelter positiver Inotropie und β_1- und β_2- vermittelter positiver Chronotropie
zu differenzieren. Die nachfolgende, klinisch orientierte Untersuchung soll ein ergänzen-
der Beitrag zu dieser Fragestellung sein.

Während sich Änderungen der Chronotropie klinisch leicht durch die Messung der Herzfrequenz objektivieren lassen, unterliegt die Beurteilung von Kontraktilitätsänderungen
des Herzmuskels in vivo einer aufwendigeren Methodik. Als nichtinvasive Techniken
haben die Echokardiographie und das Elektromechanogramm als simultane Aufzeichnung von EKG, Karotispulskurve und Phonokardiogramm einen festen Platz in der
Diagnostik von Inotropiemeßgrößen eingenommen. Das Elektromechanogramm erlaubt
die Bestimmung der sog. systolischen Zeitintervalle, die sich aus den Größen:

— PEP ("pre-ejection-period"),
— LVET ("left-ventrivular-ejection-time") und deren Summe
—QS_2 ("electromechanical systole")
als Zeitintervall vom Beginn der Q-Zacke im EKG bis zum hochfrequenten Beginn des
2. Herztons zusammensetzen. In der einschlägigen Literatur finden sich sehr gute Korrelationen zwischen diesen Zeitintervallen und invasiv gewonnenen Kontraktilitätsparametern (2, 9, 22). Unter dem Einfluß positiv oder negativ inotroper Substanzen kommt
es zu charakteristischen Veränderungen dieser Zeitintervalle (Übersicht bei Kuhn u.
Loogen (16)), von denen v.a. der Quotient PEP/LVET für die Beurteilung des Funktions-
zustands des linken Ventrikels unter klinischen Gesichtspunkten von Bedeutung ist.
Dieser Quotient PEP/LVET kann in einem Frequenzbereich zwischen 50—110 Schlägen/

min ohne die auf den hypothetischen Frequenzwert 0 bezogene Frequenzkorrektur mittels der von Weissler et al. (30) angegebenen Regressionsgeraden benutzt werden.

Neben den bereits aufgeführten nichtinvasiven Untersuchungsverfahren hat die thorakale Impedanzkardiographie, die von Kubicek und Karnegis (15) primär zum Monitoring der Herzauswurfleistung eingesetzt wurde, eine weiterführende Anwendung für die Messung der systolischen Zeitintervalle gefunden (3, 9, 24, 26, 31). Die physikalischen Grundlagen dieser Methode und deren praktische Durchführung sind in Arbeiten von Kubicek u. Karnegis (15) und Knapp (14) ausführlich beschrieben.

In Abb. 1 ist anhand einer Originalregistrierung die Darstellung von QS_2, PEP und LVET zusammengefaßt. Zusätzlich wird nach Heather (6) als impedanzspezifisches Signal und Inotropieindex (Einheit: $\Omega/2$ s) der Quotient aus dz/dt (maximale negative Änderungsgeschwindigkeit der thorakalen Impedanz) und der RZ-Zeit (Zeitintervall zwischen dem R-Peak im EKG und Z als höchstem Ausschlagspunkt im dz/dt-Signal) angegeben.

Die von uns seit mehreren Jahren eingesetzte Impedanzkardiographie zum Monitoring der Herz-Kreislauf-Funktion unter der Tokolyse ist Grundlage einer vergleichenden Beurteilung der positiv inotropen Eigenschaften zwischen den β-Mimetika Fenoterol und Hexoprenalin.

Hexoprenalin, ein durch Molekülverdoppelung synthetisiertes Diaminoethanol (Tabelle 1) ist nach den ersten klinischen Erfahrungen von Reinold (25) und Lipshitz (19, 20) als eine beachtenswerte Alternative zu den bisher eingeführten Tokolytika angesehen

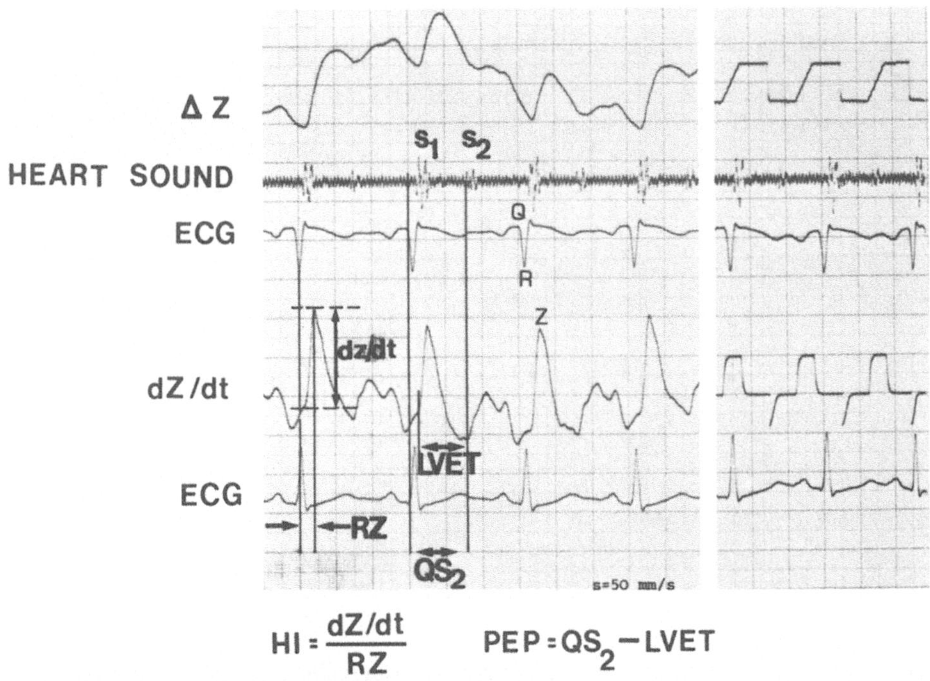

$$HI = \frac{dZ/dt}{RZ} \qquad PEP = QS_2 - LVET$$

Abb. 1. Beispiel einer Originalregistrierung. Darstellung der systolischen Zeitintervalle aus der simultanen Registrierung von Phonokardiogramm, dz/dt und EKG. Synoptische Darstellung von: △ Z: respirationsabhängige Schwankung der thorakalen Grundimpedanz, Phonokardiogramm, EKG, dz/dt= 1. Differential von △ Z EKG

Tabelle 1. Übersicht über die klinisch wichtigsten Sympathomimetika. (Aus Lunge und Atmung, Referate der Jahrgänge 76–79, Thomae 1980)

Allgemeine Formel:

$$R_1\text{-}\!\!\!\underset{\underset{R_3}{R_2}}{\bigodot}\!\!\!\text{-}CH(OH)\text{-}CH_2\text{-}NH\text{-}R_4$$

		R_1	R_2	R_3	R_4
1906	Adrenalin	H	OH	OH	CH_3
1941	Isoprenalin	H	OH	OH	$CH(CH_3)_2$
1961	Orciprenalin	OH	H	OH	$CH(CH_3)_2$
1969	Salbutamol	H	OH	CH_2OH	$C(CH_3)_3$
1970	Terbutalin	OH	H	OH	$C(CH_3)_3$
1970	Hexoprenalin	H	OH	OH	$(CH_2)_6\text{-}NH\text{-}CH_2\text{-}CH(OH)\text{-}C_6H_3(OH)_2$
1971	Fenoterol	OH	H	OH	$CH(CH_3)\text{-}CH_2\text{-}C_6H_4\text{-}OH$
1976	Reproterol	OH	H	OH	$CH_2\text{-}CH_2\text{-}CH_2\text{-}N$ (Theophyllinrest, 1,3-Dimethylxanthin)
1977	Clenbuterol	Cl	NH_2	Cl	$C(CH_3)_3$

worden. Vornehmlich Lipshitz (19) sprach dem Hexoprenalin eine relativ hohe β_2-Selektivität zu, die sich in einer geringeren Chronotropieerhöhung dokumentiere. Die mittlerweile umfangreichere Literatur über kardiovaskuläre Begleitreaktionen unter tokolytisch suffizienten Hexoprenalindosierungen (8, 10, 28, 32) beinhaltet keine Angaben über das Verhalten der systolischen Zeitintervalle als zuverlässiges Inotropiemaß.

Die nachfolgend zusammengefaßten Ergebnisse beziehen sich auf eine Untersuchungsreihe mit insgesamt 13 freiwilligen jungen Studenten, denen unter standardisierten Versuchsbedingungen Hexoprenalin (Dosierung: 0,20 μg/min) oder Fenoterol (Dosierung: 2,5 μg/min) über einen Perfusor parenteral über 60 min appliziert wurde. Bei insgesamt 7 Probanden wurden als Cross-over-Versuchsanordnung beide β-Mimetika im zeitlichen Intervall gegeben, so daß insgesamt 20 Einzelversuche zur Auswertung kamen. Die anthropometrischen Daten der beiden Kollektive unterschieden sich hinsichtlich Alter, Größe, Gewicht und Geschlecht nicht signifikant. Diese experimentell gewonnenen Daten werden mit den ersten klinischen Ergebnissen unter Hexoprenalintokolyse verglichen.

Alle Probanden wurden ermahnt, 24 h vor dem Versuch keinen Kaffee, Tee oder Alkohol zu sich zu nehmen. Anamnestisch bekannte oder bei der Voruntersuchung nachweisbare Herz-Kreislauferkrankungen galten als Ausschlußkriterium für die Untersuchung. Nach Anlegen der Elektrodenbänder wurde in liegender Meßposition eine individuell unterschiedlich lange Ruhepause eingelegt, bis reproduzierbare Ausgangswerte ermittelt werden konnten. Die Messung der einzelnen Parameter erfolgte in jeweils 15minütigen Abständen in ruhiger Atemmittellage. Sämtliche Untersuchungen fanden in den Nachmittagsstunden statt, um die tageszeitlich bedingten Schwankungen der systolischen Zeitintervalle möglichst konstant zu halten (18, 30).

Die manuelle Auswertung der systolischen Zeitintervalle erfolgte entsprechend den Empfehlungen von Erbel u. Belz (5) aus dem arithmetischen Mittel von 5 aufeinanderfolgenden Herzaktionen (s. Abb. 1). Der Heather-Index wurde aus den analogen Signalen des Impedanzkardiogramms über einen ZCG-Computer (Diefenbach GmbH, Frankfurt/ Main) von Herzaktion zu Herzaktion errechnet und über einen eingebauten Thermodrucker registriert. Die Herzfrequenzmessungen leiteten sich aus den jeweiligen EKG-Registrierungen ab.

Die statistische Auswertung (Varianzanalyse auf dem 5%-Niveau) übernahm das Biometrische Zentrum für Therapiestudien, Gesellschaft für Informationsverarbeitung und Statistik in der Medizin (München) [1]. Da der Verlauf über die jeweils 4 Meßzeitpunkte (von 15 bis 60 min) unter Stimulation in der Cross-over-Analyse nicht berücksichtigt werden konnte, wurde über die 4 Meßzeitpunkte je ein Mittelwert errechnet, der stellvertretend für den Verlauf in die Auswertung einging.

Wir beschränken uns bei der Darstellung der Ergebnisse auf die Meßwerte, die innerhalb der Cross-over-Gruppe ermittelt wurden. Damit entsprechen wir der für pharmakologische Vergleichsuntersuchungen notwendigen Forderung nach einem körpergewichtsbezogenen Dosis-Wirkung-Vergleich. Die mittlere gewichtsbezogene Hexoprenalindosierung beträgt 0,0033 μg/kg KG/min und für Fenoterol 0,0412 μg/kg KG/min (Dosisrelation: 1: 12,5).

Bei identischer mittlerer Herzfrequenz in Ruhe (vor Hexoprenalin 66 $\pm$ 10/min, vor Fenoterol 66 $\pm$ 6/min) zeigt sich unter Hexoprenalin nach 60 min ein Anstieg auf 85 $\pm$ 11 Schlägen/min. Die gleichen Probanden zeigen nach Fenoterolstimulation einen Herzfrequenzanstieg auf 96 $\pm$ 7 Schlägen/min. Eine statistische Signifikanz ergibt sich aufgrund großer Varianzen nicht, Auffallend ist die unter Hexoprenalin deutlich verzögerte Anstiegsgeschwindigkeit der Herzfrequenzzunahme gegenüber Fenoterol. Dieses

---

[1] Frau D. Messerer sind wir für ihre Mitarbeit zu großem Dank verpflichtet

Verhalten kommt auch klinisch in dem späteren Auftreten subjektiver Mißempfindungen, z.B. Palpitation oder feinschlägiger Tremor, unter Hexoprenalin zum Ausdruck, wie von einzelnen Probanden mitgeteilt wurde.

Da unter positiv inotroper Stimulation die Veränderungen des Quotienten PEP/LVET und des Heather-Index einen gegensinnigen Verlauf zeigen (PEP/LVET ↓, Heather-Index ↑), entspricht die graphische Darstellung der Einzelverläufe einer Art Scherenbild, wie Abb. 2 darstellt. Ähnlich dem Herzfrequenzverhalten fällt auch bei den Inotropie-indizes das unter Hexoprenalin initial langsamer ansteigende Verlaufsprofil auf. Zum Ende der β-mimetischen Stimulation nach 60 min ergibt die Signifikanzberechnung der quantitativen Änderungen zwischen Hexoprenalin und Fenoterol keine statistisch faß-baren Unterschiede (Abb. 2). Dies spiegelt sich entsprechend in der Gegenüberstellung der prozentualen Änderungen wider.

Die Werte für QS_2, PEP und LVET, ermittelt anhand der von Weissler et al. (30) an-gegebenen, herzfrequenzbezogenen Korrekturformeln, sind in Tabelle 2 zusammenge-faßt. Die totale elektromechanische Systolendauer QS_2 zeigt die unter positiv inotro-pem Einfluß charakteristische Verkürzung (Unterschied zwischen Hexoprenalin und Fenoterol nicht signifikant). Unter β-adrenerger Stimulation verkürzt sich ebenfalls die Präjektionsphase PEP (nicht signifikanter Unterschied), während der in besonderem Maße frequenzabhängige Wert für LVET nach entsprechender Frequenzkorrektur keine auffälligen Änderungen vor und nach β-Stimulation zeigt.

Als Ergänzung der hämodynamischen Ergebnisse sind in Tabelle 3 die Veränderungen der Herzauswurfleistung (Schlagvolumen, Herzzeitvolumen) und des mittleren arteriellen Blutdrucks gegenübergestellt. Die Berechnung des Schlagvolumens basiert auf der von

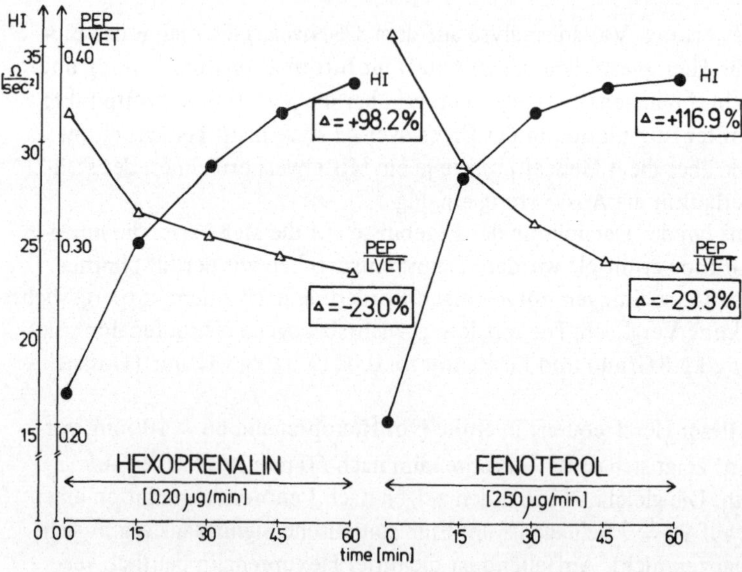

Abb. 2. Änderungen des Quotienten PEP/LVET und des Heather-Indexes unter β-mimetischer Sti-mulation mit Hexoprenalin und Fenoterol. Angaben der prozentualen Änderungen nach 60 min zum jeweiligen Ruhewert

Tabelle 2. Zusammenstellung der herzfrequenzkorrigierten systolischen Zeitintervalle in Ruhe und nach 60minütiger Stimulation mit Hexoprenalin (H) und Fenoterol (F). Zeitangaben in ms

Parameter β-Mimetikum	QS_2		LVET		PEP	
	H	F	H	F	H	F
Zeitpunkt:						
Ruhe	564,6	561,0	423,2	411,0	141,4	150,0
60 min	537,8 ←⊖→ 522,5		423,8	410,5	114,0 ←⊖→ 112,0	

←⊖→ = kein signifikanter Unterschied

Tabelle 3. Zusammenstellung von Schlagvolumen (SV) (ml), Herzzeitvolumen (HZV) (l/min) und mittlerem arteriellen Blutdruck (MAD) (mm Hg) in Ruhe und nach 60minütiger Stimulation mit Hexoprenalin (H) und Fenoterol (F)

Parameter β-Mimetikum	SV		HZV		MAD	
	H	F	H	F	H	F
Zeitpunkt:						
Ruhe	85,4 $\pm$ 30,4	83,6 $\pm$ 19,0	5,57 $\pm$ 1,75	5,39 $\pm$ 1,21	82,7 $\pm$ 6,8	86,9 $\pm$ 5,7
60 min	107,0 ←⊖→ 108,2 $\pm$ 36,3 $\pm$ 31,6		8,75 ←◇→ 10,28 $\pm$ 2,63 $\pm$ 2,79		81,2 $\pm$ 8,6	84,1 $\pm$ 4,0

←⊖→ = kein signifikanter Unterschied
←◇→ = signifikanter Unterschied (p < 0,05)

Kubicek u. Karregis (15) angegebenen Formel unter Berücksichtigung des jeweils aktuellen Hämatokritwerts, der die Höhe des spezifischen Widerstands des Bluts beeinflußt. Während die Zunahme des Schlagvolumens unter Hexoprenalin bzw. Fenoterol keinen statistisch signifikanten Unterschied zwischen beiden β-Mimetika zeigt, stellt sich im Vergleich der Herzzeitvolumenzunahme ein statistisch signifikanter Unterschied zwischen Hexoprenalin und Fenoterol dar. Dieses Ergebnis muß unter Berücksichtigung der parallelen Änderungen des Herzfrequenzmusters interpretiert werden.

Als Erweiterung zu diesen, in einem Kollektiv nicht schwangerer Probanden, unter standardisierten Versuchsbedingungen gewonnenen Ergebnissen haben wir im folgenden die unter klinischen Bedingungen ermittelten positiv inotropen und chronotropen Begleitreaktionen zusammengefaßt. Wir führen vornehmlich die parenterale Tokolyse mit Hexoprenalin in einer Initialdosierung von durchweg 0,32 µg/min über einen Perfusor durch. Über die Änderungen der Herzauswurfleistung und des systemischen Blutdrucks in einer alternierenden klinischen Studie mit Hexoprenalin vs. Fenoterol/Verapamil bei insgesamt 40 Verlaufsbeobachtungen ist bereits an anderer Stelle (8) berichtet worden.

In einer anschließenden klinischen Untersuchungsreihe haben wir die kardiovaskulären Begleitreaktionen nach 120 min Hexoprenalin und anschließender simultaner Zugabe

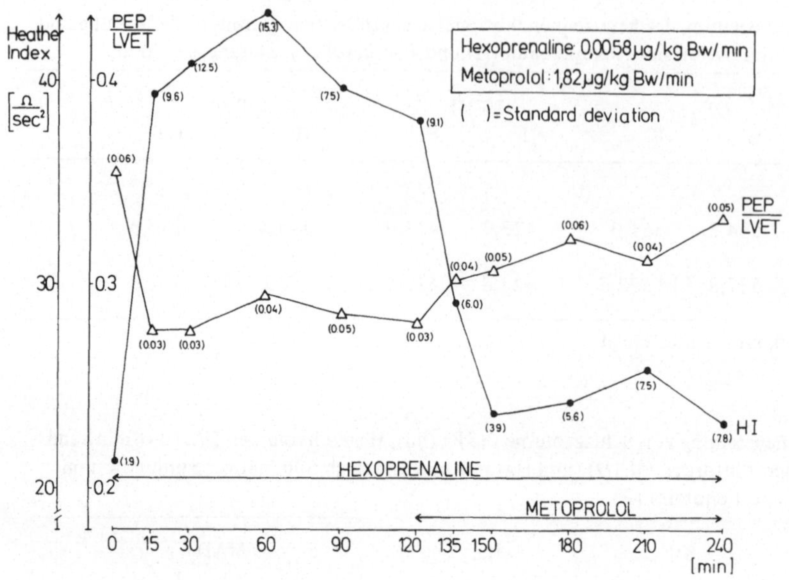

Abb. 3. Änderungen des Quotienten PEP/LVET und des Heather-Index unter Hexoprenalin und in Kombination mit Metoprolol. Klinische Ergebnisse (n= 9)

eines β_1-selektiven Blockers (Metoprolol, Beloc) ermittelt. Der β-Blocker wurde in einer Dosierung von 100 µg/min über einen 2. Perfusor im Bypass appliziert. Die mittlere, körpergewichtsbezogene Hexoprenalindosierung betrug bei den bis dato ausgewerteten 9 Verlaufsbeobachtungen 0,0058 µg/kg KG/min (Abb. 3). Über die dieser klinischen Untersuchung vorausgegangenen primär experimentell gewonnenen Daten bei 10 Probanden mit gleichzeitiger Antagonisierung der hämodynamischen Begleitreaktionen nach Metoprolol (100 µg/min) ist in einer 1. Mitteilung (27) berichtet worden.

In Abb. 3 sind die Verläufe von PEP/LVET und dem Heather-Index unter Hexoprenalin und in Kombination mit Metoprolol zusammengefaßt. Bei annähernd gleichen Ausgangswerten der beiden Inotropieindizes vor Hexoprenalin innerhalb der Probandengruppe und im klinischen Tokolyseklientel zeigt die letztgenannte Gruppe unter einer deutlich höheren körpergewichtsbezogenen Hexoprenalindosierung einen initial schnelleren Anstieg im Heather-Index und entsprechend einen schnellen Abfall des PEP/LVET-Werts. Desgleichen kommt es im klinischen Vergleich zu einer akuten Herzfrequenzzunahme (von 73 ± 7.8 in Ruhe auf 104 ± 9.1 nach 15 min Hexoprenalin, Mittelwerte, n= 9).

Die Kombination mit Metoprolol führt initial zu einer ausgeprägten Antagonisierung des Inotropieeinflusses, 120 min nach simultaner Applikation von Hexoprenalin und Metoprolol nähern sich die Meßwerte für PEP/LVET und HI den jeweiligen Ruhemessungen. Vergleichsweise geringer stellt sich die Abnahme der Herzfrequenz unter Metoprolol dar, die von maximal 119 ± 11 Schlägen/min unter Hexoprenalin auf 101 ± 6.4 Schlägen/min unter Hexoprenalin + Metoprolol abfällt. Der Ruhefrequenzwert von 73 ± 7.8 wird nicht erreicht.

Unsere klinischen Verlaufsbeobachtungen entsprechen weitgehend den Ergebnissen von Irmer et al. (12) und Hiltmann u. Wiest (11). Irmer fand anhand der echokardiographisch bestimmten maximalen Verkürzungsgeschwindigkeit des linken Ventrikels als inotropiegesteuertes Geschwindigkeitsmaß eine vollständige Abschirmung dieses Inotropieindexes unter einer Fenoterol-Metoprolol-Kombination gegenüber einer Fenoterolmonotherapie. Hiltmann beschrieb ähnliche Ergebnisse beim Heather-Index unter einer Kombination von 2 μg/min Fenoterol und 50 μg/min Metoprolol. Während ein signifikanter frequenzdämpfender Effekt unter dieser Kombination im Vergleich zur Kombination Fenoterol/Verapamil nicht beobachtet werden konnte.

Der positive Inotropieeinfluß unter β-Mimetika als Ausdruck einer vornehmlichen β_1-Stimulation kann nach den dargestellten Ergebnissen durch eine dosisadäquate Metoprololzugabe wesentlich ausgeprägter antagonisiert werden als vergleichsweise die Chronotropiezunahme. Die in der Literatur beschriebene positive Chronotropie unter Fenoterol und Metoprolol sowie die in unseren Ergebnissen dokumentierte Chronotropieerhöhung unter Hexoprenalin und Metoprolol könnte im Sinne einer isolierten Reststimulation des β_2-Rezeptoren im Vorhof interpretiert werden. Am Tiermodell wies Hedberg (7) anhand radioaktivmarkierter Bindungsstudien nahezu ausschließlich β_1-Rezeptoren im Ventrikelmyokard nach, während im Vorhof auch β_2-Rezeptoreigenschaften gefunden wurden. Die Differenzierung in inotrope und chronotrope Begleitreaktionen unter einem β_2-Tokolytikum und unter gleichzeitiger Kombination mit einem selektiven β_1-Inhibitor kann als übereinstimmende Ergänzung zu den tierexperimentellen Untersuchungen angesehen werden, die ein unterschiedliches Verteilungsmuster von β_1- und β_2-Rezeptoren am Herzen nachgewiesen haben.

Ein wesentliches Merkmal der β_1-Adrenergen Stimulation des Herzens stellt die Zunahme der Kontraktionskraft dar, die sich durch Änderungen der systolischen Zeitintervalle quantifizieren läßt. Nach Weissler et al. (29) führt eine durch Isoproterenol induzierte β-Rezeptorenstimulation des Herzens zu einer signifikanten Abnahme des Zeitquotienten PEP/LVET. Nach Johnson et al. (13) ist die herzfrequenzunabhängige Senkung von QS_2 ein gut reproduzierbares Maß eines positiv inotrop wirkenden Pharmakons ohne wesentliche Änderungen im systemischen Blutdruckverhalten.

Die nicht invasive Impedanzkardiographie bietet die Möglichkeit, sowohl die systolischen Zeitintervalle als auch den Heather-Index als inotropiebezogene Volumengröße zu bestimmen. Die impedanzkardiographisch ermittelten Absolutwerte für QS_2 sowie PEP/LVET in Ruhe liegen in dem von Weissler angegebenen Normbereich (30).

Die isolierte Analyse von PEP/LVET und dem Heather-Index ergibt zwischen Hexoprenalin und Fenoterol in einer körpergewichtsbezogenen Dosisrelation von 1:12,5 keine statistisch signifikanten Unterschiede in bezug auf die Inotropiezunahme. Die klinischen Ergebnisse einer Kombination von Hexoprenalin und Metoprolol als β_1-selektiver Blocker werden zur statistischen Analyse weiter ergänzt werden müssen.

Literatur

1. Åblad B, Carlsson E, Ek L, Hedberg A, Lundgren B (1981) Pharmakologie der Beta-Rezeptorenblocker unter besonderer Berücksichtigung der Beta-1-Selektivität. In: Åblad B, Heidenreich J, Irmer M, Jung H (Hrsg) Betablocker und Tokolyse, Witzstock, Baden-Baden
2. Ahmed SS, Levison GE, Schwartz CJ, Ettinger PO (1970) Comparison of systolic time intervals (STI) with direct measures of myocardial contractility in man. Clin Res 18:294

3. Balasubramaniam V, Mathew OP, Behl A, Taweri SC, Hoon RS (1978) Electrical impedance cardiogram in derivation of systolic time intervals. Br Heart J 40:268

4. Carlsson E, Åblad B, Brandström A, Carlsson B (1972) Differentiated blockade of the chronotropic effects of various adrenergic stimuli in the cat heart. Life Sci 2/1:953

5. Erbel R, Belz GG (1977) Untersuchungen zur Meßmethode der systolischen Zeitintervalle. Z Kardiol 66:433

6. Heather LW (1969) A comparison of cardiac output values by the impedance cardiograph and dye dilution in cardiac patients. National Aeronautics and Space Administration, Houston Texas Progress Report No. NAS 9-45000, P 247

7. Hedberg A, Minneman KP, Molinoff PB (1979) Regional distribution of beta-1- and beta-2-adrenoreceptors in the right atrium and left ventricle of the cat and guinea pig heart. Br J Pharmacol 66: 505

8. Heilmann L, Siekmann U (1980) Der Einfluß der Betamimetika auf die maternale und plazentare Mikrozirkulation. In: 3. Symposium über Betamimetika in der Geburtshilfe und Perinatologie, Aachen 1980

9. Hill DW, Merrifield AJ (1976) Left ventricular ejection and the heather index measured by noninvasive methods during postural changes in man. Acta Anaesthesid Scand 20:313

10. Hiltmann WD, Wiest W (1981) Die Wirkung des Tokolytikums Hexoprenalin auf das maternale kardiovasculäre System. Arch Gynäkol 232:508

11. Hiltmann WD, Wiest W (1981) Verhalten des maternalen kardiovaskulären Systems unter einer kontinuierlichen Infusion von Fenoterol und Metoprolol. In: Åblad B, Heidenreich J, Irmer M, Jung H (Hrsg) Betablocker und Tokolyse, Witzstock, Baden-Baden

12. Irmer M, Trolp R, Pohl C, Bernius U, Hillemanns HG, Steim M (1980) Klinische Anwendung einer kombinierten Beta$_2$-Stimulation und Beta$_1$-Blockade bei Tokolysetherapie. Arzneimittelforsch 30/I:105

13. Johnson BF, Meeran MK, Frank A, Taylor SH (1981) Systolic time intervals in measurement of inotropic response to drugs. Br Heart J 46:513

14. Knapp E (1976) Die Impedanzkardiographie. Wien Klin Wochenschr [Suppl 58] 88:1

15. Kubicek WG, Karnegis JN (1966) Development and evaluation of an impedance cardiac output system. Aerosp Med 37:1208

16. Kuhn K, Loogen F (1980) Die Bestimmung der systolischen Zeitintervalle. Dtsch Med Wochenschr 105:214

17. Lands AM, Arnold A, McAuliff JP, Luduena FP, Brown TG (1967) Differentiation of receptor systems activated by sympathomimetic amines. Nature 214:597

18. Lewis RP, Rittgers SE, Forester WF, Boudoulas H (1977) A critical review of the systolic time intervals. Circulation 56:146

19. Lipshitz J, Baillie P (1976) The uterine and cardiovascular effects of beta-2-selective sympathomimetic drugs administered as an intravenous infusion. S Afr Med J 50:1973

20. Lipshitz J, Baillie P, Davey DA (1976) A comparison of the uterine beta2-adrenoreceptor selectivity of enoterol, hexoprenaline, ritodrine and salbutamol. S Afr Med J 50:1969

21. Lundgren B, Carlsson E, Herrmann I (1979) Beta-adrenoreceptor blockade by atenolol, metoprolol and propanolol in the anaesthetized cat. Eur J Pharmacol 55:263

22. Martin CE, Shaver JA, Thompson ME, Reddy PS, Leonard JJ (1971) Direct correlation of external systolic time intervals with internal indices of left ventricular function in man. Circulation 44:419

23. Minneman KP, Hegstrand LR, Molinoff PB (1979) The pharmacological specificity of beta-1- and beta-2-adrenergic receptors in rat heart and lung in vitro. Mol Pharmacol 16:21

24. Rasmussen JP, Sørensen B, Kann T (1975) Evaluation of impedance cardiography as an non-invasive means of measuring systolic time intervals and cardiac output. Acta Anaesthesiol Scand 19:210

25. Reinold E (1979) Hexoprenalin als wehenhemmende Substanz. Wien Klin Wochenschr 23:805

26. Siegel JH, Fabian M, Lankau CH, Levine M, Cole A, Nahmal M (1970) Clinical and experimental use of thoracic impedance plethysmography in quantifying myocardial contractility. Surgery 67:907

27. Siekmann U, Irmer M (1981) Invasive und nicht invasive Untersuchungen zur Beurteilung hämodynamischer Begleitreaktionen unter Hexoprenalin, Fenoterol und deren Antagonisierung mit Metoprolol. In: 10. Deutscher Kongress für Perinatale Medizin, Berlin 1981
28. Siekmann U, Heilmann L, Irmer M (1981) Invasive und nicht invasive Untersuchungen über den Einfluß von Hexoprenalin und Fenoterol auf hämodynamische Parameter. Gynäkol Rundsch [Suppl 2] 21:190
29. Weissler AM, Harris WS, Schoenfeld CD (1968) Systolic time intervals in heart failure in man. Circulation 37:149
30. Weissler AM, Harris WS, Schoenfeld CD (1969) Bedside technics for the evaluation of ventricular function in man. Am J Cardiol 23:577
31. Welham KC, Mohapatra SN, Hill DW, Stevenson L (1978) The first derivate of the transthoracic electrical impedance as an index of changes in myocardial contractility in the intact anaesthetised dog. Intensive Care Med 4:43
32. Wiest W, Hiltmann WD, Hettenbach A (1980) Vergleichende Untersuchungen über wehenhemmende und systemische Effekte von Partusisten, Hexoprenalin, Inolin und Terbutalin. In: 3. Symposium über Betamimetika in der Geburtshilfe und Perinatologie, Aachen 1980

EKG – Veränderungen bei Tokolyse mit β-Mimetika

H. Elser und S. King

Veränderungen des mütterlichen Elektrokardiogramms (EKG) bei Tokolyse mit β-Mimetika sind seit längerem bekannt und beschrieben (1, 2, 6).

Es wird vor allen Dingen über Erregungsrückbildungsstörungen (ERS), aber auch über Zeichen einer Rechtsherzbelastung sowie über Verkürzung der PQ-Zeit berichtet. Die Pathomechanismen für Veränderungen im EKG unter Tokolyse sind noch weitgehend ungeklärt (3, 4). Da meist gravierende subjektive und klinische kardiale Symptome fehlen, wird der Stellenwert des EKGs bei der Überwachung tokolysierter Patientinnen unterschiedlich beurteilt.

Wir haben die EKG-Befunde von 56 mit β-Mimetika tokolysierten Schwangeren ausgewertet, von denen bei 38 vor Beginn sowie bei 23 nach Beendigung der Tokolyse EKG-Untersuchungen vorlagen (Tabelle 1). Bei 22 Patientinnen fanden wir während der Tokolyse neben der Tachykardie zusätzliche pathologische EKG-Veränderungen, die bei 2 Schwangeren nach Absetzen der Tokolyse noch für einige Zeit persistierten. Bei 3 Schwangeren führten wir trotz vorher vorhandener pathologischer EKG-Veränderungen eine Tokolyse mit Hexoprenalin durch, da sonst keine subjektiven und klinischen Zeichen einer ernsten Herzerkrankung vorlagen.

Bei den EKG-Veränderungen vor Beginn der Tokolyse handelte es sich in 2 Fällen um den Verdacht auf ein Präexzitationssyndrom (PQ $\leq$ 0,12 s), in einem Fall in Kombination mit rechtspräkordialen Erregungsrückbildungsstörungen (Tabelle 2). Während der Tokolyse, die zunächst über mehrere Tage unter Monitorkontrolle durchgeführt wurde, fanden wir in einem Fall eine zusätzliche T-Negativierung rechts präkordial, im anderen Fall keine Veränderung zum Vorbefund.

Ein inkompletter Rechtsschenkelblock bei einer Patientin vor Beginn der Tokolyse ließ sich unter β-Mimetikagabe nicht mehr nachweisen; möglicherweise war der Ausgangsbefund ableitungsbedingt, oder es handelte sich um ein intermittierendes, herzfrequenzabhängiges Geschehen, oder aber es kam aufgrund dieser Therapie zu einer Verbesserung der Erregungsleitung im rechten Faszikel. In allen Fällen wurde die Tokolyse über einen längeren Zeitraum hinweg durchgeführt, ohne daß zusätzlich gravierende subjektive kardiale Symptome oder klinische Anzeichen einer vermehrten "Herzbelastung" im Sinne von pektanginösen Beschwerden, Herzrhythmusstörungen auftraten.

In Tabelle 3 sind die EKG-Veränderungen zusammengestellt, die wir bei 8 von 26 mit Fenoterol bzw. Hexoprenalin tokolysierten Schwangeren fanden, die ein unauffälliges EKG vor Beginn oder nach Absetzen der Tokolyse aufwiesen. In 6 Fällen handelte es sich um Erregungsrückbildungsstörungen, insbesondere rechtspräkordial. In einem Fall fand man Anzeichen einer vermehrten Rechtsherzbelastung im EKG mit durchgehenden S-Zacken bis V_5 und V_6, sowie T-Abflachung in V_4 und V_5 und negativen T-Wellen von V_1 bis V_3 (Abb. 1). Einen Tag nach Absetzen der Tokolyse bestanden die EKG-Veränderungen weiter, die EKG-Kontrolle 1 Woche später ergab dann unauffällige Befunde. Bei einer Patientin kam es unter Tokolyse zu einer Verkürzung der PQ-Zeit, die am ehesten

Tabelle 1. EKG-Veränderungen vor, unter und nach Tokolyse

	o.B.	Veränderungen		Gesamt
		Fenoterol	Hexoprenalin	
Vor Tokolyse	32	0	3	38
Unter Tokolyse	34	13	9	56
Nach Tokolyse	21	1	1	23

Tabelle 2. EKG-Veränderungen vor Tokolysebeginn und Verlauf bei Tokolyse

	Vor Tokolyse	Während Tokolyse	Nach Tokolyse	Tokolyseform
254/81	PQ-Zeit verkürzt WPW-Syndrom (HF 75)	Tachykardie (HF 103) PQ-Zeit verkürzt Negatives t	Keine Kontrolle	i.v./oral 10 Wo.
272/81	Inkompletter (HF 85) Rechtsschenkelblock	Unauffällig! (HF 87)	Diskrete ERS (HF 72)	i.v. 2 Tage oral 7 Wochen
58/81	PQ-Zeit verkürzt (HF 73) ST-Senkung Negatives t	PQ-Zeit verkürzt (HF 78) ST-Senkung	3 Tage nach: Status idem	i.v./oral 5 Wo.

auf den positiv chronotropen Einfluß der tokolytischen Therapie zurückzuführen ist. Eine akute kardiale Notfallsituation, die uns zum Absetzen der Tokolyse gezwungen hätte, ergab sich bei keiner der untersuchten Patientinnen.

Diese EKG-Veränderungen lassen sich nicht ohne weiteres als unmittelbare Folge einer β-Mimetikagabe interpretieren. Sie resultieren evtl. aus der durch die β-Mimetikaverabreichung verursachten Herzfrequenzerhöhung, sind also u.U. allein tachykardiebedingt. Die Unterscheidung zwischen tachykardiebedingten und β-mimetikainduzierten EKG-Veränderungen ließe sich durch ein Belastungs-EKG bzw. durch eine atropininduzierte Herzfrequenzerhöhung vor Beginn der Tokolyse erreichen.

Denkbar wäre auch ein möglicher Einfluß der β-Mimetika auf die sog. Natrium-Kalium-Pumpe mit entsprechenden intrazellulären Elektrolytverschiebungen, die Repolarisierungs-

Tabelle 3. EKG-Veränderungen unter Tokolyse bei unauffälligem EKG vor, bzw. nach Tokolyse

	339/80	824/80	54/81	109/81	667/81	811/81	935/81	1095/81
Vor Tokolyse	o.B.	o.B.	o.B.		o.B.	o.B.		
Tachykardie			x	x	x	x	x	x
PQ-Zeit verkürzt						x		
WPW-Syndrom						(x)		
Inkompletter Rechtsschenkelblock								
Rechtsbelastung	x	x						
ST-Senkung				x			x	x
Negatives T	x		x	x		x	x	
Nach Tokolyse 1. Tag	idem							
später	o.B.			o.B.	o.B.		o.B.	o.B.

störungen im EKG dokumentieren, wie sie unter Therapie mit Herzglykosiden bekannt sind. Die mögliche Drehung der elektrischen Herzachse während der Schwangerschaft kann zum Linkstyp führen, der in jugendlichem Alter normalerweise einen ungewöhnlichen Befund darstellt.

Die Ergebnisse zeigen, daß vorbestehende EKG-Veränderungen keine Kontraindikation für eine Tokolyse mit β-Mimetika darstellen müssen und daß pathologische EKG-Veränderungen während der Tokolyse nicht unbedingt eine absolute Indikation für den Abbruch dieser Therapie darstellen. Wichtig erscheint uns neben den in Abständen routinemäßig durchzuführenden EKG- und Elektrolytkontrollen (5), die aufmerksame klinische Beobachtung der tokolysierten Patientinnen, um erste, diskrete, aber gravierende Symptome, wie pektanginöse Beschwerden, Herzrhythmusstörungen oder Orthopnoe rechtzeitig zu registrieren. In diesen, aber seltenen Fällen, sollte — auch bei unauffälligen aktuellen Befunden aus Auskultation, Laboruntersuchungen (Elektrolyte, herzspezifische Enzyme) und EKG-Diagnostik — eine Tokolyse mit β-Mimetika u.U. abgesetzt werden.

182

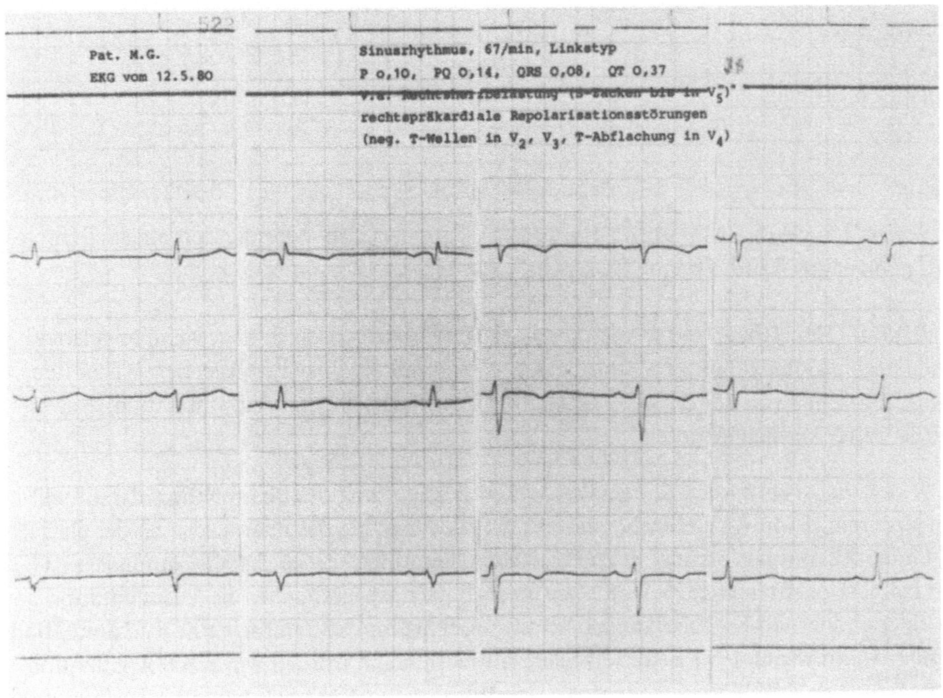

Abb. 1. Zeichen einer Rechtsbelastung während Tokolyse mit β-Mimetika

Literatur

1. Chew WC, Lew LC (1979) Ventricular ectopics after salbutamol infusion for preterm labour. Lancet II:1383–1384
2. Fendel H, Cooreman G, Claeys J, Kleesiek K, Meyer J, Jung H (1979) Einfluß von Fenoterol auf das mütterliche EKG, das herzmuskelspezifische Kreatinkinase-Isoenzym MB und auf die Serum-Elektrolyte. Arch Gynecol 228:151–153
3. Irmer M, Hagemann G, Trolp R, Pohl C, Huber G, Hillemanns HG, Steim H (1979) Ergebnisse nicht-invasiver und invasiver kardiologischer Untersuchungen nach Tokolyse. Arch Gynecol 228: 130–131
4. Steyer M, Gebhard K, Heidenreich J (1981) Körperliche Belastung während der Tokolyse bei vorzeitiger Wehentätigkeit. Z Geburtshilfe Perinatol 185:89–93
5. Wiest W, Weidinger H, Hiltmann WD, Hoehn N (1976) Kalium-Substitution bei Tokolyse. Fortschr Med 94:303–306
6. Wiest W, Hiltmann D, Eichler A, Stosiek U, Weidinger H (1979) Der Einfluß von Partusisten und Isoptin auf das mütterliche EKG und herzspezifische Serumenzyme. Arch Gynecol 228:1–4

Diskussion

Vorsitz: M. Irmer

M. Irmer: Ich glaube, wir haben aufgrund der Tatsache, daß jeder die Zeit eingehalten
hat, noch etwas Raum für eine Diskussion. Darf ich um Fragen bitten.

R. Richter: Herr Irmer, wie würden die Kreislaufverhältnisse aussehen, wenn es gelänge,
einen absolut reinen β_2-Stimulator ohne β_1- Wirksamkeit zu synthetisieren? Wir hätten
dann, abgesehen von der Wirkung am glatten Uterusmuskel, eine Vasodilatation. Was
würde weiter kardial auftreten?

M. Irmer: Es ist zu unterscheiden a) zwischen der Wirkung des Pharmakons, darauf will
ich jetzt rein theoretisch eingehen und b) der Wirkung, die das Pharmakon an der glatten
Gefäßmuskulatur auslöst, damit zu einer Vasodilatation führt und dann, zumindest ist
das bei herzinsuffizienten Patienten ausführlich nachgewiesen, über die Vasodilatation
zu einer endogenen Katecholaminausschüttung führt und so natürlich eine β_1-Stimulation
ausübt. Wenn wir diesen Faktor jetzt ausklammern, dann würden wir durch Applikation
eines reinen β_2-Stimulators einen positiv chronotropen Effekt bekommen, allerdings geringer als er uns bisher bekannt ist. Das gilt dann nur wenn man die Befunde, die an Tieren
erhalten worden sind, auf den Menschen übertragen kann. Die Ursache dafür ist die Besetzung des Vorhofs mit β_2-Rezeptoren zu etwa 20%[1].

J.H. Fischer: Ich wollte Herrn Schuhmann fragen, warum er nach 72 h die tokolytische
Therapie beendet.

R. Schuhmann: Wir beenden nicht die Therapie, sondern wir beenden die intravenöse
Tokolyse, wenn es klinisch vertretbar ist. Ich habe gesagt, daß wir 72 h, das sind 3 Tage,
eine intravenöse Therapie zur Lungenreifeprophylaxe machen und dann versuchen,
auf intramuskuläre Gabe überzugehen, in Überschneidung mit der intravenösen, und
sehen, ob wir damit auskommen oder ob wir evtl. wieder intravenös weitermachen
müssen.

M. Irmer: Sind noch weitere Fragen aus dem Auditorium?

U. Siekmann: Was mir bei Herrn Freude aufgefallen ist, war die Tatsache, daß er unter
Hexoprenalin kein Abfall des diastolischen Blutdrucks fand. Wenn wir davon ausgehen,
daß die β_2- vermittelte Stimulation zur Uterusrelaxion entsprechend auch eine Vasodilatation hervorruft, müßte der Blutdruck abfallen. Welche Erklärung hat er dafür?

G. Freude: Die Tatsache, daß der Blutdruck nicht abgesunken ist, ist etwas, was uns
selbst sehr verwundert hat. Darum habe ich im Vortrag gesagt "interessanterweise".

---

[1] Hedberg A, Minnemann KP, Molinoff PB (1979) Regional distribution of beta-1- and beta-2-
adrenoreceptors in the right atrium and left ventricle of the cat and guinea pig heart. Br J Pharmacol 66:505

Wir haben diesbezüglich noch keine Erklärung und versuchen in einer nächsten Studie
diese Angelegenheit noch einmal zu untersuchen.

S. Leodolter: Darf ich dazu vielleicht den Versuch einer Erklärung geben. Ich glaube,
daß Herr Freude mit der Dosierung sehr niedrig begonnen hat, so daß der Hexoprenalin-
effekt noch nicht eingetreten war.

F. Wolff: Eine Frage an Herrn Steyer. Könnte man nach seinen Erfahrungen eine β-
Blockade jetzt schon empfehlen oder bestehen noch Bedenken?

M. Steyer: Ich glaube, Herr Wolff, die Frage kann Ihnen noch niemand beantworten,
weil wir viel zu wenig Erfahrungen haben. Sinn meiner Argumente war, den Blick nicht
immer nur auf das Herz zu richten, sondern auch wieder auf den Blutdruck. Ich würde
sagen, daß man evtl. in den Fällen von kardialer Dekompensation unter Tokolytika,
nachdem dann die Patienten auf die Intensivstation kamen, durchaus einmal unter den
dortigen Möglichkeiten der Kontrollen sehen sollte, ob durch β-Blocker ein Therapie-
effekt oder eine Kompensation zu erreichen ist. Aber sonst würde ich sagen, daß bei
einer Schwangeren, die keinen kardialen Kompensationsmechanismus braucht, die β-
Blockade eher *nicht* angewendet werden sollte.

M. Irmer: Ich glaube, die Zeit für Therapieempfehlungen genereller Art ist vielleicht
noch nicht gekommen. Klinische Studien werden die noch offen stehenden Fragen
beantworten.

G. Raberger: Ich glaube, man geht vollkommen falsch in der Annahme, wenn man sagt,
die β-Blockade soll man durchführen und der Effekt der β-Stimulation ist verschwunden.
Es gibt eine sehr klare Dosis-Wirkung-Beziehung zwischen β-Mimetikum und -Blocker
und es ist sicher so, daß man eine Dosis finden kann, wo auch noch eine endogene Stimulation möglich ist und der Patient deswegen noch nicht in einen Schock kommt,
weil man eine β_2-Stimulation durchführt.

M. Irmer: Ja, ich glaube schon, daß sich eine Dosis finden läßt. Wir meinen ja auch,
daß wir sie gefunden haben. [1]

R. Strigl: Herr Steyer, Sie haben diesen Fall bereits in Aachen (3. Betamimetikasym-
posium, Aachen 1980) sehr publikumswirksam vorgeführt. Die von Ihnen erwähnte
Patientin hatte viele Medikamente bekommen, v.a. von anästhesiologischer Seite. Ich
glaube, daß Sie in diesem Fall die Situation, in welche die Patientin hineinkam, nicht
einem Medikament zuschreiben können, d.h. in diesem Fall nicht dem β-Blocker.

M. Irmer: Ich hatte den Eindruck, daß sich einige Befunde ganz gut ergänzen und gar
nicht so widersprüchlich sind, z.B. war mir aufgefallen, daß die hämodynamische Wirksamkeit von Hexoprenalin offensichtlich etwas verzögert — im Sinne einer langsameren

---

[1]Irmer M, Trolp R, Hagemann G, Stein H: Akut- und Langzeitbehandlung mit Metoprolol/
Fenoterol im Vergleich zu Verapamil/Fenoterol aus kardiologischer Sicht. In: Betablockade
und Tokolyse (Hrsg: B. Åblad, J. Heidenreich, M. Irmer, H. Jung) G. Witzstrock, 1981)

Anflutung – einsetzt. Das betrifft vorwiegend den positiv chronotropen Effekt. Vielleicht kann Herr Raberger etwas dazu sagen. Ist da eine pharmakologische Ursache eruierbar?

G. Raberger: Von pharmakologischer Seite bestehen keine wesentlichen Unterschiede zwischen den Substanzen. Von physikalischer Seite ist die hohe Wasserlöslichkeit des Hexoprenalins auffällig. Aber das sollte ja eher eine sehr rasche, primäre Heranführung an den Rezeptor mit sich bringen. Es kann natürlich bei der Interaktion mit dem Rezeptor dann Schwierigkeiten in der Bindung geben, aber ich glaube nicht, daß das eine Erklärung ist. Also allein von den physikochemischen Eigenschaften sehe ich keinen Grund für den Unterschied im chronotropen Verhalten zwischen Fenoterol und Hexoprenalin. Es ist möglich, daß einfach die Dosen für die Akutphase nicht vergleichbar sind, auch wenn sie sich letztlich auf ein gleiches Niveau einstellen.

M. Irmer: Danke sehr.

Physiologische Kalziumantagonisten bei der Tokolyse

H. Weidinger

Die potente ubiquitäre Wirksamkeit der β-mimetischen Substanzen, die zur Tokolyse
Verwendung finden, ist unumstritten. Ebenso ist unbestritten, daß schwerwiegende
klinische Komplikationen bei der Tokolyse mit β-Mimetika in Form von Lungenödemen
vorkommen, während gefürchtete kardiale Komplikationen, zumindest als Dauerschädi-
gung, bei Mutter und Fetus bis heute nicht nachgewiesen sind. Auch werden Stoffwechselveränderungen bei der Tokolyse oder sog. allgemeine Nebenwirkungen als nicht
schädigend für Mutter und Kind angesehen.
Veränderungen, die bei der Tokolyse zu schwerwiegenden pulmonalen Komplikationen
führen, sind nicht allein über einen Stimulus der β-Rezeptoren zu erklären, während die
Wirkungen der β-Mimetika auf Herz und Kreislaufsystem allein über die β-Rezeptoren
abzulaufen scheinen.
 Unter "β-mimetische Wirkung auf das Herz" — und nur davon soll im folgenden die
Rede sein — sind aber nicht nur die klinisch meßbare positive Chronotropie, positive
Inotropie und positive Dromotropie zu verstehen, sondern auch der klinisch nicht faß-
bare Parameter des exzessiven Kalziumeinstroms in die Herzmuskelzellen, der schließlich zu einem Verbrauch der zur Verfügung stehenden chemischen Energien (CP, ATP,
ADP, AMP) bis zum Zelltod, d.h. bis zu elektiven Parenchymnekrosen am Herzen
führen kann (Tabelle 1).
 Die wissenschaftliche Debatte um die Pathogenese solcher Herzmuskelnekrosen ist
sicher nicht beendet. Doch wissen wir heute, auch durch klinische Untersuchungen,
daß elektive Parenchymnekrosen im Herzen nicht nur auf koronarogenem Wege, sondern auch über das metabolische Geschehen hervorgerufen werden können (Dörr 1975).
 Nach Fleckenstein (Janke et al. 1970) ist die Ursache experimenteller streß- und
β-mimetikainduzierter Herzmuskelfaserzerstörungen eine Überladung des Faserinneren
mit Kalzium, die auf dem Wege der exzessiven Förderung der transmembranösen Kalziuminkorporation zustande kommt. Diese transmembranöse Kalziuminkorporation
unter β-mimetischer Behandlung kann auf dreierlei Weise verhindert werden:

1. durch β-Rezeptorenblockade,
2. durch kalziumantagonistische Hemmstoffe der elektromechanischen Kopplung,
3. durch K^+- und Mg^{++}-Salze.

Über die Antagonisierung der β-Mimetikawirkung am Herzen durch β-Blocker wird an
anderer Stelle des Symposiums ausführlich gesprochen werden. Spezifische Kalziumantagonisten, wie z.B. das von uns lange angewendete Verapamil, lassen die lokalen
β-Rezeptoren praktisch unbehelligt, können jedoch den transmembranösen Kalziumeinstrom ins Innere der erregten Myokardfaser durch Blockierung des Kalziumkanals
dosisabhängig vermindern, so daß der Zusammenbruch der energiereichen Phosphatfrak-
tionen verhindert wird. Dieser Wirkungsmechanismus als solcher ist sicher unbestritten,
kommt jedoch in der klinisch relevanten Dosierung von spezifischen Kalziumantagonisten

Tabelle 1. Potentiell nekrogene Faktoren für das Myokard bei der Tokolyse

Mutter	Fetus
1. β-Mimetika	1. β-Mimetika
2. Streß	2. Streß
Freisetzung von endogenen	Freisetzung von endogenen Katecholaminen
Katecholaminen	Intrauterin: Hypoxie und Azidose
	Unter der Geburt: Hypoxie und Azidose
	Nach der Geburt: Thermische und sensorische Reize
	Reanimationsmaßnahmen: Digitalisierung,
	Katecholamine
3. Vermehrte Herzarbeit	3. Vermehrte Herzarbeit
Verarmung von energiereichen	Verarmung von energiereichen Phosphaten
Phosphaten	
4. Elektrolytstörungen	4. ?
Hypokaliämie und Hypomagnesieämie	
5. Kortikosteroide	5. Kortikosteroide
(als Zusatzbehandlung zur Vermeidung	
von RDS)	
6. Vitamin D	6. ?
7. AT 10	7. ?

wahrscheinlich nicht zum Tragen, zumindest kann dies nicht unmittelbar nachgewiesen werden.

Spätestens durch die Untersuchungen von Strigl et al. (1980) am Kreislaufmodell des Hunds, in denen er das β-Mimetikum Fenoterol in Kombination mit Verapamil untersuchte, ist bekannt, daß die – zumindest meßbaren oder gemessenen – Kreislaufparameter durch die in der Klinik üblichen und möglichen Dosierung von spezifischen Kalziumantagonisten bei der Tokolyse nicht günstig beeinflußt werden. Damit ist die Frage nach der Bedeutung des kalziumantagonistischen Prinzips für die Klinik allerdings nicht beantwortet. Trotzdem reichen diese Untersuchungen aus, die spezifischen Kalziumantagonisten als Zusatzmedikation bei der Tokolyse zu verdrängen.

Es erhebt sich deshalb die Frage, ob anderen kalziumantagonistischen Prinzipien größere Bedeutung zukommt. Die Arbeitsgruppe Fleckenstein konnte in Experimenten eindeutig zeigen, daß sowohl Kaliumchlorid als auch Magnesiumchlorid am Rattenherz imstande waren, die durch Isoproterenol bedingte Überladung mit markiertem Kalzium zu verhindern (Abb. 1). Hieraus erklärte sich die schon lange klinisch bekannte kardioprotektive Wirkung von Kalium- und Magnesiumionen. Umgekehrt führt ein extremer alimentärer Kalium- oder Magnesiummangel zu einer Begünstigung der myokardialen Kalziumdeposition. So kommt es bei Ratten in bekannter Weise schon ohne Verabreichung β-adrenerger Sympathomimetika zu Herznekrosen. Kalziumantagonisten können derartige Myokardläsionen ebenfalls verhindern, β-Blocker sind allerdings in diesen Fällen dann wirkungslos.

Selye war sich 1959 der Bedeutung des Kalziums in diesem Zusammenhang nicht bewußt und sprach von sensibilisierenden Elektrolyten (alles Natriumverbindungen) und Steroiden. Doch gelang es ihm bereits damals, die experimentellen Kardiopathien durch Kalium- oder Magnesiumbehandlung zu verhüten. Er betonte dabei die Wichtigkeit der

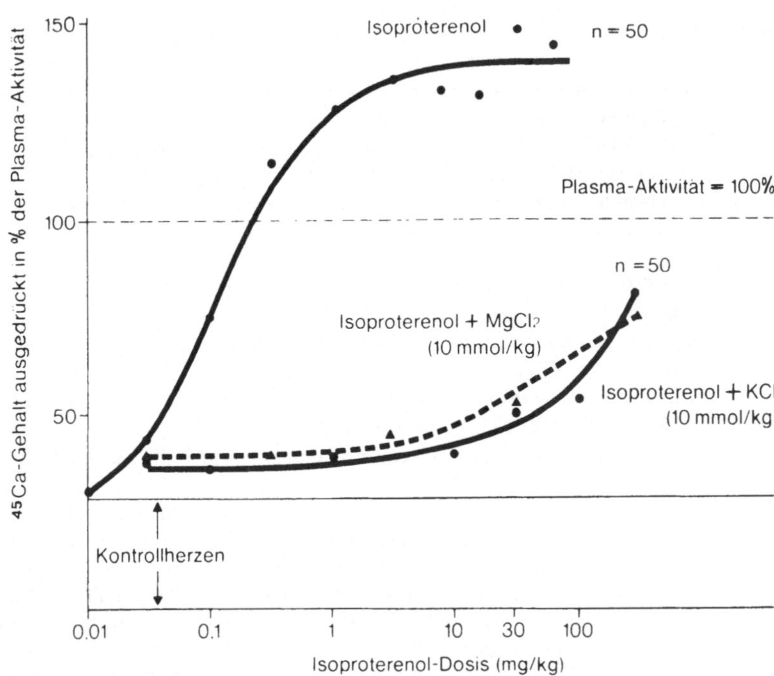

Abb. 1. Schutz des Myokards durch einmalige orale Verabreichung von KCl oder $MgCl_2$ (jeweils 10 mmol/kg) vor der isoproterenolinduzierten Überladung mit Radiokalzium. KCl bzw. $MgCl_2$ wurde gleichzeitig mit Isoproterenol (0,01–100 mg/kg s.c.) mit der Schlundsonde appliziert. Die Kurven geben den Radiokalziumgehalt der Innenschicht des linken Ventrikels von Ratten 6 h nach i.p. Injektion von 10 μCu ^{45}Ca/kg wieder. (Fleckenstein 1975)

Abb. 2. Gleichung der Elektrolyte. (Nach Janke et al. 1970)

Vorbehandlung und gleichzeitigen Behandlung mit Kalium und Magnesium während zusätzlicher schädigender Einwirkungen. Dabei ist der Mechanismus der Schutzwirkung von Magnesium an der Herzzelle sicher noch nicht vollständig geklärt. Auch Lossnitzer et al. (1981) nehmen an, daß eine kompetitive Verdrängung von Kalzium durch Magnesium in der Zelle eine Rolle spielt, d.h., daß der kardioprotektive Effekt von Magnesium generell auf seiner Kalziumantagonistischen Wirkung beruht. Sicher gilt die Gleichung der Elektrolyte, wie sie in Abb. 2 nach Janke et al. (1970) dargestellt ist.

Da die zur Hemmung vorzeitiger Wehentätigkeit verwendeten β-mimetischen Katecholaminderivate auch diaplazentar auf das Kind übertreten können – wie wir 1975 beim Menschen nachgewiesen haben – muß mit einer Belastung des fetalen Kreislaufs und auch mit einer Überschwemmung der fetalen Herzmuskelzellen mit Kalziumionen gerechnet werden. Dies dürfte z.B. bei gleichzeitiger Verabreichung von Kortikosteroiden zur fetalen Lungenreifung besonders gravierend sein.

Obwohl sich die fetale Situation bei der Tokolyse von der der Mutter in einer ganzen Reihe von Punkten unterscheidet, kann auch hier unter einer früh- und gleichzeitigen

189

Tabelle 2. Kardiale Schädigung des fetalen Herzens durch β-Mimetika

Contra	a) Geringe diaplazentare Passage der Wirksubstanz (hohe Metabolisierungsrate) (Weidinger et al. 1975; Kords 1975) b) Hohe Toleranz fetalen Gewebes gegen Sauerstoff und exogenen Substratmangel (Hoerter 1976; Vannucci u. Duffy 1976) c) Fehlende Freisetzung von Kalzium aus intrazellulären Speichern auf externen Kalziumreiz (Fabiato u. Fabiato 1978)
Pro	a) Frühzeitige Ausreifung der β-Rezeptoren des Herzens (Chang u. Cumming 1972; Boreus 1973; Robkin et al. 1976) b) Fehlende vagale Hemmung auf den Schrittmacher (Schifferli u. Caldeyro-Barcia 1973; Walker et al. 1978) c) Rasches Herzwachstum mit hoher Mitoserate und hohem Sauerstoffverbrauch (Thomas 1962; Wells et al. 1972; Spielmann u. Lücke 1973) d) Unreife des sarkoplasmatischen Retikulums, wodurch die Kalziumrückbindung begrenzt ist (Nayler u. Fassold 1977) e) Induzierbarkeit von elektiven Parenchymnekrosen an fetalen Herzzellen in vitro durch β-Mimetika (Isoproterenol und Fenoterol) (Weidinger et al. 1976; Hofmann et al. 1977; Zsolnai u. Gyevai 1982) f) Die hohe Konzentration katecholaminabbauender Enzyme in Plazenta und Nabelvene weist auf eine hohe Schutzbedürftigkeit des Feten gegen Katecholamine hin (Morgen et al. 1972; Owman et al. 1973)

Gabe der kalziumantagonistischen Kationen Kalium und insbesondere Magnesium eine Schutzfunktion ausgeübt werden.

Obwohl mehrere Überlegungen gegen eine kardiale Schädigung des Feten durch β-Mimetika sprechen, gibt es auch viele, die auf ein ausgeprägtes kardiales Risiko durch Tokolyse beim Feten hinweisen (Tabelle 2, Zusammenstellung nach Oddoy et al. 1981).

Wie bekannt, haben wir (Weidinger et al. 1976; Hofmann et al. 1977) in Zellkulturen menschlicher fetaler Herzzellen nachweisen können, daß unter Fenoterolgaben, die annähernd der klinisch relevanten Dosierung bei der Tokolyse entsprachen, Abräumprozesse, d.h. elektive Parenchymnekrosen entstehen, die durch Kalziumantagonisten verhindert werden konnten. Diese Untersuchungen sind später von Zsolnai u. Gyevai (1982) unter anderen Bedingungen nachvollzogen und eindeutig bestätigt worden. Zsolnai konnte bei In-vitro-Untersuchungen fetaler Herzzellen die gleiche Schutzfunktion auch durch den physiologischen Kalziumantagonisten Magnesium nachweisen. Neuerdings zeigten Wischnik et al. (1982) an Versuchstieren, daß Herzmuskelgewebe bei alleiniger Fenoterolmonotherapie Veränderungen im Sinne umschriebener lymphozytärer interstitieller Infiltrate und lockerer Fibrose des Endokards zeigt. Eine zusätzliche Gabe des physiologischen Kalziumantagonisten Magnesium verhindert diese Prozesse und die therapierten Tiere zeigten keine Auffälligkeiten am Herzen mehr. Meinen et al. (1979) glaubten, daß aufgrund ihrer Untersuchungen hinsichtlich der β-Mimetikatherapie solche Veränderungen im Herzmuskelgewebe nicht zu befürchten sind. Vielleicht helfen die Untersuchungen weiter, die nun von der Arbeitsgruppe um Zsolnai hier vorgestellt wurden, daß nämlich die elektiven Parenchymnekrosen im Herzgewebe, zumindest im In-vitro-Modell, nur unter dem Tokolytikum Fenoterol, nicht unter Hexoprenalin und Clenbuterol – zumindest in der angewandten Dosierung – nachweisbar sind. Das letzte Wort ist hierüber sicher auch noch nicht gesprochen.

Der von uns und anderen Autoren vor 10 Jahren nachgewiesene Kaliummangel im
Serum zu Beginn einer Behandlung mit β-Mimetika führte dazu, daß wir vor jeder tokolytischen Therapie die Überprüfung der Elektrolyte, besonders des Kaliumspiegels,
und die Anfertigung eines Elektrokardiogramms forderten. Heute müssen wir zusätzlich
Wert auf eine exakte Messung des Elektrolyts Magnesium legen. Eine exakte Messung
des Magnesiumspiegels im Serum ist nur mit dem Atomabsorptionsspektrophotometer
möglich. Auch ist der Magnesiumspiegel im Serum, wie wir heute wissen, nicht unbedingt Ausdruck der Prozesse, die sich bezüglich des Magnesiummetabolismus an der
Zellmembran oder in der Zelle abspielen. Wir haben selbst durch 1946 präzise Messung-
en unter Tokolyse bei gleichzeitiger Magnesiumsubstitution trotz eindeutig klinisch
nachweisbaren günstigen kardialen Beeinflussungen nur unbefriedigende Korrelationen
mit dem Serummagnesiumspiegel erhalten. Erklärt wird diese Tatsache wahrscheinlich
durch Untersuchungen von Wischnik et al. (1982), der bei Versuchstieren zeigen konnte,
daß bei hochdosierter oraler Magnesiumsubstitution keine nennenswerten Veränderung-
en im Serummagnesiumspiegel gemessen werden konnten, obwohl eine deutlich meßbare günstige Auswirkung auf den myokardialen Metabolismus nachweisbar war.

Die Konzentration von Magnesium im Serum wird relativ konstant gehalten. Sie beträgt normalerweise 0,89 mmol/l, davon sind 0,5 mmol/l freies Magnesium. Der Rest
ist an Serumbestandteile, wie Albumine und andere Proteine, gebunden. Bei oraler
Aufnahme wird überschüssig angebotenes Magnesium mit dem Stuhl und durch den
Urin wieder ausgeschieden. Die Konzentration von Magnesium in der Zelle liegt je nach
Gewebeart bei 3–9 mmol/kg. Bei einer Magnesiumkonzentration von ca. 1 mmol/l
liegt es frei im Zytosol vor.

Der Rest ist an Proteine, Polyanionen und Zellstrukturen gebunden. Bei magnesium-
mangelernährten Tieren ist in verschiedenen Organen der zelluläre Elektrolytgehalt
von Natrium und Kalzium vermehrt, während der von Kalium und Magnesium erniedrigt ist.

Magnesium spielt eine wichtige Rolle im Zellstoffwechsel der Zelle. Es gibt ca. 300
Enzyme, die durch Magnesium aktiviert werden. Ihre katalytische Aktivität steigt logarithmisch zu der Konzentration an freiem Magnesium. Magnesium ist beteiligt bei den
meisten Reaktionen des Kohlenhydrat-, Lipid- und Nukleinsäureproteinstoffwechsels,
ebenso bei energieerzeugenden (Glykolyse, oxydative Phosphorylierung) sowie bei
energieverbrauchenden Reaktionen (aktiver Transport, Muskelkontraktion).

Wenn man bedenkt, daß einerseits der Magnesiumbedarf im 2. und 3. Drittel der
Schwangerschaft erhöht ist, andererseits eine weitverbreitete Hypomagnesieämie bei
Schwangeren besteht, so muß unserer Ansicht nach diesem physiologischen Kation
weit mehr Bedeutung eingeräumt werden, als es bislang in der Schwangerschaft, insbesondere aber bei der Tokolyse, der Fall war.

Auf jeden Fall sollte wegen der verbreiteten hypomagnesieämischen Zustände in der
Schwangerschaft die Korrektur des Magnesiumspiegels vor und bei einer tokolytischen
Therapie unter dem Gesichtspunkt der myokardialen Seiteneffekte, aber auch dem einer
möglichen günstigen Auswirkung auf den Metabolitenstatus sowie mögliche Einsparung
von Tokolytika und auch Tragzeitverlängerungen, die wir ebenso wie mein Nachredner,
Herr Spätling nachweisen konnten, einbezogen werden.

Literatur

Boréus LO (1973) Drug-receptor interactions in the human fetus. In: Boréus L (ed) Fetal pharmacology. Raven, New York, pp 111–126

Chang TD, Cumming GR (1972) Chronotropie responses of human heart tissue cultures. Circ Res 30:628–633

Doerr W (1976) Pathogenese des Herzinfarktes, pathologisch-anatomisch gesehen. Vortrag Bad Oeynhausen, 1. Nov. 1975. In: Das Herz im arteriellen Kreislauf. Hypokrates, Stuttgart, S 9–27

Fabiato A, Fabiato F (1978) Calcium-induced release of calcium from the sarcoplasmic reticulum of skinned cells from adult human, dog, cat, rabbit, rat and frog hearts and from fetal and newborn rat ventricles. Ann NY Acad Sci 307:491–522

Fleckenstein A (1975) Metabolische Faktoren bei der Entstehung von Myokardnekrosen und Mikroinfarkten. Triangel 14/1:27–37

Hoerter J (1976) Changes in the sensitivity to hypoxia and glucose deprivation in the isolated perfused rabbit heart during perinatal development. Pflugers Arch 363:1–6

Hofmann W, Schleich A, Schroeter D, Weidinger H, Wiest W (1977) Der Einfluß von β-Sympathomimetika und sog. Ca^{++}-antagonistischer Hemmstoffe auf den menschlichen Herzmuskel in vitro. Virchows Arch [Pathol Anat] 373:85–95

Janke J, Jaedicke W, Fleckenstein A (1970) Verhinderung Isoproterenol-induzierter Myokard-Nekrosen durch Hemmung des transmembranären Ca^{++}-Influx mittels K^{+}- und Mg^{++}-Salzen bzw. Ca^{++}-antagonistischen Hemmstoffen der elektro-mechanischen Kopplung. Pflugers Arch 319:R 8

Janke J, Fleckenstein A, Hein B, Leder O, Sigel H (1975) Prevention of myocardial Ca overload and necrotization by Mg and K salts or acidosis. Recent Adv Stud Card Struct Metab 6

Kords H (1975) Kreislaufwirkungen, Placentapassage, Pharmakokinetik und Metabolismus von Fenoterol (Partusisten [R]) beim trächtigen Meerschweinchen. Z Geburtshilfe Perinatol 179:30–36

Lossnitzer K, Konrad A, Vögler K-D, Mohr W, Jakob M (1981) Kardioprotektion durch Magnesiumgabe bei erblicher Kardiomyopathie. Herz Kreislauf 2:81–90

Meinen K, Schmidt EW, Breinl H (1979) Myokardschädigung bei Mutter und Fetus durch Tokolyse mit Fenoterol? Arch Gynecol 228:153–154

Morgen CD, Sandler M, Panigel M (1972) Placental transfer of catecholamines in vitro and in vivo. Am J Obstet Gynecol 112:1068–1072

Nayler WG, Fassold E (1977) Calcium accumulating and ATPase activity of cardiac sarcoplasmic reticulum before and after birth. Cardiovasc Res 11:231–237

Oddoy A, Joschko K, Frenzke G, Goldmann M (1981) Fetale Myokardschädigung durch Beta-Mimetika? Zentralbl Gynaekol 103: 1429–1434

Owman C, Arouson S, Gennser G, Sjöberg N-O (1973) Histochemical and pharmacological evidence of amine mechanisms in human fetal vascular shunts. In: Boréus L (ed) Fetal pharmacology. Raven, New York, pp 179–191

Robkin MA, Shepard TH, Dyer DC (1976) Autonomic receptors of the early rat embryo heart: Growth and development. Proc Soc Exp Biol Med 151:799–803

Schifferli P-Y, Caldeyro-Barcia R (1973) Effects of atropine and beta-adrenergic drugs on the heart rate of the human fetus. In: Boréus L (ed) Fetal pharmacology. Raven, New York, pp 259–279

Selye H (1959) Zur experimentellen Pathologie der Myokarditiden. MMW 1:20–24

Spätling L (1982) Einsparung von Tokolytika durch orale Magnesium-Gabe. In: Weidinger H (Hrsg) Magnesium und Tokolyse. Verlag Fortschritte der Medizin, Gauting, S 122–128 (FdM-Schriftenreihe)

Spielmann H, Lücke I (1973) Changes in the respiratory activity of different tissues of rat and mouse embryos during development. Naunyn Schmiedebergs Arch Pharmacol 278:151–164

Strigl R, Pfeiffer U, Erhardt W, Blümel G (1980) Bietet der Kalziumantagonist Verapamil bei der Tokolyse mit Betasympatnikomimetika den erwarteten Schutz vor Myokardschäden? Geburtshilfe Frauenheilkd 40:500

Thomas J (1962) Morphologische Untersuchungen über das "große Herz" des Feten. Geburtshilfe Frauenheilkd 22:1316–1323

Vannucci RC, Duffy TE (1976) Carbohydrate metabolism in fetal and neonatal rat brain during anoxia and recovery. Am J Physiol 230:1269–1275

Walker AM, Cannata J, Dowling MH, Ritchie B, Maloney JE (1978) Sympathetic and parasympathetic control of heart rate in unanaesthetized fetal and newborn lambs. Biol Neonate 33:135–143

Weidinger H, Wiest W, Zsolnai B, Somogyi I (1975) Diaplazentare Passage von Partusisten. In: Dudenhausen JW, Saling E (Hrsg) Perinatale Medizin, Bd VI: 7. Deutscher Kongreß für perinatale Medizin, Berlin 1974. Thieme, Stuttgart

Weidinger H, Wiest W, Schleich A, Hofmann W, Schroeter D (1976) The effects of betamimetic drugs used for tocolysis on the fetal myocardium. J Perinat Med 4:280–285

Wells RJ, Friedman WF, Sobel BE (1972) Increased oxidative metabolism in the fetal and newborn lam heart. Am J Physiol 222:1488–1493

Wischnik A, Mendler N, Schroll W, Heimisch W, Weidenbach A (1982) Vergleichende tierexperimentelle Untersuchungen zum Stellenwert der Magnesium-Substitution als kardioprotektive Maßnahme bei Tokolyse. In: Weidinger H (Hrsg) Magnesium und Tokolyse. Verlag Fortschritte der Medizin, Gauting, S 90–113 (FdM-Schriftenreihe)

Wischnik A, Mendler N, Schroll A, Heimisch W, Weidenbach A (im Druck) Das kardiale Risiko bei Tokolyse und Möglichkeiten zu dessen Antagonisierung. II. Mitteilung: Kardioprotektion durch Magnesium-Substitution. Geburtshilfe Frauenheilkd

Zsolnai B, Gyevai A (1982) Die Wirkung von Magnesium auf die fetalen Herzmuskelzellen nach Behandlung mit Beta-Mimetika. In: Weidinger H (Hrsg) Magnesium und Tokolyse. Verlag Fortschritte der Medizin, Gauting, S 73–80 (FdM-Schriftenreihe)

Magnesium als Zusatztherapie zur Tokolyse

L. Spätling, H. Schneider, R. Huch und A. Huch

Die Therapie der vorzeitigen Wehentätigkeit mit β-Mimetika hat ihren festen Platz in der Geburtshilfe. So überzeugt man auch von der Wirksamkeit dieser Substanzgruppe ist, so verpflichtet ist man, sich auch mit der Vielzahl der Nebenwirkungen zu beschäftigen. Hierbei stehen Herz und Lunge im Mittelpunkt des Interesses.

1959 beschrieben zuerst Rona et al. bei Ratten einen kardiotoxischen Effekt von Katecholaminen. Dieselbe Arbeitsgruppe konnte zeigen, daß dieser Effekt durch Vorbehandlung der Tiere mit Kortisol potenziert wird (Rona et al. 1963). Für diese Veränderungen wurden Elektrolytverschiebungen verantwortlich gemacht, wobei die Gruppe um Fleckenstein Kalzium als das hauptverantwortliche Element herausstellte und vorschlug, diese Nebenwirkungen mit Kalziumantagonisten vom Typ des Verapamils zu reduzieren (Fleckenstein et al. 1971, 1978). Wenn auch die herzschädigende Wirkung der zur Tokolyse verwandten β-Mimetika nicht durch den Nachweis von Herzmuskelenzymen eindeutig gezeigt werden konnte (Wellstein et al. 1977; Steyer et al. 1979), ist eine wahrscheinlich reversible Schädigung der Zellorganellen aus sowohl licht- als auch elektronenmikroskopischen Befunden anzunehmen (Mund-Hoym u. Vogel 1982; Zsolnai u. Gyevai 1982).

Aufgrund klinischer (Hofstetter et al. 1979) sowie experimenteller Daten (Strigl et al. 1980) wird der Nutzen einer Verapamilzusatzmedikation in Frage gestellt. Grosspietsch wies darauf hin, daß Verapamil erst bei dem 300fachen der üblichen Dosierung eine kalziumantagonistische Wirkung zeige. Weiter verschlechtere es die Nierenfunktion durch Einschränkung des Harnzeitvolumens. Er wies damit auf eine zusätzlich mögliche Komponente bei der Entstehung des Lungenödems hin (Grosspietsch 1981).

Da eine Zellschädigung durch β-Mimetika nicht ausgeschlossen werden kann und die übliche Therapie zur Reduktion der Nebenwirkungen fraglichen Nutzen hat, möchten wir Magnesium wegen seiner kardioprotektiven Wirkung und eines möglichen erregungsmindernden Effekts auf das Myometrium als Alternative zu Verapamil vorschlagen.

In der Literatur hat man sich wiederholt mit der kardioprotektiven Wirkung von Magnesium befaßt (Selye 1961; Bayusz 1963; Fleckenstein 1971). Die Entstehung einer Kardiomyopathie bei Magnesiummangel mit und ohne Katecholaminbelastung wurde beschrieben (Heggtveit et al. 1964; Goldsmith 1967; Classen et al. 1975).

Schon 1959 wiesen Hall et al. auf Zusammenhänge zwischen Magnesium und Uterusmuskelkontraktion hin. Sie konnten ebenso wie Kumar et al. (1963) zeigen, daß Magnesium eine Kontraktionsantwort abschwächt (Hall et al. 1959). Seit der Zeit sind viele Versuche unternommen worden, eine Tokolyse mit Magnesium durchzuführen. Diese hat Petrie (1981) im letzten Jahr zusammengefaßt und sein eigenes Vorgehen bei dieser Art von Tokolyse erläutert.

Trotz umfangreicher Literatur ist unser Wissen über das Kation Magnesium gering. Erst in den letzten Jahren läßt sich Magnesium mit Hilfe der Atomabsorptionsspektrophotometrie hinreichend genau bestimmen. So ist noch nicht lange bekannt, daß sich in der Schwangerschaft der Magnesiumserumspiegel erniedrigt (Baltzer et al. 1976; Brockerhoff et al. 1981), wohl einerseits, weil der Fetus der Mutter große Mengen von Magnesium entzieht, andererseits, weil von der Mutter wegen des z.B. durch zunehmende Kunstdüngung weiter absinkenden Magnesiumgehalts in der Nahrung nicht genügend nachgeliefert werden kann (Jokinen 1981). Proteinreiche Kost verschlechtert zusätzlich die Magnesiumbilanz.

Daß ein Zusammenhang zwischen Magnesiummangel und Frühgeburt bestehen kann, wird unterstützt durch unsere Beobachtung, daß bei drohender Frühgeburt und Wadenkrämpfen die Magnesiumsubstitution nicht nur die Wadenkrämpfe beseitigte, sondern auch die Wehentätigkeit deutlich reduzierte (Spätling 1981).

So sind wir der Meinung, daß die Ursachen für vorzeitige Wehentätigkeit u.a. in einer Störung der Homöostase liegen, wozu auch ein Mangel an Magnesium beiträgt.

Die Wirkungen von Magnesium auf die Zelle sind vielfältig, wie es sich schon durch die Beteiligung dieses Ions an den meisten enzymatischen Prozessen zeigt. Es scheint heute festzustehen, daß dem Einfluß von Magnesium auf die Zellmembran eine übergeordnete Rolle zukommt, da die intrazellulären Magnesiumspiegel über weite Bereiche von einer Influx-Efflux-Kopplung konstant gehalten werden, so daß die bei Magnesiummangel auftretenden Elektrolytverschiebungen als Folge der Membranstörung aufgefaßt werden können (Günther 1977, 1981). Durch die bei Magnesiummangel verursachte Erhöhung der Zellmembranpermeabilität kommt es zu einem Einstrom von Natrium und Kalzium sowie zu einem Kaliumausstrom. In der Folge des Kaliumverlusts verringert sich die Produktion von DNA, RNA und somit die Proteinsynthese. Durch die Erhöhung der intrazellulären Natriumkonzentration kommt es zusätzlich zu einer Freisetzung von Kalzium aus den Mitochondrien. Diese Kalziumerhöhung trägt ebenfalls zu der Steigerung der Zellmembranpermeabilität für Kalium bei. Eine Hypomagnesieämie erhöht besonders unter Streß die intravasale Katecholaminkonzentration. Über einen β-adrenergen Mechanismus wird die Aktivierung der Adenylcyclase und somit die Konzentration des cAMPs erhöht. Über einen a-adrenergen Mechanismus wird der Kalziuminflux erhöht und weiter Kalzium aus den Mitochondrien freigesetzt. Kalzium und cAMP verstärken ihrerseits die Zellmembranpermeabilität und sind bei vielen Reaktionen, insbesondere bei denen der Energiebereitstellung, wichtige Kofaktoren (Günther 1981). In einem unter Magnesiummangel wachsenden Gewebe kann es auch zu einer intrazellulären Magnesiumverminderung kommen (Günther 1977). So würde ein Gleichgewicht zwischen den beiden "Gegenspielern" Magnesium und Kalzium zugunsten des Kalziums verschoben und damit eine Vielzahl kalziumabhängiger Prozesse aktiviert.

Orale Applikation

Oral aufgenommenes Magnesium wird im günstigsten Fall zu 30% hauptsächlich im Duodenum resorbiert (Classen et al. 1975). Wegen des Auftretens von Diarrhö kann Magnesium nur begrenzt oral appliziert werden. Um den Magnesiumserumspiegel signifikant zu erhöhen, müssen ca. 0,37 mmol/kg KG appliziert werden, was verteilt auf 3 Tagesdosen ohne Diarrhö vertragen wird (Ebel et al. 1975). Ein Magnesiummangel kann auch mit etwas geringeren Dosen beseitigt werden. Wir geben ca. 0,3 mmol/kg, also 20 mmol/ Tag auf 3–4 Einzeldosen verteilt. Magnesiumaspartathydrochlorid (Magnesiocard) wird als das Magnesiumsalz beschrieben, das am besten resorbiert wird (Classen et al. 1973).

Intravenöse Applikation

Wird eine intravenöse Tokolyse durchgeführt, bietet es sich an, Magnesium ebenfalls intravenös zu verabreichen. Hier wird empfohlen, Magnesium in verschiedenen Salzverbindungen zu applizieren und die Dosis so zu wählen, daß ein Serumspiegel von ca. 1 mmol/l erreicht wird (Günther, persönliche Mitteilung). In der amerikanischen Literatur finden sich Beschreibungen der intravenösen Magnesiumsulfattherapie bei Eklampsie. Sibai et al. (1981) geben bis zu 280 mmol Magnesiumsulfat/Tag und erreichen dadurch Magnesiumserumspiegel von 3,9 mmol/l. Sie kommen damit in einen Bereich, bei dem eine Atemdepression eintreten kann. Im Tierversuch wurde bei 4,5 mmol/l Serummagnesium ein Atemstillstand beobachtet (Ebel 1975). Petri (1981) beschrieb bei der von ihm vorgeschlagenen intravenösen Tokolyse mit Magnesiumsulfat eine Erhaltungsdosis von 112 mmol/Tag. Mit dieser Dosierung liegt sein therapeutischer Bereich zwischen 2 und 3 mmol/l Magnesium im Serum.

Um den angestrebten Magnesiumserumspiegel von 1 mmol/l zu erreichen, mußte die intravenöse Magnesiumtagesdosis ermittelt werden. Dazu führten wir folgende Untersuchungen durch:

6 Patientinnen zwischen 25 und 34 Lebensjahren, die wegen vorzeitiger Wehentätigkeit herkömmlich intravenös mit Fenoterol und Verapamil therapiert wurden, erhielten statt des Verapamils Magnesiumsulfat und Magnesiumaspartathydrochlorid im Verhältnis 1:1. In 2- bis 3tägigen Abständen wurde die Dosis um 10 mmol auf 40 mmol/Tag gesteigert. Die letzte Dosis wurde nur 4 Patientinnen verabreicht. Um diese Substanzmenge einer wechselnden β-Mimetikadosierung anzupassen, wurde eine Dosierungshilfe (Tabelle 1) zur Vorbereitung der Infusionsflaschen erstellt. Auf dieser Tabelle sind die Laufzeiten von 1-l-Flaschen bei einer bestimmten Tropfgeschwindigkeit und die dazugehörige Menge von Magnesiumsulfat bzw. Magnesiumaspartathydrochlorid aufgelistet, die notwendig ist, um 30 bzw. 40 mmol Magnesium/Tag zu applizieren. Vor der Therapie und nach jeder Dosiserhöhung wurden folgende Parameter im Serum bzw. im Plasma bestimmt: Mg^{++}, Ca^{++}, Cl^-, K^+, Na^+ sowie Kreatinin und Harnstoff.

Abb. 1 zeigt, daß der Magnesiumspiegel von einem niedrigen Wert von 0,7 mmol/l auf die angestrebte leichte Hypermagnesiämie von 1 mmol/l (Normbereich 0,7–0,9 mmol/l) steigt. Kalzium bleibt bei ca 2,15 mmol/l unbeeinflußt. Sowohl Natrium um 137 mmol/l als auch Kalium zwischen 4 und 4,3 mmol/l verändern sich nur unwesentlich. Chlor als Bestandteil des Salzes Magnesiumaspartathydrochlorid steigt nicht signifikant von 104 auf 107 mmol/l (Abb. 2). Kreatinin und Harnstoff zeigen ebenfalls keine wesentlichen Veränderungen. Unter dieser Therapie wurden keine magnesiumspezifischen Nebenwirkungen beobachtet.

Es kann also festgehalten werden, daß die von uns gewünschte leichte Hypermagnesiämie mit einer Infusion von 30 bis 40 mmol Magnesiumsulfat und Magnesiumaspartathydrochlorid/Tag ohne wesentliche Änderung des Elektrolytstatus erreicht werden kann.

Sicher kann mit dieser Therapie wie auch mit der Gabe von 20 mmol Magnesium oral ein Magnesiummangelzustand beseitigt werden. Aus den eingangs geschilderten Erwägungen sollte Verapamil nicht mehr als Zusatztherapie zur Tokolyse verwendet werden. Solange eine herzschädigende Wirkung der β-Mimetika nicht mit Sicherheit ausgeschlossen werden kann, sollte besonders bei dem in der Schwangerschaft bestehenden Magnesiummangel nicht noch weitere hochpotente Substanzen zugeführt, sondern Magnesium

Tabelle 1. Dosierungsschema zur intravenösen Magnesiumzusatztherapie zur Tokolyse

Mg^{++} sulfat (0,55 mmol/ml)
Mg^{++} aspartathydrochlorid (0,3 mmol/ml)
30 mmol/Tag

Tropfen/ [min]	Laufzeit [1 l in h]	Dosis/ 1 l [mmol]	Mg^{++}- sulfat [mmol]	Mg^{++} sulfat [ml]	Mg^{++}- asp. HCl [mmol]	Magnesiocard [ml]
5	67	84	42	84	42	126
6	56	71	36	71	36	108
7	47	60	30	60	30	90
8	42	53	27	53	27	80
9	37	47	24	47	24	71
10	33	42	21	42	21	63
11	30	38	19	37	19	56
12	28	35	18	36	18	54
13	26	33	16	32	16	48
14	24	30	15	30	15	45
15	22	27	14	28	14	42
16	21	27	13	26	13	39
17	20	25	12	25	12	37
18	18	23	11	23	11	34
19	17,5	22	11	23	11	33
20	17	21	11	22	11	33

40 mmol/Tag

Tropfen/ [min]	Laufzeit [1 l in h]	Dosis/ 1 l [mmol]	Mg^{++}- sulfat [mmol]	Mg^{++} sulfat [ml]	Mg^{++}- asp. HCl [mmol]	Magnesiocard [ml]
5	67	112	56	112	56	168
6	56	94	48	94	48	144
7	47	80	40	80	40	120
8	42	70	36	70	36	106
9	37	62	32	62	32	94
10	33	56	28	56	28	84
11	30	50	26	50	26	76
12	28	47	24	48	24	72
13	26	44	22	44	22	66
14	24	40	20	40	20	60
15	26	36	18	36	18	54
16	21	36	18	36	18	54
17	20	34	16	34	16	50
18	18	30	14	30	14	44
19	17,5	30	14	30	14	42
20	17	28	14	28	14	42

substituiert werden. Weiterhin sollte nicht vergessen werden, daß Nebennierenrinden-hormone, die gerade bei drohender Frühgeburt regelmäßig zur Lungenreifungsinduktion gegeben werden, bei Magnesiummangel die kardiotoxische Wirkung von Katecholaminen potenzieren. Ist ein Magnesiummangel Ursache für vorzeitige Wehentätigkeit, dann wird bei einem Teil der Patientinnen eine β-mimetische Therapie überflüssig werden.

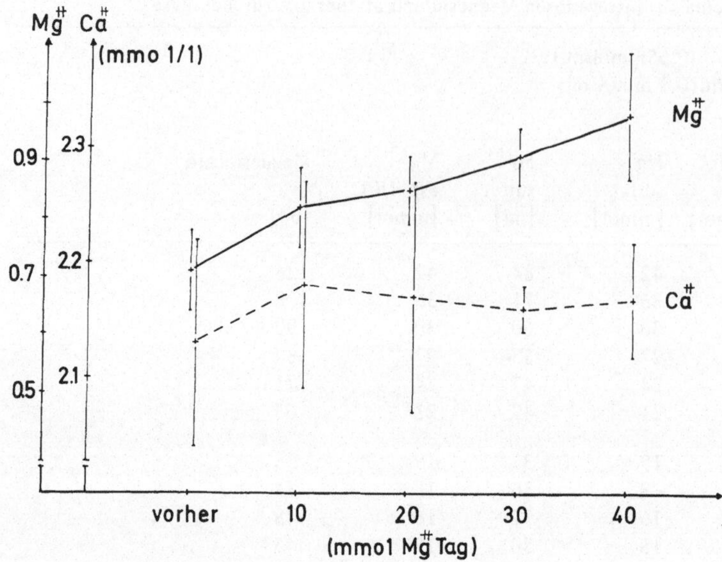

Abb. 1. Magnesium und Kalzium im Serum bei Infusion von Magnesiumaspartathydrochlorid und Magnesiumsulfat im Verhältnis 1:1 (n= 6)

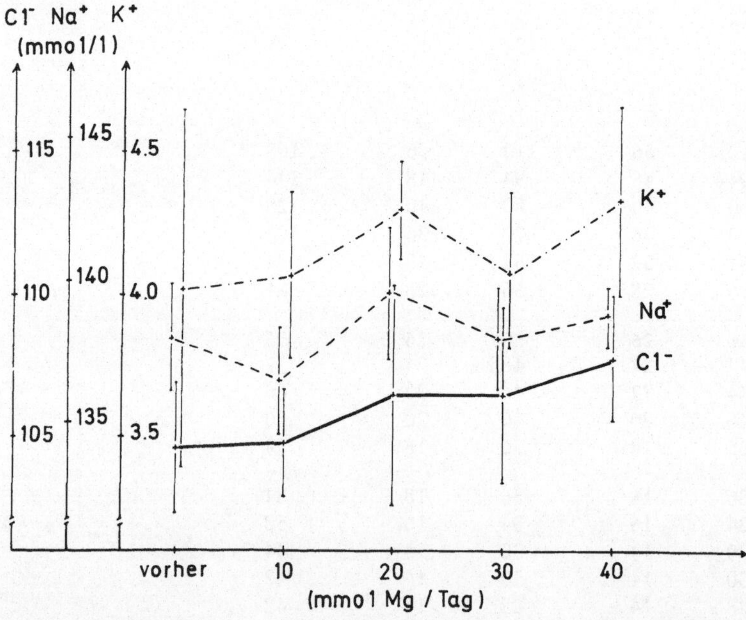

Abb. 2. Kalium, Natrium und Chlor im Serum bei Infusion von Magnesiumaspartathydrochlorid und Magnesiumsulfat im Verhältnis 1:1 (n= 6)

198

Literatur

Bajusz E (1963) Conditioning factors for cardiac necroses. Karger, Basel New York

Baltzer G (1976) Untersuchungen zum Serum-Magnesium-Spiegel in der Gravidität. Verh Dtsch Ges Inn Med 82:880

Brockerhoff P, Kurtenbach MI, Stark W, Schicketanz KH, Friedberg V, Rathgen GH (1981) Klinisch-chemische und haematologische Parameter im Schwangerschaftsverlauf. Gynaekol Rundsch 21:101

Classen HG, Marquardt P, Späth M, Ebel H, Schuhmacher KA (1973) Vergleichende tierexperimentelle Untersuchungen über die Resorption von Magnesium als Sulfat, Chlorid, Aspartat und Aspartat-Hydrochlorid aus dem Magen-Darm-Trakt. Arzneimittelforsch 23:267

Classen HG, Ebel H, Späth M, Marquardt P, Schuhmacher KA (1975a) Production of cardiac necroses in rats – kept on a magnesium and chloride deficient diet – by epinephrine and their prevention by magnesium compounds. Naunyn Schmiedebergs Arch Pharmacol [Suppl] 287:R 35

Classen HG, Marquardt P, Späth M, Ebel H, Schuhmacher KA (1975b) Improvement by chlorine of the intestinal absorption of inorganic and organic Mg compounds and of their protective effect against adrenergic cardiopathy. Recent Adv Stud Card Struct Metab 6:111–119

Ebel H, Classen HG, Marquardt P, Späth M (1975) Zur Pharmakologie und Pharmakokinetik von Magnesium. MMW 117:1234

Fleckenstein A (1971) Specific inhibitors and promotors of calcium action in the excitation-contraction coupling of h rt muscle and their role in the prevention or production of myocardial lesions. In: Harris P, Opie L (eds) Calcium and the heart. Academic Press, London New York, p 135

Fleckenstein A, Janke J, Döring HJ, Leder O (1971) Die intrazelluläre Überladung mit Kalzium als entscheidender Kausalfaktor bei der Entstehung nicht coronarogener Myokard-Nekrosen. Verh Dtsch Ges Kreislaufforsch 37:345

Fleckenstein A, Janke J, Frey M, Hein B (1977) Zum Mechanismus der kardioprotektiven Wirkung von Triamteren an Rattenherzen. Myokardschutz durch Steigerung der extrazellulären K^+- und Mg^{++}-Konzentrationen. Arzneimittelforsch 27:382

Fleckenstein A, Janke J, Fleckenstein-Grün G (1978) Kardiotoxische Wirkungen betaadrenergener Tokolytika – Kardioprotektion durch Ca^{++}-Antagonisten. In: Hillemanns HG, Trolp R (Hrsg) Kardiale Probleme bei der Tokolyse. Enke, Stuttgart

Goldsmith LA (1967) Relative magnesium deficiency in the rat. J Nutr 93:87

Grosspietsch G (1981) Arbeitsgruppe Tokolyse (Beitrag). 10. Dt. Kongress für perinatale Medizin, 8.-12.12. 1981, Berlin

Günther T (1977) Stoffwechsel und Wirkungen des intrazellulären Magnesiums. J Clin Chem Clin Biochem 15:433

Günther T (1981) Biochemistry and pathobiochemistry of magnesium. Magnesium Bull 3:91

Hall DG, McGaughy HS, Corey EL (1959) The effects of magnesium sulfate therapy on the duration of labor. Am J Obstet Gynecol 78:27

Heggtveit HA, Hermann L, Mishra RK (1964) Cardiac necrosis and calification in experimental magnesium deficiency. A light and electron microscopic study. Am J Pathol 45:757

Hofstetter R, Schmidt HP, Krebs W, Lang D, Bernuth G von (1979) Kardiale Wirkung von Fenoterol allein oder in Kombination mit Verapamil. Z Geburtshilfe Perinatol 183:335

Jokinen R (1981) The magnesium status of Finnish mineral soils and the requirement of the magnesium supply. Magnesium Bull 3:1

Kumar D, Zourlas P, Barnes AG (1963) In vitro and in vivo effects of magnesium sulfate on human uterine contractility. Am J Obstet Gynecol 86:1036

Mund-Hoym S, Vogel J (1982) Veränderungen am fetalen Myokard nach Gabe von Fenoterol mit und ohne Magnesium. – Eine tierexperimentelle in vivo Studie. In: Weidinger H (Hrsg) Magnesium und Tokolyse. Verlag Fortschritte der Medizin, Gauting, S 81 (FdM-Schriftenreihe)

Petrie RH (1981) Tocolysis using magnesium sulfate. Semin Perinatol 5:266

Rona G, Chappel CJ, Balazs T, Gaudry R (1959) An infarct-like myocardial lesion and other toxic manifestations produced by isoproterenol in rat. Arch Pathol 67:443

Selye H (1961) The pluricausal cardiopathies. Thomas, Springfield

Sibai BM, Lipshitz J, Anderson GD, Dilts PV (1981) Reassessment of intravenous $Mg\,SO_4$ therapy in preeclampsia-eclampsia. Obstet Gynecol 57:199

Spätling L (1981) Orale Magnesiumzusatztherapie bei vorzeitiger Wehentätigkeit. Geburtshilfe Frauenheilkd 41:101

Steyer M, Rink K, Schlesing H, Morgenstern J, Heidenreich J (1979) Serumkreatinkinase MB während Fenetrol-Tokolyse. Z Geburtshilfe Perinatol 183:339

Strigl R, Pfeiffer U, Erhardt W, Blümel G (1980) Bietet der Kalziumantagonist Verapamil bei der Tokolyse mit Beta-Sympathikomimetika den erwarteten Schutz vor Myokardschäden? Geburtshilfe Frauenheilkd 40:500

Wellstein A, Breinl H, Meinen K, Schmidt EW (1977) Zur Frage der Myokardschädigung durch Fenoterol. Z Geburtshilfe Perinatol 181:402

Zsolnai B, Gyevai A (1982) Die Wirkungen von Magnesium auf die fetalen Herzmuskelzellen nach Behandlung mit Betamimetika – in vitro Untersuchungen. In: Weidinger H (Hrsg) Magnesium und Tokolyse. Verlag Fortschritte der Medizin, Gauting, S 73–80 (FdM-Schriftenreihe)

Herz-Kreislaufveränderungen unter β_2-Stimulation – Möglichkeiten der Antagonisierung

M. Irmer

Die Herz-Kreislauf-Veränderungen unter β_2-Stimulation sind zum einen Ausdruck β_2-vermittelter Wirkungen (venöses Pooling, arterielle Vasodilatation mit konsekutivem Absinken des diastolischen Blutdrucks) sowie zum anderen Ausdruck β_1-vermittelter Effekte (positiv chronotrope und positiv inotrope Wirkung). Die β_1-vermittelten Wirkungen unter β_2-Stimulation kommen dadurch zustande, daß die Subtypen der β_1- und β_2-Rezeptoren nicht entsprechend einer strengen Separation auf einzelne Organe verteilt sind und daß zumindest die heute zur Verfügung stehenden β_2- adrenergen Agonisten nur eine relative Selektivität aufweisen. Diesbezügliche Einzelheiten wurden oben dargestellt (s. Beitrag Irmer). Die sich daraus ergebende Konsequenz bei therapeutischer Gabe von β_2-Rezeptorenstimulatoren ist eine immer auch gleichzeitig vorhandene Stimulation von β_1-Rezeptoren. Dieses therapeutische Problem läßt sich einerseits umsetzen in eine gleichzeitige Nutzung des β_1-stimulatorischen Effekts, wie am Indikationsbereich der Herzinsuffizienz gezeigt wurde (s. oben). Innerhalb der Indikationsgebiete, die eine selektive β_2-Stimulation als therapeutisches Ziel anstreben lassen, erscheint eine Antagonisierung der kardialen Effekte einer β_2-Stimulation sinnvoll.

Auf den Stellenwert physiologischer Kalziumantagonisten ist oben eingegangen worden (s. Beitrag Weidinger). Abb. 1 stellt schematisch dar, auf welche Weise sich heute die unterschiedliche Wirkung einer β-Stimulation an der Herzmuskelzelle und glattmuskulären Zelle erklären läßt; sie läßt damit gleichzeitig die Möglichkeiten zu einem Eingriff in die Kontraktionsprozesse der Muskelzelle des Herzens im Sinne einer Kardioprotektion bei Applikation von β-Mimetika erkennen: Die reversible Bindung eines Wirkstoffs mit Katecholaminstruktur an den gegen den Extrazellulärraum gerichteten β-Rezeptor führt auf bisher nicht vollkommen geklärte Weise zu einer Koppelung zwischen Rezeptor und dem Enzym Adenylcyclase. Hierdurch wird das gegen den Intrazellulärraum gerichtete Enzym aktiviert und aus ATP wird vermehrt cAMP gebildet. Bis hierher ist der Ablauf in beiden Zelltypen – der Herzmuskelzelle und der glattmuskulären Zelle – identisch.

Über eine vielstufige biochemische Reaktionskaskade werden im Fall der Herzmuskelzelle dann Proteinkinasen aktiviert, die zu einer verstärkten *Eröffnung* der sog. langsamen Kalziumkanäle führen. Dadurch kommt es zu einem verstärkten Kalziumeinstrom in das Zellinnere mit nachfolgender verstärkter Aktivierung der kalziumabhängigen Myofibrillen-ATPase. Die Folge ist eine Zunahme der Kontraktionskraft des Herzens mit allen daraus resultierenden Konsequenzen.

In der glatten Muskelzelle kommt es im Falle einer β-Rezeptorenstimulation über eine vermehrte Bildung von cAMP und die nachfolgenden enzymatischen Prozesse zur Aktivierung von Proteinkinasen, die eine verstärkte bzw. im Extremfall völlige *Abdichtung* der langsamen Kalziumkanäle herbeiführt. Es kann kein Kalzium mehr in das Zellinnere einfließen. Das Zellinnere verarmt an freien Kalziumionen, der elektromechanische Koppelungsprozeß kann nicht ablaufen, die glattmuskuläre Zelle erschlafft.

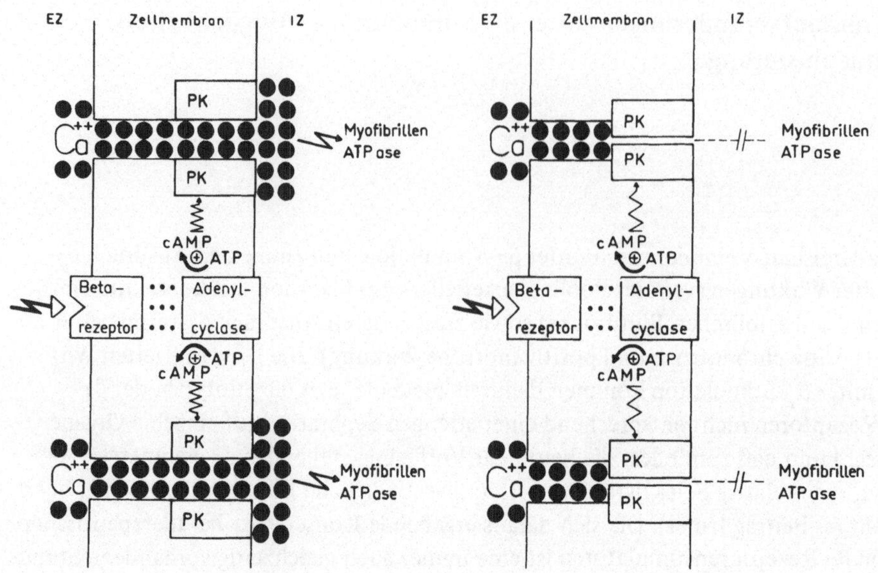

Abb. 1. Schematische Darstellung der unterschiedlichen Wirkung einer β-Stimulation an der Herzmuskelzelle (*rechts*) und glattmuskulären Zelle (*links*) nach heutigem Kenntnisstand

Bei therapeutisch erwünschter β-Stimulation der glatten Muskelzelle kann die Herzmuskelzelle gegen eine gleichzeitige β-Stimulation in folgender Weise geschützt werden:

1. durch eine direkte Hemmung des transmembranösen Kalziumeinstroms in die Zelle durch Gabe eines Kalziumantagonisten,
2. durch eine Beeinflussung bzw. Blockade des kardialen β-Rezeptors.

Die Gabe eines β_1-selektiven Blockers folgt der Vorstellung, daß durch die relative, dosisabhängige Selektivität des β_2-Stimulators und die relative, dosisabhängige Selektivität des β_1-Blockers dem therapeutischen Ziel nähergerückt werden könne: nämlich der selektiven Beeinflussung des Zielorgans — bei der Tokolyse der Relaxation des Uterus — ohne kardiale Wirkungen.

Die ausgeprägten Veränderungen kardiovaskulärer Funktionsparameter unter β_2-Stimulation sind dargestellt worden (s. Beitrag Irmer, Abb. 3). Diese kardiovaskulären Effekte des β_2-Stimulators Fenoterol lassen sich in unterschiedlichem Ausmaß durch Gabe des Kalziumantagonisten Verapamil und in Alternative dazu den β_1-Blocker Metoprolol antagonisieren.

Dargestellt sind Untersuchungsergebnisse von insgesamt 83 Patientinnen, die kontinuierlich an den einzelnen Untersuchungszeitpunkten verfolgt werden konnten. Methodische Einzelheiten sind früher mitgeteilt worden (Irmer et al. 1978, 1980). Die mittlere Fenoteroldosis lag bei allen Patientinnen im Mittel bei 0,03 μg/min · kg. Die Verapamildosis betrug im Mittel 132,2 mg i.v. bzw. 83 mg oral/Tag; die mittlere Metoprololdosis lag i.v. bei 144—155 mg innerhalb der ersten 3 Tage und in der Folge bei durchschnittlich 178 mg oral/Tag.

Der positive inotrope Effekt des Fenoterols, gemessen an der echokardiographisch bestimmten mittleren Verkürzungsgeschwindigkeit des linken Ventrikels (mVcf), wird

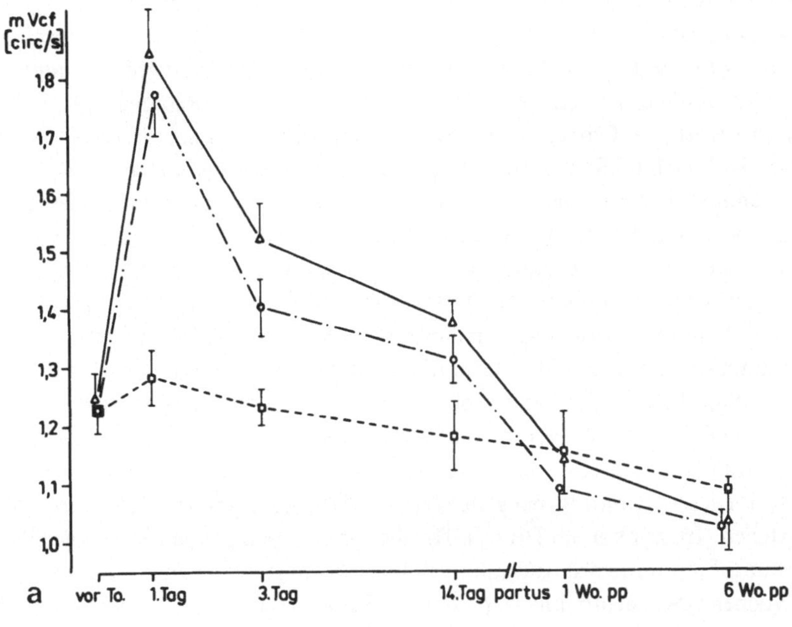
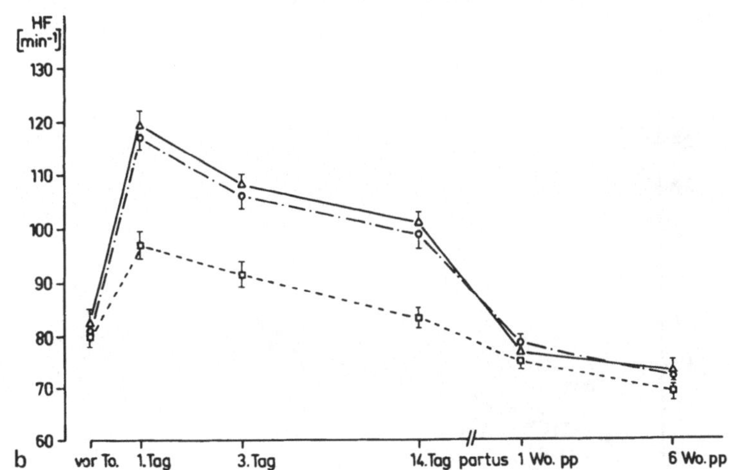

Abb. 2 a,b. Verhalten der mittleren Verkürzungsgeschwindigkeit (*mVcf*) des linken Ventrikels (**a**) und der Herzfrequenz (**b**) unter Fenoterol (△) Fenoterol/Verapamil (*O*) und Fenoterol/Metoprolol (□) während Tokolysetherapie (*linke Bildhälfte*). Dargestellt sind darüberhinaus postpartale Meßwerte (*rechte Bildhälfte*) (x ± SEM)

durch die gleichzeitige Gabe des Kalziumantagonisten Verapamil nicht wesentlich gemindert. Gleiches gilt im wesentlichen für den positiv chronotropen Effekt. Durch den β_1-Blocker Metoprolol wird dagegen der positive inotrope Effekt des Fenoterol nahezu vollständig abgeblockt. Zu keinem Zeitpunkt der Beobachtungsdauer findet sich ein signifkanter Unterschied zum Ausgangswert der mVcf. Der positiv chronotrope Effekt des Fenoterols wird ebenfalls merklich gemindert, jedoch nicht in der vollständigen

Weise abgeblockt wie der positiv inotrope Effekt (Abb. 2 a,b). Diese Dissoziation der positiv chronotropen Wirkung vom positiv inotropen Effekt unter kombinierter β_2-Stimulation und β_1-Blockade dürfte auf die unterschiedliche Rezeptorenbesetzung des Vorhofs und der Kammer zurückzuführen sein, wie im vorausgegangenen Vortrag ausgeführt wurde (s. Beitrag Irmer). Am Vorhof finden sich neben 80% β_1-Rezeptoren zu etwa 20% auch β_2-Rezeptoren. Am linken Ventrikel dagegen sind praktisch nur β_1-Rezeptoren vorhanden. Die β_1-Blockade kann daher den positiv inotropen Effekt vollständig blockieren, den positiv chronotropen Effekt jedoch nur anteilig — nämlich entsprechend dem β_1-Rezeptorenanteil — bremsen. Eine positiv chronotrope Restwirkung, die über die β_2-Rezeptoren des Vorhofs vermittelt wird, verbleibt in jedem Fall.

In früheren Untersuchungen haben wir gezeigt, daß bei Patientinnen der Gruppe Fenoterolmonotherapie und Fenoterol in Kombination mit Verapamil, bei denen die β-stimulatorischen Effekte des Fenoterols ungebremst wirksam werden, sich eine Woche post partum eine Herzvergrößerung nachweisen läßt, die wir in Analogie zu tierexperimentellen Befunden im Sinne der durch Isoproterenol induzierbaren Kardiomegalie gedeutet haben. Dieser Befund ist bei gleichzeitiger Gabe des β_1-Blockers Metoprolol nicht festzustellen (Irmer et al. im Druck). Darüber hinaus sind bei einem Teil der Patientinnen mit ungebremsten kardiostimulatorischen Wirkungen bei Gabe von β_2-Stimulatoren 6 Wochen post partum linksventrikuläre Funktionsstörungen nachweisbar. Abb. 3 zeigt die Ergebnisse von Herzkatheteruntersuchungen 6 Wochen post partum bei den 3 Therapiegruppen. Der Pulmonalkapillardruck (PCPm) als Referenzwert des enddiastolischen

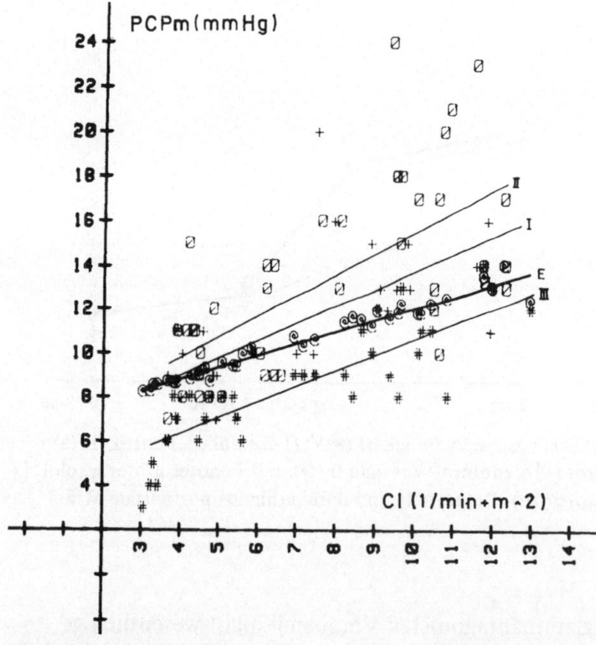

Abb. 3. Verhalten des Pulmonalkapillardrucks *(PCPm)* in Abhängigkeit von der kardialen Förderleistung *(CI)* 6 Wochen post partum nach erfolgter Tokolysetherapie mit Fenoterol *(+)*, Fenoterol/Verapamil *(Ø)* und Fenoterol/Metoprolol *(#)*. Eingezeichnet sind die Regressionsgeraden für die einzelnen Therapiegruppen Fenoterol *(I)*, Fenoterol/Verapamil *(II)* und Fenoterol/Metoprolol *(III)* und die errechnete Normwertregressionsgerade nach Ekelund (@)

linksventrikulären Drucks ist in Beziehung gesetzt zur kardialen Auswurfleistung, die
in Abhängigkeit von körperlicher Belastung ansteigt. Den Meßwerten und ihren Regressionsgeraden ist zusätzlich als Normalwert die Regressionsgerade gegenübergestellt,
die sich aus allen Meßwerten des Cardiacindex und des errechneten PCPm nach der
Formel von Ekelund u. Holmgren (1967) ergibt. Es ist erkennbar, daß die Füllungdrucke
bei den Patientinnen, die zur Tokolyse nur Fenoterol erhielten oder Fenoterol in Kombination mit Verapamil, ganz allgemein höher liegen. Darüber hinaus ist eine größere
Streubreite der Einzelwerte auffällig. Mit Bezug auf den individuell errechenbaren Soll-/
Normalwert ergeben sich im Einzelfall Abweichungen von über 100%. Diese, über die
individuelle Norm erhöhten linksventrikulären Füllungsdrucke bei einem Teil der Patientinnen nach einer Langzeittokolyse mit dem β_2-Stimulator Fenoterol allein oder in Kombination mit Verapamil können als Hinweis auf eine myokardiale Funktionsstörung ge-
wertet werden, die auf dem Boden einer vermehrten myokardialen Bindegewebeeinlage-
rung im Zusammenhang mit der nachgewiesenen chronischen kardialen β-Rezeptorensti-
mulation entstanden sein mag. Diese Annahme wird von der Tatsache gestützt, daß die
Füllungsdrucke bei den Patientinnen der Therapiegruppe Fenoterol/Metoprolol grundsätzlich im Normbereich liegen bzw. unter dem individuell errechenbaren Normalwert,
wie dies für ein selektioniertes Patientengut junger Frauen bei Anwendung der Formel
von Ekelund u. Holmgren (1967) der Fall ist.

Zusammenfassung

Es werden die theoretischen Grundlagen und Möglichkeiten einer Antagonisierung kardialer Effekte einer β_2-Rezeptorenstimulation erörtert. Anhand eigener Untersuchungen
wird dargestellt, daß sich im klinischen Bereich die kardialen Effekte einer β_2-Stimula-
tion wirkungsvoll durch Blockade des kardialen β_1-Rezeptors antagonisieren lassen.

Literatur

Ekelund LG, Holmgren A (1967) Central hemodynamics during exercise. Circ Res [Suppl 1] 20/21:33
Irmer M (1978) Möglichkeiten des Nachweises kardialer Effekte bei Tokolyse-Therapie mit Beta-
  Rezeptoren-Stimulatoren. In: Jung H, Friedrich E (Hrsg) Fenoterol (Partusisten) bei der Behand-
  lung in der Geburtshilfe und Perinatologie. Thieme, Stuttgart
Irmer M, Trolp R, Pohl C, Bernius U, Hillemanns HG, Steim H (1980) Klinische Anwendung einer
  kombinierten β_2-Stimulation und β_1-Blockade bei Tokolysetherapie. Arzneimittelforsch 30/I:105
Irmer M, Trolp R, Steim H, Hillemanns HG (1982) Kardiovaskuläre Wirkungen einer β_2-Rezeptoren-
  stimulation bei gleichzeitiger β_1-Blockade bei Schwangeren mit Frühgeburtswehen. In: Junott,
  Lambarti G (eds) Beta-mimetic drugs in obstetrics and perinatology. Thieme, Stuttgart New York
Irmer M, Trolp R, Hillemanns HG, Steim H, Just H (1981) Kardiomyopathiäquivalente Verände-
  rungen nach Tokolyse. Vortrag X. Deutscher Perinatologie-Kongress, Berlin, Dezember 1981

Welche Zusatzmedikation bei der Tokolyse mit β-Sympathomimetika erscheint nach den bisherigen Erkenntnissen empfehlenswert?

R. Strigl und U. Pfeiffer

Bei der Beantwortung der Frage, welche Zusatzmedikation bei der Tokolyse mit β-Sympathomimetika nach den bisher gewonnenen Erkenntnissen empfohlen werden kann, stellen sich folgende Probleme:
1. Die teilweise als sehr unangenehm empfundenen, v.a. kardialen Nebenwirkungen sollen zumindest verringert werden.
2. Das Risiko zur Entstehung der Kardiomyopathie bei Mutter und Kind und evtl. auch des Lungenödems bei der Mutter soll gesenkt werden.

Verapamil (Isoptin)

Aufgrund der Ergebnisse zahlreicher klinischer und eigener experimenteller Arbeiten konnte in der zur Tokolyse üblichen Dosierung kein Einfluß von Verapamil auf die kardiovaskulären Parameter nachgewiesen werden (Gummerus et al. 1977; Hiltmann et al. 1976; Hofstetter et al. 1979; Neubüser 1974; Strigl et al. 1980).

Ein objektivierbarer, funktionell kardioprotektiver Effekt blieb aus. Der Grund dafür ist in den zu niedrigen Serumkonzentrationen von Verapamil bei der benutzten Dosierung zu suchen (Strigl et al. 1980). Zum Erreichen der ansonsten unbestrittenen kalziumantagonistischen Wirkung von Verapamil (Fleckenstein et al. 1978) müßte die Dosis um das mindestens 10- bis 20fache gesteigert werden. Dies erscheint aufgrund der dann zu erwartenden kardiovaskulären Veränderungen mit einer Verminderung der Uterusdurchblutung schlecht möglich. Wir halten den Zusatz von Verapamil bei der Tokolyse mit β-Sympathomimetika nicht mehr für indiziert.

β_1-selektiver Blocker Metoprolol (Beloc)

Der Zusatz des in der benötigten Dosierung β_1-selektiven Blockers Metoprolol (Ablad et al. 1981) bewirkt, entsprechend unseren Untersuchungen am anästhesierten Hund durch Antagonisierung der positiv inotropen und chronotropen Wirkung des β-Mimetikums Fenoterol (Partusisten), eine Verbesserung der energetischen Bilanz am Myokard (Strigl et al. 1981). Neben diesem objektivierbaren kardioprotektiven Effekt konnte in ausführlichen klinischen Studien die erwartete Verminderung der subjektiven kardialen Nebenwirkungen bei der Tokolyse aufgezeigt werden (Irmer et al. 1980).
Metoprolol verringert den venösen Rückfluß zur Lunge und antagonisiert im Experiment die β-mimetisch bedingte Steigerung des Pulmonalarteriendrucks (Strigl et al. 1981).
Ob dadurch das Risiko der Entstehung eines Lungenödems bei der Tokolyse vermindert wird, ist Gegenstand weiterer eigener Untersuchungen.
Bisher hat sich aufgrund der β_1-selektiven Wirkung von Metoprolol kein negativer Einfluß auf die weheninhibitorische Wirkung des β-Mimetikums in der benötigten Dosierung

gezeigt (Irmer et al. 1980). Metoprolol verfügt über eine unkomplizierte Pharmakokinetik (Borg et al. 1975; Regardh et al. 1974). Ein toxischer Effekt ist in der genannten
Dosierung nicht zu erwarten (Boden et al. 1975).

Der breitere Einsatz dieses β-Blockers — über den in der Kardiologie bereits große Erfahrungen vorliegen — als Zusatzmedikation bei der Wehenhemmung mit β-Sympathomimetika zur weiteren klinischen Prüfung bietet sich an.

Magnesium

Magnesium ist ein physiologischer Kalziumantagonist, der eine unphysiologische Erhöhung der intrazellulären Kalziumkonzentration in der Herzmuskelzelle verhindert. Die
Folge ist eine Verminderung der ATPasenwirkung mit Verringerung des Verbrauchs an
energiereichen Phosphaten, welche zur Regeneration der lebendigen Strukturen notwendig sind (Günther 1977; Döring 1982).

Extrazellulär verhindert Magnesium die zusätzliche Katecholaminausschüttung (Günther
1977) und hat eine hemmende Wirkung am Sinusknoten (OP't Hof et al. 1981). In der
Schwangerschaft treten offensichtlich häufig Hypomagnesiämien auf (Baltzer 1982;
Johnson u. Philipps 1976). Diese können sich für das Myokard bei der Tokolyse deletär
auswirken, da durch den Magnesiummangel die Sensibilisierung der Myokardzelle für
β-Mimetika enorm erhöht wird, was über den daraus resultierenden exzessiven Energie-
verbrauch zur Myokardläsion führen kann (Döring et al. 1981). Das fetale Herz reagiert
auf die Gabe von β-Mimetika noch sensibler (Günther 1977).

Von der zusätzlichen Gabe des Magnesiums bei der Tokolyse erwartete man sich einen
Ausgleich der Hypomagnesiämie mit ihren möglichen gefährlichen Folgen und somit
einen kardioprotektiven Effekt. Erhofft wurde außerdem ein zusätzlicher tokolytischer
Effekt. Bei mehreren experimentellen in vivo- und in-vitro-Studien (Mund-Hoym u.
Vogel 1982; Wischnik et al. 1982; Zsolnai u. Gyévai 1982) wurde der kardioprotektive
Effekt aufgezeigt. Der Wert der Magnesiumtherapie scheint jedoch nach den bisherigen
Erkenntnissen v.a. im Ausgleich eines Magnesiumdefizits zu liegen. So sieht auch Spätling (1982) den nach seinen Untersuchungen verminderten Verbrauch an β-Mimetika
bei der Tokolyse durch gleichzeitige Magnesiumgaben. Eine weitere kardioprotektive
Wirkung und eine verstärkte tokolytische Wirkung von Magnesium über den Ausgleich
eines Defizits hinaus ist durch eine Erhöhung der oralen Magnesiumzufuhr offensichtlich überhaupt nicht (Bodenstein et al. 1982) und bei intravenöser Zufuhr nur mit sehr
hohen Dosen zu erreichen, was wegen der dann zu erwartenden Nebenwirkungen mit
Problemen verbunden ist. Die Substitution von Magnesium bei der Tokolyse mit β-Sympathomimetika erscheint nach den obigen Ausführungen zum Ausgleich eines Magnesiumdefizits auf alle Fälle indiziert. Ein noch nicht gelöstes Problem ist dabei jedoch die
Frage der Dosierung.

Kalium

Die Hypokaliämie ist v.a. bei Beginn der Tokolyse ein bekanntes Phänomen. Ein Kalium-
defizit erhöht das Risiko der Myokardläsion bei der Gabe von Katecholaminen enorm

(Döring et al. 1981). Der Ausgleich einer im Rahmen der Tokolyse bestehenden Hypokaliämie ist daher unbedingt zu fordern.

Sedativa

Sinnvoll erscheint auch die zusätzliche Gabe von Sedativa, wobei zumeist Diazepam
(Valium) benützt wird. Neben der notwendigen Sedierung der häufig agitierten und
ängstlichen Tokolysepatientin erhofft man sich von dem Sedativum eine Hemmung
der zentralnervösen Induktion der vorzeitigen Wehentätigkeit (Jung 1981) sowie eine
zusätzlich relaxierende Wirkung am Uterus und somit eine Einsparung am Tokolytikum.

Kalzium, Vitamin D, AT 10, Kortikosteroide

Die Sensibilität der Herzmuskelzelle für Adrenergika wird durch den Zusatz von Kalzium,
Vitamin D, AT 10 und Kortikosteroiden stark erhöht. Das Risiko der Myokardläsion
steigt dementsprechend an (Döring et al. 1981). Deshalb und zur Verminderung des Risi-
kos eines Lungenödems sollten zur Induktion der fetalen Lungenreife Kortikosteroide
in niedrigen Dosen, in Form von Hydrokortisonabkömmlingen und nicht mehr in Depotform verabreicht werden (Halberstadt et al. 1978). Der Einsatz von Kalzium, Vitamin D
und AT 10 bei der Tokolyse muß als kontraindiziert gelten.

Schlußfolgerungen

1. Der Zusatz des Kalziumantagonisten Verapamil sollte wegen der offensichtlich fehlen-
   den Wirkung überdacht werden. Uns erscheint er nicht mehr indiziert.
2. Der Einsatz des β_1-selektiven Blockers Metoprolol als echter Antagonist erscheint viel-
   versprechend. Eine Verringerung der subjektiven Nebenwirkungen und ein kardioprotektiver Effekt sind aufgrund der bisher vorliegenden Ergebnisse zu erwarten.
   Der breitere Einsatz dieses Medikaments zur klinischen Prüfung bietet sich an.
3. Der Zusatz von Sedativa vom Typ des Diazepams ist weiterhin zu empfehlen.
4. Der Gabe geeigneten Vitaminpräparats im Rahmen der Tokolyse mit β-Sympathomi-
   metika kommt große Bedeutung zu.
   Mit dem Fetolongoral steht uns ein Vitaminpräparat zur Verfügung, das frei ist von
   Kalzium, Vitamin D und AT 10 und stattdessen die Kationen Kalium und Magnesium
   enthält. Man kann sich vorstellen, daß dadurch das Risiko eines Myokardschadens, v.a.
   bei der Langzeittokolyse, vermindert wird.

Literatur

Ablad B, Arlsson E, Ek L, Hedberg A, Lundgren B (1981) Pharmakologie der Beta-Rezeptorenblocker
   unter besonderer Berücksichtigung der Beta-1-Selektivität. In: Ablad B, Heidenreich J, Irmer M,
   Jung H (Hrsg) Betablockade und Tokolyse. Witzstrock, Baden-Baden Köln New York

Baltzer G (1982) Magnesium in der Schwangerschaft. In: Weidinger H (Hrsg) Magnesium und Tokolyse. Verlag Fortschritte der Medizin, Gauting (FDM-Schriftenreihe)

Bodenstein J, Mörlein H, Conradt A, Weidinger H (1982) Zur Frage sinnvoller oraler Magnesium-Therapie bei der Tokolyse. In: Weidinger H (Hrsg) Magnesium und Tokolyse. Verlag Fortschritte der Medizin, Gauting (FDM-Schriftenreihe)

Bodin NO, Flodh H, Magnusson G, Malmfors T, Nyberg JA (1975) Toxicological studies on metoprolol. Acta Pharmacol Toxicol (Copenh) [Suppl 5] 36:96

Borg KO, Fellenius E, Johansson R, Wallborg M (1975) Pharmacokinetic studies on metoprolol – (^{3}H) in the rat and the dog. Acta Pharmacol Toxicol [Suppl 5] 36:104

Döring HJ (1982) Antagonistische Beeinflussung Kalzium-abhängiger beta-adrenerger Myokardwirkungen durch K^+- und Mg^{++}-Ionen zur Myokardprotektion bei Verwendung tokolytisch wirksamer Beta-1-Rezeptoren-Stimulanzien. In: Weidinger H (Hrsg) Magnesium und Tokolyse. Verlag Fortschritte der Medizin, Gauting (FDM-Schriftenreihe)

Döring HJ, Irmer M, Keidel J, Frey M, Witzleben H von, Fleckenstein A (1981) Potenzierung und Neutralisierung kardiotoxischer Nebenwirkungen beta-adrenerger Tokolytika. In: Ablad B, Heidenreich J, Irmer M, Jung H (Hrsg) Betablockade und Tokolyse. Witzstrock, Baden-Baden Köln New York

Fleckenstein A, Janke J, Fleckenstein-Grün G (1978) Kardiotoxische Wirkungen betaadrenerger Tokolytika – Kardioprotektion durch Kalziumantagonisten. In: Hillemanns HG, Trolp R (Hrsg) Kardiale Probleme bei der Tokolyse. Enke, Stuttgart

Günther T (1977) Stoffwechsel und Wirkungen des intrazellulären Magnesium. J Clin Chem Clin Biochem 15:433

Gummerus M (1977) Die Behandlung der vorzeitigen Wehentätigkeit und Antagonisierung der Nebenwirkungen der tokolytischen Therapie mit Verapamil. Z Geburtshilfe Perinatol 181:334

Halberstadt E, Gerner R, Schumann R (1978) Der Einfluß von Fenoterol auf die Lecithin-Synthese der fetalen Lunge. In: Jung H, Friedrich E (Hrsg) Fenoterol (Partusisten) bei der Behandlung in der Geburtshilfe und Perinatologie. Thieme, Stuttgart

Hiltmann WD, Weidinger H, Wiest W (1976) Änderungen der maternalen kardiovaskulären Parameter während der Tokolyse und beim Rückenlageschocksyndrom. Z Geburtshilfe Perinatol 180:366

Hofstetter R, Schmidt HP, Krebs W, Lang D, Bermuth G von (1979) Kardiale Wirkung von Fenoterol allein oder in Kombination mit Verapamil. Z Geburtshilfe Perinatol 183:335

Irmer M, Trolp R, Pohl C, Steim H, Hillemanns H-G (1980) Klinische Anwendung einer kombinierten Beta-2-Stimulation und Beta-1-Blockade bei der Tokolysetherapie. Arzneimittelforsch 30/1:105

Johnson NE, Philipps CA (1976) Magnesium-content of diets of pregnant women. II. World Congress of Mg^{2+}, Montreal, Canada, 1976

Jung H (1981) Die Frühgeburt. In: Käser O, Friedberg V (Hrsg) Schwangerschaft und Geburt 2. Thieme, Stuttgart (Gynäkologie und Geburtshilfe, Bd 2/2)

Mund-Hoym S, Vogel J (1982) Veränderungen am fetalen Myokard nach Gabe von Fenoterol mit und ohne Magnesium – eine tierexperimentelle Studie. In: Weidinger H (Hrsg) Magnesium und Tokolyse. Verlag Fortschritte der Medizin, Gauting (FDM-Schriftenreihe)

Neubüser D (1974) Beeinflußt Isoptin die Nebenwirkungen der klinischen Tokolyse mit beta-adrenergen Substanzen? In: Dudenhausen JW, Saling E (Hrsg) Perinat. Med., Bd. V. Thieme, Stuttgart

Op't Hof T, Mackaay AJ, Bleeker WK, Jongsma HJ, Bouman LN (1981) Magnesium and sinus node function. Magnesium Bull 3:54

Regardh CG, Borg KO, Johansson R, Johansson G, Palmer L (1974) Pharmakokinetic studies on the selective beta-1-receptor antagonist metoprolol in man. J Pharmacokinet Biopharm 2:347

Spätling L (1982) Einsparung von Tokolytika durch orale Magnesium-Gabe. In: Weidinger H (Hrsg) Magnesium und Tokolyse. Verlag Fortschritte der Medizin, Gauting (FDM-Schriftenreihe)

Strigl R, Pfeiffer U, Erhardt W, Blümel G (1980) Bietet der Kalziumantagonist Verapamil bei der Tokolyse mit Betasympathikomimetika den erwarteten Schutz vor Myokardschäden? Geburtshilfe Frauenheilkd 40:500

Strigl R, Pfeiffer U, Sagerer M et al. (1981) Der Einfluß des Beta-1-selektiven Blockers Metoprolol auf die kardiovaskulären und die metabolischen Nebenwirkungen des Tokolytikums Fenoterol im Tierexperiment. Z Geburtshilfe Perinatol 6/185:313

Wischnik A, Mendler N, Schroll A, Heimisch W, Weidenbach A (1982) Vergleichende tierexperimentelle Untersuchungen zum Stellenwert der Magnesium-Substitution als kardioprotektive Maßnahme bei der Tokolyse – Hämodynamik und myokardialer Sauerstoffverbrauch –. In: Weidinger H (Hrsg) Magnesium und Tokolyse. Verlag Fortschritte der Medizin, Gauting (FDM-Schriftenreihe)
Zsolnai B, Gyévai A (1982) Die Wirkung von Magnesium auf die fetalen Herzmuskelzellen nach Behandlung mit Beta-Mimetika – in vitro-Untersuchungen –. In: Weidinger H (Hrsg) Magnesium und Tokolyse. Verlag Fortschritte der Medizin, Gauting (FDM-Schriftenreihe)

Sinn und Effektivität einer Begleitmedikation bei der Tokolyse

W.-D. Wiest, W.D. Hiltmann und J. Schneider

Bei der Anwendung von β-Mimetika zur Tokolyse stellt die Stimulation der β-Rezeptoren der glatten Muskulatur des Uterus nur eine Komponente aus dem Gesamtkomplex der β-Stimulation dar. Auch die heute zur Tokolyse verwendeten Substanzen, welche überwiegend die β_2-Rezeptoren stimulieren, sind nicht frei von β_1-Aktivität. Deshalb wird bei der Wehenhemmung der Funktionszustand aller auf β-Stimulation reagierender Organe und Gewebe verändert (Abb. 1).

Die kardiovaskulären Nebenwirkungen stellen bei der Tokolyse den limitierenden Faktor dar. So wird versucht, durch eine Zusatztherapie diese kardialen Nebenwirkungen möglichst gering zu halten. Als Zusatzmedikation werden Kalium, Magnesium, Kalziumantagonisten und β_1-Blocker vorgeschlagen (Tabelle 1).

Wenden wir uns zunächst dem Kalium zu. Unter der Tokolyse kommt es zu einem raschen Kaliumabfall (Abb. 2). Kaliummangel allein kann zu Myokardnekrosen führen, insbesondere bei raschem Kaliumabfall. Die Auswirkungen eines Kaliummangelzustands

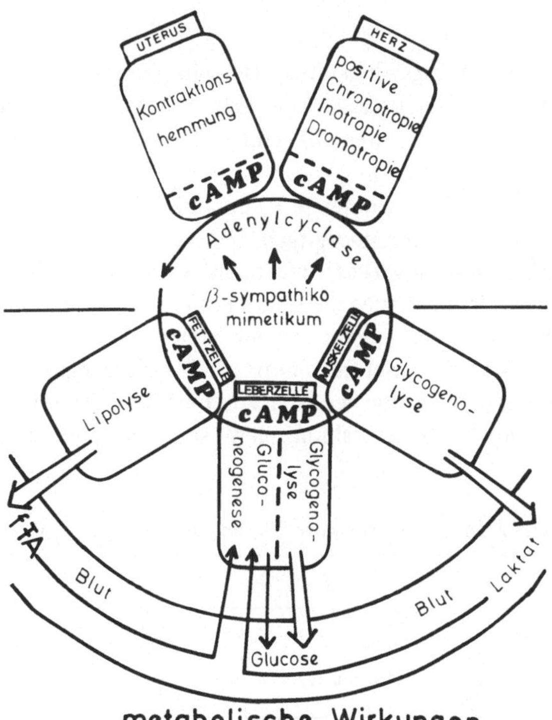

Abb. 1. Systemische Wirkungen von β-Sympathomimetika

Tabelle 1. Möglichkeiten der Zusatzmedikation bei der Tokolyse

K^+

Mg^{++}

Ca^{++} Antagonisten

B_1 Blocker

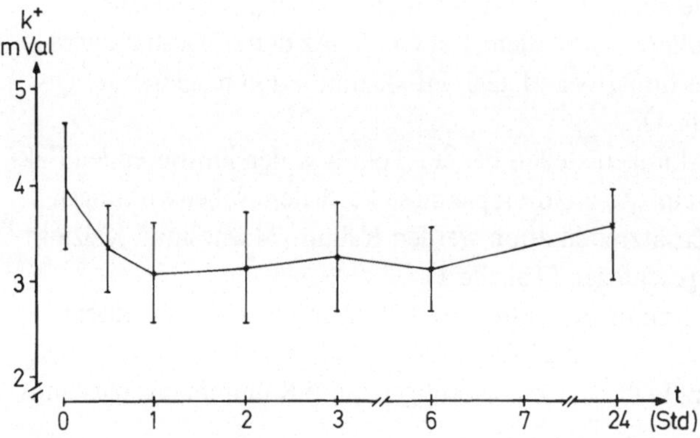

Abb. 2. Serumkaliumkonzentrationen unter der kontinuierlichen, intravenösen Tokolyse mit Fenoterol

auf die Leistungsfähigkeit des Herzens, besonders dann, wenn mehrere Stressoren zusammen auftreten, lassen eine Kaliumsubstitution notwendig erscheinen. Dies ist jedoch nur dann sinnvoll, wenn es gelingt, den initialen Kaliumabfall zu antagonisieren. Deshalb haben wir im akuten Versuch zu Beginn der Tokolyse und nach jeweils 1 und 2 h unseren Patientinnen je 30 mmol K^+/Tbl. oral zugeführt. Der initiale Abfall des Serumkaliums konnte weitgehendst verhindert werden. So betrug der maximale Kaliumabfall 0,28 mval/l. Dieser maximale Abfall war nach 1 h am deutlichsten ausgeprägt. Im weiteren Verlauf stieg die Kaliumkonzentration im Serum an und hatte 3 h nach Versuchsbeginn den Ausgangswert wieder erreicht. Somit waren wir in der Lage, den herkömmlichen Abfall des Serumkaliums bei Tokolysebeginn durch die orale Medikation von 120 mmol K^+ weitgehendst abzuschwächen. Die seit Selye bekannte kardioprotektive Funktion des Serumkaliums bleibt somit erhalten (Tabelle 2).

Tabelle 2. Die kardioprolektive Wirkung des Kaliums

	Theorie	Praxis
Serum	Anstieg	↑
Herz	Protektiv	+

Wie aus vielen experimentellen Untersuchungen bekannt, ist Magnesium in der Lage, das Myokard von nekrogenen Faktoren abzuschirmen. Dabei wirkt Magnesium als physiologischer Kalziumantagonist. Theoretisch wäre also zum einen zu erwarten, daß Magnesium das menschliche Myokard vor einer Überstimulation schützt, zum anderen wäre mit einer Relaxation der glatten Muskulatur des Uterus zu rechnen. Wir haben in einer Studie unter der Medikation von 24 mmol Magnesium/Tag keine statistischen Unterschiede hinsichtlich der Tragzeitverlängerung in der Gruppe mit und ohne Magnesiumsubstitution feststellen können. Desweiteren konnte kein tokolytikaeinsparender Effekt der zusätzlichen Magnesiumgabe festgestellt werden. Eine Veränderung des Serummagnesiums unter der oralen Gabe von Magnesium konnten wir nicht beobachten. Hingegen war ein deutlich sedierender Effekt der Magnesiumsubstitution feststellbar. Ob es also in klinisch üblicher Dosierung zu der theoretisch möglichen Kardioprotektion unter Magnesiumgabe kommt, kann z.Z. nicht beantwortet werden, da noch keine gesicherten Ergebnisse hierüber beim Menschen vorliegen (Tabelle 3).

Seit der Einführung β-mimetischer Substanzen in die Geburtshilfe zur Tokolyse stellt die Wirkung dieser Substanzen auf das maternale kardiovaskuläre System einen limitierenden Faktor dar. Genauso alt sind die Bemühungen der Geburtshelfer, die adrenerge Wirkung auf das maternale kardiovaskuläre System zu antagonisieren. Basierend auf Arbeiten von Fleckenstein u. Grün (1969) ist von Weidinger u. Wiest (1971) eine Zusatzmedikation mit Verapamil zur Tokolyse vorgeschlagen worden. Die Frage der Wirkung des Kalziumantagonisten auf das maternale kardiovaskuläre System ist von unserer Arbeitsgruppe u.a. untersucht worden. Aus unseren Untersuchungen geht hervor, daß die Zusatzmedikation mit Verapamil in der oben angegebenen Dosierung hinsichtlich der kardiovaskulären Parameter keine signifikanten Unterschiede zur Monotherapie mit Fenoterol ergibt.

Die Ergebnisse unserer Organkulturen mit menschlichen embryonalen bzw. fetalen Herzmuskelgeweben zeigten bei alleiniger Behandlung des Mediums mit Fenoterol elektive Parenchymnekrosen, die unter der Kombination von Fenoterol und Verapamil nicht auftraten. Hierbei war das Nährmedium mit 0,5 ng/ml Fenoterol und mit 20 ng/ml Verapamil behandelt worden. Die offensichtlich divergenten In-vitro- und In-vivo-Befunde lassen sich annähern, wenn man sich vor Augen hält, daß das Herz Bestandteil des kardiovaskulären Regelkreises ist und "ökonomisch" durch das vegetative Nervensystem gesteuert wird. Inwieweit also Verapamil das Herz vor einer zu großen Ausschöpfung der energiereichen Phosphate durch die β-Stimulation schützt, kann letztlich noch nicht endgültig beantwortet werden. Gesichert ist, daß sich bei alleiniger Fenoterolmedikation im Vergleich zu Fenoterol und Verapamil kein Unterschied im Verhalten der maternalen Herzfrequenz und des Herzzeitvolumen findet (Tabelle 4).

Tabelle 3. Mögliche Wirkungen des Magnesiums

	Theorie	Praxis
Serum	Anstieg	=
Herz	Protektiv	0
Uterus	Relaxierend	0

Tabelle 4. Mögliche Wirkungen von Verapamil

	Theorie	Praxis
Herz	Protektiv	?
Uterus	Relaxierend	0
Stoffwechsel	Reduktion des Glucoseanstiegs	↓

Tabelle 5. Wirkungen der Zusatztherapie auf Herzzeitvolumen (HZV) und Herzfrequenz (HF)

	HZV	HF
Fenoterol	↑↑	↑↑
Fenoterol + Verapamil	↑↑	↑↑
Fenoterol + Metoprolol	↑↑	↑

Eine andere theoretisch mögliche Zusatzmedikation zur Therapie mit β-Mimetika ist die Gabe von β_1-selektiven Blockern. Diese Zusatztherapie geht von der Vorstellung aus, daß eine β-adrenerge Stimulation des Herzens durch einen kardioselektiven β_1-Blocker weitgehendst aufgehoben werden kann, bei unbeeinträchtigtem tokolytischen Effekt. So berichteten Trolp et al. (1980) erstmals über den Versuch einer kombinierten Therapie mit einer β-mimetischen Substanz und einem β_1-Selektivblocker. Durch den Einsatz des β_1-Selektivblockers Metoprolol werden die kardialen Wirkungen von Fenoterol (Herzfrequenz, Herzzeitvolumen, Verkürzungsgeschwindigkeit des linken Ventrikels) deutlich abgeschwächt. Die Antagonisierung der kardialen Wirkungen von Fenoterol durch Metoprolol scheinen dosenabhängig zu sein. So fanden Irmer et al. (1980) sowohl einen negativ inotropen als auch einen negativ chronotropen Effekt bei ihrer Dosierung. Eine Beeinflussung des tokolytischen Effekts von Fenoterol durch die zusätzliche Gabe des β_1-Blockers Metoprolol in einer Dosierung von 2 μg/min Fenoterol und 50 μg/min Metoprolol konnten wir anhand intern registrierter Kardiotokogramme nicht feststellen (Tabelle 5).

Bei Berücksichtigung der Vorteile und der möglichen Nachteile der Zusatzmedikation zur Tokolyse kann zum augenblicklichen Zeitpunkt nur die Kaliumsubstitution uneingeschränkt empfohlen werden. Bei engmaschiger Kontrolle von Mutter und Fetus erscheint uns auch der Einsatz von Metoprolol gerechtfertigt. Aufgrund des sedierenden Effekts von Magnesium führen wir an unserer Klinik zusätzlich eine orale Magnesiumgabe durch (Tabelle 6).

Tabelle 6. Wirkungen der β_1-Blocker

	Theorie	Praxis
Herz	Protektiv	Protektiv
Uterus	Uterusmotilität	=
Stoffwechsel	Reduktion des Glucoseanstiegs	$\downarrow$

Literatur

Fleckenstein A, Grün G (1969) Reversible Blockierung der elektro-mechanischen Koppelungsprozesse in der glatten Muskulatur des Rattenuterus mittels organischen Ca^{++}-Antagonisten. Pflugers Arch 307:R26

Hiltmann WD, Wiest W (1981) Verhalten des maternalen, kardiovaskulären Systems unter einer kontinuierlichen Infusion von Fenoterol und Metoprolol. In: Ablad B, Heidenreich J, Irmer M, Juno H (Hrsg) Betablockade und Tokolyse. Witzstrock, Baden-Baden Köln New York

Irmer M, Trolp R, Pohl C, Bernius U, Hillemanns H-G, Steiner H (1980) Klinische Anwendung einer kombinierten Beta-2-Stimulation und Beta-1-Blockade bei Tokolysetherapie. Arzneimittelforsch 30:105

Trolp R, Irmer M, Bernius U, Pohl C, Steiner H, Hillemanns H-G (1980) Tokolyseerfolge unter Fenoterol-Monotherapie und Fenoterol in Kombination mit einem kardio-selektiven Beta-Blocker. Geburtshilfe Frauenheilkd 40:602

Weidinger H, Wiest W (1971) Behandlung der vorzeitigen Wehentätigkeit mit einem neuen Tokolytikum und Isoptin. Fortschr Med 89:1380

Klinische Ergebnisse einer Kombination von Hexoprenalin und dem kardioselektiven β-Blocker Metoprolol zur Akut- und Langzeittokolyse

U. Siekmann und L. Heilmann

Erste Untersuchungen (6) mit nicht kardioselektiven β-Blockern als Kombinationstherapie mit β_2-Mimetika zur Tokolyse ergaben eine unerwünschte, gegensinnige Beeinflussung der uterusrelaxierenden Wirkung. Mit der Einführung kardioselektiver, β_1-spezifischer Blocker hat jedoch deren klinische Anwendung zur Antagonisierung der kardialen Begleitreaktionen unter der Tokolyse ein zunehmendes Interesse gefunden.

Erste klinische Erfahrungen mit der Kombination Fenoterol und Metoprolol (3) zeigten einen ausgeprägten kardioprotektiven Effekt ohne Zeichen einer gleichzeitigen Antagonisierung der tokolytischen Wirkung. Im Tiermodell konnten Strigl et al. (10) eine signifikante Reduzierung des myokardialen Sauerstoffverbrauchs im linken Ventrikel unter der Kombination Fenoterol/Metoprolol gegenüber einer Fenoterolmonogabe nachweisen.

Über die simultane Applikation von Hexoprenalin und Metoprolol unter klinischen Bedingungen liegen z.Z. noch keine publizierten Ergebnisse vor. Hexoprenalin besitzt in einer Dosisrelation von ca. 1:8 gegenüber Fenoterol einen äquivalenten tokolytischen Effekt mit vergleichbaren positiv inotropen und chronotropen Begleitreaktionen (2).

Unsere ersten klinischen Ergebnisse fassen 9 Verlaufsbeobachtungen mit der Kombination Hexoprenalin und Metoprolol zusammen. Das Durchschnittsalter der Patientinnen betrug 28,2 Jahre, das Gestationsalter zum Tokolysebeginn lag zwischen der 26. und 34. Schwangerschaftswoche. Die Dauer der Tokolyse betrug im Mittel 18 Tage.

Hexoprenalin wurde initial in einer Dosierung von 0,32 µg/min über einen Perfusor appliziert, nach 2 h Hexoprenalinmonotherapie wurde als Perfusorbypass Metoprolol in der Dosierung von 100 µg/min zugeführt. Im Anschluß an diese Initialphase wurde Hexoprenalin über einen Perfusor kontinuierlich parenteral verabreicht, während Metoprolol oral in einer Tagesdosierung von 3 x 100 mg gegeben wurde.

Die mittlere körpergewichtsbezogene Hexoprenalindosierung betrug 0,0058 µg/kg KG/min und für Metoprolol 1,82 µg/kg KG/min.

Die Messung der kardiovaskulären Funktionsgrößen: Herzfrequenz, Blutdruck, Schlagvolumen, Herzzeitvolumen, systolische Zeitintervalle sowie Heather-Index erfolgte anhand der Aufzeichnungen von EKG, Impedanzkardiogramm sowie manuell nach Riva-Rocci. Innerhalb der 4stündigen Initialphase lagen die Einzelmeßpunkte primär in 15-min-Abständen, anschließend in 30-min-Abständen bis zum Ende der Initialphase.

Im Rahmen der Langzeittokolyse erfolgte 2mal wöchentlich die Kontrolle der obengenannten Parameter.

Die nachfolgende Zusammenfassung der hämodynamischen Daten bezieht sich auf die Initialphase mit 2 h Hexoprenalin als Monotherapie und anschließender Kombination mit Metoprolol für weitere 2 h.

Herzfrequenz. Unter alleiniger Hexoprenalininfusion stieg die mittlere Herzfrequenz von 73/min auf maximal 121/min nach 60 min an und blieb in der 2. h unter Hexoprenalin-

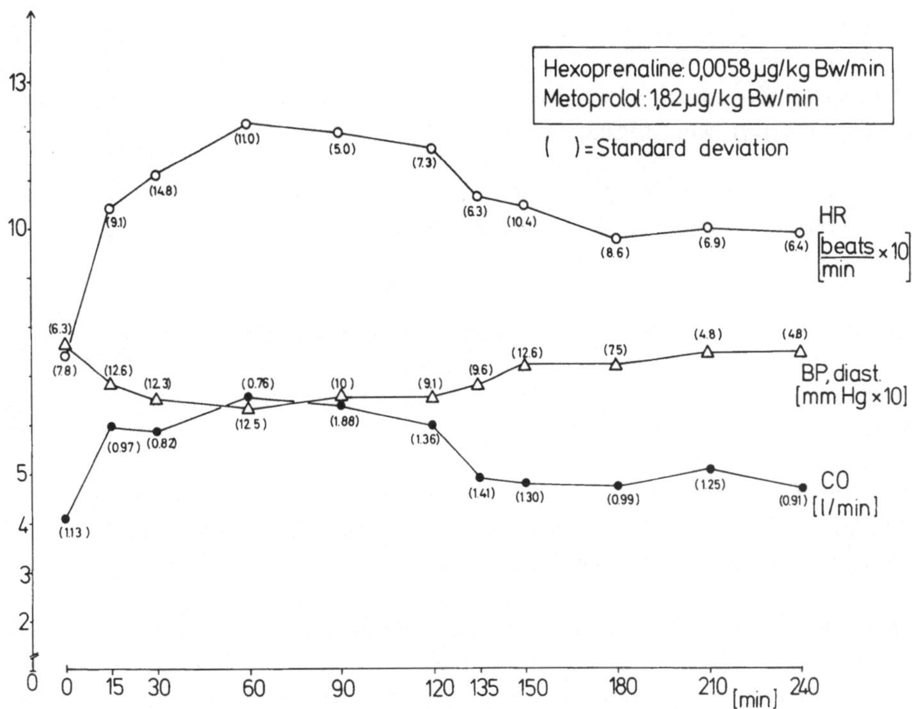

Abb. 1. Synaptische Darstellung der Verlaufskontrollen von Herzfrequenz (*HR*), diastolischem Blutdruck (*BP*) und Herzzeitvolumen (*co*) unter Hexoprenalin (0–120 min) und in Kombination mit Metoprolol (120–240 min), n= 9

monotherapie auf diesem Niveau nahezu konstant erhöht. Unter gleichzeitiger Metoprololinfusion fiel die Herzfrequenz auf durchschnittlich 100/min nach weiteren 2 h ab (Abb. 1).

Diastolischer Blutdruck, mittlerer arterieller Blutdruck. Entsprechend der β_2-vermittelten peripheren Vasodilatation fiel der diastolische Blutdruck unter Hexoprenalinmonotherapie von durchschnittlich 75 mm Hg auf 64 mm Hg ab, in der Kombination mit Metoprolol zeigte sich ein geringgradiger diastolischer Blutdruckanstieg um maximal 5 mm Hg (s. Abb. 1).

Der mittlere arterielle Blutdruck zeigte über den gesamten 4stündigen Beobachtungszeitraum einen leichten Abfall von 88,4 mm Hg in der Ruhepause auf maximal 82,4 mm Hg bei einem Durchschnittswert von 83,2 mm Hg über alle Meßzeitpunkte.

Schlagvolumen, Herzzeitvolumen. Das aus jeweils 10 nacheinander folgenden Herzaktionen ermittelte Schlagvolumen errechnete sich nach der von Kubicek et al. (5) angegebenen Formel unter Berücksichtigung des jeweiligen aktuellen Hämatokritwerts.

Bei einem mittleren Ruheschlagvolumen von 45,3 ml ließ sich nach 30 min Hexoprenalin ein Anstieg auf durchschnittlich 55,5 ml nachweisen; bis zum Ende der Hexoprenalinmonotherapie fiel das Schlagvolumen im weiteren Verlauf auf 46,8 ml im Mittelwert ab. Unter gleichzeitiger Metoprololgabe zeigte die Schlagvolumenmessung mit durchschnittlich 41,2 ml nach weiteren 2 h einen Abfall unterhalb des Ruheausgangswerts.

Die Auswurfleistung des Herzens/min als HZV stieg von 4,13 l/min auf maximal 6,36 l/min nach 60 min Hexoprenalin. Entgegen den Änderungen der isolierten Schlagvolumina blieb unter der Kombination Hexoprenalin und Metoprolol das HZV mit durchschnittlich 4,66 l/min über dem Ausgangswert erhöht (s. Abb. 1).

Systolische Zeitintervalle PEP/LVET, Heather-Index. Die Änderungen dieser inotropiebezogenen hämodynamischen Meßgrößen sind bereits an anderer Stelle dargestellt (s. Beitrag Siekmann, Irmer, Heilmann).

Subjektive Parameter. In sämtlichen Verlaufsbeobachtungen gaben die Patientinnen während der 4stündigen Initialphase eine deutliche Minderung der subjektiven Mißempfindungen (Palpitation, beginnender feinschlägiger Tremor) nach Metoprololzusatzgabe an.

Langzeittokolyse. Stellvertretend für die Verlaufsbeobachtungen unter Langzeittokolyse sind in Abb. 2 und Abb. 3 die Verläufe von Herzfrequenz, diastolischem Blutdruck und Cardiac output unter Einschluß der Meßergebnisse am 5. Tag post partum dargestellt.

Akuttokolyse sub partu. In Abb. 4 a und b sind anhand einer Fallbeschreibung das Kardiogramm und das externe Tokogramm vor und während der Tokolyse mit Hexoprenalin und Metoprolol dargestellt. Initial nach Tokolysebeginn kommt es zu einer kontinuierlichen Uterusrelaxation, das fetale Herzfrequenzmuster reagiert auf vereinzelte Kindsbewegungen mit physiologischen Akzelerationen.

"Fetal outcome". Die in bisher 7 Verlaufsbeobachtungen untersuchten Neugeborenen wiesen in den direkt post partum sowie am 3. Tag durchgeführten EKG-Kontrollen keine Zeichen einer β-mimetischen oder β_1-Blocker-spezifischen Veränderung auf. Die Zeitintervalle zwischen Tokolysebeendigung und der Geburt lagen zwischen minimal 2,6 h und maximal 19 Tagen.

Geburtsmodus: 4 Spontangeburten und 3 Sectiones (Indikationen: drohende intrauterine Asphyxie (1), Geburtsstillstand bei relativem Mißverhältnis (2). Die durchschnittliche Apgar-Bewertung nach 1 min betrug 8,2 Punkte bei einem mittleren Nabelarterien-pH von $7,27 \pm 0,07$ (Bereich: 7,18 -7,39).

Entsprechend dem nicht organspezifischen Verteilungsmuster der β_1- und β_2-Rezeptorsubtypen sowie der relativen, dosisabhängigen Spezifität von β_2-Mimetika finden sich vergleichbar zum Fenoterol auch unter Hexoprenalin in tokolytisch suffizienten Dosierungen entsprechende Änderungen der kardiovaskulären Parameter, die vornehmlich im Sinne einer positiven Chronotropie und Inotropie zum Ausdruck kommen.

Als mögliche Zusatzmedikation mit dem Ziel einer kardioprotektiven Wirkung bietet sich unter β_2-Tokolytika die Kombination mit β_1-selektiven Antagonisten (z.B. Metoprolol, Atenolol) an, deren Selektivität jedoch ebenfalls einer Dosisabhängigkeit unterliegt.

Unsere ersten klinischen Ergebnisse mit der Kombination Hexoprenalin/Metoprolol innerhalb der 4stündigen Initialphase lassen sich wie folgt zusammenfassen:

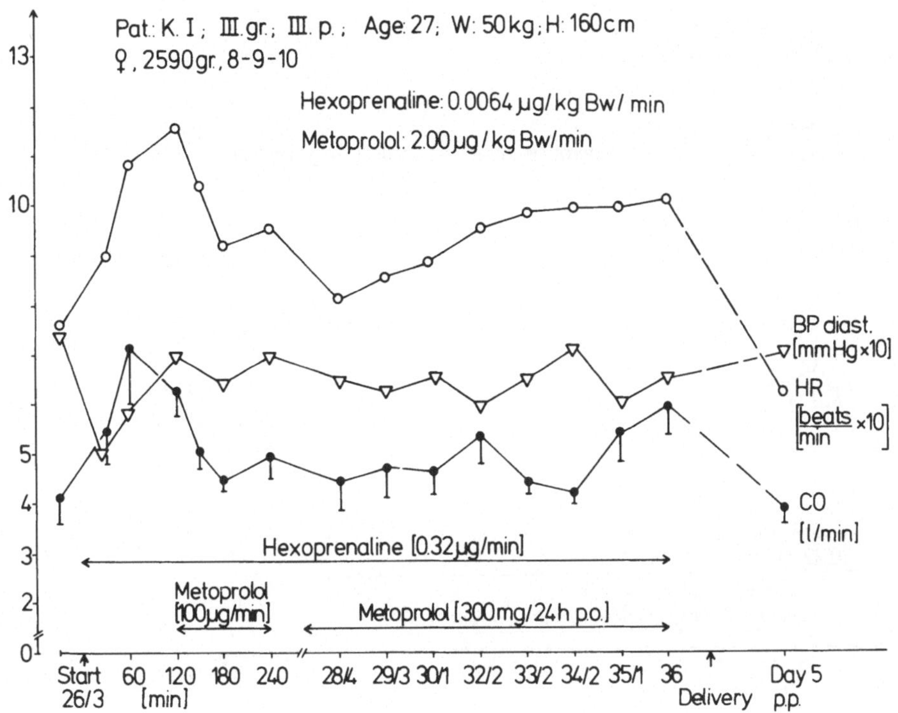

Abb. 2. Verlaufskontrolle von Herzfrequenz *(HR)*, diastolischem Blutdruck *(BP)* und Herzzeitvolumen *(co)* unter Langzeittokolyse mit Hexoprenalin und Metoprolol, Kasuistik

1. Die Zunahme der inotropiebezogenen Meßparameter (PEP/LVET, Heather-Index) als Ausdruck einer überwiegenden β_1-Stimulation des Ventrikels wird unter der Zugabe von Metoprolol nahezu vollständig antagonisiert.
2. Der unter der Kombination Hexoprenalin/Metoprolol verbleibende positiv chronotrope "Resteffekt" gegenüber dem Ruhezustand ohne Medikation spricht für eine isolierte Reststimulation der β_2-Rezeptoren im Vorhof und bestätigt somit die tierexperimentell gewonnenen Daten eines unterschiedlichen Verteilungsmusters der β_1- und β_2-Subtypen am Herzen.
3. Eine gleichzeitige Antagonisierung der uterusrelaxierenden Wirkung läßt sich unter dem methodisch bedingten Vorbehalt der Wertigkeit der externen Tokographie nicht nachweisen.

Bei der Frage nach einer generellen Empfehlung zur Kombination von β_2-Mimetika mit β_1-Blockern müssen verschiedene Gesichtspunkte berücksichtigt werden, die im folgenden kurz dargestellt werden:

1. Dosisabhängige Selektivität von Beta-1-Blockern

Es kann mittlerweile als gesichert angesehen werden, daß Metoprolol in einer Gesamtdosis von 300 mg/Tag eine ausschließliche β_1-Selektivität besitzt (1). Es muß jedoch einschränkend festgehalten werden, daß für das Zielorgan Uterus ausreichende Dosis-Wirkungs-Beziehungen der Kombination Hexoprenalin/Metoprolol noch nicht erar-

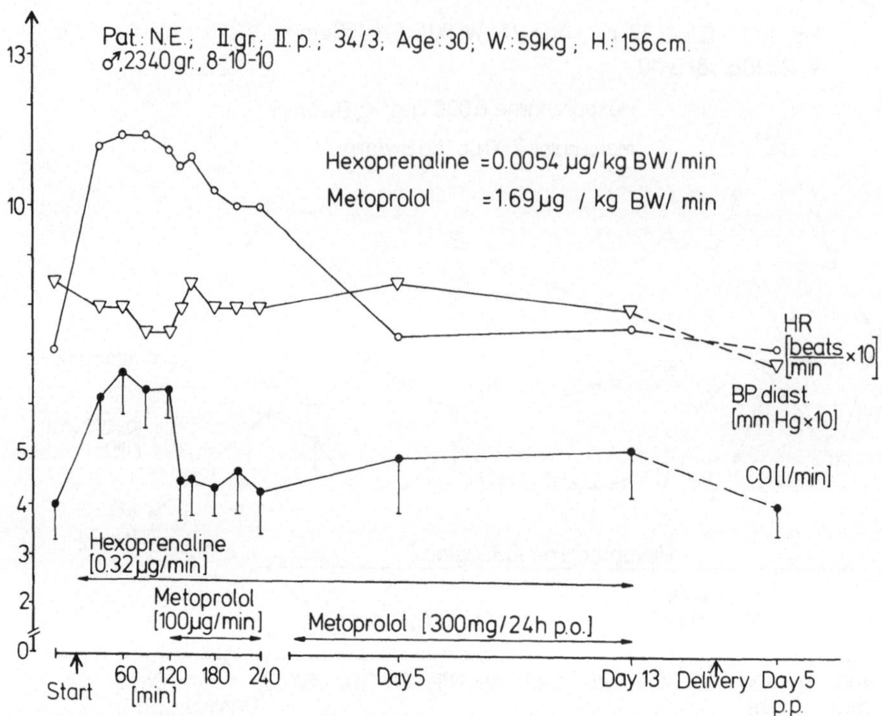

Abb. 3. Verlaufskontrolle von Herzfrequenz *(HR)*, diastolischem Blutdruck *(BP)* und Herzzeitvolumen *(CO)* unter Langzeittokolyse mit Hexoprenalin und Metoprolol, Kasuistik

beitet worden sind, die auch den hormonellen Einfluß auf die uterine Rezeptorbesetzung entsprechend berücksichtigen.

Intrauterine Druckmessungen (11) unter Metoprolol (Dosierung: 300 ml/Tag oral, 150 mg/Tag i.v.) zeigen keine Antagonisierung der erwünschten uterusrelaxierenden Wirkung. Unsere ersten klinischen Erfahrungen mit der Kombination Hexoprenalin/ Metoprolol entsprechen den Ergebnissen von Irmer et al. (3), die in der Kombination Fenoterol/Metoprolol keinen Hinweis auf eine erneute oder vermehrte Wehentätigkeit beschreiben. Für beide Untersuchungen gilt jedoch die methodische Einschränkung für die Aussagekraft der externen Wehenregistrierung. Langzeitbeobachtungen unter Hexoprenalinmonotherapie deuten an, daß nach einer initialen Uterusrelaxation mit zunehmender Tokolysedauer erneut Kontraktionen in unregelmäßigen Abständen auftreten, deren Cervixwirksamkeit unter den gegebenen methodischen Bedingungen nur schwer objektivierbar sind (s. Beitrag Heilmann, Siekmann).

2. Einfluß der β_1-selektiven Blocker auf die Hämodynamik der uteroplazentaren Einheit.

Diese Fragestellung ist eng mit der Plazentapassage von Metoprolol in vivo verknüpft. Metoprolol kann nahezu vollständig die Plazentaschranke passieren (89), die maternalen Plasmakonzentrationen korrelieren eng mit der Metoprolol-Konzentration im Nabelschnurblut.

Die klinischen Ergebnisse von Sandström (9) geben keinen Hinweis auf eine gestörte fetale Hämodynamik im Sinne einer fetalen Bradykardie oder andere metoprololindu-

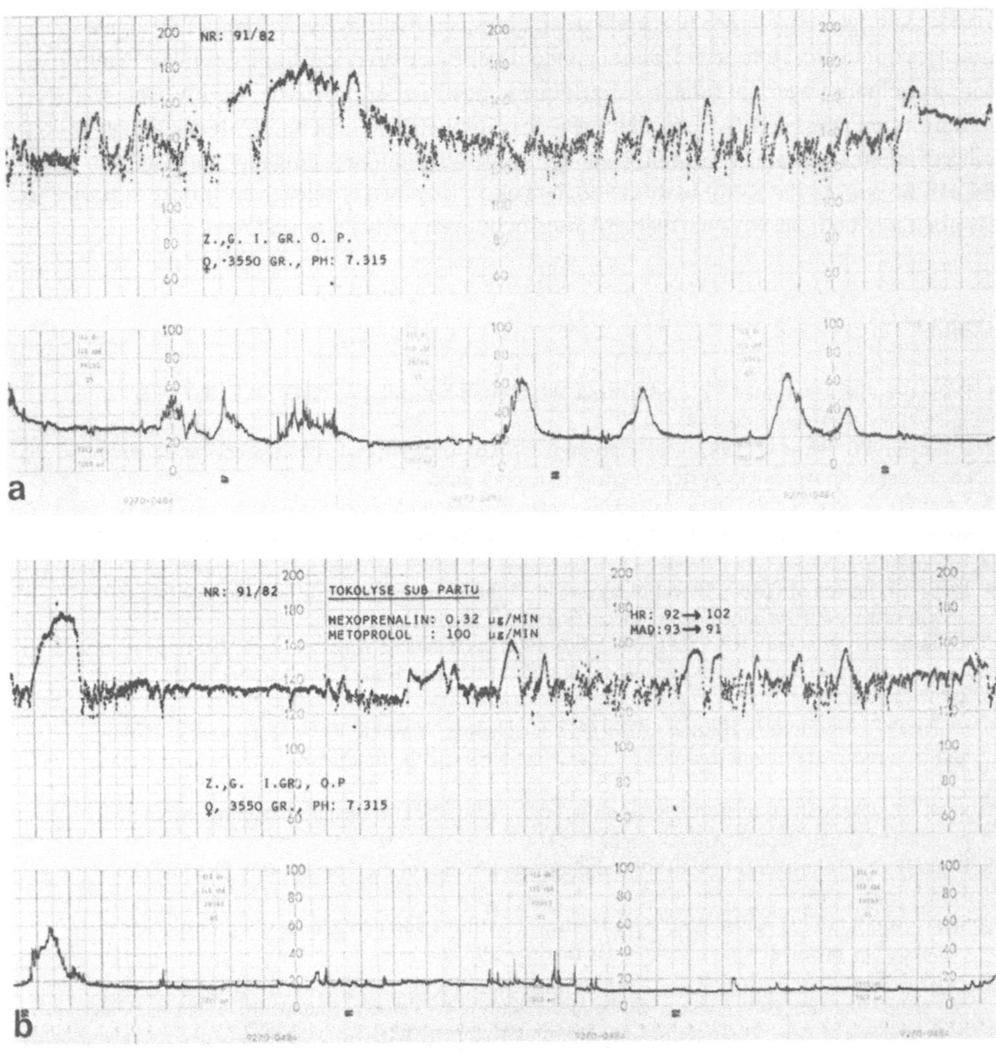

Abb. 4 a,b. Kardiotokogramm (externe Tokographie) vor (a) und unter (b) Tokolyse mit Hexoprenalin und Metoprolol

zierte Nebenwirkungen. Jedoch läßt diese Studie offen, inwieweit unter Metoprolol die Kompensationsreserve der fetalen Hämodynamik auf hypoxische Streßreaktionen eingeschränkt sein könnte.

Einzelne kasuistische Mitteilungen am Tiermodell (4) sowie am menschlichen Feten (7) weisen unter der Gabe von Propanolol als nicht kardioselektivem β-Blocker auf eine reduzierte Kompensationsfähigkeit des Feten bei Hypoxie hin.

Im Zusammenhang mit der noch nicht hinreichend geklärten Frage nach der Rezeptorsensitivität des Feten und Neugeborenen auf β_1-Blocker scheinen zur ausreichenden Beurteilung der uteroplazentaren und fetalen Hämodynamik unter β_1-Blockermedikation weitere klinische Untersuchungen notwendig zu sein.

Unsere bisherigen Ergebnisse bezüglich der maternalen hämodynamischen Reaktionen unter Hexoprenalin/Metoprolol weisen einen objektivierbaren kardioprotektiven Effekt nach. Einschränkungen im fetalen Herzfrequenzmuster oder postpartal nachweisbare, metoprololinduzierte EKG-Veränderungen des Kinds sind in unserem Untersuchungs-kollektiv nicht festgestellt worden. Dennoch sollte aufgrund der eingangs dargestellten Diskussionspunkte die Kombination von β_2-Tokolytika mit β_1-selektiven Blockern primär noch weiteren wissenschaftlichen Untersuchungen vorbehalten bleiben.

Literatur

1. Decalmer PBS, Chatterjee SS, Cruickshank JM, Benson MK, Sterling GM (1978) Beta-blockers and asthma. Br Heart J 40:184
2. Hiltmann WD, Wiest W (1982) Die Wirkung von tokolytisch äquivalenten Dosen von Betamimetika auf das kardiovasculäre System. Beitrag in diesem Buch
3. Irmer M, Trolp R, Pohl C, Bernius U, Hillemanns HG, Steim M (1980) Klinische Anwendung einer kombinierten β2-Stimulation und β1-Blockade bei Tokolyse-Therapie. Arzneimittelforsch 30/I: 105
4. Joelson I, Barton M (1969) Effect of blockade of the beta-receptors of the sympathetic nervous system of the fetus. Acta Obstet Gynecol Scand 3:75
5. Kubicek WG, Patterson RP, Lillehei RC, From AHL, Castaneda A, Ersek R (1970) Impedance cardiography as a noninvasive means to monitor cardiac function. J Am Assoc Adv Med Instrum 4:79
6. Müller-Tyl E, Reinold E, Hermuss P (1974) Gleichzeitige Anwendung einer beta-mimetischen und beta-rezeptoren-blockierenden Substanz bei der Wehenhemmung. Z Geburtshilfe Perinatol 178:128
7. Reed RL, Cheney CB, Fearon RE, Hook R, Hehre FW (1974) Propanolol therapy throughout pregnancy: A case report. Anesth Analg 53:214
8. Regardh CG, Johnsson G (1980) Clincal pharmacokinetics of metoprolol. Clin Pharmacokinet 5:557
9. Sandström B (1978) Antihypertensive treatment with the adrenergic beta-receptor blocker metoprolol during pregnancy. Gynecol Obstet Invest 9:195
10. Strigl R, Pfeiffer U, Birk M et al. (1981) Antagonisierung der durch Beta-Mimetika hervorgerufenen kardiovasculären Nebenwirkungen bei der Tokolyse im Tierexperiment. In: Ablad B, Heidenreich J, Irmer M, Jung H (Hrsg) Betablocker und Tokolyse. Witzstrock, Baden-Baden Köln New York
11. Wiest W (1981) Diskussionsbeitrag. In: Heilmann L, Ludwig H (Hrsg) Indikationen und Gefahren bei der Tokolyse. Boehringer, Ingelheim

Der Einfluß von Hexoprenalin und anderen β-Mimetika auf die fetale Lungenreife

H. Salzer, J. Huber, K. Philipp und E. Reinold

Die fetale Lungenreifung ist ein multifaktorielles Geschehen; vorzeitiger Blasensprung, Wehentätigkeit (8), EPH-Gestose sowie die Plazentainsuffizienz scheinen einen fördernden, Diabetes mellitus und Rhesusinkompatibilität einen eher hemmenden Einfluß zu haben (6). Umstritten ist diesbezüglich die Wirkung der β-Mimetika. Aus den wenigen Untersuchungen, die dazu existieren, scheint hervorzugehen, daß eine Kurzzeittokolyse das Risiko eines postpartalen RDS senken kann (1, 5), eine Langzeittokolyse jedoch den gegenteiligen Effekt hat (2). Da aber auch darüber die Meinungen divergieren, erschien es für uns von besonderem Interesse, aus dem reichen Fruchtwasseruntersuchungsmaterial und v.a. unter Ausschluß aller zusätzlichen oben genannten, die Lungenreifung beeinflussenden Faktoren, retrospektiv die Wirkung von Hexoprenalin (Gynipral) und Ritodrin (Pre-Par) sowie den von Dexamethason in Kombination mit diesen β-Mimetika auf die fetale Lungenreife zu überprüfen.

Die ersten überraschenden Ergebnisse, die wir an anderer Stelle bereits publiziert haben (4), veranlaßten uns, diese Beobachtungen nicht nur an einem größeren Kollektiv zu überprüfen, sondern v.a. durch die Bestimmung der Kompliance des respiratorischen Systems der Neugeborenen den Surfactantgehalt in der Neugeborenenlunge nach der Therapie zu ermitteln.

Material und Methode

Untersucht wurde das Fruchtwasser von 120 Patientinnen, die in 5 Gruppen gegliedert wurden: 27 bildeten ein Kontrollkollektiv, 20 wurden mit Gynipral und 22 mit Pre-Par behandelt. 27 Schwangeren applizierten wir Dexamethason allein und bei 24 wurde eine Kombinationstherapie mit Kortison und β-Mimetika durchgeführt (Tabelle 1).

Tabelle 1. Patientengut. Durchschnittswerte in den einzelnen Therapie- bzw. der Kontrollgruppe

Patienten-gruppe	n	Therapie-beginn	Zeitspanne (Tage) 1.–2.FW-untersuchung	n	Frühgeburten + (%)	Gewicht (∅)
Kontrolle	27	32,5	10	10	37	2105–530
Gynipral	20	32,0	11	9	45	1864–431
Pre-Par	22	31,2	12	8	36	1974–386
Dexa-methason	27	32,6	9	11	41	1878–259
Kombination (Kortison/ β-Mimetikum)	24	31,6	10	11	45	1998–484

Voraussetzung für diese Arbeit war die Vergleichbarkeit der zu untersuchenden Kollektive: Therapiebeginn, die Zeitspanne zwischen 1. und 2. Fruchtwasseruntersuchung, die Frühgeburtsrate, aber auch das mittlere Geburtsgewicht befanden sich in allen Gruppen im vergleichbaren Bereich, da ja nur unter dieser Bedingung eine Aussage berechtigt ist. Der früheste mittlere Therapiebeginn lag in der 31,2. Schwangerschaftswoche, der späteste in der 32,5. Schwangerschaftswoche, die Spanne zwischen 1. und 2. Fruchtwasseruntersuchung lag zwischen 9–12 Tagen, der prozentuelle Anteil der Frühgeburten bewegte sich zwischen 36 und 47%; aber auch die Durchschnittswerte des Geburtsgewichts waren benachbart.

Von besonderer Bedeutung erschien es uns, Fälle von vorzeitigem Blasensprung, der offenbar eine sehr fördernde Wirkung auf die Lungenreifung besitzt (8), aus den untersuchten Kollektiven auszuschießen. Ebenso wurden alle Fälle von Gestose, Diabetes mellitus usw. eliminiert.

Die Fruchtwasseranalyse wurde in allen Fällen mittels einer dynamischen Oberflächenspannungswaage (6, 8) vor und unmittelbar nach der Therapie durchgeführt. Die Messung erfolgte dabei folgendermaßen: 6–10 ml Fruchtwasser werden in einen Teflontrog gebracht und die Oberfläche des Fruchtwassers rhythmisch von 100% auf 20% der Oberflächenausdehnung komprimiert und expandiert und die Oberflächenspannung konstant elektronisch gemessen. Dabei entsteht eine Hystereseschleife, wobei als entscheidende Surfactantparameter die Oberflächenspannung bei 20% der Oberflächenausdehnung (γ-min) sowie die Fläche der Hystereseschleife gelten.

In Abb. 1 ist die durchschnittlich wöchentlich zu erwartende Surfactantzunahme im Fruchtwasser bei ungestört verlaufenden Schwangerschaften dargestellt (9). Als Ausdruck der zunehmenden Surfactantaktivität gilt die Abnahme von γ-min in dyn/cm sowie die Zunahme der Hysteresefläche in cm^2.

Die Begutachtung der Kinder erfolgte postpartal durch einen unabhängigen Pädiater, ohne Kenntnis aus welcher Gruppe das Kind stammte. Die Klassifizierung des RDS geschah unter Zuhilfenahme von Röntgen und Blutgasanalysen in 3 Gruppen (leicht, schwer und letal) entsprechend den internationalen Gepflogenheiten.

Eine Compliancemessung erfolgte bei 59 Frühgeborenen, die nicht alle aus den oben beschriebenen Kollektiven stammen, mittels nicht invasiver Atemwegsokklusionsmethode ohne Anwendung eines Ösophagusballons unmittelbar nach der Geburt (10). Dabei werden im Endinspirium die Atemwege verschlossen und der Atemwegsdruck und Atemzugsvolumen gemessen. Je größer bei gegebenem Druck das Volumen, desto größer ist die Compliance. Sie steht in direkter Abhängigkeit zu den elastischen Kräften der Lunge und entspricht so der Surfactantaktivität in der Alveole (10). Das RDS kann somit exakt beurteilt und objektiviert sowie der Reifegrad der Lunge durch Zahlenangaben klassifiziert werden. Werte über 1,5 ml/cm H_2O bedeuten eine reife Lunge; bei Werten zwischen 0,5 und 1,0 ml/cm H_2O ein schweres RDS mit der Notwendigkeit zur Respiratorbeatmung und Werte unter 0,5 ml/cm H_2O signalisieren ein trotz intensivster Therapiemaßnahmen zu erwartendes letales RDS (10).

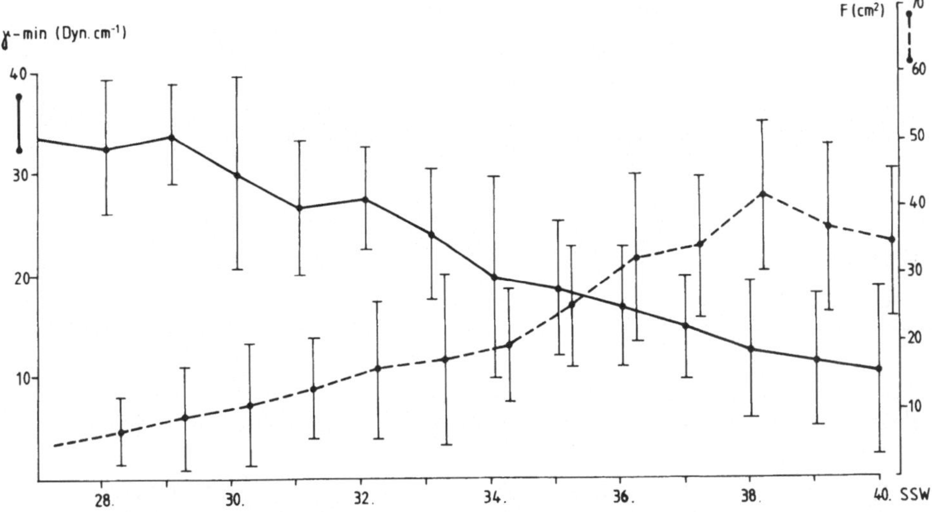

Abb. 1. Normverlaufskurve für die dynamische Oberflächenspannungsmessung von der 28. bis 40. Schwangerschaftswoche bei 83 ungestört verlaufenden Schwangerschaften. Eine Abnahme der Oberflächenspannung bei 20% der Oberflächenausdehnung (γ-min in dyn/cm) geht parallel mit einer Zunahme der Hysteresefläche (F)

Tabelle 2. Veränderung der dynamischen Oberflächenspannung des Fruchtwassers nach der Therapie

Gruppen	Verbesserung von $\overline{x} \pm$ SD γ-min (dyn/cm)	Signifikanz
Kontrolle	$3,6 \pm 4,9$	n.s.
Gynipral	$2,1 \pm 5,3$	n.s.
Pre-Par	$3,5 \pm 4,8$	n.s.
Dexamethason	$13,4 \pm 9,2$	$p < 0,01$
Kombination	$11,7 \pm 7,1$	$p < 0,01$

Ergebnisse und Diskussion

Betrachtet man zunächst die Fruchtwasserveränderung unter der Therapie (Tabelle 2), so sieht man bei den Kortisongruppen einen signifikanten Surfactantanstieg; die Verbesserung der Oberflächenspannung nach 10 Tagen Therapie betrug in der Kortisongruppe $13,4 \pm 9,2$ dyn/cm. Bei der Kombinationstherapie war sie nur unwesentlich schlechter. Die Surfactantzunahme in der Kontrollgruppe entsprach dem wöchentlich zu erwartenden Surfactantanstieg, wie er entsprechend der Normverlaufskurve bei ungestört verlaufenden Schwangerschaften zu erwarten ist (s. Abb. 1) (9); die gleichen Ergebnisse fanden sich auch in der Pre-Pargruppe, während in der Gynipralgruppe die Zunahme mit $2,1 \pm 5,3$ dyn/cm unter der zu erwartenden Norm lag. Eine wesentliche

Tabelle 3. Frequenz und Schweregrad des RDS in den einzelnen Gruppen

Gruppen		RDS		
	Leicht	Schwer	Letal	Gesamt
Kontrolle		1	2	3
Gynipral	3		1	4
Pre-Par	1	1	1	3
Dexamethason	1			1
Kombination	5		1	6

Beeinflussung des Surfactantgehalts im Fruchtwasser kann somit durch die β-Mimetika ausgeschlossen werden!

Betrachtet man die RDS-Frequenz sowie den RDS-Schweregrad in den einzelnen Gruppen, so schneidet auch hier die reine Kortisongruppe mit nur einem leichten RDS am besten ab (Tabelle 3). In der Kontrollgruppe waren 2 letale und 1 schweres RDS aufgetreten, im Gynipral- und Pre-Parkollektiv waren jeweils ein letales und zusätzlich 3 leichte bzw. ein leichtes und ein schweres RDS zu verzeichnen. Auffallend aber war das Ergebnis in der Kombinationsgruppe Kortison mit β-Mimetika: Während im Dexamethasonkollektiv kein letales RDS auftrat, war dies hier der Fall, wobei noch zusätzlich 5 leichte RDS-Fälle zu verzeichnen waren.

Zur Klärung der Fragestellung, warum diese RDS-Symptome trotz deutlichem Surfactantanstieg im Fruchtwasser aufgetreten sind, wurde bei 59 Frühgeburten in den letzten 2 Jahren die Compliance des respiratorischen Systems bestimmt und die erhaltenen Werte mit der pränatalen Therapie verglichen (Tabelle 4). Die dabei gefundenen Ergebnisse entsprechen durchweg den im Fruchtwasser erhaltenen Werten. Alle mit Kortison präpartal behandelten Frühgeborenen wiesen unabhängig vom Gestationsalter eine signifikant höhere Compliance auf, während die Werte der Kinder ohne Kortison mit oder ohne β-Mimetika praktisch gleich niedrig gefunden wurden. Dies bedeutet, daß β-Mimetika allein keinen positiven Effekt auf die Lungenreifung ausüben.

Auffallend hingegen ist, daß von den 28 Kindern, die Kortison erhalten haben, die 16 mit zusätzlicher β-Mimetikagabe eine deutlich höhere Compliance aufwiesen, als jene 12, die nur Kortison erhalten hatten. Dies würde die von Lipshitz et al. (5) im Kaninchenexperiment aufgestellte Theorie unterstützen, daß Hexoprenalin die Sekretion des Surfactants fördert, welcher durch die Kortisongabe synthetisiert worden ist. Aufgrund der multifaktoriellen Beeinflussung der fetalen Lungenreifung beim Menschen sollten solche Schlüsse jedoch vorerst nur mit Vorsicht gezogen werden.

Warum aber fanden wir trotz höheren Compliance- und Fruchtwasserwerten im Kortison-β-Mimetika-Kombinationskollektiv eine höhere Rate von leichten RDS-Fällen?

Dazu betrachten wir 9 Fälle von leichtem RDS (Tabelle 5), bei denen klinisch und röntgenologisch im RDS-Schweregrad keinerlei Unterschiede festgestellt wurden, die Compliancewerte jedoch deutlich differierten. So wiesen 5 Kinder nach Kortison- und β-Mimetika-Kombinationstherapie Werte zwischen 1,4 und 1,8 ml/cm H_2O auf, welche schon als nahezu bzw. vollständig lungenreif angesehen werden können, während die 4 Kinder mit leichtem RDS aus der reinen β-Mimetikagruppe eine deutlich niedrigere

Tabelle 4. Die Compliance des respiratorischen Systems der Neugeborenen bei 59 Fällen zwischen 28. und 36. Schwangerschaftswoche

	Mit Kortison	Ohne Kortison	Mit Wehenhemmung	Ohne Wehenhemmung
27.–30. SSW Compliance (ml/ cm H_2O) $\bar{x} \pm$ SD	n= 8 $1,037 \pm 0,562$	n= 7 $0,524 \pm 0,223$	n= 4 $0,578 \pm 0,243$	n= 3 $0,506 \pm 0,265$
31.–33. SSW Compliance (ml/ cm H_2O) $\bar{x} \pm$ SD	n= 10 $1,408 \pm 0,576$	n= 13 $0,738 \pm 0,478$	n= 6 $0,744 \pm 0,489$	n= 7 $0,683 \pm 0,760$
34.–36. SSW Compliance (ml/ cm H_2O) $\bar{x} \pm$ SD	n= 10 $2,001 \pm 0,398$	n= 11 $1,336 \pm 0,520$	n= 5 $1,331 \pm 0,494$	n= 6 $1,345 \pm 0,539$
27.–36. SSW Compliance (ml/ cm H_2O) $\bar{x} \pm$ SD	n= 28 $1,539 \pm 0,628$	n= 31 $0,901 \pm 0,528$	n= 15 $0,924 \pm 0,528$	n= 16 $0,906 \pm 0,551$

Kortison + Wehenhemmung n= 16 $1,727 \pm 0,443$	Kortison ohne Wehenhemmung n= 12 $1,263 \pm 0,694$	T-Test: $\cdot$ p $< 0,05$ $\cdot\cdot$ p $< 0,001$ $\cdot\cdot\cdot$ p $< 0,005$ $\cdot\cdot\cdot\cdot$ p $< 0,001$

Tabelle 5. Die Kompliance des respiratorischen Systems bei 9 Fällen mit leichtem RDS

Klinisches Bild	Compliance (ml/cm H_2O)	
	Median Durchschnittswerte	Range Bereich
Leichts RDS (n= 9)	1,325	1,093–1,802
β-Mimetika mit Cortison (n= 5)	1,543	1,416–1,802
Ohne (n= 4)	1,235	1,093–1,389

Compliance zwischen 1,0 und 1,4 ml/cm H_2O aufwiesen; diese Werte sprechen für einen mäßigen Surfactantmangel in der Alveole (10).

Aus diesen Ergebnissen kann somit geschlossen werden, daß die Kombinationstherapie zwar zur entsprechenden Surfactantsynthese und -exkretion und somit zur entsprechenden Lungenreife führt, aber dennoch ein klinisch nachweisbares RDS auftritt. Die Ursache dafür kann also nicht – dies legen unsere ersten Ergebnisse nahe (4) – in einem Surfactantmangel liegen, sondern offenbar in den sich potenzierenden Nebenwirkungen der Glukokortikoide und β-Mimetika (3) im molekularbiologischen Bereich, welche so das Bild einer RDS-Erkrankung ähnlich dem einer Schocklunge vortäuschen können (7).

Aufgrund unserer Ergebnisse kann weder ein positiver noch ein negativer direkter Einfluß der β-Mimetika auf die fetale Lungenreifung nachgewiesen werden; in Kombination mit Kortison resultiert aber möglicherweise als positiver Kurzzeiteffekt eine vermehrte Surfactantsekretion (2, 5). Zu bedenken gibt jedoch das manchmal auftretende RDS-ähnliche Zustandsbild bei an sich lungenreifen Kindern bei der kombinierten Verabreichung der β-Mimetika mit Kortison.

Durch Reduktion der Steroiddosis (7) sowie Vermeidung von routinemäßiger Kortisonmedikation ohne entsprechende "unreife" Fruchtwasseranalyse läßt sich dieses Risiko wahrscheinlich senken!

Zusammenfassung

Zur Klärung der Fragestellung, ob β-Sympathomimetika und dabei insbesondere Gynipral einen Einfluß auf die Reifung der fetalen Lunge ausüben, wurden 120 Gravide mit drohender Frühgeburt in 4 gut vergleichbare Therapiekollektive (Gynipral, Pre-Par, Dexamethason und Kombination Dexamethason/β-Sympathomimetika) sowie ein Kontrollkollektiv aufgeteilt. Untersucht wurde der Einfluß dieser Medikamente auf Surfactantveränderungen im Fruchtwasser (dynamische Oberflächenspannungswaage) und in der Neugeborenenlunge (Kompliance des respiratorischen Systems mittels Atemwegsokklusionsmethode) sowie auf die RDS-Frequenz der Neugeborenen.

Ein deutlicher Surfactantanstieg fand sich in beiden Kortisongruppen, während Gynipral, Pre-Par und Kontrolle keinen Einfluß auf Surfactantgehalt im Fruchtwasser und Lunge nahmen. In diesen 3 Gruppen war auch die RDS-Frequenz sehr ähnlich; am geringsten war diese in der reinen Kortisongruppe, während in der Kombinationsgruppe eine relativ hohe Frequenz an leichten RDS-Fällen sowie ein letaler Verlauf auffällt. Kompliancebestimmungen erbrachten bei diesen leichten RDS-Fällen allerdings keinen Surfactantmangel, so daß die Ursache dafür in den offenbar sich potenzierenden Nebenwirkungen der Glukokortikoide und β-Sympathomimetika im molekularbiologischen Bereich im Sinne einer leichten Schocklunge diskutiert werden muß.

Literatur

1. Cabero L, Giralt E, Navarro E, Calaf J, Cabero A, Duran-Sanchez P, Esteban-Altirriba (1979) A betamimetic drug and human fetal lung maturation. Eur J Obstet Gynecol Reprod Biol 9: 261–263
2. Dudenhausen JW, Kynast G, Lange Lindberg A-M, Saling E (1978) Influence of long term betamimetic therapy and the lecithin content of amniotic fluid. Gynecol Obstet Invest 9:205
3. Elliot JP, O'Keefe DF, Greenberg P, Freman RK (1979) Pulmonary edema associated with magnesium sulfate and betamethasone administration. Am J Obstet Gynecol 134:717
4. Huber JC, Salzer H, Reinold E (1981) Der Einfluß von Beta-Mimetika auf die fetale Lungenreifung. Z Geburtshilfe Perinatol 185:223
5. Lipshitz J, Broyles K, Hessler JR, Whybrew WD (1981) Effects of hexoprenaline on the L/S-ratio and pressure-volume relationships in fetal rabbits. Am J Obstet Gynecol 139:726
6. Müller-Tyl E, Salzer H (1978) Fetale Lungenreife bei pathologischen Schwangerschaften. Arch Gynecol 225:109

7. Renovanz H-D, Seefeld H von (1978) Surfactant und Respiratory Distress Syndrom. Prax Klin Pneumol 7:443
8. Salzer H, Husslein P, Nezbeda J, Martin G (1980) The effect of premature rupture of the membranes on the surface activity of amniotic fluid and on the pulmonary function of the newborn. Arch Gynecol 230:149
9. Salzer H, Husslein P, Martin G (1980) Die Wertigkeit der p/S-Ratio im Vergleich zur Oberflächenspannungsmessung des Fruchtwassers zum Zwecke der Vorhersage der pulmonalen Funktion der Neugeborenen. Wien Klin Wochenschr 92:578
10. Simbruner G, Corandello H, Lubec G, Pollak A, Salzer H (1980) Die Compliance des respiratorischen Systems bei gesunden und respiratorisch erkrankten Neugeborenen in den ersten Lebensstunden und ihr prognostischer Wert für den Einsatz von Atemhilfen. Klin Pädiatr 192:415

Possible Effects of β-Mimetic Treatment on Post-Natal Physical and Mental Development

P. Baillie

I shall describe the background of my presentation as it is relevant to the subject and is different to most of yours.

South Africa, medically speaking, is characterized by vast distances between major centres and by having sophisticated university hospitals which have to cope with third world conditions as well. This results in a huge clinical load and varied pathology are not seen elsewhere.

The University of Cape Town unit which comprises Groote Schuur Hospital and four other maternity hospitals delivers over 20 000 babies per year (Table 1). Premature labour remains a persistent problem (Table 2) and in 1980 resulted in 129 infant deaths – which is what tocolysis is all about.

Personally, like Professor Baumgarten, I have been using β-adrenergics for some 15 years and have treated and analysed over 2000 patients personally as well as having been responsible for another 5000 patients treated with β-stimulants.

These circumstances led to a request from the Food and Drug Administration in the USA to provide data on our use of β-stimulants in general and hexoprenaline in particular. This forms the basis of my presentation.

Table 1. Deliveries at the University of Cape Town hospital

	1976	1977	1978	1979	1980
Deliveries	18 375	18 662	19 849	19 889	20 694
Infants	18 625	18 915	20 106	20 134	20 940
Perinatal mortality rates	33.6	31.9	28.3	27.9	29.2

Table 2. Preterm delivery at University of Cape Town (1980)

Total deliveries	20 694
$<$ 37 weeks gestation	1407
$<$ 32 weeks gestation	276
Neonatal death $<$ 37 weeks	129
Immaturity	64
Respiratory distress	37
Infection	28

I shall deal with the subject of fetal toxicity in the following manner:

1. Contribution to fetal death
2. Short term toxicity
3. Long term toxicity.

1. Contribution to fetal death. One hundred and fourteen consecutive postmortems on perinatal deaths were carried out over a 6 months' period. Five were associated with hexoprenaline usage. Multiple cardiac blocks as well as multiple stains were carried out. Apart from increased extra medullary erythropoesis no differences were found between these findings and those of a matched control.

2. Short term toxicity. Particularly in the American literature, multiple fetal toxic effects have been attributed to β-stimulants. It is wise to remember the physiological and pathological background of the individual patients prior to attributing any disorder to the β-stimulants. When looked in this way, it is apparent that most so-called toxic effects are due to either overdosage with maternal hypotension or inappropriate use in stressed or S.F.D. fetuses – indeed, adrenergics should lead to hyperglycaemia (Table 3). Nor should the beneficial effects be forgotten; I shall refer in particular to the protective effect of hexoprenaline on indomethacin-induced pulmonary effects.

3. Long term toxicity. As far as long term following up is concerned, all cases of cerebral palsy are referred to a single university clinic because of the vast distances (600–900 km to the next hospital). This, as well as a relatively stable population, makes follow up easy and more reliable than in most other studies.

This university centre has recently published its findings, and we have reanalysed their records as well as our obstetric records both by hand and by computer for the Food and Drug Administration (Table 4).

It therefore appears that there may well be a protective effect of β-stimulants against cerebral palsy. Why should this be? The answer appears to be in neurotropism and I would like to remind you of two points:

Firstly, at the cellular level and the central nervous system in particular the growth factor is quite probably acetyl choline, but catecholamines are necessary before this and appear in the central nervous system very early in utero. Catecholamines have been shown to increase thymidine uptake, DNA content and the actual number of cells in several fetal animals.

Table 3. Short term fetal effects of β-adrenergics

1. Due to overdosage	Hypotension, ileus, hypcalcaemia and death Hyperpotassaemia irrelevant
2. Due to inappropriate use	Hypoglycaemia Necrotizing enterocolitis
3. Beneficial effects	Decreased RDS, decreased hyperbilirubinaemia, possibly increased patent ductus

Table 4. Cerebral palsy in Cape Town 1964–1975 (to allow for follow-up)

Total deliveries	207 244
Preterm (32 weeks)	21 699
Total cerebral palsy	564
Preterm delivery with cerebral palsy	127
Expected incidence with β-stimulants (1971–5)	6–10
Actual incidence	0

The second point that I wish to make is that at the organ level there are periods of growth spurts possibly under the control of MSH. They occur in the brain during organogenesis, at 16 to 20 weeks and, as far as the cerebellum is concerned, between 30 and 33 weeks. These growth spurts are limited by differentiation, usually with an hormonal mechanism. Differentiation stops hypotrophy, and since the CNS does not regenerate, it should not come as surprise to find that methyldopa, an adrenergic blocker, leads to microcephaly if given between 16 and 20 weeks. Similarly a report from London that is shortly to be published showing that corticosteroids lead to cerebellar deficiencies at 2 years of age is easily understandable. These are, however, negative findings. Our reports is the first positive finding.

At present, we are evaluating at 3–6 years of age the extensive use in 134 patients between 8 and 20 weeks for threatened miscarriage. The first 20 children evaluated at the developmental clinic are neurologically better at present as a tremendous amount of both laboratory and clinical work remains to be done.

Nevertheless, the findings are very encouraging and, I think, open up one of the most exciting areas of perinatology.

Adaption des Neugeborenen nach Tokolysetherapie

W. Kachel, W.-D. Wiest und G. Spelger

Wiest et al. (1) wiesen 1977 mittels H_3-markiertem Fenoterol die Palzentapassage von β-mimetisch wirksamen Substanzen erstmalig nach. Folgende Wirkungen auf den fetalen Organismus sind somit zumindest theoretisch denkbar:

1. toxische Wirkung auf das fetale Myokard (2–4);
2. Beeinflussung des pulmonalen Gefäßbetts wie auch des Ductus arteriosus. β-mimetisch wirksame Substanzen sind beim Neugeborenen wahrscheinlich potente Lungengefäßdilatoren (5). So hat unsere Mannheimer Arbeitsgruppe 8 Fälle von Persistenz fetaler Kreislaufverhältnisse erfolgreich mit Isoproterenol behandelt (6);
3. die 3. wesentliche Möglichkeit einer Einflußnahme wäre die auf den Stoffwechsel; β-mimetisch wirksame Substanzen begünstigen Glykogenolyse und Lipolyse (7).

Als vulnerabelste Phase der gesamten Neonatalzeit kann sicher die Adaptionsphase gelten. Einflüsse von β-mimetisch wirksamen Substanzen auf das Herz-Kreislauf-System, die Atmung oder den Stoffwechsel müßten sich in der Adaptionsperiode besonders gravierend auswirken.

Um Aufschluß über den Ablauf der Adaptionsphase zu erhalten, untersuchten wir bei Neugeborenen, deren Mütter mit Fenoterol tokolysiert wurden, folgende Parameter: Bei 15 Kindern bestimmten wir aus arteriellen Blutproben unmittelbar nach der Geburt pH, CO_2-Partialdruck (pCO_2) und Base excess (BE). Bei der gleichen Gruppe registrierten wir transkutanen O_2-Partialdruck (pO_2) mit der von Huch et al. angegebenen Sonde (8). Gemessen wurde bei einer Hauttemperatur von 44°C.

Bei einer Gruppe von 10 Kindern, deren Mütter tokolysiert wurden, wandten wir die Impedanzkardiographie an, um Aufschluß über das Herzzeitvolumen (HZV) zu erhalten. Diese Bestimmung wurde im Alter von 6, 12, 24 und 48 h durchgeführt. Zum gleichen Zeitpunkt wurde die Herzfrequenz (HF) bei nicht schreiendem Kind erfaßt.

Als Parameter des Kohlenhydratstoffwechsels bestimmten wir den Blutzuckerspiegel (BZ) bei 22 Kindern. Untersuchungszeitpunkt: Unmittelbar nach der Geburt, im Alter von 1, 2 und 3 h.

Das Gestationsalter aller erfaßten Kinder lag bei Geburt über der 37. Schwangerschaftswoche, das Geburtsgewicht über 2.700 g. Den Untersuchungsgruppen wurden jeweils gleichstarke Kontrollgruppen zugeordnet — sie waren hinsichtlich Geburtsgewicht und Gestationsalter vergleichbar.

Ergebnisse

1. Bei der Bestimmung der pH-Werte lagen die Kinder nach mütterlicher Tokolyse im Alter von 2 und 3 h im Mittel etwas tiefer. Abweichungen von den angegebenen Normalbereichen waren jedoch nicht zu erkennen (Abb. 1).

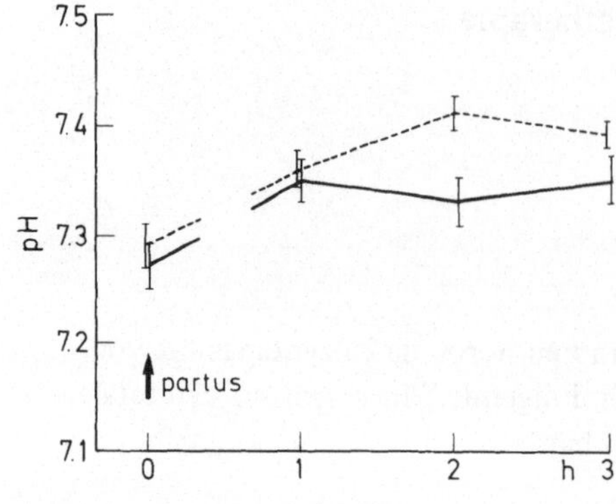

Abb. 1. Verlauf der kindlichen pH Werte zur Zeit der Geburt und 3 Stunden post partum (Mittelwert und Standardabweichung), Kontrollgruppe (——), Tokolyse (- - -)

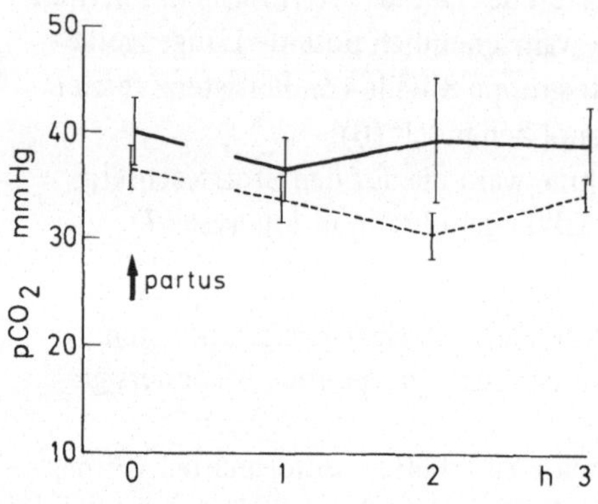

Abb. 2. Verlauf der kindlichen pCO_2-Werte bis 3 Stunden post partum (Mittelwert und Standardabweichung), Kontrollgruppe (——), Tokolyse (- - -)

2. Beim pCO_2 differierten die Mittelwerte im Alter von 2 h am deutlichsten. Die Standardabweichung läßt jedoch erkennen, daß hier kein statistischer Unterschied vorliegt (Abb. 2).

3. Da sich der BE aus pH und pCO_2 errechnet, finden wir natürlich auch bei diesem Wert eine erkennbare Differenz der Mittelwerte im Alter von 2 h. Die Durchschnittswerte der Tokolysegruppe liegen bei −6,8, bei der Kontrollgruppe errechnen wir −4,9 (Abb. 3).

4. Die tc pO_2-Werte − mit den Messungen wurde zum Zeitpunkt der Geburt begonnen − wichen in beiden Gruppen innerhalb des Beobachtungszeitraums kaum erkennbar voneinander ab (Abb. 4).

5. Das HZV stieg in beiden Gruppen um durchschnittlich 50 ml/min innerhalb der ersten 48 h. Relevante Unterschiede zwischen Tokolyse- und Kontrollgruppe waren jedoch nicht erkennbar. Die durchschnittliche HF − sie wurde jeweils in Ruhe ermittelt − änderte sich im Beobachtungszeitraum praktisch nicht. Zwischen Tokolyse- und Kontrollgruppe bestand auch hier kein Unterschied (Tabelle 1).

6. Hinsichtlich des BZs als Parameter des Kohlenhydratstoffwechsels ist der Tabelle 1 zu entnehmen, daß zwar geringe Unterschiede der Mittelwerte bestehen, die erheblichen Standardabweichungen machen die beiden Gruppen jedoch statistisch nicht unterscheidbar (Tabelle 2).

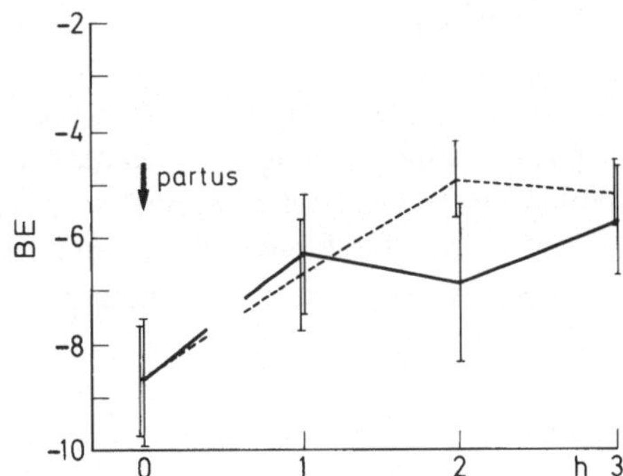

Abb. 3. Verlauf des kindlichen BASE Excess bis 3 Stunden post partum. Kontrollgruppe (——), Tokolyse (- - -)

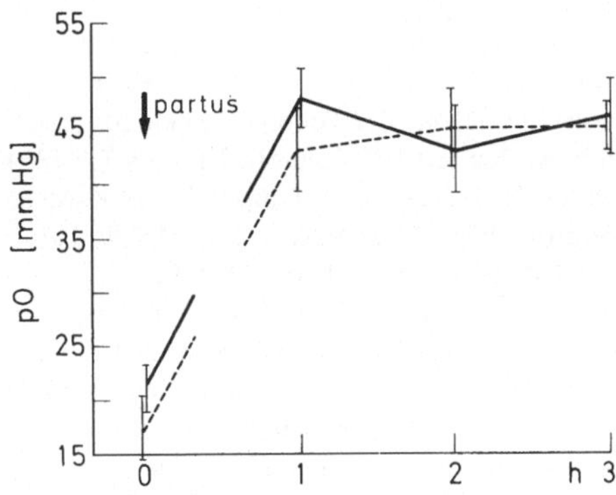

Abb. 4. Verlauf der kindlichen PO_2-Werte nach Tokolyse (- - -) bzw. ohne Tokolyse (——)

Tabelle 1. Vergleich der Herzzeitvolumina mit bzw. ohne Tokolyse

T (H)	Kontrolle	HZV (ML/min)	HF (l/min)	
		Tokolyse	Kontrolle	Tokolyse
6	315,1	310,4	117,0	118,5
12	362,0	378,5	118,7	127,8
24	330,3	335,8	120,4	124,9
48	354,0	368,4	116,7	121,8

Tabelle 2. Gegenüberstellung der Glucose-Konzentrationen von Kontroll- bzw. Tokolysegruppe

	Glucose (MG%)	
T (H)	Kontrolle	Tokolyse
Partus	$97,3 \pm 12,8$	$88,3 \pm 19,2$
1	$59,8 \pm 17,1$	$55,8 \pm 14,0$
2	$60,9 \pm 12,6$	$63,0 \pm 18,1$
3	$68,6 \pm 16,9$	$79,2 \pm 13,8$

Zusammenfassung

Die Verläufe von pH, pCO_2, BE, tc pO_2, HZV sowie HF legen nahe, daß die kardiopulmonale Anpassung der Neugeborenen nach Tokolyse mit β-adrenergenen Substanzen mit großer Wahrscheinlichkeit normal verläuft.

Die bei den Tokolysekindern bestimmten Blutzuckerwerte machen zumindest in den ersten Lebensstunden eine Abweichung im Kohlenhydratstoffwechsel unwahrscheinlich.

Literatur

1. Wiest W, Weidinger H, Zsolnai B, Somogyi J, Rominger RL (1977) Diaplacental transfer of partusisten in humans. In: Weidinger H (ed) Labour inhibition betamimetic drugs in obstetrics. Gischer, Stuttgart
2. Weidinger H, Hofmann W-D, Wiest W, Schleich A, Schröter D (1978) Histologische Befunde nach Inkubation von fötalen menschlichen Herzen mit Partusiten. In: Hillemanns H-G, Trolp R (Hrsg) Kardiale Probleme der Tokolyse. Enke, Stuttgart
3. Trolp R, Haastert HP, Böhm N, Ulrich K (1978) Falldemonstrationen von drei Kindern nach Tokolyse. In: Hillemanns H-G, Trolp R (Hrsg) Kardiale Probleme der Tokolyse. Enke, Stuttgart
4. Spelger G, Wiest W, Schlicker H, Kachel W, Puls F (1980) Kardiale Parameter beim Neugeborenen nach Tokolyse. Klin Pädiatr 192:319
5. Daoud FS, Reeves JT, Kelly DB (1978) Isoproterenol as a potential pulmonary vasodilator in primary pulmonary hypertension. Am J Cardiol 42:817
6. Kachel W, Schlicker H, Schulz E, Felsenhorst R (im Druck) Tolazolin – Isoproterenol; Vergleich der Ergebnisse bei der Behandlung pulmonaler Erkrankungen des Neugeborenen. 7. Symposion über pädiatrische Intensivmedizin Graz
7. Grober HO, Hellenbrecht D, Palm KQ (1975) In: Allgemeine und spezielle Pharmakologie und Toxikologie. B.I. Wissenschaftsverlag, Mannheim Wien Zürich
8. Huch R, Lübber DW, Huch A (1974) Reliability of transcutaneous monitoring of arterial pO_2 in newborn infants. Arch Dis Child 49:213

Das Neugeborene nach Tokolyse – kardiale Befunde

G. Spelger, W.-D. Wiest und W. Kachel

Seit 1971 wird an unserer Frauenklinik die Tokolyse mit Fenoterol und Verapamil und
seit 1980 mit Fenoterol und dem β_1-selektiven Blocker Metoprolol vorgenommen. Zur
Klärung einer möglichen kardialen Schädigung des Kinds durch die Tokolyse verwendeten Substanzen haben wir 31 Neugeborene, deren Mütter mit Fenoterol und Verapamil und 16 Neugeborene, deren Mütter mit Fenoterol und Metoprolol behandelt worden
waren, gezielt auf kardiale Symptome hin untersucht und die Befunde denen von 19 Neugeborenen ohne vorausgegangene Tokolyse gegenübergestellt.

Wir haben die beiden Gruppen aufgegliedert nach Dauer der Behandlung und Höhe der
Dosierung (Tabelle 1). Als niedrige Dosierung wurde eine Tagesmenge $\langle$ 15 mg oral bzw.
1,44 mg i.v. betrachtet, als mittlere Dosierung galt eine Tagesmenge $\langle$ 25 mg oral bzw.
2,88 mg i.v. und als hohe Dosierung $\langle$ 30 mg oral bzw. 5,76 mg i.v. Gleichzeitig wurde
Verapamil bzw. Metoprolol in entsprechendem Verhältnis verabreicht.

Außer den klinischen Zeichen der Herzinsuffizienz wurden folgende Parameter gewonnen und zur Beurteilung herangezogen: EKG zwischen dem 4. und 8. Lebenstag
(LT) und zwischen der 3. und 5. Lebenswoche (LW) und Herz-Thorax-Quotient in der
1. Lebenswoche.

Bei der Kontrollgruppe wies kein Kind die klinischen Zeichen einer Herzinsuffizienz
auf. Bei der Tokolysegruppe I fanden sich 3 Kinder mit einer digitalisbedürftigen Herzinsuffizienz, 2 hatten einen angeborenen Herzfehler, das 3. ein Atemnotsyndrom III mit
passager offenem Duktus. Die letztgeschilderte Situation fand sich auch bei einem Frühgeborenen der Gruppe II, dem einzigen Kind mit Herzinsuffizienzzeichen in dieser
Gruppe.

Die Herz-Thorax-Quotienten aller 3 Gruppen sind mit 0,54 gleich, wobei die Patienten mit angeborenem Herzfehler nicht mit einbezogen sind.

Tabelle 1. Tokolysedauer und Dosierung der β-Mimetika bei Neugeborenen, deren Mütter Fenoterol
und Verapamil (n= 31) bzw. Fenoterol und Metoprolol (n= 19) bekommen haben

		Gruppe I	Gruppe II
Tokolyse-dauer	0–7 Tage	6	3
	8–21 Tage	6	7
	$\rangle$ 21 Tage	19	6
Dosis	Niedrig	8	4
	Mittel	8	7
	Hoch	15	5

Gruppe I mit Partusisten und Verapamil
Gruppe II mit Partusisten und Metoprolol

Tabelle 2. EKG-Befunde bei allen Neugeborenen mit Tokolyse (T. I und T. II) bzw. bei einer Kontrollgruppe (K.)

		Normal	Erst	Andere Befunde	
	T. I	23	3	5 [a]	n= 29
4.–8. LT.	T. II	11	4	0	n= 15
	K.	13	4	2	n= 19
	T. I	20	0	3 [a]	n= 23
3.–5. LW.	T. II	7	0	0	n= 7
	K.	5	0	1	n= 6

[a] 3 Patienten mit Herzfehler

In Tabelle 2 sind die EKG-Befunde aller 3 Gruppen zusammengefaßt. Zwischen dem 4. und 8. Lebenstag waren die EKGs von 13 der 19 Kinder der Kontrollgruppe normal. 4 zeigten leichte Erregungsrückbildungsstörungen im Bereich des linken Ventrikels. Die 2 Kinder, die unter "andere Befunde" aufgeführt sind, zeigten eine QT-Verlängerung mäßigen Grads, wobei das eine Kind eine Hypokalzämie, das andere eine Hypomagnesämie hatte.

Bei der Tokolysegruppe I waren die EKGs von 23 der 29 Kinder normal, 2 hatten rechtsventrikuläre Erregungsrückbildungsstörungen — bei diesen Kindern lag ein Aspirationssyndrom vor —, 1 Kind hatte leichte linksventrikuläre Erregungsrückbildungsstörungen. Unter "andere Befunde" fallen 3 Kinder mit angeborenem Herzfehler, alle mit den klinischen Zeichen eines Ventrikelseptumdefekts mit entsprechenden Linkshypertrophiezeichen. Die beiden anderen Kinder hatten rechtsventrikuläre Hypertrophiezeichen mäßigen Grads bei Atemnotsyndrom.

Die Tokolysegruppe II zeigte bei 11 von 15 Kindern ein normales EKG zwischen dem 4. und 8. Tag. 3 Kinder hatten rechtsventrikuläre Erregungsrückbildungsstörungen (2 davon waren klinisch unauffällig), eines hatte ein Atemnotsyndrom.

Die EKGs der Kontrollgruppe zwischen der 3. und 5. Lebenswoche waren normal, das Kind, das unter "andere Befunde" aufgeführt ist, hatte 2 ventrikuläre Extrasystolen bei sonst unauffälligem Erregunsablauf. Alle EKGs der Tokolysegruppe I waren normal, nur die Kinder mit Herzfehler wiesen Linkshypertrophiezeichen auf. Die Tokolysegruppe II zeigte nur normale EKGs.

Darüber hinaus haben wir retrospektiv die Befunde von 199 Neugeborenen, die nach tokolytischer Therapie der Mutter in unserer Frauenklinik geboren und in die Kinderklinik verlegt worden sind, gezielt auf kardiale Symptome hin untersucht. Es handelte sich um 138 Frühgeborene und 61 reife Kinder.

Eine Langzeittokolyse von mehr als 21 Tagen hatten die Mütter von 37 Kindern, eine mittlere Tokolysedauer zwischen 8 und 21 Tagen die Mütter von 53 Neugeborenen und eine Kurzzeittokolyse zwischen 1 und 7 Tagen die Mütter von 109 Kindern gehabt.

Bei 1 Kind wurde im Überwachungsprotokoll am 1. Lebenstag eine Arrhythmie beschrieben, wobei die Pulsfrequenz nie unter 116/min abfiel. Die Tokolyse war bei diesem Kind 3 Tage vor Geburt beendet worden, sie hatte insgesamt nur 3 Tage gedauert.

4 Kinder zeigten eine digitalisbedürftige Herzinsuffizienz. 2 hatten ein Atemnotsyndrom mit passager offenem Duktus, das 3. Kind hatte fehlmündende Lungenvenen, ein weiteres Kind erhielt Digitalis von der 4. Lebenswoche an wegen eines Cor pulmonale bei bronchopulmonaler Dysplasie nach Langzeitbeatmung.

Eine Lebervergrößerung hatten 3 Kinder, eines am 1. Lebenstag mit extremer Anämie nach fetomaternaler Transfusion, das 2. Kind hatte die fehlmündenden Lungenvenen, das 3. Kind eine Klebsiellensepsis.

Die Kinder mit wechselnder Zyanose hatten als Grundkrankheit ein Atemnotsyndrom, eine Sepsis, einen Herzfehler oder boten eine zentrale Symptomatik.

Es wurden insgesamt 62 EKGs bei 45 Kindern abgeleitet. Ein Kind mit Rechtsventrikelhypertrophie hatte fehlmündende Lungenvenen, 2 Neugeborene mit biventrikulärer Hypotrophie in den ersten Lebenstagen hatten ein Atemnotsyndrom mit den Zeichen eines passager offenen Duktus. 2 Kinder hatten eine rechtsseitige Vorhofbelastung, eines davon hatte ein Aspirationssyndrom, das 2. eine bronchopulmonale Dysplasie.

Bei 88 Kindern waren 111 Röntgenaufnahmen der Thoraxorgane angefertigt worden. Nur bei 12 Neugeborenen lag der Herz-Thorax-Quotient über 0,6. Bei 10 von ihnen war die Aufnahme am 1. Lebenstag angefertigt worden — 4 hatten eine Postasphyxiesyndrom, 2 eine Aspirationspneumonie, die restlichen 4 Kinder waren kardial und pulmonal unauffällig. Von der 2. Lebenswoche an hatte kein Kind einen Herz-Thorax-Quotient über 0,6.

Von den 199 beschriebenen Kindern sind 38 verstorben, 16 davon wurden obduziert. Das Geburtsgewicht der Verstorbenen lag durchschnittlich bei 1500 g, der Apgar-Wert bei 5, die Reifezeichen bei der 31. Woche.

Die Obduktion ergab 6mal die Diagnose Hirnblutung und 6mal hyalines Membransyndrom.

21 der verstorbenen Kinder hatten eine Kurzzeittokolyse, 9 eine mittlere Tokolysedauer und 8 eine Langzeittokolyse. Nur bei dem Kind mit fehlmündenden Lungenvenen war die Todesursache kardial bedingt, bei allen übrigen Neugeborenen lagen Schädigungen anderer Organsysteme vor, die als Todesursache ausreichend waren.

Zusammenfassung

Bei den von uns untersuchten Kindern konnte kein pathologischer Herzbefund allein auf die Tokolyse zurückgeführt werden. Alle kardial auffälligen Neugeborenen wiesen eine entsprechende Grundkrankheit auf, die die kardiale Symptomatik ausreichend erklärte.

Literatur

1. Fleckenstein A, Janke J, Fleckenstein-Grün G (1978) Kardiotoxische Wirkungen β-adrenerger Tokolytika —Kardioprotektion durch Ca^{++}— Antagonisten. In: Hillemanns HG, Trolp R (Hrsg) Kardiale Probleme bei der Tokolyse. Enke, Stuttgart
2. Hofmann W, Schleich A, Schroeter D, Weidinger H, Wiest W (1977) Der Einfluß von β-Sympathikomimetika und sog. Ca^{++}-antagonistischer Hemmstoffe auf den menschlichen Herzmuskel in vitro. Virchows Arch [Pathol Anat] 373:85

3. Löser H, Steinkamp U, Müller KM, Pfefferkorn JR, Dame WR, Hilgenberg F (1981) Kardiotoxische Wirkung des Tokolytikums Fenoterol (Partusisten) beim Neugeborenen. MMW 123:49
4. Vogt R, Schmidt-Redemann B, Böhm N, Pringsheim W, Haastert H-P, Urbanek R (1978) Kardiotoxischer Myokardschaden nach Langzeittokolyse der Mutter mit Fenoterolhydrobromid. Herz Kreislauf 10:455
5. Wiest W, Weidinger H, Zsolnai B, Somogyi J, Rominger KL (1977) Diaplacental transfer of partusisten in humans. In: Weidinger H (ed) Labour inhibition. Fischer, Stuttgart

Zur Prognose Frühgeborener mit sehr niedrigem Geburtsgewicht

L. Hanssler

Für den Geburtshelfer ist es von Bedeutung, die Behandlungsergebnisse der mit seiner Klinik assoziierten Neonatologischen Abteilung zu kennen. So werden ihn die Mortalitätsziffern der Neugeborenen zu unterschiedlichen Gestationszeiten bei seiner Entscheidung beeinflussen, wann eine Tokolysebehandlung eingeleitet werden soll bzw. wann eine wehenhemmende Therapie abgebrochen werden kann, ohne daß für ein Frühgeborenes dadurch ein zu hohes Risiko entsteht. Es liegt auf der Hand, daß in diesen Entscheidungsprozeß nicht nur Mortalitäts-, sondern auch Morbiditätsdaten eingehen müssen.

Bei der Betrachtung unseres Patientenguts (Abb. 1) zeigt sich, daß die Überlebensrate bei Frühgeborenen mit Geburtsgewichten unter 1000 g bei 50% liegt. Eine weitere Reduktion der Letalität in dieser Gruppe der extrem unreifen Kinder könnte mit einer höheren Schädigungsinzidenz einhergehen (Riegel et al. 1979; Ruiz et al. 1981). Die Überlebensraten reiferer Frühgeborener mit Geburtsgewichten über 1500 g und ausgetragener Neugeborener liegen zwischen etwa 90 und 95% bzw. zwischen etwa 93 und 98%, wenn Patienten mit komplexen Mißbildungen nicht berücksichtigt sind. In der Gruppe der Frühgeborenen zwischen 1000 und 1500 g liegt die Letalität zwischen 25 und 20%. Hier könnten sicherlich weitere Erfolge dadurch erzielt werden, daß durch Tokolyse eine Verschiebung innerhalb dieser Gruppe zu höheren Geburtsgewichten hin gelingt.

Betrachten wir die Todesursachen der verstorbenen Patienten (Tabelle 1), so fällt zunächst der mit 38% sehr hohe Anteil an Erbkrankheiten und angeborenen Fehlbildungen auf. Durch eine optimale pränatale Diagnostik (Ultraschall, Fruchtwasseruntersuchungen) ließen sich einige der genannten Anomalien bereits intrauterin diagnostizieren oder vermuten. In eindeutigen Fällen wäre dann die Indikation zu Tokolyse oder aktivem geburtshilflichen Vorgehen nicht mehr gegeben.

In der Auflistung der Todesursachen (Tabelle 2) läßt sich außerdem erkennen, mit welchen Erkrankungen wir es während der Neonatalperiode im wesentlichen zu tun haben. Im Vordergrund stehen in unserem Krankengut intrakranielle Blutungen, gefolgt von pulmonalen Störungen. Der Anteil an perinatalen Infektionen ist niedrig: 2 Patienten mit Streptokokkeninfektionen.

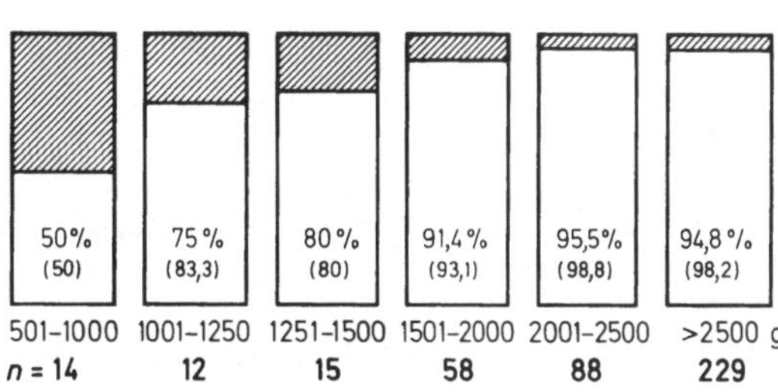

Abb. 1. Überlebensrate von Neugeborenen in % (Essen, 1981). Die Zahlen in Klammern geben die Überlebensraten von Patienten ohne komplexe Mißbildungen an

Tabelle 1. Todesursachen von Neugeborenen, Essen 1981

⟨ 1000 g	1001–2500 g	⟩ 2500 g
Hirnblutung (3) RDS (3) Streptokokken-β- Sepsis (1)	Fehlbildungen (5) – Arthrogryposis – Potter – Enzephalozele – 2 Mißbildungssyndrome	Fehlbildungen (8) – 4 kompl. Herzfehlbildungen – Endocordfibroelastose – Potter – 2 Trisomien
	Hirnblutungen (4) RDS (3) Herzfehler post operation Nekrotisierende Enterocolitis (1) vorzeitige Placentalösung (1)	Hirnblutung nach Pneumothorax (1) Streptokokken-β-Sepsis vorzeitige Placentalösung (1) post partum Asphyxie (1)

Tabelle 2. Todesursachen von Neugeborenen, Essen 1981. Insgesamt starben 34 von 416 Patienten

	[n]	[%]
"Mißbildungssyndrome":	13	38,2
Hirnblutungen:	8	23,5
RDS:	6	17,6
Andere Erkrankungen:	7	20,7

Zur Beantwortung der Frage, wie die Langzeitprognose für die überlebenden Patienten mit niedrigen Geburtsgewichten – ⟨ 1500 g zu beurteilen ist, liegen inzwischen zahlreiche Literaturdaten vor (Davies u. Tizard 1975; Michaelis et al. 1978; Teberg et al. 1977; Fitzhardinge 1980), nach denen die Inzidenz schwerer neurologischer Störungen mit einer Häufigkeit von etwa 10 bis 15% angegeben wird. Durch Regionalisierung und optimale Kooperation zwischen Geburtshilfe und Neonatologie konnte die Häufigkeit dieser neurologischen Störungen in einigen perinatalen Zentren bei Frühgeborenen mit sehr niedrigen Geburtsgewichten auf 3–6% gesenkt werden (Brown u. Taeusch 1979; Stewart u. Reynolds 1974; Bosch u. Kowalewski 1981).

Dies bedeutet, daß die Langzeitprognose für die überlebenden Kinder – auch bei extremer Unreife – bei einem Versagen der Tokolysebehandlung heute schon als sehr günstig angesehen werden kann.

Literatur

Bosch C, Kowalewski S (1981) Ergebnisse neurologischer Nachuntersuchungen im Alter von 1–7 Jahren bei Frühgeborenen mit Geburtsgewichten unter 1500 Gramm. Monatschr Kinderheilkd 129:274

Brown ER, Taeusch W (1979) In: Letter to editor. Lancet II:362

Davies PA, Tizard JPM (1975) Very low birth weight and subsequent neurological defect. Dev Med Child Neurol 17:3

Fitzhardinge PM (1980) Current outcome of NICU population. In: Brann AW, Volpe JJ (eds) Neonatal neurological assessment and outcome: Report of the seventy-seventh Ross Conference on Pediatric Research. Ross Laboratories, Columbus

Michaelis R, Stötter M, Buchwald M, Rohr M, Mentzel H (1978) Ergebnisse der Intensivüberwachung und Intensivtherapie bei Neugeborenen mit sehr niedrigem Geburtsgewicht. Dtsch Med Wochenschr 103:1404

Riegel K, Hohenauer L, Lemburg P, Loewenich V von (1979) Intensivmedizin für Neugeborene. Monatsschr Kinderheilkd 127:1

Ruiz MP, LeFever JA, Hakanson DO, Clark DA, Williams ML (1981) Early development of infants of birth weight less than 1,000 grams with reference to mechanical ventilation in newborn period. Pediatrics 68:330

Stewart AL, Reynolds EOR (1974) Improved prognosis for infants of very low birthweight. Pediatrics 54:724

Teberg A, Hodgman JE, Wu PYK, Spears RL (1977) Recent improvement in outcome for the small premature infant. Clin Pediatr 16:307

Echokardiographisch bestimmte Ventrikelfunktion bei Neugeborenen mit und ohne β-Mimetikatherapie der Mutter

R. Hofstetter, A. Mayr und G. von Bernuth

Fenoterol hat am Herzmuskel eine adrenerge Wirkung. Ob die bei Tokolyse angewandten Dosen eine Schädigung des fetalen Myokards verursachen können, wird in der Literatur diskutiert (1). Wir untersuchten echokardiographisch bei 30 reifen Neugeborenen im Alter von 3 bis 7 Tagen mit Fenoterol in der Schwangerschaftsanamnese die Kontraktilitätsparameter des linken Ventrikels und, soweit möglich, auch die des rechten Ventrikels sowie Septum- und Hinterwanddicke.

Die linksventrikulären Kontraktilitätsparameter Verkürzungsfraktion (SF), maximale normierte Durchmesserverkürzungsgeschwindigkeit (VCFmin) sowie maximale Durchmesserdehnungsgeschwindigkeit (VCFmax) gelten in der nicht invasiven kardiologischen Diagnostik als die empfindlichsten Indikatioren eines Herzmuskelschadens. Die Daten dieser Kinder verglichen wir mit den Daten von 30 reifen Neugeborenen ohne tokolytische Behandlung der Mutter während der Schwangerschaft. Die beiden Gruppen unterscheiden sich bei der statistischen Prüfung mittels Varianzanalyse weder in den Durchmessern der beiden Ventrikel noch in deren Kontraktilitätsparametern. Auch bei Messung der Dicke und Dickenänderung von Septum und linksventrikulärer Hinterwand konnten wir keinen Unterschied feststellen. Als exemplarische Beispiele unserer Ergebnisse sind die Daten der linksventrikulären Kontraktilitätsparameter SF, VCFmin und VCFmax in Abb. 1–3 dargestellt.

Aus diesen Ergebnissen können wir schließen, daß sich die von uns untersuchten Neugeborenen nach Fenoterolgabe in der Schwangerschaft weder in der Herzgröße noch in der Herzfunktion von Neugeborenen ohne Fenoterol in der Anamnese unterscheiden.

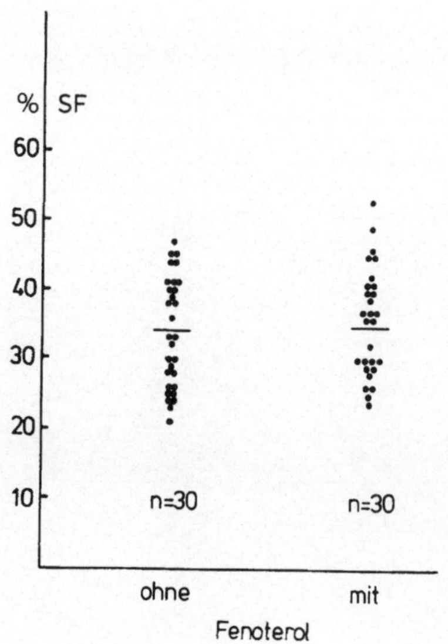

Abb. 1. Verkürzungsfraktion *(SF)* des linken Ventrikels von jeweils 30 Neugeborenen mit und ohne Fenoterol in der Schwangerschaftsanamnese

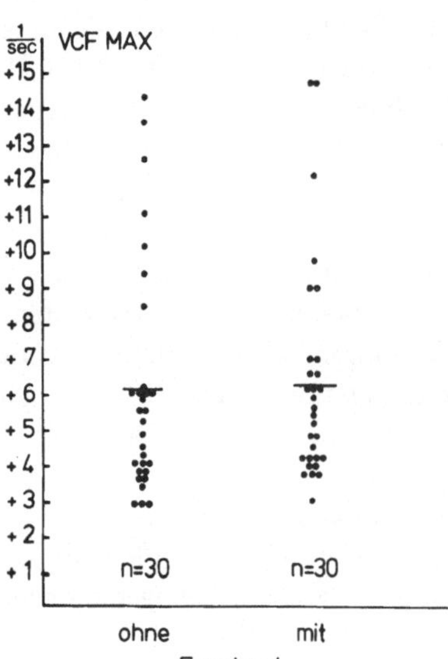

Abb. 2. Maximale normierte Durchmesserverkürzungsgeschwindigkeit (*VCFmin*) des linken Ventrikels von jeweils 30 Neugeborenen mit und ohne Fenoterol in der Schwangerschaftsanamnese

Abb. 3. Maximale normierte Durchmesserdehnungsgeschwindigkeit (*VCFmax*) des linken Ventrikels von jeweils 30 Neugeborenen mit und ohne Fenoterol in der Schwangerschaftsanamnese

Literatur

Hofstetter R, Mayr A, Bernuth G von (1981) Echokardiographisch bestimmte Ventrikelfunktion bei Neugeborenen mit und ohne Fenoterol-Therapie der Mutter während der Schwangerschaft. Z Geburtshilfe Perinatol 185:227–230

Toxische Auswirkungen auf das kindliche Herz durch β-Mimetika. Kinderkardiologische und pathologisch-histologische Untersuchungen

H. Löser, K.M. Müller, U. Steinkamp, J.R. Pfefferkorn und K. Ullrich

Erstmals berichtete 1977 eine kinderkardiologische Arbeitsgruppe aus Freiburg darüber, daß Fenoterol als Tokolytikum in seltenen Fällen zu Myokardschäden und Herzinsuffizienz beim Neugeborenen führen kann. Auch im Einzugsbereich der Universität Münster kamen seit 1976 vermehrt Neugeborene mit fenoterolbedingter Herzinsuffizienz zur Beobachtung. Bis 1980 wurden 11 als sicher anzusehende Fälle erkannt, zusätzlich 16 Verdachtsfälle (Löser et al. 1980, 1981). Die Tatsache, daß in jüngster Zeit weitaus seltener kardiotoxische Auswirkungen der β-Mimetika beim Feten und Neugeborenen beobachtet werden, ist vielleicht auf eine striktere Anwendung der tokolytischen Medikamente in der Geburtshilfe zurückzuführen.

Im folgenden werden in Ergänzung zu früheren Untersuchungen aus kinderkardiologischer Sicht kardiotoxische Veränderungen mit Krankheitswert mitgeteilt.

Innerhalb von 4 1/2 Jahren (1977–1981) wurden im Einzugsbereich der Universitäts-Kinderklinik Münster 14 Neugeborene mit schwerer, z.T. lebensbedrohlicher Herzinsuffizienz behandelt, deren Mütter in üblicher und überhöhter Dosis β-Mimetika zur Wehenhemmung in der Schwangerschaft eingenommen hatten. Die Diagnose einer fenoterolbedingten Kardiomyopathie konnte bei stationärer Behandlung durch Ausschluß anderer mit Herzinsuffizienz einhergehender Krankheitszustände gestellt werden. Ausgeschlossen wurden in allen Fällen: Sepsis, Myokarditis, Hypoglykämie, metabolische Störungen, schwere Elektrolytstörungen, angeborene Herzfehler und persistierende fetale Zirkulation. Die durchschnittliche Dauer der tokolytischen Behandlung der Mutter betrug 14,5 Wochen (1–30 Wochen), die durchschnittliche orale Gesamtmenge des eingenommenen Fenoterols betrug 1878 mg. Bei 3 Fällen wurde eine überwiegend intravenöse Applikation durchgeführt. An zusätzlichen Medikamenten wurden eingenommen:

Isoptin (Verapamil) in 12 Fällen, Valium in 8 Fällen, Hormone in 3 Fällen. Zur Ermittlung der tatsächlich eingenommenen Dosen wurden die Mütter genau befragt. Das Gestationsalter der Kinder betrug im Durchschnitt 38,6 Wochen (37–40).

Kardiologische Befunde

Röntgenologisch (Abb. 1) zeigte sich das Herz in allen Fällen über die Norm bilateral verbreitert mit Herz-Thorax-Quotienten über 60 % (61 %–75%). Die EKG-Veränderungen waren überwiegend gekennzeichnet durch biventrikuläre Repolarisationsstörungen vom Innenschichttyp und durch Hypertrophiezeichen. In 2 Fällen bestand ein angeborenes Vorhoffflattern. Die schwere, anfangs oft ungeklärte Herzinsuffizienz machte in 5 Fällen eine Herzkatheteruntersuchung notwendig. Hierbei konnte in allen Fällen ein angeborenes Vitium ausgeschlossen werden. In jeweils 2 Fällen fand sich eine milde AV-Klappeninsuffizienz und eine pulmonale Hypertension. Die Ventrikel zeigten sich bei allen Kindern dilatiert, die Lungenpassage des Kontrastmittels verzögert.

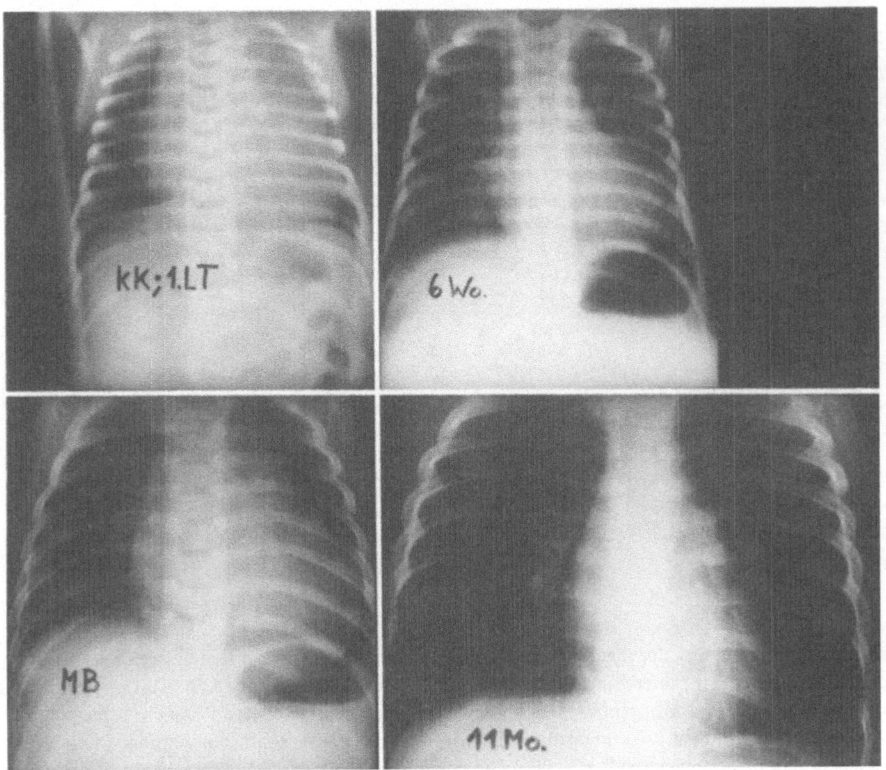

Abb. 1. Zwei Beispiele postnataler Kardiomegalie. *Links* die Röntgenaufnahmen nach Geburt, *rechts* bei Kontrolle nach 6 Wochen und 11 Monaten. In typischer Weise deutliche Rückbildung der Herzvergrößerung

Verlauf

Bei 13 der 14 betroffenen Kindern bildeten sich die klinischen und röntgenologischen Zeichen der Herzinsuffizienz innerhalb von 3–21 Tagen zurück. Auch bei späteren Verlaufskontrollen über Monate und Jahre konnten keine bleibenden Schäden beobachtet werden. Die EKG-Veränderungen erweisen sich als allmählich reversibel und persistierten mitunter über Monate. In der folgenden Kasuistik zeigt sich, daß auch bei relativ geringer Gesamtdosis eine Kardiomyopathie auftreten kann.

Kasuistik

M.Y., 4 Jahre und 9 Monate altes Mädchen. Wegen vorzeitiger Wehen der Mutter wurde in der 36. Woche bei bis dahin unauffälligem Schwangerschaftsverlauf eine rein intravenöse tokolytische Behandlung über 6 Tage durchgeführt. Die Mutter erhielt über 5 Tage insgesamt 16 mg Fenoterol i.v. und für 1 Tag 30,0 mg Ritodrine i.v., sonst keine zusätzliche Medikation. Es wurde ein 3 020 g schweres, 51 cm langes Mädchen ohne Komplikation geboren.
  Wegen klinischer Zeichen der Herzinsuffizienz, deutlicher Herzvergrößerung im Röntgenbild und Zeichen der Linkshypertrophie mit linksventrikulärer Repolarisationsstörung im EKG wurde eine

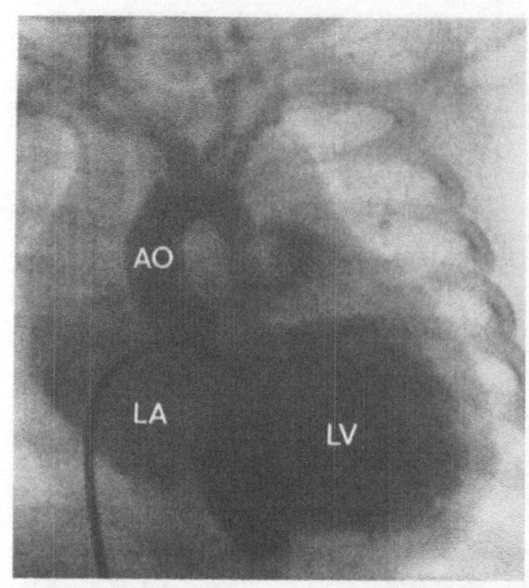

Abb. 2. Kontrastmittelinjektion in den vergrößerten linken Ventrikel (*L V*) mit Abstrom zur Aorta und leichtem Reflux zum linken Vorhof

Herzkatheteruntersuchung durchgeführt. Hierbei zeigte sich bei Injektion in den linken Ventrikel ein deutlich vergrößerter linker Ventrikel mit verminderter Kontraktilität (Abb. 2). Der enddiastolische Druck war mit 15 mmHg erhöht. Bei Injektion in beide Ventrikel ergab sich ein verzögerter Kontrastmittelabstrom. Ein Vitium cordis congenitum konnte ausgeschlossen werden. Die laborchemischen Untersuchungen ergaben keinen Hinweis für eine entzündliche Ursache der Kardiomyopathie, so daß differentialdiagnostisch auch eine Endokardfibroelastose in Betracht kam.

Im Verlauf der folgenden Wochen und Monate ging die röntgenologisch sichtbare Herzvergrößerung vollständig zurück, das EKG normalisierte sich, das Kind entwickelte sich normal. Bei einer echokardiographischen Kontrolluntersuchung im Alter von 4 1/2 Jahren zeigte sich ein diastolisch noch etwas erweiterter linker Ventrikel mit 4,8 cm. Das Durchmesserverhältnis LA/AO lag bei 1,57, die Verkürzungsfraktion mit 37,5% befand sich im Normbereich.

Ein Kind verstarb am 8. Lebenstag. Die Mutter war wegen des Verdachts der drohenden Frühgeburt in den letzten 2 Wochen der Schwangerschaft mit einer überhöhten Dosis von täglich 60 mg Partusisten oral und zusätzlich mit Tropfinfusion behandelt worden. Das bei Geburt normalgewichtige Kind hatte sich in den ersten 3 Lebenstagen zunächst gut von seiner Herzinsuffizienz unter Digitalisbehandlung erholt, entwickelte dann jedoch eine rasch progrediente Linksherzinsuffizienz mit akutem Lungenödem. Bei Obduktion des 4 060 g schweren, 50 cm langen männlichen Säuglings zeigten sich ausgedehnte subendokardiale und myokardiale Blutungen, bevorzugt im rechten Vorhof (Abb. 3). Mikroskopisch wurden neben den Blutungen fokale frischere subendokardiale Nekrosen, eine deutliche Anisokaryose der Herzmuskelzellen und eine Aktivierung des interstitiellen Mesenchyms gefunden (Abb. 4). Endothelzellen intramyokardialer Gefäße wiesen Zeichen einer vermehrten Zellproliferation auf. In den Lungen konnten ungewöhnliche, manschettenförmige, massive perivenöse Blutungen als Folge von frischeren Gefäßrupturen histologisch bestätigt werden.

Bei einem weiteren kurz nach der Geburt verstorbenen Kind aus einem auswärtigen Krankenhaus ergab sich pathologisch-histologisch der Verdacht auf eine durch Fenoterol hervorgerufene Kardiomyopathie. Die Mutter war über 3 Monate mit Partusisten und Isoptin behandelt worden. In den letzten 2 Wochen der Schwangerschaft litt die Mutter an EPH-Gestose, post partum wurde auch eine Hyperglykämie festgestellt. Die histologische Untersuchung des hypertrophen Herzmuskels zeigte eine deutliche Anisokaryose der Herzmuskelfasern mit polyploiden Riesenkernen, die v.a. subendokardial gelegen waren. Zudem bestand eine fettige Degeneration von Teilen der Herzmuskelfasern und ein deutliches interstitielles Ödem. Ob die Herzmuskelveränderung ätiologisch durch die Tokolysebehandlung zu erklären war oder aber aufgrund eines bis zur Geburt latenten Diabetes der Mutter entstanden ist, mußte letztlich unklar bleiben.

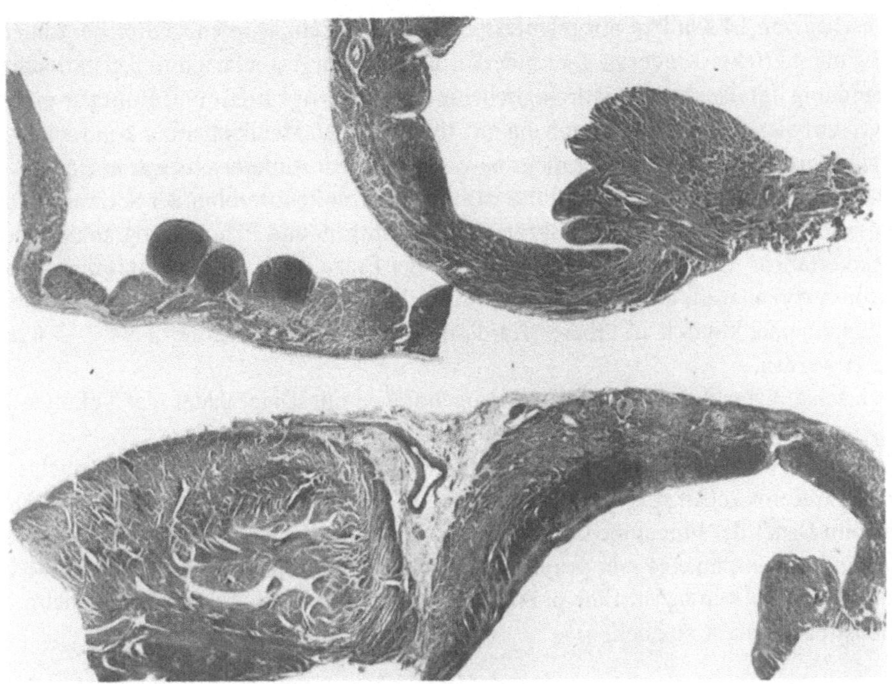

Abb. 3. Herzmuskelveränderungen nach hochdosierter Tokolyse mit β-Mimetika. Frische ausgedehnte subendokardiale Blutungen

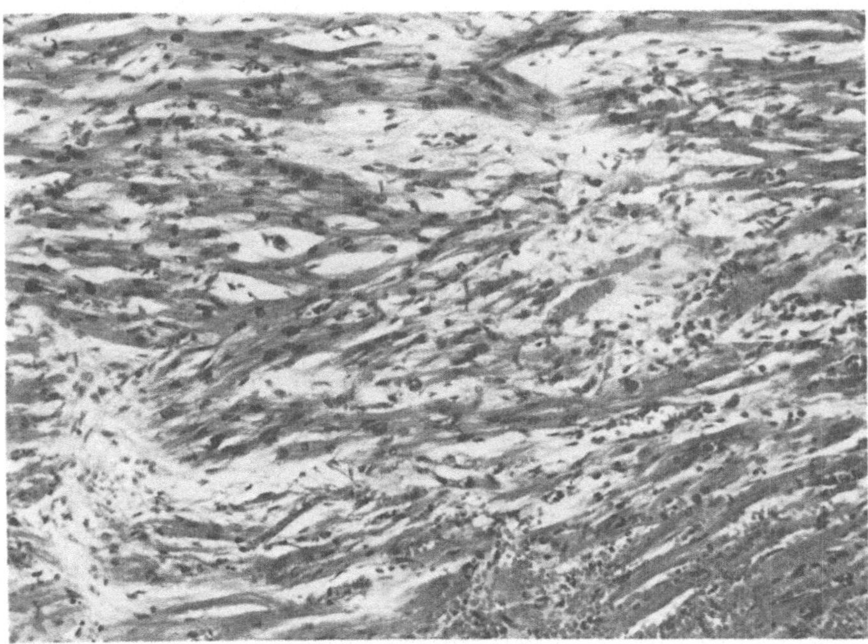

Abb. 4. Anisokaryose der Herzmuskelzellen, interstitielles Ödem und beginnende Mesenchymaktivierung

Abgesehen von 14 Kindern mit manifester Herzinsuffizienz wurden zahlreiche, zahlenmäßig nicht erfaßte Kinder in der kinderkardiologischen Ambulanz und bei stationärer Behandlung untersucht, die pathologische und grenzwertige EKG- und Röntgenveränderungen aufwiesen. Ein Zusammenhang mit tokolytischen Medikamenten konnte hierbei einerseits nur vermutet, aber nicht bewiesen werden. Andererseits war in einigen Fällen erstaunlich, daß trotz überhöhter Dosierung von Fenoterol in der Schwangerschaft über viele Wochen nicht einmal diskrete EKG-, Röntgen- und Echokardiographieveränderungen erfaßbar wurden. Es scheinen daher in der Frage der Kardiotoxizität disponierende Faktoren vorzuliegen, die bisher unbekannt sind. Nach einigen Untersuchungen kann die Häufigkeit einer klinisch erfaßbaren Kardiomyopathie infolge Fenoterol auf 2–3% geschätzt werden.

Es erscheint gerechtfertigt, bei allen Neugeborenen mit länger dauernder Tokolyse in der Anamnese eine Herzfernaufnahme und ein EKG anzufertigen.

Angesichts der oft großzügigen Medikation von Tokolytika und der – wenn auch seltenen – kardiotoxischen Auswirkungen ergaben sich Hinweise dafür, die Indikation, Dosierung und Dauer der Einnahme kardiotropher Substanzen noch weiter zu begrenzen. So erscheint fraglich, ob eine rein prophylaktische Gabe von Tokolytika, z.B. nach Cerclageoperationen, notwendig ist. Eine pränatale Erfassung kardiotoxischer Wirkung beim Kind ist bisher nicht möglich.

Literatur

Böhm N, Adler CP (1981) Focal necroses, fatty degeneration and subendocardial polyploidization of the myocardium in newborns after sympaticomimetic suppression of premature labor. Eur J Pediatr 136:149

Fleckenstein A (1971) Pathophysiologische Kausalfaktoren bei Myocardnekrose und Infarkt. Wien Z Inn Med 52:133

Jung H, Friedrich E (Hrsg) (1978) Fenoterol (Partusisten) bei der Behandlung in der Geburtshilfe und Perinatologie (Symposion, Wiesbaden 1977). Thieme, Stuttgart

Löser H, Steinkamp U, Pfefferkorn JR, Dame WR (1980) Fenoterol in pregnancy as a possible cause of congestive heart failure in the newborn. Vortrag, Weltkongress Paed. Kardiologie 2.–6. Juni 1980, London

Löser H, Steinkamp U, Müller KM, Pfefferkorn JR, Dame WR, Hilgenberg F (1981) Kardiotoxische Wirkung des Tokolytikums Fenoterol (Partusisten) beim Neugeborenen. MMW 123:49

Mall G (1979) Cardiomyopathie nach Tokolyse mit Fenoterol. Pathologe 1:4

Vogt J, Schmidt-Redemann B, Urbanek R (1979) Neugeborenen-Kardiotoxizität nach Tokolyse mit Fenoterolhydrobromid? Pädiatr Pathol 14:355

Diskussion

Vorsitz: W.M. Fischer

W.M. Fischer: Meine Damen und Herren, ich habe zunächst eine Bitte an Sie. Gestatten
Sie mir – auch damit Herr Löser sich nicht so als ganz einsamer Rufer in der Wüste vor-
kommt – noch einen sehr engagierten Pädiater jetzt zur Diskussion aufzufordern. Er
ging nicht nur eventuellen Schädigungen kardialer Natur nach Langzeittokolyse nach.
Ich habe Herrn Dr. Hower gebeten, zu der Diskussion hierherzukommen. Würden Sie,
Herr Dr. Hower jetzt Ihren kurzen Diskussionsbeitrag leisten?

J. Hower: Ich bin niedergelassener Pädiater und habe die Vorträge der Herren Dr. Baillie
und Dr. Löser mit sehr großem Interesse zur Kenntnis genommen. Mir sind in meiner kin-
derneurologisch orientierten Praxis seit mindestens 3 Jahren Kinder aufgefallen, die sich
schon im Neugeborenenzimmer bei der sog. U2-Untersuchung von anderen Kindern unterschieden. Diese Kinder zeigen nach Ausschluß aller anderen Ursachen, z.B. Hypoglykämie oder Hypokalzämie, eine ganz eindeutige Zittrigkeit, eine deutlich mangelnde
Kopfkontrolle im Traktionsversuch, eine auffallende Rumpfhypotonie und eine deutlich
über das Normale hinausgehende Betonung der peripheren Reflexe. Experimentelle Untersuchungen zur Frage der β-Sympathomimetika auf die sich schnell und langsam kon-
trahierende Skelettmuskulatur liegen seit langem vor[1].

Vor mehr als 10 Jahren[2] ist eine Arbeit mit experimentellen Untersuchungen an Ratten
veröffentlicht worden, mit der gezeigt werden konnte, daß β-Sympathomimetika ein hypo-
thalamisches β-adrenerges Sättigungssystem und ein α-adrenerges Hungersystem unterschiedlich beeinflussen. Wir haben nach Langzeittokolyse postpartal wiederholt Kinder
verlegen müssen, die die Nahrung verweigert haben, ohne daß später eine Ursache zu finden war. Auch bei Folgebeobachtungen zeigten diese Kinder dann häufig Aufzuchtpro-
bleme. Als niedergelassener Pädiater sehe ich ja im Regelfall die Kinder, die eher als "gesund" angesehen werden. Sie können sich nicht vorstellen, welche Schwierigkeiten Kinder, deren Mütter zwischen 4 und 5 Monate tokolysiert wurden, häufig in der Aufzucht
machen. Diese Kinder stellen im Regelfall eine erhebliche Belastung für ihre Eltern dar,
sie schreien Tag und Nacht und zeigen eine deutliche Verzögerung in der postnatalen
Entwicklung. Ich betrachte diese Erscheinungen als logische Folge eines β-Stimulations-
syndroms. Es stellt sich nun die Frage: Was passiert mit den β-Rezeptoren in der onto-
genetischen Entwicklung des Kindes, insbesondere des ZNS? Schaffen wir uns auf Dauer
β-rezeptorendefiziente Kinder als Tokolysefolge? Welche Auswirkungen hat dies auf das
kindliche Verhalten? Es liegen experimentelle Arbeiten vor, die zeigen, daß mit Lang-
zeiteffekten gerechnet werden muß. In einer kürzlich veröffentlichten Studie von Doss
et al.[3] wurde nach Langzeitstimulation mit β-Sympathomimetika nach Absetzen der

---

[1] Bowman und Zaimig (1958) J Physiol (Lond) 111:92–107

[2] Leibowith SF (1970) Nature 226:963–964

[3] (1981) J Biol Chem 256:12281–12286

Substanz im Vergleich zur Kontrolle nur eine "recovery rate" der β-Rezeptoren von 60–70% ermittelt. Kinder nach Langzeittokolyse wirken unruhig, zerstreut und schlafen oft schlecht. Diese Erscheinungen bilden sich teilweise im 1. Lebensjahr zurück. Ich vermute jedoch bei einigen Kindern, die ich unter Beobachtung habe, daß Langzeiteffekte als Tokolysefolge erhalten geblieben sind. Das Erscheinungsbild der Kinder ließe sich dem hyperkinetischen Syndrom im Kindesalter zuordnen. Ein weiterer Aspekt der Langzeittokolyse darf nicht unerwähnt bleiben. Die "down regulation" der β-Rezeptoren unter Stimulation führt im Tierexperiment im Bereich der Lunge zu einer Steigerung der α-Sensitivität (Dr. G. Engel, Sandoz AG, Basel, mündliche Mitteilung). Die α-Rezeptoren auf den Mastzellen schütten Histamin und "slow reacting substance" aus, was zur Bronchokonstriktion führt. Einige von uns beobachtete Säuglinge haben nach Langzeittokolyse auffallend früh nach einem anfänglich leichten Infekt mit einer erheblichen pulmonalen Spastik reagiert, die in einem Fall bis zur respiratorischen Insuffizienz geführt hat.

Ich meine, daß es eine ausreichende Menge an theoretischen und praktischen Gründen gibt, sich mehr als bisher mit den Folgen der Langzeittokolyse auf das Neugeborene und den Säugling zu beschäftigen und die Indikation zur Tokolyse zu begrenzen.

W.M. Fischer: Herr Hower, ich danke Ihnen sehr. Ich sagte bereits, Herr Hower ist engagiert, er sieht vielleicht bei Neugeborenen und Säuglingen mehr als wir, die keine Neugeborenen nachuntersuchen. Herr Hower sieht vielleicht auch deshalb mehr, weil er darauf achtet. Dies war der geplante Diskussionsbeitrag, wir haben jetzt noch 15 min Zeit! Ich eröffne die allgemeine Diskussion.

H.J. Fischer: Ich möchte Herrn Hower gleich fragen, ob die von ihm beschriebenen Kinder nicht auch gleichzeitig Glukokortikoide bekommen haben? Und was halten Sie davon, daß vielleicht durch die Kortikoide entsprechende zerebrale Nebenwirkungen hervorgerufen werden?

J. Hower: Wir sind eigentlich noch dabei, diese Dinge genau aufzuschlüsseln. Ich kann dazu noch nicht viel sagen. Tatsache ist, daß von dem Bild, das wir immer sehen, sich ein ganz eindeutiges reproduzierbares Muster nach Langzeittokolyse ergibt. Diese Kinder sind einfach auffällig und ich bin nicht ganz sicher, ob sie nicht auch länger auffällig bleiben als man heute gemeinhin annimmt.

H. Jung: Ich glaube, das was hier diskutiert wird, ist natürlich von außerordentlich hoher Bedeutung. Zunächst glaube ich aber, daß man sich hier jetzt etwas vorsichtig mit der Interpretation von Befunden aus der Kinderpraxis verhalten sollte, die auf Meinungen, Eindrücken und Äußerungen basieren. Der Kollege hat selbst gesagt, daß er dabei sei, das aufzuschlüsseln. Ich würde ihm sehr empfehlen, das tatsächlich zunächst einmal sauber zu erfassen. Und dabei sollte man doch sehr berücksichtigen, daß die Kinder, deren Mütter mit β-Mimetika behandelt wurden, ja durchwegs Kinder sind, die unter dem Aspekt einer drohenden Frühgeburt bzw. einer Frühgeburtlichkeit behandelt und auch geboren wurden. Das heißt, es ist also grundsätzlich ein Kollektiv, das einem ganz besonderen Risiko unterliegt. Es ist also, wenn man eine solche Untersuchung macht, unbedingt erforderlich, daß man — bei solchen Befunden — diese Kinder mit einer gleichen Zahl von anderen Neugeborenen vergleichen würde. Das ist schon nicht möglich, denn Sie haben ja dann ein Kollektiv im Vergleich, wobei es sich grundsätzlich um ein Nicht-Risiko-Kollektiv handelt. Also, die Interpretation solcher Befunde sollte man sehr vorsichtig wagen. Doch stimmt es nicht ganz, was Herr Fischer sagt, daß wir Gynäkologen keine Kinder nachuntersuchen. Wir haben das gemacht. Wir haben also aus einem Zeitraum von 5 Jahren von den Kindern deren Mütter mit β-Mimetika behandelt wurden, zunächst einmal die Kinderbücher, die über 3 Jahre geführt wurden, einbestellt. Das waren mehrere 100 Kinderbücher sowohl von einem Frühgeborenenkollektiv, das β-mimetisch langzeitbehandelt wurde als auch von normalen Kindern.

Insgesamt haben wir 150 Kinderbücher von Frühgeborenen mit einer β-Mimetikabehandlung bekommen und sie mit der gleichgroßen Zahl von Kindern ohne β-Mimetika verglichen. Die Kinderbücher von normalen Kindern waren verständlicherweise in größerer Zahl eingegangen. Hier ist ein größeres Kollektiv von niedergelassenen Pädiatern tätig gewesen.

Wir haben dabei folgendes gefunden. Bei einer 3jährigen Nachuntersuchung solcher Kinder haben wir als einziges auffallendes statistisch abweichendes Symptom gesehen, daß diese Kinder, die eine β-mimetische Behandlung über die Mutter hatten, eine erhöhte Magen-Darm-Trägheit in den ersten 3 Monaten aufwiesen, die dann nach diesem Zeitraum wieder verschwunden ist. Ich sage, das ist eine statistische Untersuchung mit allen Vor- und Nachteilen gewesen. Wir haben sonst in der Tat keinen Unterschied festgestellt. Nun muß ich allerdings dazu bemerken, daß wir vielleicht auch Kinder aus einem Behandlungsbereich untersucht haben, in dem man schon immer sehr vorsichtig mit der Dosierung umgegangen ist. Und wir haben ja von dem Kollegen aus Münster Berichte über einen Bereich gehört, wo man ja wohl nicht so ganz vorsichtig in der Dosierung war. Ich habe das kurz versucht auszurechnen. Herr Löser hat z.B. von einem verstorbenen Kind berichtet, das hatte also 60 mg/Tag Fenoterol bekommen. Auch bei oraler Applikation ist das natürlich eine Dosis, die wir nicht vertreten würden und ich glaube, man muß berücksichtigen, daß eben durch eine Überdosierung mit Dingen zu rechnen ist, die man bei einer vertretbaren Dosierung nicht erwarten sollte. Es gibt nach wie vor aus all diesen Untersuchungen eines als gesichert: Man kann bei der Dosierung und bei der Gabe von β-Mimetika eben nicht kritisch genug bezüglich der Indikationsstellung und auch nicht kritisch genug bezüglich der Dosierung sein.

W.M. Fischer: Aber auch bei Ihnen haben offensichtlich doch nicht die Gynäkologen, sondern die Pädiater nachuntersucht. Aber Sie haben es angeregt, wenn ich Sie richtig verstanden habe.

K. Baumgarten: Ich glaube, wir müssen den Pädiatern schon sehr dankbar sein, daß sie uns hin und wieder etwas zurückpfeifen. Es ist gut so und sehr dankenswert. Darf ich Sie daran erinnern, daß es die Pädiater waren, die die perinatale Medizin inauguriert haben, indem sie immer mit dem Finger auf uns böse Geburtshelfer gezeigt haben. Nun, zu dieser Bemerkung, die mich ganz erschüttert, weil ich einerseits zuerst davon höre und weil es andererseits doch zu denken gibt, da ja die Tokolyse, ob jetzt oral oder i.v. nun einmal ihren festen Platz in der Therapie der drohenden Frühgeburt hat. Meine Frage an Sie: Wir wissen ja, daß Frühgeburten sehr große Probleme in der Aufzucht mit sich bringen, daß sie unruhig sind, daß sie zurückbleiben im Wachstum, daß sie Schwierigkeiten haben mit der Nahrungsaufnahme, das hat es aber auch schon vor der Ära der

Tokolysetherapie gegeben. Wie alt waren diese Kinder bei der Geburt, also in Schwangerschaftswochen, waren das Frühgeburten? Und die 2. Frage, die ja auch schon Herr Jung gestellt hat: Man muß das natürlich schon mit einem Kollektiv vergleichen. Ich habe Sie so verstanden, daß Sie noch einmal darauf hinweisen wollten, wenn auch mit drastischen Worten. Weil Herr Huch hier sitzt und ich mich gerade an das Symposion vor ein paar Wochen in Zürich erinnerte, möchte ich nur darauf aufmerksam machen, daß dort erstmals berichtet wurde, daß beispielsweise intrakranielle Blutungen bei Frühgeburten viel häufiger sind, als wir angenommen hatten und nicht geburtsmechanisch sondern post partum entstehen. Das wäre ja eine Erklärung für die Beobachtungen, die sicher nichts mit den β-Mimetika zu tun haben. Aber ich möchte nicht falsch verstanden werden, ich bin Ihnen dankbar, daß Sie uns das sagen. Wir wollen es nur kritisch werten und jetzt nicht nach Hause gehen und sagen: Jetzt hören wir auf mit der Tokolyse, denn die Kinder sind alle nervös.

G. Spelger: Wir hatten z.B. auch den Eindruck, daß diese Kinder vermehrt zittrig waren und haben dann, als wir unsere Kontrollgruppen dazu untersuchten, festgestellt, daß dieser Eindruck nicht richtig war. Man muß eben die entsprechenden Kontrollgruppen nehmen, ehe man diese Eindrücke sozusagen zu festigen versucht. Und dann hätte ich noch eine Anmerkung zu Herrn Löser. Wir wissen beide, wie schwierig es ist mit dem EKG und der Herzgröße in der 1. Lebenswoche. Das ist dem Kinderkardiologen geläufig und die Variationsbreite ist sehr groß. Ich bin sicher, daß Sie nicht nur diese beiden Parameter genommen haben, um zu Ihrer Diagnose zu kommen, sondern die Synopsis der verschiedenen Parameter für Ihre Diagnose verwendet hatten. Ich möchte nur nicht den Eindruck erwecken, daß man aus EKG und Herzgröße allein eine solche Krankheit diagnostizieren kann, v.a. nicht in der 1. Lebenswoche.

H. Löser: Frau Spelger, ich sagte eingangs, ich hatte schon meine Gruppe stark gereinigt, d.h. ich habe also alle möglichen anderen Ursachen der Herzinsuffizienz ausgeschieden und habe natürlich nur schwer betroffene Kinder hineingenommen. Also, alle die Fälle, die einen Herz-Thorax-Quotienten unter 60% hatten, habe ich von vornherein nicht berücksichtigt. EKG-Veränderungen, darüber sind wir uns einig, sind sehr schwer zu beurteilen. Es gibt physiologische und Bildungsstörungen bei Neugeborenen. Eine ST-Senkung von 1 bis fast 2 mm gegen rechts- und linkspräkordial nehmen wir als noch normal hin, aber nicht die Veränderungen, auf die ich hingewiesen hatte. Diese Kinder wiesen sichere Hypertrophiezeichen und auch sichere Repolarisationsstörungen auf. Daraus allein würde ich nie wagen, die Diagnose zu stellen, denn die Herzinsuffizienz ist und bleibt vorerst noch eine überwiegend klinische Diagnose unter Einfügung der echokardiographischen Befunde, wie Herr Hofstetter ja sehr schön aufgezeigt hatte. Aber ich meine, auch die klinischen Veränderungen mußten in meinem Material vorhanden sein.

G. Spelger: Ich wollte nur einem falschen Eindruck vorbeugen. Weiterhin, Ihre Dosen sind ja wirklich exzessiv. Ich meine, wir hatten solche Dosen nicht. Allerdings haben wir nur die Kinder von unserer Frauenklinik genommen und damit ein konstantes, überschaubares Klientel mit gezielter Indikation untersucht. Wir haben, wie gesagt, keinerlei Veränderungen gesehen.

H. Löser: Ja, ich muß leider sagen, daß wirklich zu viel gegeben wurde. Auch die Indikation war manchmal nicht glücklich, zudem wurde das Medikament über die 36. Woche hinaus gegeben.

A. Huch: Eine direkte Frage. Haben Sie Fälle, wo normal dosiert worden ist?

H. Löser: Ja.

A. Huch: Und wieviel Fälle haben Sie? Das ist die 1. Frage und die 2. ist die: Ist die Verlängerung des Gestationsalters nicht nur dadurch entstanden, daß man nach der 36. Woche die Tokolytika abgesetzt hat und die Schwangerschaft dann trotzdem noch 1 oder 2 Wochen weitergelaufen ist. Ist das ausgeschlossen?

H. Löser: Nein. Ich muß erstmal sagen, was ich unter normaler Dosierung von Fenoterol verstehe. Wenn ich die Geburtshelfer danach frage, dann gibt es darüber keine Einigkeit. Ich sehe als normal eine orale Dosierung bis zu 30 mg Fenoterol/Tag an. Dann waren es in 6 Fällen über 30 mg Fenoterol/Tag.

W.M. Fischer: Herr Huch, ist damit Ihre Frage beantwortet? Wir gehen also von 30 mg/ Tag als orale Normaldosis aus. Können Sie zu der 2. Frage noch etwas sagen, Herr Löser? Ist die verlängerte Tragzeit nicht evtl. nur dadurch entstanden, daß die Schwangerschaft weiterlief, obgleich das Präparat abgesetzt war?

H. Löser: Das war das Gestationsalter bezogen auf die Kinder, nicht bemessen nach dem errechneten Termin bei der Mutter. Das Gestationsalter wurde bei den Kindern bestimmt.

W.M. Fischer: Damit ist, glaube ich, auch die 2. Frage beantwortet.

K. Meinen: Wir überschauen mittlerweile ein Patientengut von über 500. Wenn wir dieses Patientengut streng eingruppieren, dann sind das ungefähr 430 Neugeborene über 2500 g, also sicher keine Frühgeborenen. Die haben wir streng pädiatrisch untersuchen lassen, neurologisch nach entwicklungsneurologischen Kriterien, weiterhin kardiologisch mit EKG, 24 h post partum, 5 Tage post partum und 4 Wochen post partum, und außerdem noch, das will ich aber hier nicht näher erwähnen, Myoglobin- und CK-MB-Bestimmung. Wir haben auch bei ungefähr 95% eine Hyperirritabilität ohne Hypokalzämie beobachtet, die aber zumeist nur 48 h anhielt und dann abgeklungen ist.

Nach 4 Wochen war sie bei keinem Kind mehr vorhanden. Im EKG sahen wir bei 53 Fällen deutliche Niedervoltagen, die ebenfalls nach 4 Wochen nicht mehr da waren, AV-Dissoziationen, keine Oberleitungsstörungen; in keinem Fall dieser 430 Kinder waren Zeichen einer schweren Myokardschädigung festzustellen. Das war der eine Punkt. Der 2. Punkt: eine Frage an Herrn Löser. Das eine, sehr eindrucksvolle histologische Bild mit den massiven Blutungen subendokardial und in der Lunge, erinnert mich pathomorphologisch an Bilder nach einer massiven Neugeborenensepsis. Sie sagten, das Kind ist 8 Tage nach der Geburt verstorben. Hatte das Kind eine Sepsis? War das nachgewiesen?

H. Löser: Nein, es wies keine Zeichen einer Sepsis auf.

W.M. Fischer: Ja, meine Damen und Herren, die Diskussion war, so würde ich meinen, sicher ausreichend und heftig. Ich danke allen Vortragenden, ich danke allen Diskussionsrednern.

H. Ludwig: Ich danke Herrn Fischer für die Moderation. Ich meine auch, daß uns die Diskussion gerade dieses Abschnitts gezeigt hat, daß möglicherweise unter unseren pädiatrischen Kollegen gelegentlich Eindrücke entstehen und wir drauf und dran sind, diese Eindrücke zu substanziieren. Wir verkennen nicht die Notwendigkeit klarer Studien. Herr Jung hat darauf hingewiesen. Wir sollten uns aber gerade auch in diesem Kreis davor hüten, der Suggestion einzelner Eindrücke zu unterliegen. Dies um so mehr als ja eine tokolytische Behandlung nie ohne eine Indikation erfolgen sollte. Dieses führt uns jetzt zu dem letzten Teil unseres heutigen Sitzungstags, nämlich zu der konservierenden oder konservativen Behandlung des vorzeitigen Blasensprungs, ja überhaupt zu der Frage des vorzeitigen Blasensprungs und der Tokolyse, wobei ich mich mit Herrn Prof. Huch darin einig weiß, daß es hier in erster Linie um die Kinder geht, bei denen zum Zeitpunkt des Blasensprungs die Entbindung noch keine Alternative darstellt.

Zur Ätiologie des Blasensprungs

S. Granitzka

Die Mechanismen für den rechtzeitigen wie auch für den vorzeitigen Blasensprung sind
bis heute nicht eindeutig geklärt (14, 21), obwohl es an Untersuchungen, Überlegungen
und Hypothesen zu diesem Problem nicht gemangelt hat (1, 2, 4, 5, 10, 13, 14, 16, 18,
19, 20, 24–26).

1863 hatte Poeppel (1863, zit. nach (10)) u.E. als erster Studien zum Mechanismus
des Blasensprungs, insbesondere zur Festigkeit von Eihäuten publiziert. Er bestimmte
die Tragfähigkeit von Chorion und Amnion, in dem er Eihaut über Gummiringe spannte
und mit einer Quecksilbersäule belastete.

Naujoks (19), Hermstein (10) und Toth (25) konnten später nachweisen, daß aufgrund
unterschiedlicher Festigkeit der Eihäute der rechtzeitige Blasensprung fast immer 2zeitig
erfolgt, wobei das schwächere Chorion zuerst springt und das reißfestere, elastischere und
vom Chorion getrennte, beweglich gewordene Amnion längere Zeit dem Wehendruck
standhalten kann. Für den Freiburger Gynäkologen Wolf (26) ergaben sich aus eigenen
Untersuchungen und den Beobachtungen seiner Vorgänger folgende Faktoren, die bei
der Ätiologie des Blasensprungs von Bedeutung sind:

1. die unterschiedliche Festigkeit der Eihäute,
2. die Höhe und Geschwindigkeit des Druckanstiegs unter der Wehe,
3. die Wölbung der Vorblase und die dabei entstehende Wandspannung,
4. die Beweglichkeit des unteren Eipols gegenüber der Uteruswand.

Als ein Faktor bei der Ätiologie des Blasensprungs wurde immer wieder der unterschiedliche Aufbau und die Inhomogenität in der Struktur von Eihäuten angenommen (4, 19,
23, 25), wobei der Ausbildung der Intermediärschicht eine besondere Bedeutung zuge-
messen wurde (19, 26). Beim vorzeitigen Blasensprung wird insbesondere die feste Verbindung zwischen Amnion und Chorion hervorgehoben (1, 4, 17, 26), die eine Folge
der schwächer ausgebildeten Intermediärschicht sein kann (22), wodurch die Gleitfähig-
keit zwischen Amnion und Chorion beeinträchtigt wird. Als weiteres wurde ein geringer
Gehalt der Interzellularsubstanz an Hexosamin diskutiert, wodurch die Reißfestigkeit
der Eihaut ebenfalls verringert sein könnte (12).

Trotz dieser unterschiedlichen Faktoren, die Wehentätigkeit sowie Homogenität, Elas-
tizität und Reißfestigkeit der Eihäute betrafen, fand sich damit noch keine ausreichende
Erklärung für den Blasensprung, wie von allen einschlägigen Autoren dargelegt wird (4,
13, 14, 16–18, 20, 23, 25).

Von verschiedenen Untersuchern (10, 19, 24) ist schon zu Anfang dieses Jahrhunderts
die Vermutung geäußert worden, daß entzündliche Veränderungen an Eihäuten, wie sie
bereits bei gering geöffnetem Muttermund durch Bakterien am unteren Eipol zustande
kommen könnten, bei der Genese des Blasensprungs eine Rolle spielen könnten.

Schmidt (24) wies 1920 auf die Möglichkeit hin, daß durch entzündliche Vorgänge
eine Herabsetzung der Eihautresistenz verursacht werden kann. Naujoks (19) stellte

bei seinen vergleichenden klinischen und histologischen Untersuchungen deutliche Zusammenhänge zwischen entzündlichen Vorgängen in der Region des unteren Eipols und der Zervix sowie leukozytärer Infiltration in der Chorion-, Intermediär- und Amnionschicht bei vorzeitigem Blasensprung fest. Er fand es als "nahezu beweisend, daß die Leukozyteninfiltration Ursache der leichten Zerreißlichkeit ist".

Für ihn waren 3 Faktoren für die Ruptur der Fruchtblase von Bedeutung:

1. Degenerationserscheinungen der Eihäute in den letzten Schwangerschaftswochen,
2. Entzündungsreaktionen an den Eihäuten,
3. geringe Ausbildung einzelner Eihautschichten (insbesondere der Intermediärschicht).

Für die unter Punkt 1 genannten Degenerationserscheinungen konnten Ludwig et al. 1974 rasterelektronenoptische Nachweise erbringen (15).

Überlegungen zu Punkt 2 bezüglich der Entzündungen an Eihäuten und vorzeitigem Blasensprung finden sich bei Knox u. Hoerner (13), Emig et al. (6), Polishuk et al. (23), MacLachlan (16) sowie Gigon u. Stamm (7).

An die Möglichkeit der Eihautschädigung durch bakterielle Erreger hatte uns die relative Häufigkeit des vorzeitigen Blasensprungs bei isthmozervikaler Insuffizienz (12) denken lassen, deren Ursachen zwar vielfältig sind, bei der es jedoch grundsätzlich dazu kommt, daß der untere Eipol durch die Öffnung des Zervikalkanals ungeschützt der Einwirkung der mannigfaltigen Flora aus dem unteren Genitaltrakt ausgesetzt ist.

Aus statistischen Untersuchungen zum vorzeitigen Blasensprung (8) haben wir beim Vergleich von 231 Schwangerschaften mit vorzeitigem Blasensprung und 260 Schwangerschaften mit rechtzeitigem Blasensprung feststellen können, daß Frauen, die eine isthmozervikale Insuffizienz hatten, signifikant häufiger vorzeitige Blasensprünge aufwiesen.

Experimentell konnten wir in vitro für 2 Faktoren Nachweise erbringen, die zu vorzeitigem Blasensprung führen können:

1. Bei entzündlichen Veränderungen der Eihaut. Hier ist die Reißfestigkeit von Amnion und Chorion signifikant herabgesetzt, wie wir in Reißexperimenten mit Eihäuten nachweisen konnten (8).
2. Bei Eihaut, die längere Zeit einer Mekoniumkontamination ausgesetzt war. Hier fanden sich die gleichen Veränderungen wie unter 1.

Hinzu kommt die Möglichkeit einer Bakterienpenetration infizierter Eihäute, die wir mit Enterokokken (Streptococcus faecalis), E. coli und Candida-albicans-Stämmen überprüften (9). Bis zu 6 h zeigte sich keine Penetration der Eihaut. Danach erfolgte jedoch eine kontinuierliche Bakterienwanderung durch Amnion und Chorion. Eine erhöhte Durchlässigkeit entzündeter Membranen ist auch an anderen Stellen des menschlichen Körpers bekannt (Meningen, Pleura, Peritoneum).

Die Ergebnisse unserer in-vitro-Versuche mit isolierter Eihaut sind nicht unmittelbar mit den in-vivo-Verhältnissen von Amnion und Chorion vergleichbar, die Bedingungen sind jedoch ähnlich. Bei offenem Zervikalkanal mit zwangsläufiger einhergehender Ablösung der Eihaut vom inneren Muttermund und Verlust der Grenzflächenkontakte zum Uterus sowie dem Verlauf der Schutzwirkung durch den zervikalen Schleimpfropf liegen vergleichbare Verhältnisse wie bei isolierter Eihaut vor.

Die Untersuchungen fanden in jüngster Zeit durch die Arbeit von Hill (11) eine Bestätigung, die mittels transabdominaler Amniozentese bei vorzeitiger Wehentätigkeit und noch intakten Eihäuten bei 42% der Schwangeren infiziertes Fruchtwasser fanden, wobei mehr als 10^2 Bakterienkolonien/ml Fruchtwasser vorlagen. In diesen Fällen fanden sich signifikante Zusammenhänge zur Chorioamnionitis.

In einer vergleichbaren Untersuchung haben Bobitt et al. (3) 1981 diese Ergebnisse bestätigen können. Hier fanden sich bei transabdominaler Amniozentese zu 25% eine Fruchtwasserinfektion bei vorzeitiger Wehentätigkeit zwischen der 28. und der 34. SSW. Dieselbe Arbeitsgruppe konnte nachweisen, daß der größte Teil (87%) der Schwangeren mit infiziertem Fruchtwasser und vorzeitiger Wehentätigkeit innerhalb von 48 h einen Blasensprung aufwies und entbunden hatte, während in der Vergleichsgruppe mit vorzeitiger Wehentätigkeit aber sterilem Fruchtwasser nur 25% der Schwangeren in derselben Zeit einen Blasensprung mit nachfolgender Entbindung zeigte.

Literatur

1. Bernoth E, Mlytz H (1963) Zentralbl Gynäkol 49:1745–1748
2. Bernoth E, Sommer KH, Opitz H (1960) Arch Gynecol 192:365–378
3. Bobitt JR, Hayslip CC, Damato JV (1981) Am J Obstet Gynecol 15:947
4. Danforth DN, McElin TW, States MN (1953) Am J Obstet Gynecol 3:480–490
5. Embrey MP (1954) J Obstet Gynaecol Br Emp 61:793–796
6. Emig OR, Napier JV, Brazie JV (1961) Obstet Gynecol 17:743
7. Gigon U, Stamm O (1973) Geburtshilfe Frauenheilkd 33:188
8. Granitzka S (1980) Habilitationsschrift, Universität Frankfurt a.M.
9. Granitzka S (1981) Arch Gynecol 232:469
10. Hermstein S (1930) Z Geburtshilfe Gynäkol 97:199–216
11. Hill GB (1979) Vortrag auf dem Annual meeting der Inf. Dis. Soc. Obstet. and Gynecol, Tübingen
12. Käser O, Pallaske HJ (1967) In: Käser O, Friedberg V, Ober KG, Thomsen K, Zander J (Hrsg) Gynäkologie und Geburtshilfe, Bd II. Thieme, Stuttgart, S 690–713
13. Knox JC, Hoerner JK (1950) Am J Obstet Gynecol 59:190
14. Lavery PJ, Facog MD, Miller CE (1977) Obstet Gynecoi 50/4:467
15. Ludwig H, Metzger H, Korte M, Wolf H (1974) Arch Gynecol 217:141–154
16. MacLachlan TB (1965) Am J Obstet Gynecol 91:309–313
17. Meudt R (2966) Gynaecologia 162:430–434
18. Meudt R, Hawrylenko A, Koller T, Jr (1966) Gynaecologia 161:421–445
19. Naujoks H (1922) Z Geburtshilfe Gynäkol 304–334
20. Nölke EL (1959) Zentralbl Gynäkol 82:472–479
21. Parry-Jones E (1976) Br J Obstet Gynaecol 83:205–212
22. Petry G (1954) Zentralbl Gynäkol 76:665–675
23. Polishuk WZ, Ben-Sira MY, Kohane S (1965) J Obstet Gynaecol Br Commonw 72:422–425
24. Schmidt HR (1920) Monatsschr Geburtshilfe Gynekol 51
25. Toth A (1931) Zentralbl Gynäkol 55:1137–1147
26. Wolf W (1954) Zentralbl Gynäkol 76:646–655

Tokolyse und vaginale Antiseptika bei vorzeitigem Blasensprung

A. Conradt und H. Weidinger

Der vorzeitige Blasensprung (VBLS) bei unreifem Kind wird in der Literatur mit 2,4–3,2% angegeben (6). In unserem Patientinnenkollektiv mit fast lückenloser Erfassung von 5 Jahrgängen beträgt er 1,5%. Diese Zahl führen wir auf unsere relativ großzügige Indikationsstellung zur Zervixcerclage und Tokolyse zurück (1, 2).

Die gering anmutende Zahl von 1,5% VBLS mit unreifem Kind, bezogen auf das Gesamtkollektiv der Einlingsgeburten, erhält jedoch eine andere Wertung, wenn diese nur auf die Frühgeburten bezogen wird (Tabelle 1). Von 87 Frühgeburten bis zur vollendeten 36. SSW der Jahrgänge 1979 und 1980 erfolgten 51, das sind fast 2/3 infolge eines VBLS. Bei 24 von 41 war keine Tokolyse erfolgt oder mehr möglich, trotz Tokolyse waren 14 von 16 nicht über die 36. SSW zu bringen. Bei Cerclage und Tokolyse sind unter den vorzeitig endenden Schwangerschaften 47% Blasensprünge zu finden. Die Aufstellung zeigt also, daß ein Großteil von Schwangerschaften mit unmittelbar drohender Frühgeburt infolge einer Amnionruptur nicht über die 36. SSW gebracht werden konnte. Das bedeutet: Mit der Therapie einer unmittelbar drohenden Frühgeburt ist häufig die Behandlung eines VBLS verbunden.

Material und Methodik

Von den verschiedenen möglichen Verhaltensweisen beim VBLS bei unreifem Kind (7–9, 11, 13–16) bedienen wir uns, wie wir unlängst vorgestellt haben, des tokolytisch-konservativen Vorgehens mit gleichzeitiger Durchführung einer vaginalen Antisepsis (1–4).

Diese wurde in einem Kollektiv von 4 200 Einlingsgeburten mit 282 VBLS, darunter 63 unreife Feten der 26.–36. SSW, mit Polyvidon (PVP)-Jod- (Betaisodona Vaginaltabletten 8stündliche Einlage bis zur Geburt) durchgeführt (Abb. 1).

Tabelle 1. Beteiligung des vorzeitigen Blasensprungs bei 87 Einlingsgeburten –36. SSW aus 2 Jahrgängen (1979/1980) *T,* Tokolyse; *C+T,* Cerclage + Tokolyse

	n	VBLS (%)		∅
∅	41	24	58	17
T	16	13	81	3
C + T	30	14	47	16
	87	51	59	36

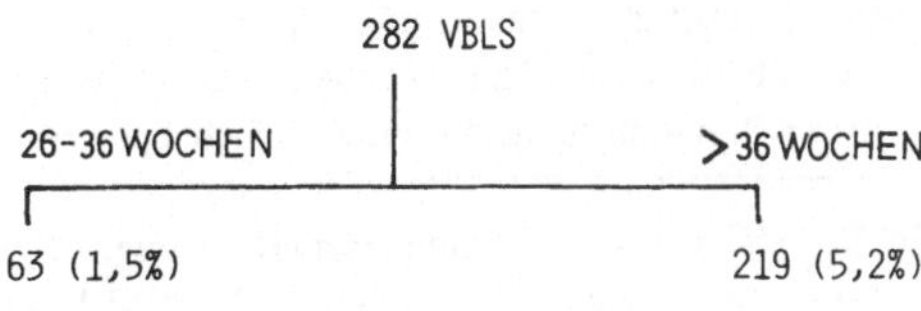

Abb. 1. Verteilung der vorzeitigen Blasensprünge (VBLS) mit vaginaler Antisepsis mit PVP-Jod bei 4 200 Einlingsgeburten (1977–1980)

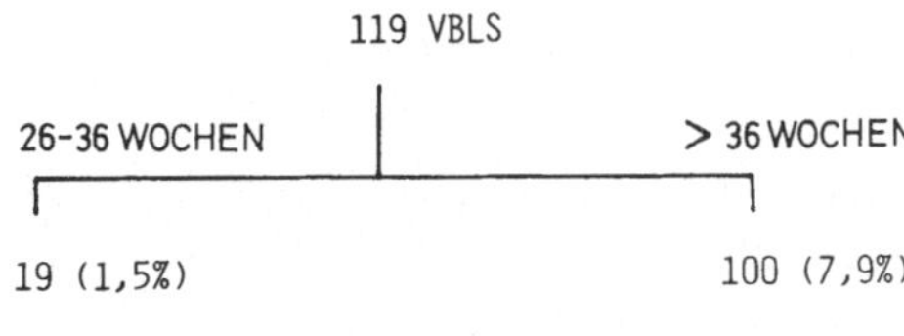

Abb. 2. Verteilung der vorzeitigen Blasensprünge (VBLS) mit vaginaler Antisepsis mit Hexetidin bei 1 260 Einlingsgeburten

Seit Beginn 1981 verwenden wir anstelle von PVP-Jod Hexetidinvaginaltabletten mit 10 mg Wirksubstanz und 5 mg Milchsäure/Tbl. Die Anwendung erfolgte in jedem Fall bei den 19 VBLS mit unreifen Feten und noch in 36% bei den reifen Feten von insgesamt 119 VBLS aus 1260 Einlingsgeburten (Abb. 2).

Antibiotika wurden prophylaktisch im erstgenannten Kollektiv bei 16% und im zweitgenannten Kollektiv bei 20% der Fälle verabreicht.

Ergebnisse und Diskussion

Betrachtet werden die Häufigkeit des histologisch gesicherten Amnioninfektionssyndroms (AIS) und die perinatale Mortalität (PM) in bezug zur Woche des VBLS, der tokolytisch-konservativen Behandlung und den erzielten Latenzzeiten bis Geburtsbeginn für das PVP-Jodkollektiv (Tabelle 2) und für das Hexetidinkollektiv an Patientinnen (Tabelle 3).

Die mit der Tokolyse erzielbaren Latenzzeiten nehmen mit steigender Schwangerschaftswoche ab. Bei VBLS in der 26.–27. SSW waren Latenzzeiten von über 40 Tagen erforderlich, um das Überleben von Kindern zu sichern. Durch die in diesem Bereich durchgeführte generelle vaginale Antisepsis und großzügigere Antibiotikumgabe war auch bei extremen Latenzzeiten kein AIS zu verzeichnen. Ähnliches gilt auch für die 28.–29. SSW des VBLS.

Von seiten der perinatalen Mortalität (PM) wird es bei VBLS ab der 30. SSW erstmals dann unproblematischer. Ab hier ist sie abzüglich je einer Malformation in beiden Kollektiven bei unserer Behandlungsweise gleich null. Dabei ist das Ergebnis der 34.–36. SSW offenbar nicht mehr von der tokolytischen Behandlung abhängig, da hier auch das exspektative Verhalten mit Durchführung einer vaginalen Antisepsis zum Überleben ohne Atemnotsyndrom führte.

Die histologisch gesicherten AIS verteilen sich bei den aufgezeigten VBLS über das gesamte Intervall der SSW mit unreifen Feten (Tabelle 4). Es sind dies in 5 Jahren insge-

Tabelle 2. Häufigkeit des Amnioninfektionssyndroms (AIS) und der perinatalen Mortalität (PM) bei 282 VBLS in bezug zur Woche des Blasensprungs und erzielten Latenzzeit bei tokolytisch-konservativer Behandlung und vaginaler Antisepsis mit PVP-Jod

VBLS Woche	Tokolyse Ja	Nein	Latenzzeit (H) $\bar{x}$ (min. - max.)	Vag. PVP-J	System. Antibiot. (%)	Temp. $\geq 38^\circ$ C (%)	Hist. Ges. AIS (%)	PM (%)
26–27	6	0	356 (34–1295)	+	4 (66)	3 (50)	3 (50)	5 (83)
28–29	3	0	155 (29–443)	+	0	1 (33)	1 (33)	2 (66)
30–31	3	0	74 (6–157)	+	2 (66)	0	0	0
32–33	11	0	114 (5–324)	+	1 (9)	0	3 (27)	0
34–35	14	0	130 (2–385)	+	5 (35)	1 (7)	1 (7)	1 M
	0	5	7 (1– 17)	+	0	0	0	0
36	11	0	38 (1–163)	+	0	0	0	0
	0	10	6 (2– 12)	+	1(10)	1 (10)	0	0
⟩36	0	219	15 (4– 69)	70(32)	13 (6)	4 (1,8)	0	0

Tabelle 3. Häufigkeit des Amnioninfektionssyndroms (AIS) und der perinatalen Mortalität (PM) bei 119 VBLS in bezug zur Woche des Blasensprungs und erzielten Latenzzeit bei tokolytisch-konservativer Behandlung und vaginaler Antisepsis mit Hexetidin (und Milchsäure)

VBLS Woche	Tokolyse Ja	Nein	Latenzzeit (H) $\bar{x}$ (min. - max.)	Vag. Hexetid.	System Antibiot. (%)	Temp. $\geq 38^\circ$ C (%)	Hist. Ges. AIS (%)	PM (%)
26–27	1	0	1007	+	1 (100)	0	0	0
28–29	2	0	465 (165–764)	+	2 (100)	0	0	1 (50)
30–31	–	–	–	–	–	–	–	–
32–33	3	0	65 (17–128)	+	0	0	2 (66)	0
34–35	6	0	115 (12–536)	+	0	0	1 (16)	1 M
	–	–	–	–	–	–	–	–
36	2	0	47 (34–59)	+	0	0	0	0
	0	5	15 (4–48)	+	0	0	0	0
⟨36	0	100	14 (4–59)	36 (36)	1 (1)	1 (1)	1 (1)	0

samt nur 12 Fälle (fast ebenso viel AIS wurden in diesem Zeitraum auch bei stehender Blase beobachtet). Außerdem ist bemerkenswert, daß bei 2/3 der aufgetretenen AIS nur eine durchschnittliche Latenzzeit von 28 h vorliegt. Diese Zeit dürfte bei tokolytischer Ruhigstellung des Uterus und bestehender Keimbarriere durch die Antisepsis kaum ausreichen, ein AIS zu produzieren. Vielmehr scheint bei einem Teil der Fälle eine relevante Keiminvasion bereits schon zum Zeitpunkt der Aufnahme bestanden zu haben, so daß die vaginale Antisepsis zu spät kommen mußte. Hieraus wären Sinn und Zweck einer adjuvanten prophylaktischen Antibiotikumgabe abzuleiten.

Tabelle 4. Daten der insgesamt 12 Amnioninfektionssyndrome (AIS) von 401 vorzeitigen Blasensprüngen von der 26. bis zur 40. SSW sämtlicher Einlinge von 5 Jahrgängen (1977–1981)

Nr.	VBLS Woche	Tokolyse	Cerclage	Latenzzeit (H)	Vag. Antis.	Syst. Antib.	Kortikoster.	Geburtsgewicht	PM
1	26	+	+	120	Beta	+	−	900	+
2	26	+	+	3	Beta	$\emptyset$	+	770	+
3	27	+	+	268	Beta	+	−	1200	+
4	29	+	+	29	Beta	+	−	950	+
5	32	+	−	240	Beta	$\emptyset$	−	2100	$\emptyset$
6	32	+	−	48	Hex.	$\emptyset$	−	2300	$\emptyset$
7	33	+	+	56	Beta	$\emptyset$	+	2580	$\emptyset$
8	33	+	+	50	Beta	$\emptyset$	+	2200	$\emptyset$
9	33	+	+	17	Hex.	$\emptyset$	−	1500	$\emptyset$
10	34	+	+	2	Beta	$\emptyset$	−	2400	$\emptyset$
11	35	+	−	12	Hex.	$\emptyset$	+	2200	$\emptyset$
12	40	−	−	34	Hex.	$\emptyset$	−	3050	$\emptyset$

Umfangreiche bakteriologische Untersuchungen haben wir im Dezember 1981 auf dem Perinatalkongreß in Berlin in Form von Scheiden- und Zervixkulturen vorgestellt (17). Obwohl mit Hexetidin im Vergleich zu Betaisodona nicht ganz dasselbe bakterizide Spektrum erreicht wird, geben wir dem Hexetidin den Vorzug. Zum einen entfällt die Jodresorption mit möglicher Auswirkung auf die fetale Schilddrüse, wie sie bei PVP-Jod der Fall ist (5, 12), zum anderen entfallen die braune Ausflußfarbe und nicht zuletzt die mögliche Zerstörung des Fibrinnetzes bei Fibrinklebung.

Aus den Ergebnissen bei der Behandlung des VBLS in den letzten Jahren (wie sie vorstehend dargestellt sind) leiten wir heute folgendes Management ab (Abb. 3): Generelle vaginale Einlage von Hexetidin, je nach abfließender Fruchtwassermenge 2–3 mal täglich bis zur Geburt. Auf pflegerische Maßnahmen, wie Abspülen der Vulva, besonders nach Stuhlgängen, Kürzen der Schamhaare usw., soll hingewiesen sein. Durchführung einer wirkungsvollen Tokolyse von der 26. bis zur 33. SSW der VBLS, danach fakultativ je nach Reifeeinschätzung des Kinds. Prophylaktische Antibiotikumgabe für dieselben Zeiträume anzustrebender Schwangerschaftsprolongation; Breitspektrumantibiotikum mit Wechsel nach Antibiogramm der Scheide. Gleichzeitig wird dabei auch die kurzzeitige alternative vaginale Antisepsis mit PVP-Jod erwogen.

Bei Sectio caesarea ist die perioperative Antibiotikumgabe nach VBLS mit langer Latenzzeit unerläßlich.

Bei VBLS vor der 26. Woche kann unserer Erfahrung nach zweierlei versucht werden:
1. die Fibrinklebung des unteren Eipols nach Genz (6),
2. das rein exspektative Verhalten bei absoluter Bettruhe, unterstützt mit oraler Tokolyse und vaginaler Hexetidineinlage.

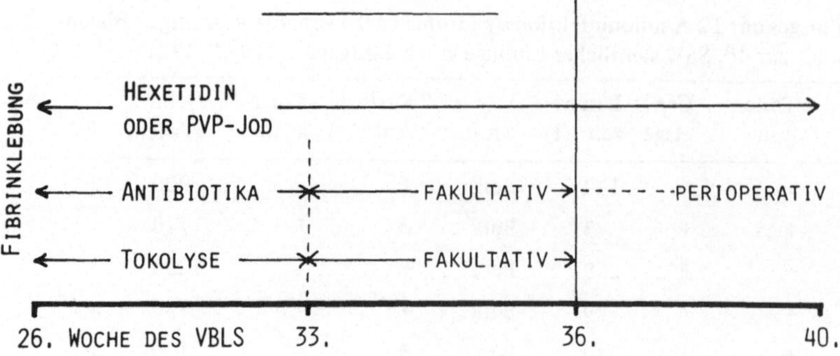

Abb. 3. Gegenwärtiges Vorgehen bei vorzeitigem Blasensprung (VBLS)

Literatur

1. Conradt A, Weidinger H (1981) Tokolytisch-konservative Behandlung des vorzeitigen Blasensprunges mit Fenoterol (vaginale Antisepsis, fetales und mütterliches Risiko). Geburtshilfe Frauenheilkd 41:702–713
2. Conradt A, Weidinger H (im Druck) Vorzeitiger Blasensprung. In: Berg D (Hrsg) Amberger Symposion "Die Frühgeburt".
3. Conradt A, Albrecht I, Weidinger H (im Druck) Vaginale Antisepsis in der Schwangerschaft, insbesondere beim vorzeitigen Blasensprung. Vortrag auf der gem. Tagung der Österr. u. Bayer. Ges. für Geburtsh. u. Frauenheilk., Juni 1981, München. Gynäkol Rundsch [Suppl]
4. Conradt A, Bodenstein J, Weidinger H (im Druck) Gefährdung des Feten bei konservativer Behandlung des vorzeitigen Blasensprungs mit Fenoterol. In: Jung H, Lamberti G (Hrsg) 3. Symposion über Betamimetika in der Geburtshilfe und Perinatologie, Aachen 1980. Thieme, Stuttgart
5. Etling N, Gehin-Fouque F, Vielh JP, Gautray JP (1979) The iodine content of amniotic fluid and placental transfer of iodinated drugs. Obstet Gynecol 53/3:376–380
6. Genz H-J (1979) Die Behandlung des vorzeitigen Blasensprungs durch Fibrinklebung. Med Welt 30/42:1557–1559
7. Hirsch HA (1979) Ascending intrauterine infection in late pregnancy. Prevention and treatment. In: Thalhammer O, Baumgarten K, Pollak A (eds) Perinatal medicine, Sixth European Congress, Vienna 1978. Thieme, Stuttgart, pp 96–104
8. Hirsch HA, Kubli F (1967) Das Amnioninfektionssyndrom. In: Käser O, Friedberg V, Ober KG, Thomsen K, Zander J (Hrsg) Gynäkologie und Geburtshilfe, Bd II. Thieme, Stuttgart, S 1023–1028
9. Kappy KA, Cetrulo CL, Knuppel RA, Ingardia CJ, Sbarra AJ, Scerbo JC, Mitchell GW (1979) Premature rupture of the membranes: A conservative approach. Am J Obstet Gynecol 134:655–661
10. Monif GR, Thompson JL, Stephans HD, Baer H (1980) Quantitative and qualitative effects of povidoneiodine liquid and gel on the aerobic and anaerobic flora of the female genital tract. Am J Obstet Gynecol 137:432–438
11. Müller H, Kubli F (1975) Das Amnioninfektionssyndrom und die vorzeitige Amnionruptur – Die manifesten und die drohenden unspezifischen intrauterinen Infektionen des letzten Schwangerschaftsdrittels. Z Geburtshilfe Perinatol 179:77–100
12. Neeb U, Caesar I, Krause E (1979) Passagere TSH-Erhöhung des Neugeborenen nach vaginaler Polyvinylpyrrolidon-Jod-Applikation sub partu. Geburtshilfe Frauenheilkd 39:973–974
13. Plotz EJ, Schander K (1977) Der vorzeitige Blasensprung (Ein schriftliches Symposion). Teilnehmer: Beller FK, Graeff H, Jung H, Kubli F, Niesen M, Holzmann K. Geburtshilfe Frauenheilkd 37:997–1023
14. Schreiber J, Benedetti T (1980) Conservative management of preterm premature rupture of the fetal membranes in a low socioeconomic population. Am J Obstet Gynecol 136:92–96

15. Thibeault DW, Emmanouilides GC (1979) Prolonged rupture of fetal membranes and decreased frequency of respiratory distress syndrome and patent ductus arteriosus in preterm infants. Am J Obstet Gynecol 129:43–46
16. Varner MW, Galask RP (1981) Conservative management of premature rupture of the membranes. Am J Obstet Gynecol 140:39–45
17. Weidinger H, Conradt A (1981) Modern management of cases with premature rupture of membranes: Fibrine sealing, infection prophylaxis with PVP-iodine, application of antibiotics, use of hexetidine, and clinical management. Moderator: Saling E. 2nd Internat. Meeting on Perinatal Medicine, Berlin, Dec. 1981

Möglichkeiten der konservierenden Behandlung des vorzeitigen Blasensprungs

H.-J. Genz

Tritt die Ruptur der Eihäute während der Schwangerschaft zu einem Zeitpunkt ein, zu dem mit einer Fehlgeburt oder der Geburt eines immaturen Kinds zu rechnen ist, konzentrieren sich alle therapeutischen Maßnahmen auf ein Ziel: Die Verbesserung der intra- und extrauterinen Überlebenschancen des Kinds unter Vermeidung einer lebensbedrohlichen Gefährdung der Mutter. Das Konzept für ein erfolgreiches konservierendes Vorgehen beinhaltet nach Ludwig et al. (9) folgende Ziele:

1. Verhinderung zervixwirksamer Wehen,
2. Schaffung von Barrieren zwischen Fruchthöhle und Vagina,
3. Begrenzung entzündlicher Infiltrate in der Eihaut,
4. Prophylaxe des Amnioninfektionssyndroms.

Für die Behandlung eines Eihautlecks im 2. Trimenon der Schwangerschaft eignet sich die Methode der Fibrinversiegelung des unteren Eipols (3, 4). Dabei bildet Fibrin eine Barriere zwischen Fruchthöhle und Vagina. Das weitere transzervikale Ausfließen von Fruchtwasser wird verhindert und die Aszension von Keimen aus der Vagina erschwert, wenn es gelingt, die bei Blasensprung verminderte dichte Haftung des Chorions an Amnion und Dezidua mittels Fibrin wiederherzustellen. Eine bereits eingetretende Kontamination der Eihaut mit Bakterien bleibt so lokal begrenzt. Ein Übergreifen auf weitere Abschnitte der Eihaut wird durch die bakteriostatische Wirksamkeit des Fruchtwassers und eine mögliche prophylaktische Behandlung mit einem Antibiotikum verhindert.

Material und Methodik

Fibrin: Fibrinkleber (Tissucol) enthält 90 mg/ml gerinnbares Protein (Fibrinogen). Das bei -20°C haltbare Präparat steht als Fertigspritze zur Verfügung. Die Fibrinversiegelung erfordert das Auftauen und Erwärmen auf 30–37°C. Mittels einer Thrombinlösung, die zusätzlich Aprotinin und $CaCl_2$ enthält, wird das Fibrinogen des Klebers in Fibrin umgewandelt. Für die Herstellung der Thrombinlösung verwenden wir jetzt im Gegensatz zu früheren Mitteilungen (4–6, 8) Reagenzien aus dem vom Fibrinhersteller mitgelieferten Applikationsset: Thrombin (Fläschen "D") wird mit 1 ml der wässrigen Lösung von Aprotinin und $CaCl_2$ (Fläschen "A") versetzt. Die Lösung enthält 500 IE/ml Thrombin 3000 KIE/ml Aprotinin und 40×10^{-3} mmol/ml $CaCl_2$.

Die Patientin darf weder klinisch, noch in Laborparametern Zeichen eines Amnioninfektionssyndroms bieten: Fieber, Schüttelfrost, Tachykardie, dolenter und wehenbereiter Uterus, putrides Fruchtwasser. Leukozytose, bei Anärobieinfektion auch Leukopenie, Thrombopenie und Fibrinogenspiegel über 600 mg/dl sind ebenso charakteristische Hinweise auf ein Amnioninfektionssyndrom, wie die aufwendigeren Bestimmungen von C-reaktivem Protein und den Parametern einer lokalisierten oder generalisierten disseminierten intravaskulären Gerinnung: Fibrinopeptid A, Antithrombin III und Fibrin-Fibrinogen-Monomerkomplexe.

Die Patientin muß auf ein – zumindest theoretisch bestehendes – Hepatitisrisiko für sich und den Feten aufmerksam gemacht werden und in die Behandlung einwilligen. Die Fibrinversiegelung wird in Beckenhochlagerung und Steinschnittlagerung vorgenommen. Dazu wird das Kopfende des Untersuchungsstuhls um 30° abgesenkt.

Prophylaktische Tokolyse (i.v.!) ist Bedingung, da zervixwirksame Wehen das Fibrinsiegel ausstoßen würden. Für die Behandlung sind folgende Hilfsmittel erforderlich:

– sterile Spekula
– Kornzange
– lange anatomische Pinzette und gebogene Schere
– 2 sterile 10 ml Spritzen, eine gefüllt mit 10 ml aqua p. inj.
– 2 sterile Röhrchen zur Aufnahme von bakteriologischen Abstrichen
– Desinfektionslösung
– sterile großkalibrige Knopfkanüle. Die Kanüle soll mindestens 10 cm lang sein und wird 4 cm unterhalb des distalen Endes 30° abgebogen.
– 1 ml Spritze, die gleiche Abmessungen haben soll wie die Spritze mit Fibrinogen. Sie dient der Applikation der Thrombinlösung.

Auf das vom Hersteller mitgelieferte 3lumige Ansatzstück werden die Spritzen mit Fibrinogen und Thrombin nebeneinander aufgesetzt und die gebogene Knopfkanüle auf den Konus gesteckt. Mit der Thrombinlösung wird vorsichtig die Luft aus der Kanüle verdrängt.

Spekulumeinstellung der Portio erfolgt durch die Assistenz. Fruchtwasser wird aus dem hinteren Scheidengewölbe aspiriert und zu gleichen Teilen für bakteriologische Untersuchungen und zum Fruchtwassernachweis asserviert. Zusätzlich empfiehlt sich ein weiterer bakteriologischer Abstrich aus dem Zervikalkanal.

Scheide und Portiooberfläche werden desinfiziert. Reste von Desinfektionsmittel müssen anschließend mit Gazetupfern aufgesaugt werden, da sonst das Fibrinogen und Thrombin denaturiert würden. Die gebogene Knopfkanüle mit den aufgesetzten 1 ml Spritzen wird bis zur Biegung in den Zervikalkanal eingeführt. Die Spritze reicht dann unmittelbar in die Nähe des unteren Eipols (Abb. 1). Fibrinogen und Thrombin werden gemeinsam in etwa 5 s eingespritzt. Die Kanüle muß unmittelbar danach zurückgezogen werden und mit 10 ml aqua p. inj. gereinigt werden, da sie sonst verstopft. Bei der Entfernung der Kanüle besteht die Gefahr, daß Fibrin an der Spitze hängen bleibt und das Siegel mit aus der Zervix gezogen wird. Diese Verbindung wird mit der Schere durchtrennt. Die Fibrinbildung ist daran zu erkennen, wenn binnen 20 s die anfangs glasige Flüssigkeit weiß wird und an Konsistenz gewinnt. Nach 3 min gilt die Versiegelung als stabil. Die Portio wird während dieser Zeit weiter inspiziert, um das mögliche Ausstoßen des Fibrinsiegels nicht zu übersehen und gegebenenfalls die Versiegelung sofort wiederholen zu können. Die Patientin verbleibt noch für weitere 30 min in Beckenhochlage auf dem Untersuchungsstuhl. In den meisten Fällen (8 von 10) ist eine weitere Versiegelung nach 24 h erforderlich. In Einzelfällen können bis zu 5 Behandlungen in der 1. Woche notwendig sein. In dieser Zeit ist auch strenge Bettruhe angezeigt.

Bis Mai 1982 wurden 19 Frauen mit vorzeitiger Eihautruptur so behandelt. 10mal handelte es sich dabei um ein Eihautleck, das zwischen der 15. und 24. Woche der

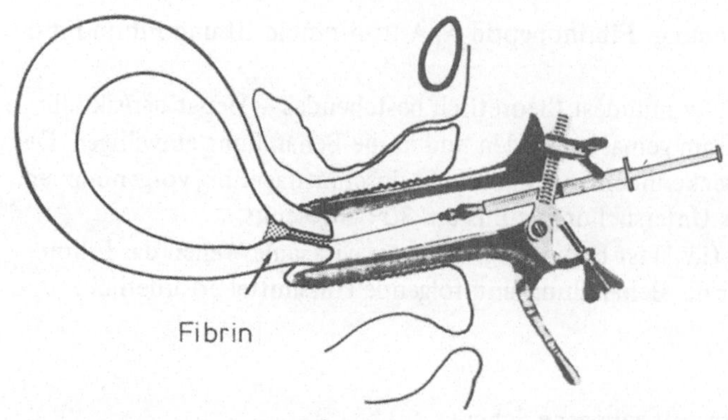

Abb. 1. Technik der Fibrinsiegelung. Fibrinogen wird mit einer entsprechend dem Verlauf des Zervikalkanals gebogenen Knopfkanüle am unteren Eipol plaziert.

Schwangerschaft auftrat. Neun Schwangere wurden wegen vorzeitigem Blasensprung bei zu erwartendem immaturen Kind zwischen der 25. und 35. Schwangerschaftswoche behandelt.

Ergebnisse

17 Schwangerschaften sind beendet, 2 verlaufen ungestört weiter. Der Erfolg der Behandlung ist abhängig vom Zeitpunkt in der Schwangerschaft zu dem das Eihautleck oder der vorzeitige Blasensprung eintritt. Neun Kinder wurden lebend geboren und haben überlebt. Sieben davon hatten ein Geburtsgewicht über 2500 g. Über den Ausgang der 8 Schwangerschaften die durch ein Eihautleck kompliziert wurden (15.–24. SSW.) gibt Tabelle 1 Auskunft.

Bei 6 der 8 Fälle kam es zum Verschluß des Eihautlecks. Zwei Schwangerschaften endeten noch während des Behandlungszeitraums durch intrauterinen Fruchttod und Abort. Fünf Schwangerschaften wurden bis zur Geburt eines reifen und gesunden Kindes ausgetragen. In einem Fall endete die Schwangerschaft als septischer Abort in einer anderen Klinik, nachdem sich 6 Wochen nach der 1. erfolgreichen Behandlung erneut ein Blasensprung ereignete.

Bei 8 der 10 Patientinnen war es nach Cerclageoperation (4) oder der transabdominalen Amniozentese zur antepartalen Fruchtwasserdiagnostik zur Eihautruptur gekommen. Bei den Fällen von transzervikalem Abgang von Fruchtwasser nach Amniozentese wurde die Fibrinversiegelung frühestens 24 h nach Auftreten des Eihautlecks ausgeführt, um erst eine Spontanheilung des sog. Leakage abzuwarten. Erst wenn diese nicht eintrat, wurde versiegelt. Fünf Schwangerschaften konnten erhalten werden.

Neun Frauen mit vorzeitigem Blasensprung und immaturem Feten zwischen der 25. und 35. Schwangerschaftswoche wurden zusätzlich durch Fibrinversiegelung behandelt. Die Ergebnisse sind in Tabelle 2 aufgeführt.

Drei Kinder mit einem Geburtsgewicht unter 1000 g verstarben postpartal aufgrund allgemeiner Unreife. Zwei Kinder mit 1060 g und 1090 g Geburtsgewicht verstarben trotz pädiatrisch-intensivmedizinischer Betreuung (hyaline Membranen, kompliziert

Tabelle 1. Ergebnisse wiederholter Fibrinversiegelung nach Eihautleck (1979–1982)

Ergebnis:	Positiv	Negativ	Ausgang
15.–24. Woche	1	2	Fehlgeburten
n= 10	5	–	Post partum überlebt
	2	–	Schwangerschaft dauert an

Tabelle 2. Ergebnisse wiederholter Fibrinversiegelung nach vorzeitigem Blasensprung (1979–1982)

Ergebnis	Positiv	Negativ	Ausgang	Geburtsgewicht [g]
	–	3	Verstorben	< 1000
Vorzeitiger Blasensprung	–	–	Überlebt	
25.–35. Woche	–	2	Verstorben	< 2500
n= 9	–	2	Überlebt	
	–	–	Verstorben	> 2500
	1	1	Überlebt	

durch aperten Ductus Botalli bzw. Pneumothorax). Vier Kinder wurden reif geboren und haben überlebt.

Bei 2 Schwangerschaften ereignete sich der vorzeitige Blasensprung in der 27. Woche. Die konservierende Behandlung war für beide Fälle gleich: Wehenhemmung, Chemotherapie, vaginale Antisepsis und Fibrinversiegelung. In einem Fall konnte das Eihautleck nicht dauerhaft verschlossen werden; es ließ sich lediglich die Menge des ausfließenden Fruchtwassers vermindern. Bei dieser Patientin entwickelte sich 3 Wochen nach dem Blasensprung ein Amnioninfektionssyndrom. Wider Erwarten überlebte der Fetus die schwere Infektion. Die Schwangerschaft verlief nach Gesundung der Mutter bei Dauerhospitalisierung ungestört weiter, obgleich ein Eihautleck weiter nachweisbar blieb. Die Schwangere wurde in der 36. Woche durch primäre transisthmische Sectio caesarea von einem reifen, 2530 g schweren und 48 cm großen Knaben entbunden. Das Kind wies keine Schädigungen auf (5).

In dem 2. Fall gelang durch das konservierende Behandlungsregime der dauerhafte Verschluß der Eihautruptur. In Abb. 2 sind die wichtigsten Daten aus dem Protokoll der ersten 20 Behandlungstage dargestellt.

Binnen 2 Wochen nach Blasensprung wurden 4 Fibrinversiegelungen des unteren Eipols ausgeführt, jede einzelne mit 180 mg Fibrinogen (2 ml). Nach der 2. Behandlung sistierte der Fruchtwasserabgang. Zwei weitere Versiegelungen dienten der Sicherung des Erfolgs. Medikamentöse Wehenhemmung mit Hexoprenalin schützte vor zervixwirksamen Wehen. Die prophylaktische Behandlung mit einem Antibiotikum (Cefotaxim) mußte wegen anhaltender Diarrhöen nach 12 Tagen abgebrochen werden. Trotzdem ent-

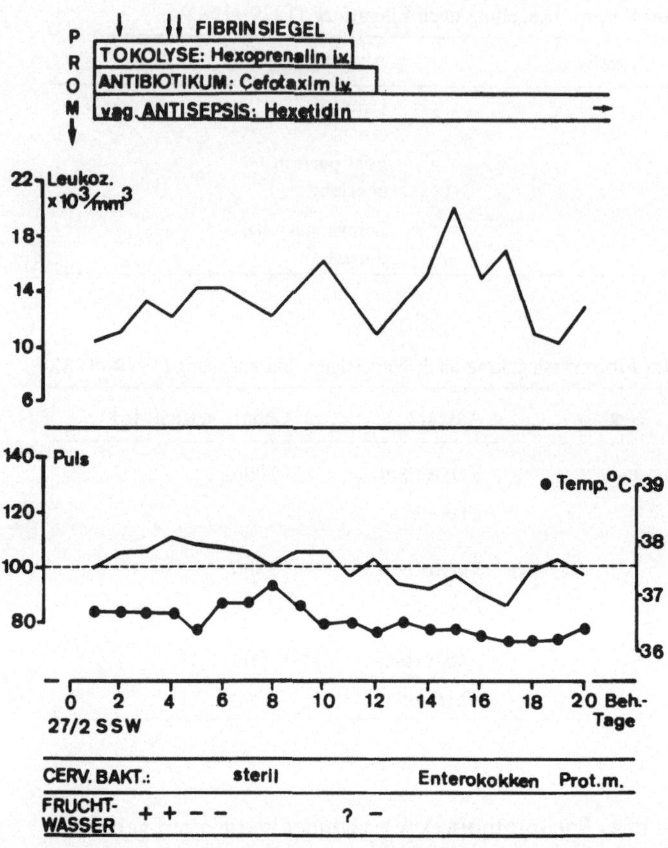

Abb. 2. Protokoll der erfolgreichen Behandlung eines vorzeitigen Blasensprungs (27. Wo.)

wickelte sich kein Amnioninfektionssyndrom. Die Zahl der Leukozyten schwankte zwischen 10 und 18 x 10^3/mm^3 und die rektal gemessene Temperatur erreichte bei keiner Messung Werte über 37.2°C. Der weitere Schwangerschaftsverlauf wurde durch einen Harnwegsinfekt mit Proteus mirabilis und Enterokokken beeinträchtigt. Beide Keime blieben trotz alternierender vaginalantiseptischer Behandlung mit Hexetidin (1, 2) und Polyvidon-Jod über Wochen in Abstrichen aus der Zervix nachweisbar. Die Schwangere wurde in der 36. Schwangerschaftswoche spontan von einem 2990 g schweren und 49 cm großen Knaben entbunden. Auch dieses Kind wurde reif geboren und wies keine Schädigungen auf. Weder in der Nabelschnur noch in den Eihäuten fanden sich bei der histologischen Untersuchung entzündliche Infiltrate.

Diskussion

Bei Ruptur der Eihaut verlieren die an ihrem Aufbau beteiligten Schichten ihren dichten Kontakt. Dafür reicht es aus, wenn lediglich Schichten des mechanisch weniger belastbaren Chorion einreißen und die Amnionepithelschicht intakt bleibt. Unter Wehen ist auch die zusätzliche Lösung des Chorions von der Dezidua möglich. Dadurch werden

270

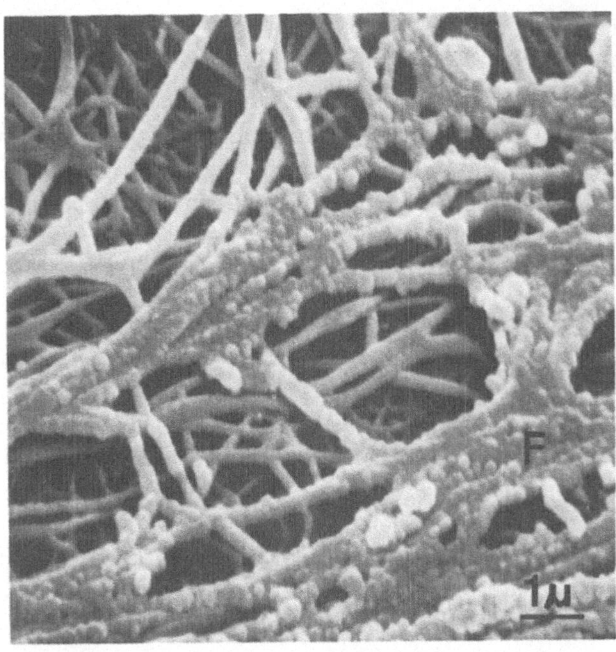

Abb. 3. Fibrinkleber (F) in Kontakt mit Gitterfasern menschlichen Chorions (40. Wo.) SEM x
10 000fach

Drainagemöglichkeiten geschaffen, über die das Fruchtwasser vom Ort der Primärläsion
in Richtung des unteren Eipols und so in die Zervix Abflußwege findet.

Fibrin und die chorialen Gitterfasern weisen in ihrer feingeweblichen Gestalt und der
Textur ihrer Fasern große Ähnlichkeit auf. Fibrin ist geeignet, diese Fasern teilweise
funktionell zu ersetzen, indem es die Haftung der für die Abdichtung gegen die Fruchthöhle verantwortlichen Schichten der Eihaut wiederherstellt. Abb. 3 zeigt den nahtlosen
Übergang von Gitterfasern des Chorion zu Fibrinfasern des Fibrinklebers.

Die an ihrer Oberfläche glatten Fasern des Chorions sind konfluierend und divergierend
ausgerichtet und somit geeignet, Druck und Scherkräften aus unterschiedlichen Richtungen elastisch Widerstand zu leisten. Fibrinkleber bildet ein ähnliches, wenn auch
gröberes Maschenwerk, dessen Ausläufer die Gitterfasern umfließen. Im Experiment
kann ein Eihautdefekt von der chorialen Seite aus mit Fibrin soweit abgedichtet werden,
daß der Defekt dem physiologischen Binnendruck der Fruchtblase im 2. Trimenon
(10–12 mm Hg) standhalten kann (4, 6). Wehentätigkeit zerstört den Kontakt zwischen
Chorionfasern und dem Fibrin. Auf epithelialen Oberflächen (Amnion, Endometrium-
drüsen, Zervix) ist eine mechanisch belastbare Verbindung mit Fibrin nicht möglich. Dies
mag die schlechten Ergebnisse anderer erklären (8).

In Kenntnis dieser Eigenschaften des Fibrins können die Voraussetzungen für eine erfolgreiche Behandlung eines Eihautlecks durch Fibrinversiegelung des unteren Eipols
wie folgt definiert werden:

1. Es dürfen keine Wehen auftreten.
2. Das Siegel muß transzervikal an dem unteren Eipol und die hier vorhandenen Gitter-

fasern des Chorions und die benachbarte Dezidua plaziert werden. Intrazervikal kann Fibrin wegen der epithelialen Oberfläche nicht haften.

3. Der Zervixschleim darf nicht entfernt werden, weil er die für eine Barrierefunktion des Fibrins erforderliche Verbindung zum Epithel der Zervix vermittelt.
4. Der innere Muttermund darf nicht weiter als 1 cm geöffnet sein, da bei verkürzter Portio und geöffnetem inneren Muttermund auch mehr Zervixepithel den für eine Fibrinversiegelung erreichbaren Teil des unteren Eipols umgibt. Aus den oben genannten Gründen kann das Fibrin dann nicht mehr zuverlässig abdichten.

Die Methode der Fibrinversiegelung des unteren Eipols eignet sich für die Behandlung von Eihautlecks im 2. Trimenon der Schwangerschaft. Ein Eihautleck tritt zu dieser Zeit der Schwangerschaft meist nach transabdominaler Amniozentese zur antepartalen Fruchtwasserdiagnostik, Fetoskopie oder Cerclageoperation auf. In einer konisierten Portio kann im Falle einer später eintretenden Schwangerschaft die Funktion des unteren Uterinsegments soweit eingeschränkt sein, daß es schon in der frühen Schwangerschaft zur Ruptur der Eihaut kommt (7, 10). Mit Ausnahme des Fruchtwasserleakage nach Amniozentese führen diese Rupturen in der Regel zum Abort, der bei Infektion der Amnionhöhle als septischer Abort für die Mutter lebensbedrohlich werden kann. Um dies zu vermeiden, ist in diesen Fällen eine Indikation für die Fibrinversiegelung noch binnen der ersten 24 h nach Blasensprung zu sehen. Das bereits manifeste Amnioninfektionssyndrom stellt eine absolute Kontraindikation für die Versiegelung dar, weil in diesem Fall davon ausgegangen werden muß, daß die Infektion nicht mehr lokal abgegrenzt ist und zumindest auf myometriale Anteile der Gebärmutter übergegriffen hat. Die so infizierte Gebärmutter reagiert i. allg. mit Wehentätigkeit. Durch die für eine erfolgreiche Versiegelung geforderte prophylaktische Behandlung der Patientin mit Tokolytika kann ein wichtiger klinischer Hinweis auf die bereits eingetretene Infektion verschleiert werden. Erfordert die Wehentätigkeit eine höhere Dosierung des Tokolytikums als üblich, dann darf die Versiegelung nicht mehr durchgeführt werden. Temperaturmessungen im Abstand von 4 h und die tägliche Bestimmung der Leukozyten- und Thrombozytenzahl sind die einfachsten Parameter, die helfen, ein Amnioninfektionssyndrom rechtzeitig zu erkennen. Leukozytose mit Linksverschiebung, aber auch Leukopenie unter $5000/mm^3$ im Falle einer Infektion durch Anaerobier sind prognostisch ungünstige Zeichen. Abfallende Thrombozytenzahlen sind Ausdruck der vom Amnioninfektionssyndrom unterhaltenen chronischen disseminierten intravasalen Gerinnung und Verbrauchsreaktion. Zusätzlich kann eine solche Verdachtsdiagnose Bestätigung finden, wenn eine Antithrombin-III-Aktivität unter 7 IE/ml als Ausdruck der gesteigerten Thrombinwirksamkeit gemessen wird und im Plasma Fibrin-Fibrinogen-Monomerkomplexe und hohe Spiegel an Fibrinopeptid A nachweisbar werden (5, 7). Da die Bestimmung von C-reaktivem Protein als immunologische Methode zeitaufwendig ist, eignet sie sich bei der Entscheidung, ob eine Fibrinversiegelung durchgeführt werden kann, nicht als primärer Laborparameter. Sie ist jedoch in hohem Maße geeignet, bei erhöhten Serumwerten weitere Fibrinversiegelungen an der gleichen Patientin zu unterlassen, wenn die 1. Behandlung erfolglos war. Unter Beachtung dieser Voraussetzungen trat bei den Schwangeren mit Eihautruptur nach Cerclageoperation oder vorausgegangener Konisation in keinem Fall ein Amnioninfektionssyndrom in direktem kausalen Zusammenhang mit der Fibrinversiegelung auf.

Im Falle von Fruchtwasserleakage nach transabdominaler Amniozentese kann der Behandlungsversuch für 24 h ausgesetzt werden, da mit einer Wahrscheinlichkeit von 80% die Spontanheilung zu erwarten ist (10, 11). Tritt nach Ablauf von 24 h noch Fruchtwasser aus der Zervix aus, ist die Fibrinversiegelung angezeigt. So soll für Keime aus der Vagina und aus zervikalen Schleimhautkrypten, die der antiseptischen Lokalbehandlung nur schwer zugänglich sind, eine Barriere gebildet werden, damit nicht die primär sterile Fruchthöhle sekundär infiziert wird. Die lokale Anwendung von antibiotikahaltigem Fibrinkleber ist im Falle der Fibrinversiegelung des unteren Eipols nicht möglich.

Ziel aller therapeutischen Bemühungen bei der Behandlung einer Eihautruptur im 2. Trimenon der Schwangerschaft ist es, die Schwangerschaft zu erhalten. Dies konnte bisher bei 5 von 8 behandelten Fällen erreicht werden. Bei vorzeitigem Blasensprung in der 1. Hälfte des 3. Trimenons gelingt eine "restitutio ad integrum" bisher nur mit einer Wahrscheinlichkeit von 1:9. Die Fallzahlen sind jedoch noch zu klein, um mit den Ergebnissen aus anderen Studien über die konservierende Behandlung des vorzeitigen Blasensprungs verglichen zu werden (1). Dessen ungeachtet sehen wir in der Fibrinversiegelung eine Ergänzung des Behandlungsregimes von Tokolyse, alternierender Chemotherapie und vaginaler Antisepsis. Die bisherige Erfahrung zeigt, daß auch die wiederholte Fibrinsiegelung nicht zum Amnioninfektionssyndrom führt. Vielmehr steigen die Chancen, eine bereits eingetretene und klinisch stumme Infektion durch die rasche Blockade des Aszensionswegs für weitere Keime lokal begrenzt zu halten.

Zusammenfassung

Die Methode der Fibrinversiegelung des unteren Eipols bei Fällen von Eihautruptur im 2. Trimenon der Schwangerschaft und vorzeitigem Blasensprung in der 1. Hälfte des 3. Trimenons ist in Ergänzung zum konservierenden Behandlungsregime geeignet, den Verschluß des Eihautlecks zu bewirken.

Dies gelingt bisher im 2. Trimenon mit einer Wahrscheinlichkeit von 6:8 und im 3. Trimenon von 1:9. Auch wiederholte Fibrinversiegelungen führen nicht zum Amnioninfektionssyndrom.

Literatur

1. Conradt A, Weidinger H (1981) Tokolytisch-konservative Behandlung des vorzeitigen Blasensprunges mit Fenoterol. Geburtshilfe Frauenheilkd 41:702–713
2. Conradt A, Albrecht I, Weidinger H (1981) Vaginale Antisepsis während der Schwangerschaft, insbesondere beim vorzeitigen Blasensprung. Gynäkol Rundsch [Suppl 2] 21:108–110
3. Fettig O, Heilmann R (1981) Fibrinklebung bei vorzeitigem Blasensprung. Z Geburtshilfe Perinatol 185:94–95
4. Genz H-J (1979) Die Behandlung des vorzeitigen Blasensprunges durch Fibrinklebung. Med Welt 30:1557–1559
5. Genz H-J, Ludwig H (1981) Weitere Erfahrungen mit der Fibrinklebung bei schwangeren Frauen und vorzeitigem Blasensprung. In: Blümel G, Haas S (Hrsg) Neues über Fibrinogen, Fibrin und Fibrinkleber. Verhandlungsband der 25. Tagung der deutschen Arbeitsgemeinschaft für Blutgerinnungsforschung. Schattauer, Stuttgart New York, S 341–344

6. Genz H-J, Gerlach H, Metzger H (1980) Behandlung des vorzeitigen Blasensprungs durch Fibrinklebung. In: Deutsch E, Lechner K (Hrsg) Fibrinolyse, Thrombose, Hämostase. Schattauer, Stuttgart New York, S 698–702
7. Genz H-J, Gerlach H, Rosenthal E (1981) Uterine Infektion nach Cerclage und Amniozentese. Gynäkol Rundsch [Suppl 2] 21:128–131
8. Kurz CS, Huch A (1982) Fibrine sealing – a therapeutically possible principle in cases of premature rupture of the membranes. J Perinat Med 10 [Suppl] :66–67
9. Ludwig H, Genz H-J, Gerlach H, Metzger H (1981) Behandlung von Eihautlecks im 2. Trimenon durch Fibrinversiegelung des unteren Eipoles. Arch Gynecol 232:128–131
10. Murken J-D, Stengel-Rutkowski S (1978) Pränatale Diagnostik. Enke, Stuttgart, S 11–12
11. Pränatale Diagnostik genetisch bedingter Defekte (1979) 14. Informationsblatt der Deutschen Forschungsgemeinschaft p. A/76 (10.12.1979)

Bakteriologische Überwachung und IgM-Bestimmung bei vorzeitigem Blasensprung und Tokolyse mit Hexoprenalin

G. Ohlenroth

Bei der Behandlung des vorzeitigen Blasensprungs vor der 36. Schwangerschaftswoche sind wir in den letzten 4 Jahren nach folgendem Schema vorgegangen:

A. Infektionsprophylaxe

1. Entnahme eines bakteriologischen Abstrichs aus dem Zervikalkanal unter anäroben Kautelen in wöchentlichem Abstand.
2. Antibiotische Kurzzeitprophylaxe für 1 Tag, 2 Dosen des ausgewählten Antibiotikums, ebenfalls in wöchentlichem Abstand.

B. Tokolyse

Intravenöse Dauerinfusion von Hexoprenalin über Perfusoren.
Laufende Dosierung 6–8 μg/h, Maximaldosis bis 12 μg/h.

C. Provokation der fetalen Lungenreife

Betamethason, 2 Injektionen im Abstand von 24 h;
evtl. Wiederholung nach 1 Woche (ab der 28. Schwangerschaftswoche).

D. Absetzen der Tokolyse

Bei Erreichen der 36. Schwangerschaftswoche, bei Temperatursteigerung ab 37,5° und bei nicht unterdrückbarer Wehentätigkeit.

E. IgM-Bestimmung

Post partum aus Nabelschnurblut zum Nachweis, daß kein Amnioninfektionssyndrom vorlag.

Zu dem letzten Punkt ist zu sagen, daß der Fetus bereits intrauterin, auch ohne äußere Reize, IgM bildet, daß aber eine signifikant erhöhte Produktion dann einsetzt, wenn eine pränatale Infektion stattgefunden hat. Die Immunantwort des Feten wird dabei serologisch nach 4 Tagen erkennbar. Der kindliche IgM-Spiegel wird vom mütterlichen Organismus nicht beeinflußt, da die Plazenta das IgM nicht passieren läßt. Sollte sich ein feto-maternales Leck ergeben, so wäre gleichzeitig IgA nachweisbar.

Als Grenze für eine Immunantwort des Feten kann für das IgM ein Wert von 40 IE/ml angegeben werden.

Unter der erwähnten Therapie haben wir folgende Ergebnisse erzielt: Registriert wurden 32 Fälle. Der vorzeitige Blasensprung trat in dem Kollektiv durchschnittlich nach einer Gestationsdauer von 31,8 Wochen auf, wobei Schwankungen von 26 bis 34 Wochen registriert wurden. Unter der beschriebenen Tokolyse konnten im Durchschnitt 14,8 Tage gewonnen werden, bis dann doch die Geburt erfolgte. Hier sind die Schwankungen sehr groß, sie liegen zwischen 6 und 56 Tagen. Herausgehoben werden sollten hier 3 Fälle,

bei denen zwischen Blasensprung und Geburt eine Latenz von 42, 45 und 56 Tagen
erzielt werden konnte. In allen 3 Fällen war der vorzeitige Blasensprung in der 26. bis
27. Schwangerschaftswoche aufgetreten, alle 3 Graviditäten endeten mit Spontangeburten von lebenden und gesunden Kindern.

Aus den insgesamt 32 beobachteten Schwangerschaften wurden 28 lebende Kinder
registriert, von denen 27 pädiatrisch bis auf die Frühgeburtlichkeit unauffällig waren.
Ein Kind hatte ein idiopathisches Atemnotsyndrom, das aber nicht sehr schwer war,
so daß auch dieses Kind schließlich aus der pädiatrischen Intensivpflege als gesund entlassen werden konnte. 4 Kinder verstarben perinatal, davon eins an einem Morbus haemolyticus neonatorum am 5. Lebenstag, ein weiteres an Zystennieren, ein drittes an
den Mißbildungen im Rahmen eines Morbus Down und das vierte schließlich an einer
Meningomyelocele.

Die immer noch vorzeitige Geburt eines unreifen Kinds kam 3mal nach Absetzen der
Tokolyse wegen Temperaturanstiegs bei der Mutter zustande, 11mal setzte nicht mehr
unterdrückbare Wehentätigkeit ein, während in 18 Fällen die Tokolyse nach Erreichen
der 36. Schwangerschaftswoche abgesetzt wurde, wonach dann in allen Fällen innerhalb
der nächsten 3 Tage die Geburt erfolgte.

Die IgM-Bestimmungen haben in allen 32 Fällen Werte ergeben, die allesamt unter der
für eine Infektion wichtigen Schwelle von 40 IE/ml lagen, im einzelnen zwischen 20 und
37.

IgM-Werte jenseits der 40 IE/ml-Einheitsgrenze wurden nicht gefunden, so daß nachträglich konstatiert werden konnte, daß während der Behandlungsdauer bei vorzeitigem
Blasensprung Infektionen der Amnionhöhle nicht vorgekommen sein konnten, wobei,
wie bereits eingangs betont, die Aussage allerdings die letzten 4 Tage vor der Geburt des
Kinds ausschließen muß, da ja erst nach dieser Karenz die Immunantwort beim Ungeborenen zustande kommen würde.

Als Fazit der Untersuchungsreihe kann festgehalten werden, daß bei dem zitierten
Therapieplan nach einem vorzeitigen Blasensprung die Geburt durchschnittlich um
2 wichtige Wochen hinausgeschoben werden konnte, ohne daß wesentliche Risiken für
Mutter und Kind eingegangen wurden. Die Wichtigkeit der gewonnenen 2 Wochen zwischen der 31. und 33. Schwangerschaftswoche muß nicht näher betont werden, zumal,
wenn man die seit einigen Jahren bestehende Möglichkeit der Provokation der fetalen
Lungenreife mit ins Kalkül zieht.

Tokolyse bei vorzeitigem Blasensprung

A. Hettenbach, W.-D. Wiest und W.D. Hiltmann

Die Senkung der Frühgeburtenrate ist trotz des weiten Einsatzes von Tokolytika nach
wie vor ein Hauptanliegen des Geburtshelfers, denn die perinatale Mortalität wird zu
über 70% durch Frühgeburten bedingt. Wie unsere Mannheimer Arbeitsgruppe in einer
früheren Untersuchung zeigen konnte, ist die Vermeidung der Frühgeburt nicht nur
eine Frage der Effektivität des eingesetzten Tokolytikums und seiner Applikationsdy-
namik, sondern in hohem Maße auch abhängig von dem gynäkologischen Untersuchungsbefund bei Tokolysebeginn.

So wiesen 60% unserer "Tokolyseversager" zum Zeitpunkt der Klinikaufnahme eine
gesprungene Fruchtblase auf. Da in jüngerer Zeit Einzelfälle von schweren intrauterinen
Infektionen während tokolytischer Therapie bei gesprungener Fruchtblase bekannt
wurden, führten wir eine Analyse von Schwangerschaft, Geburt und Wochenbett aller
Frauen durch, die wegen vorzeitigem Blasensprung tokolytisch behandelt wurden.

In den Jahren 1971—1980 wurden 5,2% aller Schwangeren mit tokolytischen Substanzen therapiert, darunter 139 Frauen mit vorzeitigem Blasensprung.

Das Durchschnittsalter der behandelten Patientinnen betrug 28 Jahre. Zum Zeitpunkt
des Blasensprungs betrug die mittlere Schwangerschaftsdauer $33,0 \pm 3,8$ Wochen
(Tabelle 1). Bei 15% der Frauen fand der Blasensprung vor der 28. Schwangerschaftswoche statt. Der früheste behandelte Blasensprung erfolgte in der 16. Schwangerschaftswoche.

Die mittlere Tokolysedauer betrug 8,4 Tage (Tabelle 2). Wie aus der Tabelle zu entnehmen ist, kamen 75% unserer Patientinnen innerhalb 1 Woche nach Blasensprung
nieder. Nur in 9% der Fälle konnten wir eine Langzeittokolyse, d.h. eine Verlängerung
der Schwangerschaft um mehr als 3 Wochen erreichen.

Einen Temperaturanstieg über 38°C mit Abgang von riechendem Fruchtwasser ohne
Anzeichen einer anderen Infektionsursache stellten wir bei 20,3% unserer Patientinnen
fest. Diese Patientinnen wurden wegen Verdacht eines Amnioninfektionssyndroms anti-
biotisch behandelt. Weiteren 7% unserer Patientinnen wurden prophylaktisch Antibiotika verabreicht. Somit führten wir bei 27,4% unserer Patientinnen mit gesprungener
Fruchtblase und Tokolyse eine antibiotische Therapie durch.

Die Tragzeit bei Geburt lag bei 13% unserer Patientinnen unter 33 Wochen. Bei 47%
betrug die Tragzeit 33—36 Wochen. Die 37. Schwangerschaftswoche und darüber wurde
von 15% der behandelten Frauen erreicht.

Entsprechend ihrem Geburtsgewicht konnten ca. 2/3 der Neugeborenen als unreif bezeichnet werden (Tabelle 3). Ein Geburtsgewicht von unter 1000 g wiesen 7,2% unserer
Neugeborenen auf. Der mittlere Minutenapgarwert des Gesamtkollektivs der Neugeborenen betrug 7,6.

Die Mortalität ist in Tabelle 4 dargestellt. Dabei betrug die Mortalität der Kinder mit
einem Geburtsgewicht von unter 1000 g 100%. In den letzten Jahren befanden sich allerdings in dieser Gewichtsgruppe nur Kinder mit Mißbildungen, die mit dem Leben nicht

Tabelle 1. Häufigkeitsverteilung des vorzeitigen Blasensprungs in Abhängigkeit von der Schwangerschaftswoche

Blasensprung SSW	n	[%]
< 28	21	15,1
29–32	32	23,0
33–36	67	48,2
=37	19	13,7
Total	139	100,0

Tabelle 2. Tokolysedauer in Tagen bei vorzeitigem Blasensprung

Tokolysedauer	n	[%]
≤ 3	72	51,8
4–7	32	23,0
8–21	22	15,8
> 21	13	9,4
Total	139	100,0

Tabelle 3. Verteilung des Geburtsgewichts

Geburtsgewicht	n	[%]
< 1000	10	7,2
1001–1500	13	9,4
1501–2000	35	25,2
2001–2500	35	25,2
> 2500	46	33,0
Total	139	100,0

vereinbar waren. Die Mortalität nahm bei ansteigendem Gewicht der Kinder deutlich ab. Von den 46 Kindern, die bei der Geburt über 2500 g wogen, verstarb kein Kind postpartal. Die totale perinatale Mortalität betrug 14,9%.

Während des Wochenbetts stellten wir bei 15,8% der Frauen Temperaturen über 38°C. fest. Die Endometritisfrequenz betrug 9,3%. Andere Infekte traten bei 5,8% unserer Frauen auf. Somit wiesen nur 85% aller Frauen, die bei vorzeitigem Blasensprung tokolytisch behandelt wurden, ein komplikationsfreies Wochenbett auf (Tabelle 5).

Tabelle 4. Perinatale Mortalität in Abhängigkeit vom Geburtsgewicht

Gewicht	n	[%]
⟨ 1000	10	100,0
1001–1500	5	38,5
1501–200	5	14,3
2001–2500	1	2,9
⟩ 2500	0	0,0
Total	21	14,9

Tabelle 5. Verlauf des Wochenbetts nach vorzeitigem Blasensprung

Wochenbett	n	[%]
Normal	118	84,9
Endometritis	13	9,3
Andere Infekte	8	5,8
Total	139	100,0

Unsere Daten erlauben folgende Feststellungen:

1. Jede Schwangere mit vorzeitigem Blasensprung ist in hohem Maße durch eine Chorioamnionitis bedroht (in unserem Patientengut 20,9%).
2. Der Fetus ist durch die Möglichkeit einer intrauterinen Infektion und einer durch den
Blasensprung ausgelösten Frühgeburt besonders stark gefährdet.

Anhand unserer Ergebnisse und der eben getroffenen Feststellungen, kommen wir zu
folgendem therapeutischen Vorgehen bei Schwangeren mit vorzeitigem Blasensprung
und einer Schwangerschaftsdauer ⟨ 37 Wochen:

Tokolyse ab 24. SSW bis zur 34. SSW;
Vaginale antiseptische Therapie mit Hexetidin oder PVP-Jod;
Vor 28. SSW evtl. Versuch der Fruchtblasenklebung;
Keine routinemäßige Antibiotikagabe.

Management

Schwangerschaftserhaltung bis fetale Lungenreife vorhanden;
Beendigung der Schwangerschaft bei Temperatur- bzw. Leukozytenanstieg;
Strenge Indikation zur vaginalen bzw. rektalen Untersuchung.

Eine tokolytische Therapie halten wir zwischen der 24. und 34. Schwangerschaftswoche
einschließlich, für gerechtfertigt. Vor der 24. Schwangerschaftswoche hat der Fetus eine
zu geringe Überlebenschance, um die mütterliche Gefährdung zu rechtfertigen.

Von dieser Regel gibt es selbstverständlich Ausnahmen, so z.B. bei dringendem Kinderwunsch und geringer Wahrscheinlichkeit auf erfolgreiche spätere Graviditäten.

Eine Tokolyse ist kontraindiziert bei Vorliegen von Zeichen einer intrauterinen Infektion oder schweren fetalen Hypoxiezuständen. In beiden Situationen ist möglichst rasch
die Beendigung der Schwangerschaft anzustreben. Bei sicher reifem Kind ist unserer
Meinung nach eine Tokolyse nicht indiziert. Eine Tokolyse halten wir demnach immer
dann für indiziert, wenn wir es mit einem sicher oder wahrscheinlich unreifen Kind zu
tun haben und wenn die Kontraindikationen für den Einsatz der Tokolytika fehlen. Dabei muß man sich darüber im Klaren sein, daß die Erfolgschancen der Tokolyse bei vorzeitigem Blasensprung begrenzt sind.

Primäres Ziel ist die Erhaltung der Schwangerschaft nach Blasensprung bis zum Erreichen der Lungenreife bzw. bis zur Erreichung der chronologischen Reife. Da letzteres
nur selten gelingt, ist das Minimalziel eine Verlängerung der Tragzeit um mindestens
3 Tage zur Durchführung der Kortikoidprophylaxe. Ein analoger Zeitraum muß gewonnen werden, wenn keine Kortikoidprophylaxe durchgeführt wird, aber nach der
Hypothese von Gluck die spontane Beschleunigung der Reifung nach vorzeitigem Blasensprung abgewartet wird. Eine generelle Antibiotikagabe wird beim vorzeitigen Blasensprung nicht durchgeführt. Hingegen wird an unserer Klinik routinemäßig beim vorzeitigen Blasensprung eine vaginale antiseptische Therapie durchgeführt.

Wir halten den vorzeitigen Blasensprung für eine ernst zu nehmende Komplikation in
der Schwangerschaft. Die potentiellen Gefahren dieser Schwangerschaftskomplikation
für Mutter und Kind sind auch heute noch evident.

Auf die Frage, wie man ihnen begegnen sollte, gibt es z.Z. noch keine allgemein ver-
bindliche Antwort. Deshalb muß im Einzelfall das Für und Wider der gewählten Therapie abgewogen werden und den örtlichen Verhältnissen angepaßt werden.

Diskussion

Vorsitz: A. Huch

A. Huch: Vielen Dank. Ich darf die Diskussion eröffnen. Ich glaube, daß wir zunächst
das Thema der Vaginalprophylaxe und der Infektionsprophylaxe aufgreifen sollten.
Können Sie Beiträge geben, die zeigen, daß die vaginale Infektionsprophylaxe entscheidend bessere Resultate bringt?

J. Ch. Dittmann: Aus pharmakologischer Sicht ist die intravaginale Anwendung von
PVP-Jod-haltigen Desinfektionsmitteln, z.B. Betaisodona, für Mutter und Fetus nicht
empfehlenswert, da es selbst bei kutaner Anwendung zu thyreotoxischen Interferenzen
kommen kann und vielmehr noch bei intravaginaler.

Die Medikation mit β-Mimetika, gleichgültig, ob in tokolytischer oder pulmonaler Indikation, führt zu einer Stimulierung der Schilddrüsenfunktion. Die gleichzeitige Anwendung von jodhaltigen Desinfizienzien und β-Mimetika bei Tokolyse und vorzeitigem
Blasensprung birgt deswegen ein doppelt erhöhtes Interaktionsrisiko einer thyreotoxischen Krise in sich und ist tunlichst zu vermeiden. [1]

A. Huch: Vielen Dank. Aber meine Frage war, ob man überhaupt etwas verwenden solle.
Da von Klinik zu Klinik die Infektionslage verschieden ist und es einige Gruppen gibt,
die zeigen konnten, daß die Mortalität null ist, auch wenn man nichts verwendet, muß
zunächst hier bewiesen werden, daß durch die Anwendung dieser Prophylaxe in der Tat
das Gestationsalter hinausgezögert werden kann oder die Infektionsrate drastisch vermindert wird.

S. Granitzka: In der Literatur gibt es keine Hinweise dafür, daß die Mortalität niedriger
ist, ich habe die Literatur dazu durchgesehen. Das würde dann dazu führen, daß man
dieses Mittel auch vor dem Blasensprung anwenden müßte. Wir haben das gemacht. Wir
haben mit PVP-Jod und mit einem anderen Desinfektionsmittel die Eihäute behandelt
und die sterben ab. Das können Sie elektronenmikroskopisch nachweisen. Das ist zwar
nur in vitro bewiesen, aber das ist wahrscheinlich in vivo auch so. Ich glaube, nach allen
Untersuchungen, die jetzt vorliegen, auch die, die Herr Saling 1981 in Berlin vorgetragen
hat, gibt es überhaupt keinen wesentlichen Hinweis dafür, diese Medikamente anzuwenden. Wie wollen Sie die Wirkung im einzelnen beweisen? Sie haben im Durchschnitt
manchmal 100 unterschiedliche Keime in der Scheide. Wie wollen Sie die alle prüfen?
Sie werden mit Sicherheit eine Selektion bekommen. Eins ist ganz sicher, die Bakterien
sind schlauer als unsere Behandlung.

A. Huch: Ich bin sehr froh, daß das klar wurde und daß man die Frage kontrovers beant-
wortete.

---

[1] Sourgens H, Kemper FH, Winterhoff D, Niemann W (1982) Abstract No. 35D, Deutsche Pharma-
kol Gesellschaft, Mainz

H. Weidinger: Das, was Sie am Schluß gesagt haben, daß die Bakterien schlauer sind als wir, das kann man auf alles ausdehnen. Dann können Sie auch keine antibiotische Therapie mehr betreiben. Irgendwo verstecken sich sicher welche. Wir haben auch ohne vorzeitigen Blasensprung eine vaginale Asepsis betrieben. Wir hatten auch den Eindruck, daß mit Betaisodona die Fruchtblase kaputt geht und mit Hexeditin nicht.

Das wäre natürlich ein Vorteil für Hexeditin. Außerdem haben wir Untersuchungen vorgetragen, die die bakteriologischen Abstriche betreffen. In mehreren 100 ausgewerteten Fällen waren die Infektionsraten sowohl mit Hexeditin als auch mit PVP-Jod zumindest so stark vermindert worden, daß keine Invasion mehr stattfand [1].

H. Ludwig: Ich darf nur eine kurze Zwischenbemerkung machen. Man geht häufig davon aus, daß jede Manipulation an der Scheide zusätzlich Keimaszensionen verursacht. Die Frage ist, wenn man beliebig häufig Tabletten hochschiebt, welche Auswirkungen diese Manipulation haben kann. Wir erinnern uns alle daran, daß wir in Berlin darüber eine sehr ausgiebige, wenn auch nicht ganz einhellige Diskussion hatten. Die Meinung des Bakteriologen war, daß man bei einem exspektativ behandelten, vorzeitigen Blasensprung sich mit einem intermittierenden Konzept der Antibiotikaanwendung befreunden dürfte. Ich habe Zweifel, ob man die Frage der Verlängerung des Gestationsalters ausschließlich mit der vaginalen Antisepsis positiv oder negativ beantworten kann, da diese ja auch von der Gruppe um Herrn Weidinger immer nur als eine Zusatzbehandlung verstanden wird. Ich halte aber das Konzept für logisch. Die Anregung von Ihnen, Herr Huch, möglichst wenig zu untersuchen, entspricht auch unserer Maxime, wobei wir allerdings sorgfältig darauf zu achten haben, daß wir nicht möglicherweise eine Eröffnung des Muttermunds übersehen.

Man wird wöchentlich 1- bis 2mal mit aller Vorsicht untersuchen müssen. Man sollte diese Schwangere nicht einfach im Bett liegen lassen. Beard ist ja der Auffassung, man sollte gar nichts tun und sie nur einfach still liegen lassen [2]. Und er hat mit den Zahlen, die er in Berlin vorgetragen hat, durchaus überzeugend im Sinne dieses Konzepts geworben. Ich würde der vaginalen Antisepsis zustimmen und bei vorzeitigem Blasensprung ein intermittierendes Regime eines Antibiotikums versuchen. Vor der 26. Schwangerschaftswoche wird man Erfolg haben. Vorsicht bei Cerclagen, da sie gelegentlich im Bereich der Stichkanäle infiziert sind. Was mich noch nicht ganz überzeugt, obgleich ich sehr beeindruckt war von den Darlegungen aus Frankfurt, daß durch PVP-Jod allein ein vorzeitiger Blasensprung erzeugt werden könne. Ich halte das für eine theoretisch zwar interessante, praktisch aber noch nicht so recht bewiesene Überlegung.

B.R. Muck: Herr Conradt, Sie interpretieren die 12 Fälle von Amnioninfekt dahingehend, daß im Gegensatz zu Ihrer anderen Gruppe die Infektion ein Vorläufer gewesen ist. Kann die Interpretation nicht auch dahin gehen, daß es sich bei diesen Beobachtungen des Amnioninfekts um ein qualitatives und nicht um ein quantitatives Problem handelt, insbesondere, was die β-hämolysierenden Streptokokken und die Anaerobier anbetrifft?

---

[1] Conradt A, Albrecht J, Weidinger H (1981) Gynäkol. Rundsch. [Suppl 2] 21:108–110

[2] Beard RW (1982) Management of premature rupture of membranes. J Perinat Med [Suppl 2] 10:21–25

Man muß erwähnen, daß sicherlich die mütterliche Mortalität nicht null ist bei diesem Amnioninfektsyndrom.

Nun ist die Frage, ob deswegen grundsätzlich eine vaginale Antisepsis indiziert ist. Unserer Meinung nach nicht.

A. Huch: Ja, vielen Dank. Ich glaube, damit ist der 1. Punkt deutlich geworden. Wir dürfen jetzt zu der 2. Frage übergehen, die im Raum steht. Wie lange soll man eine Tokolyse bei vorzeitigem Blasensprung durchführen?

R. Richter: Ich habe mit Interesse Ihre Zahlen, Herr Hettenbach, gesehen. Wir machen in Basel 36 h Tokolyse, bis die Lungenreifung erreicht ist, hören dann auf und machen nichts mehr, übrigens auch keine Antisepsis. Innerhalb von 24 h gebären 40%, bis 48 h 25% und 20% sind bis.zur 1. Woche abgeschlossen. Weitere 15% tragen die Schwangerschaft über 1 Woche aus (Tabelle 1). Wir erhielten folgende Ergebnisse: Unauffälliger Verlauf in 70%, Komplikationen inklusive RDS und Mißbildungen 20% und 10% perinatale Todesfälle (Tabelle 2). Nun, wenn ich das vergleiche mit Zahlen, die Sie gezeigt haben, gerade, was die Langzeitbehandlung unter Tokolyse betrifft, dann unterscheiden sich die Ergebnisse ohne Tokolyse nicht so stark, so daß ich mich frage, ob die Tokolyse, insbesondere die Langzeittokolyse, in diesen Fällen überhaupt etwas bringt.

Tabelle 1. Vorzeitiger Blasensprung und Frühgeburt: Intervall Blasensprung – Geburt

	[%]
⟨ 24 Stunden	40
24–48 Stunden	25
48 Stunden–7 Tage	20
⟩7 Tage	15

Tabelle 2. Vorzeitiger Blasensprung und Frühgeburt: Neonataler Verlauf

	[%]
Verlauf unkompliziert	70
Verlauf kompliziert	20
Perinatale Mortalität (⟩ 500 g)	10

A. Huch: Ja hierzu direkt ein Kommentar. Bringt die Langzeittokolyse etwas? Was bringt sie?

H. Ludwig: Ich bin nicht so pessimistisch wie Herr Richter. Ich habe allerdings nicht sehr große Zahlen. Aber wir haben den Eindruck, daß sie, zumindest vor der 28. Woche, versucht werden sollte und unsere Ergebnisse sind zumindest ermutigend. [1]

Für eine statistische Berechnung reichen die bisherigen Zahlen bei weitem nicht aus. Die Frauen, die mit einem vorzeitigen Blasensprung exspektativ behandelt werden, sind hochmotiviert. Es kommt natürlich auch noch ein bißchen der Plazeboeffekt des Medikaments hinzu. Ich will das nicht völlig ausschließen. Ich glaube aber, daß die Tokolyse begründbar ist, wenngleich bisher eben doch eher logisch als empirisch.

W.-D. Hiltmann: Sie haben unsere Mannheimer Arbeitsgruppe angesprochen, Herr Richter. Die Zahlen von Herrn Hettenbach datieren aus dem Zeitraum 1971–1980. Man muß berücksichtigen, daß wir eine perinatale Mortalitätsrate während dieser Zeit von ungefähr 14% hatten. Sie von 11%. Unser Kollektiv ist ungefähr doppelt so groß wie Ihres. Sie werden sicher zustimmen, daß innerhalb der neonatologischen Bemühungen in den letzten Jahren deutliche Fortschritte erzielt worden sind. Aus diesem Grund haben wir unser geburtshilfliches Vorgehen innerhalb der letzten 2 Jahre geändert und führen eine Langzeittokolyse durch oder versuchen eine Tokolyse durchzuführen, bis die 33./34. Schwangerschaftswoche erreicht ist, wobei, das hat Herr Hettenbach in seinen Schlußbemerkungen angeführt, das Ziel ist, eine fetale Lungenreife zu erreichen. Insofern unterscheidet sich unser Vorgehen nicht allzu groß.

A. Conradt: Ich wollte zur Frage der Langzeittokolyse noch folgendes sagen: Sie stellt sich meistens gar nicht. Denn sie wird durch die unaufhaltsame Geburt vorzeitig beendet. Sie spielt, wie Prof. Ludwig völlig richtig gesagt hat, wahrscheinlich nur für die ganz unreifen Kinder, so 28. Schwangerschaftswoche und darunter, eine entscheidende Rolle.

A. Huch: Herr Conradt, das war in Ihrem Material. Aber daß sich die Frage der Langzeittokolyse doch stellt, das ist in den meisten Kliniken der Fall. Sie meinen vielleicht, daß es Fälle gibt, wo sich diese Frage nicht stellt. Ist das richtig?

A. Conradt: Das sind ca. 2/3 der Fälle, wo sich diese Frage nicht stellt. Und in dem noch bleibenden 1/3, wo unter Tokolyse keine Wehen auftreten, da wird es für das Management problematisch und zwar insofern, weil bei diesen Kindern die erwartete Lungenreife nicht so auftritt, wie man sich das vorstellt.

K. Baumgarten: Ich bin verwirrt. Ich höre von Blasensprung und Tokolyse und man wirft eigentlich alles in einen Topf. Herr Richter meint, 36 h zu warten, reicht aus, damit die Lunge ausreift, die anderen sagen wieder, "es stellt sich die Frage nicht, die Geburt geht sowieso los." Ja, um Gottes willen, das ist doch abhängig, in welchem Schwangerschaftsalter und bei welchem Befund eine Blase vorzeitig springt. Es muß doch ein Unterschied sein, ob die Portio erhalten ist und ein tiefer Blasensprung diagnostiziert wird oder ob ein 2 cm weiter Muttermund mit tiefem Blasensprung vorliegt. Die Sache ist viel zu komplex, als das man sie mit einem einzigen Satz oder mit einem einzigen Ratschlag beantworten könnte.

[1] Ludwig H, Genz H-J, Gerlach H, Metzger H (1981) Behandlung von Eihautlecks im 2. Trimenon durch Fibrinversiegelung des unteren Eipoles. Arch Gynäkol 232:466–468

Es ist eine Frage, wie alt die Schwangerschaft ist, es ist eine Frage, ob Wehen da sind oder nicht, es ist eine Frage, wie lange überhaupt die Schwangerschaft prolongiert werden kann. Zusätzlich kommen noch die Fragen der Infektion hinzu.

A. Huch: Ich wollte das Gleiche sagen. Ich finde, man kann ein ganz einfaches Rezept empfehlen. Man soll auf jeden Fall, bevor das Kind geboren wird, eine Lungenreifebestimmung machen. Das geht sehr gut, indem man Fruchtwasser bei Blasensprung amnioskopisch gewinnt. Man braucht dann gar keine Amniozentese zu machen. Man lagert die Frau, gewinnt etwas Fruchtwasser zur Lezithinbestimmung und danach sollte sich das weitere Prozedere richten.

H. Ludwig: Nun stimmt das natürlich auch nur unter ganz definierten Bedingungen. Damit führen Sie eigentlich genau das Weitere aus, oder ergänzen, was Herr Baumgarten gesagt hat. Das stimmt für die 32. und 33. Woche, aber stimmt es auch für die 28. Woche?

A. Huch: Infolgedessen glaube ich, wird es meine Aufgabe jetzt sein müssen, vielleicht einmal das zusammenzufassen, was hier gesagt worden ist. Wenn das überhaupt geht. Aber vielleicht sollte ich da noch 5 min zur Diskussion geben.

G. Ohlenroth: Es ist sicher, daß dieser Komplex nicht unter einen Hut zu bringen ist. Eins, glaube ich, ist unumstößlich: Es gilt doch wohl nach wie vor, daß rein statistisch gesehen, die kindliche Überlebenschance von der Schwangerschaftsdauer abhängt, trotz aller neonatologischen Fortschritte, die wir in den letzten Jahren haben.

Wenn man mit der Tokolyse, ich habe Ihnen das gezeigt, durchschnittlich 14 Tage die Schwangerschaft verlängert, dann ist das sehr viel, zumindest zwischen der 31. und 33. Schwangerschaftswoche.

A. Huch: Wenn die Diskussion jetzt nicht weiter gewünscht wird, dann werde ich kurz zusammenfassen. Man sollte grundsätzlich eine Tokolyse versuchen, und zwar in Abhängigkeit vom Zervixbefund. Grundsätzlich sollte man die Schwangerschaft so lange verlängern, bis eine Lungenreife vorliegt, und wir müssen uns auch daran erinnern, daß der Blasensprung den Zustand des Kinds begünstigt. Es gibt zahlreiche Untersuchungen, die gezeigt haben, wenn man Frühgeburten gleichen Gestationsalters verglich, daß die Frühgeburten nach vorangegangenem Blasensprung in den Statistiken besser abschneiden. Und ich glaube, das letztere sollte entscheidend sein für unser geburtshilfliches Management. Ich danke Ihnen für Ihre aktive Teilnahme.

Hexoprenalin und Tokolyse

E. Reinold, K. Philipp und H. Salzer

Mit der Einführung der β-Sympathomimetika zur Tokolyse stehen uns wirksame Maßnahmen bei der Hemmung einer vorzeitigen oder unerwünschten Wehentätigkeit zur
Verfügung. In einem historischen Rückblick ist daran zu erinnern, daß Antoine bereits
im Jahre 1943 in einem Vortrag auf, wie er es nannte, "Wehenhemmstoffe" hingewiesen
hat. Es waren dies, aus theoretisch-pharmakologischen Überlegungen heraus, Adrenalin-
abkömmlinge, wie z.B. das Adrenosan, das mit mehr oder weniger Erfolg angewendet
worden ist.

Mit konsequenten und intensiven Untersuchungen über die Anwendung von β-adrenergen Substanzen zur Tokolyse wurde in den frühen 60er Jahren begonnen. In der
Zwischenzeit sind eine Reihe von Substanzen entwickelt worden, denen gute tokolytische Eigenschaften und geringe Nebenwirkungen nachgesagt werden (Abb. 1). Den
Wirkungsmechanismus kann man sich am besten mit dem Ahlquist-Modell der a- und
β-Rezeptoren, gewissermaßen als Arbeitshypothese, vorstellen. Der sicherlich etwas ver-
einfachten Vorstellung nach ist der Sitz dieser Rezeptoren in der Wand von Zellen in
verschiedenen Geweben und Organen zu suchen, die für den Ablauf oder Nichtablauf
von komplizierten Vorgängen in der Zelle verantwortlich sind. Durch die Untersuchungen und Publikationen, v.a. von Jung (6) und Weidinger (11), sind die diversen Wirkungen, aber auch Nebenwirkungen, an den verschiedenen Organen erklärbar.

Die chemischen Strukturen der zur Tokolyse verwendeten β-Sympathomimetika sind
sich sehr ähnlich: Sie unterscheiden sich letztlich nur durch verschiedene Seitenketten
und Radikale, die aber offensichtlich sehr wichtig zu sein scheinen. Allen gemeinsam
ist das gleiche Grundgerüst, nämlich 1 Phenylring mit 1 Aminoethanol (s. Abb. 1).

Nur das Hexoprenalin macht eine Ausnahme: Es vereinigt nämlich 2 Grundgerüste
zu einem Molekül; man spricht von einer Molekülverdopplung, ein Verfahren, das von
der Chemie Linz schon wiederholt bei der Herstellung hochwirksamer Medikamente
mit Erfolg angewendet worden ist (Abb. 2). Dadurch wäre theoretisch einerseits eine
größere Wirksamkeit zu erwarten, da 1 Molekül 2 Rezeptoren besetzen kann, andererseits aber auch eine längere Wirkungsdauer, da der Abbau des Moleküls erschwert ist.
Diese Überlegungen haben sich in vitro als zutreffend und in vivo als relevant erwiesen.

Wir haben bereits Ende der 60er Jahre begonnen, die Substanz Hexoprenalin, damals
noch mit der Prüfkodierung ST 1512, auf ihre wehenhemmende Wirkung zu untersuchen,
zu einer Zeit also, als man allgemein noch auf der Suche nach effizienten Tokolytika mit
möglichst geringen Nebenwirkungen war. Diese Substanz war unter der Bezeichnung
Ipradol im Handel und hatte sich als Broncholytikum und als Asthmapräparat bewährt (2).

Es handelte sich damals also nicht um eine Ersterprobung dieser Substanz an Schwangeren, vielmehr war ihre Wirkung auf den menschlichen Organismus bereits bekannt und
sie wurde entsprechend eingesetzt. Unsere Aufgabe sahen wir damals darin, geeignete
Dosierungen, die eine effiziente Wehenhemmung mit möglichst geringen Nebenwirkun-
gegen gewährleisten, zu finden.

Aludrin

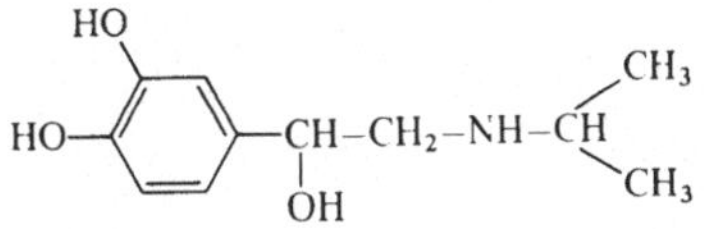

Isoprenalin FN, Isoproterenol FN.
1–(3,4–Dihydroxyphenyl)–1–hydroxy–2–
isopropylaminoäthan

Alupent

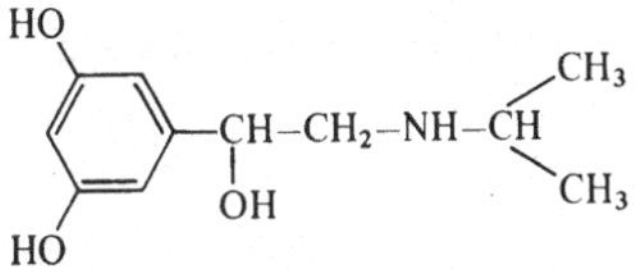

Orciprenalin FN.
1–(3,5–Dihydroxyphenyl)–1–hydroxy–2–
isopropylaminoäthan

Dilatol

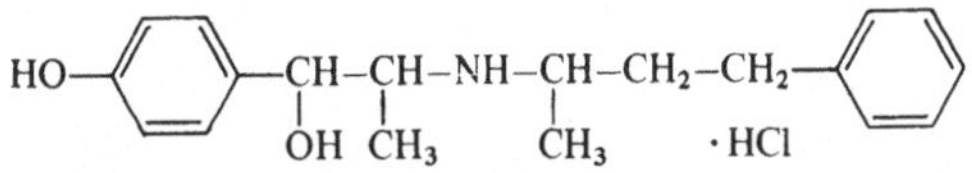

Buphenin FN. Nylidrin FN.
Hydrochlorid des 1–(–p–Oxyphe-
nyl)–2–(1′–methyl–3′–phenylpro-
pylamino)–propanol

Duvadilan
Cardilan
Vasodilan

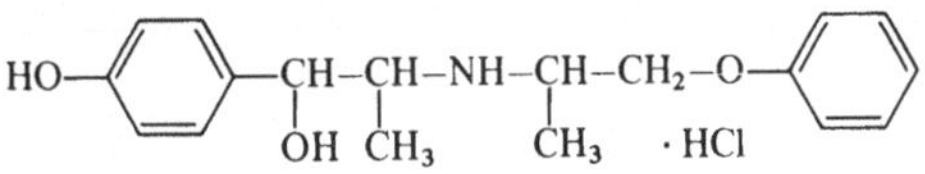

Isoxsuprin FN.
Hydrochlorid des 1–(4′–Hydroxyphe-
nyl)–2–(1′–methyl–2′–phenoxy–äthyl-
amino–)propanol

Pre–Par

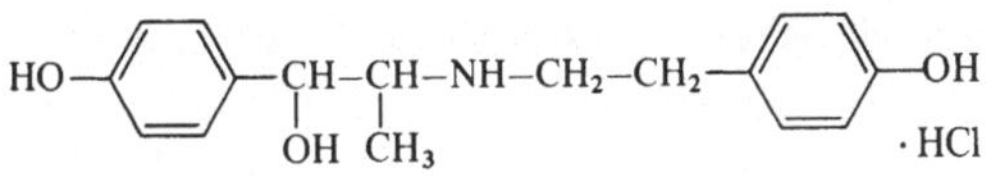

Ritodrin (DU 21 220)
Hydrochlorid des 4–Hydroxyphe-
nyläthyl–4–hydroxy–Norephedrin

Partusisten

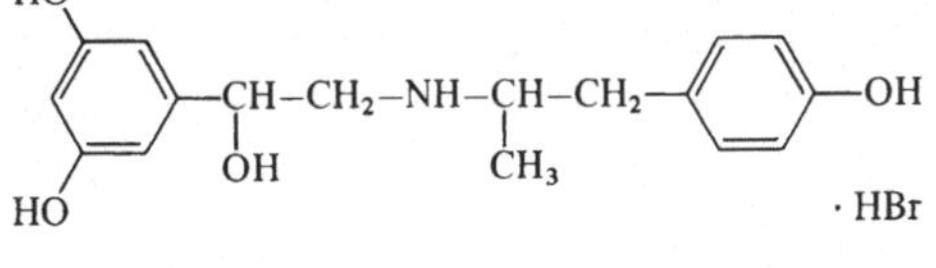

Fenoterol (Th 1165a)
Hydrobromid des 1–(3,5–Dihydroxyphenyl)–1–hydroxy–2–1–(4–hydroxy-
phenyl)–isopropylaminoäthan

Gynipral

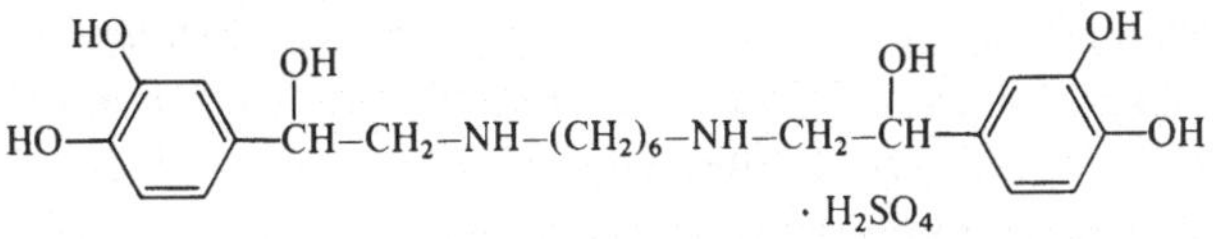

Hexoprenalin
[N,N′–bis–[2–(3′,4′–Dihydrophe-
nyl)–2–hydroxy–äthyl]–hexame-
thylen–diaminsulfat bzw. dihy-
drochlorid

Abb. 1. β-Sympathomimetika, die zur Tokolyse verwendet werden

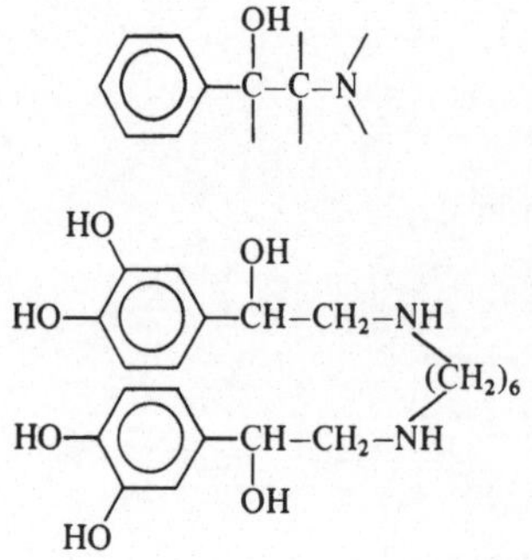

Abb. 2. Chemisches Grundgerüst der β-Sympathomimetika und des Hexoprenalins (verdoppeltes Molekül)

Tabelle 1. Empfohlene Dosierungen von β-Sympathomimetika zur Tokolyse (als i.v. Infusion) in μg/min

Buphenin	50–150
Salbutamol	20– 50
Terbutalin	10– 25
Fenoterol	1– 3
Ritodrin	100–400
Hexoprenalin	0,075–0,3

Die damals vorliegende Literatur war in bezug auf eine Schwangerschaft noch sehr spärlich; bezüglich eines tokolytischen Effekts fehlte sie vollkommen. Die Suche nach einer geeigneten Dosierung stieß v.a. insofern auf Schwierigkeiten, als sich eine Anlehnung an die Dosierung anderer β-Sympathomimetika als hoffnungslos erwiesen hat: Die Dosierungen der damals in Verwendung oder in Erprobung befindlichen β-Sympathomimetika lagen zwischen 1,0 μg/min und 400 μg/min (Tabelle 1).

Aus der inneren Medizin war uns als Anhaltspunkt für Hexoprenalin bekannt, daß als eine wirksame Dosierung beim Asthmaanfall eines Erwachsenen 5–10 μg langsam i.v. angesehen wird (2). Eine vorsichtige Anwendung in dieser Dosierung bei einer vorzeitigen Wehentätigkeit während der Schwangerschaft ergab zwar eine sofortige und vollständige Tokolyse, aber mit entsprechenden Nebenwirkungen. Damals haben wir vermutet und heute wissen wir es, daß diese Dosierung zu hoch war.

Wir haben dann begonnen, "Minidosen" allmählich zu steigern, bis eine beginnende Wirkung zu erkennen war. Während der Schwangerschaft war ab einer Dosierung von 0,07 μg/min erstmals eine, wenn auch geringe, wehenhemmende Wirkung zu erkennen, unter der Geburt erstmals ab einer Dosierung von 0,3 μg/min. Zur vollkommenen Tokolyse mußte die Dosierung noch erhöht werden, wir hatten damit aber wenigstens einen Anhaltspunkt für die Größenordnung einer tokolytischen Dosierung.

Auf der Suche nach geeigneten Dosierungen hat es sich bald gezeigt, daß die Dosis sehr von der geburtshilflichen Situation (1) abhängig ist, aber auch unterschiedlich zu sein scheint, wenn die Untersuchungen bei oxytozininduzierten Uteruskontraktionen durchgeführt werden. Letztere haben wir konsequent nicht durchgeführt: Die notwendige Dosierung des β-Sympathomimetikums erschien uns dabei höher als bei nicht induzierten Wehen, und bedingt durch die entsprechende Versuchsanordnung, eine eventuelle Beeinflussung der Ergebnisse unnötig.

Bei unseren Untersuchungen, aber auch beim Literaturstudium wurde uns bald klar, daß die Indikationsstellungen und geburtshilflichen Situationen in verschiedenen Kollektiven recht unterschiedlich und daher schwer vergleichbar sind. Die geburtshilfliche Situation wird nicht die gleiche sein, wenn z.B. bei einem operativen Eingriff während der Schwangerschaft am Uterus (bei einer Zervixcerclage etwa) eine Tokolyse prophylaktisch angewendet werden soll, oder aber bei schon Effekt auf die Zervix zeigenden Uteruskontraktionen während der Schwangerschaft eine Tokolyse über einen längeren Zeitabschnitt massiv indiziert ist, oder, drittens, unter der Geburt eine gute und regelmäßige Wehentätigkeit abrupt unterbrochen werden soll, um eine akute Gefahrensituation abzuwenden oder Vorbereitungen für einen operativen Eingriff zur Geburtsbeendigung zu treffen.

Entsprechend diesen 3 großen Indikationsgruppen während des 2. und 3. Trimenons einer Gravidität, bei der die geburtshilfliche Situation sehr unterschiedlich und damit die Dosis sehr verschieden sein wird, haben wir der Einfachheit halber und der besseren Vergleichbarkeit wegen unterschieden in: eine prophylaktische *Dauertokolyse,* eine sog. *Massivtokolyse,* der wichtigsten und sicherlich häufigsten anzutreffenden Indikation, und schließlich eine sog. *Akuttokolyse* (Tabelle 2) (3, 4).

1. Als Dauertokolyse haben wir die Prophylaxe einer drohenden Frühgeburt bezeichnet. Sie ist dadurch charakterisiert, daß entweder bereits mehr oder weniger regelmäßig von der Patientin verspürte und objektiv mittels externer Tokographie nachweisbare Uteruskontraktionen bestehen, die allerdings derzeit keinen Effekt an der Zervix im Sinne einer fortschreitenden Verkürzung und/oder Öffnung zeigen: oder aber als prophylaktische Maßnahme bei und nach Manipulationen an der Zervix, wie z.B. einer Cerclage der Zervix. Die Dosierung, die wir als für diese Indikation geeignet gefunden haben, war eine Verabreichung von 0,075 μg Hexoprenalin/min als Infusion.
2. Als Massivtokolyse haben wir die Hemmung einer in Gang befindlichen Frühgeburt bezeichnet. Sie ist dadurch charakterisiert, daß eine regelmäßige rhythmische Wehentätigkeit bereits einen Effekt im Sinne einer fortschreitenden Verkürzung und/oder Öffnung der Zervix zeigt. Die Dosierung, die wir als für diese Indikation geeignet gefunden haben, war die 0,3 μg Hexoprenalin/min als Infusion.
3. Als Akuttokolyse haben wir eine rasche Hemmung einer Wehentätigkeit unter der Geburt bezeichnet. Sie ist dadurch charakterisiert, daß sie eine Akutmaßnahme bei einer bedrohlichen Situation (z.B. diagnostiziert aufgrund der fortlaufend geschriebenen fetalen Herzschlagfrequenz) oder/und zur Vorbereitung eines operativen Eingriffs (wie Kaiserschnitt, Zangenentbindung oder dergleichen) darstellt. Die Dosierung, die wir als für diese Indikation geeignet gefunden haben, war etwa 1 μg Hexoprenalin/min als langsame Bolusinjektion.

Es ist nur sinnvoll, den Effekt einer tokolytischen Behandlung im Zusammenhang mit der Auswirkung auf das Herz-Kreislauf-System zu beschreiben (7).

Bei einem Kollektiv von insgesamt 20 Schwangeren in der 2. Hälfte ihrer Gravidität wurde als prophylaktische Tokolyse (sog. Dauertokolyse) im Zusammenhang mit einer prophylaktischen Zervixcerclage 0,075 μg/min Hexoprenalin infundiert. Die fetale Herzfrequenz (FHF) zeigte im Mittel einen Anstieg von 2,43%, die mütterliche Herz-

Tabelle 2. Dosierung von Hexoprenalin bei verschiedenen Indikationen in μg/min

Dauertokolyse	Zur Prophylaxe einer drohenden Frühgeburt	0,075
Massivtokolyse	Zur Hemmung effektiver vorzeitiger Wehen	0,3
Akuttokolyse	Zur akuten Hemmung von Geburtswehen	1,0

frequenz (MHF) im Mittel einen Anstieg von 4,13%. Der mütterliche Blutdruck war vor und während der Verabreichung statistisch nicht signifikant unterschiedlich.

Bei einem weiteren Kollektiv von insgesamt 20 Schwangeren in der 2. Hälfte ihrer Gravidität wurde wegen einer vorzeitigen und bereits Effekt an der Zervix zeigenden Wehentätigkeit 0,3 μg/min Hexoprenalin infundiert. Der Anstieg der FHF betrug im Mittel 3%, der der MHF 33%. Der mütterliche Blutdruck zeigte sowohl systolisch als auch diastolisch einen, wenn auch in seinem Ausmaß unterschiedlichen Abfall.

Bei einem letzten Kollektiv von insgesamt 10 Schwangeren wurde zur Hemmung einer regelmäßigen Wehentätigkeit unter der Geburt insgesamt 5,0 μg als Bolus langsam i.v. verabreicht. In jedem Fall trat eine sofortige Tokolyse auf, die etwa 10–20 min anhielt. Der Anstieg der MHF betrug im Mittel etwa 35%, die Beurteilung der FHF erschien uns in Anbetracht der vorhergegangenen Herzfrequenzmuster als nicht geeignet und daher nicht sinnvoll.

Der Vergleich verschiedener, wenn auch ähnlicher Präparate ist schwierig und problematisch: Es muß sowohl der tokolytische Effekt und damit auch die geburtshilfliche Situation als auch der Grad der Nebenwirkungen beurteilt werden (10). Dazu kommt noch, daß die wirkungsäquivalenten Dosen außerordentlich unterschiedlich sind. Am sinnvollsten ist uns ein Vergleich verschiedener in Verwendung befindlicher β-Sympathomimetika bei der Hemmung einer vorzeitigen und effizienten Wehentätigkeit (von uns als Massivtokolyse bezeichnet) erschienen (Tabelle 3).

Die kardiovaskulären Effekte im Rahmen einer Tokolyse werden häufig durch verschiedene Begleiterscheinungen beeinflußt (5):

– allein schon wegen der Tatsache einer bestehenden Schwangerschaft muß dem mütterlichen Organismus eine Sonderstellung eingeräumt werden;
– die Unruhe und Aufregung einer Schwangeren aufgrund der Symptome einer drohenden Frühgeburt bzw. Störung ihrer Gravidität;
– die Notwendigkeit einer ärztlichen Untersuchung und einer stationären Aufnahme in ein Krankenhaus;
– die Notwendigkeit der entsprechenden therapeutischen und überwachenden Maßnahmen (wie z.B. das Legen einer Venenkanüle);
– auch eine mehr oder weniger kurzfristige Rückenlage der Schwangeren kann ein sog. Vena-cava-Syndrom auslösen, das zu einer Beeinflussung von MHF und Blutdruck führt.

Wenn uns diese Begleiterscheinungen auch bekannt sind, so sind sie nur sehr schwer auszuschalten und so gut wie nicht zu erfassen und zu vergleichen.

Tabelle 3. Nebenwirkungen verschiedener β-Sympathomimetika

Substanz (Autor)	Dosis [μg/min]	Blutdruck syst. diast. [%]		MHF Anstieg [%]	FHF Anstieg [%]
Hüter (5a):		(Abfall)			
Fenoterol	1,5–3,0	17	22	24	3
Ritodrin	250–400	10	10	35	6
Nylidrin	150–250	21	27	37	10
Reinold (8, 9):					
Hexoprenalin	0,3	Geringer Abfall		33	3

Hexoprenalin ist, wie alle anderen β-Sympathomimetika auch, eine außerordentlich potente Substanz. Zur Anwendung bedarf es natürlich einer entsprechenden Indikation, wobei man wiederum unterscheiden kann in Indikation während der Schwangerschaft und unter der Geburt.

Bedingt durch die Wirkungen bzw. Nebenwirkungen der β-Sympathomimetika auf den ganzen Organismus der Schwangeren bestehen auch eine Reihe von Kontraindikationen, die unbedingt beachtet werden müssen. Hier sind in erster Linie Erkrankungen des Herzens und des Stoffwechsels zu nennen; Störungen im peripheren Kreislauf und im Elektrolythaushalt werden meistens korrigierbar sein.

Von ganz wesentlicher Bedeutung scheint uns die Vermeidung der Gefahr eines Lungenödems zu sein. Diese Gefahr besteht einerseits durch die Neigung zur Wasserretention im Rahmen der Verabreichung von β-Sympathomimetika, andererseits auch durch die oft damit verbundene Zufuhr einer größeren Flüssigkeitsmenge; weiter scheint die Gefahr noch durch die oft gleichzeitige Verabreichung von Kortikoiden zur Förderung der fetalen Lungenreife erhöht zu sein. Dieser Gefahr sind wir – bisher mit Erfolg – damit begegnet, daß die Verabreichung der β-Sympathomimetika in einer 50 ml fassenden Motorpumpeninfusion erfolgte, die exakt steuerbar ist. Es konnten so, auch bei langdauernder Therapie, größere Flüssigkeitszufuhren vermieden werden.

Jede geburtshilfliche Situation, bei der die Notwendigkeit einer Tokolyse besteht, ist mit Gefahren und Risiken verbunden. Dazu kommen dann noch die Wirkungen und Nebenwirkungen der verabreichten β-Sympathomimetika.

Aus dem geht hervor, daß, neben allgemeinen Begleitmaßnahmen bei der Notwendigkeit einer Tokolyse, auch verschiedene Maßnahmen beachtet werden müssen, die im Zusammenhang mit der Verabreichung von β-Sympathomimetika stehen.

Mit der Substanz Hexoprenalin steht uns ein hochwirksames Medikament zur Tokolyse zur Verfügung, das offenbar mit nur wenig und geringgradigen Nebenwirkungen verbunden ist. Bis zu einem gewissen Grad scheinen aber Ausmaß der Wirkung und der Nebenwirkungen individuell unterschiedlich zu sein. Durch die Einführung der Substanz Hexoprenalin hat unser bisher bescheidenes Repertoire hinsichtlich einer effizienten Tokolyse eine sehr interessante Erweiterung erfahren; natürlich gilt auch für dieses Medikament der altbekannte ärztliche Grundsatz: so viel als nötig und so wenig als möglich.

Literatur

1. Baumgarten K, Wesselius-De Gasparis A (Hrsg) (1972) Proceedings of the International Symposium on the Treatment of Fetal Risks, Baden, Austria, 1972. Philips-Duphar B.V.
2. Deutsch E, Irsigler K, Kraupp O (Hrsg) (1970) Hexoprenalin: Pharmakologie und therapeutische Anwendung beim asthmatischen Formenkreis. Springer, Wien New York
3. Gitsch E, Reinold E (1981) Hexoprenalin zur Tokolyse. Hexoprenalin-Symposium. Wien, 24 Juni 1978. Maudrich, Wien München Bern
4. Gitsch E, Reinold E (1982) Hexoprenalin – Anwendung in der Geburtshilfe. 2. Hexoprenalin-Symposium, Wien, Dezember 1980. Maudrich, Wien München Bern
5. Hillemanns H-G, Trolp R (Hrsg) (1978) Kardiale Probleme bei der Tokolyse. Enke, Stuttgart
5a. Hüter J, Rippert CH, Meyer C (1972) Wehemhemmung mit welchem Beta-Mimetikum (Beotec, Ritodrine, Dilatol)? Geburtsh Frauenheilk 32:97–103
6. Jung H (Hrsg) (1972) Methoden der pharmakologischen Geburtserleichterung und Uterus-Relaxation. Thieme, Stuttgart
7. Lipshitz J, Baillie P, Davey DA (1976) A comparision of the uterine beta-2-adrenoreceptors selectivity of fenoterol, hexoprenalin, ritodrine and salbutamol. S Afr Med J 50:1969–1972
8. Reinold E (1978) Vortrag: Hexoprenalin – eine neue Substanz zur Tokolyse. 42. Tagung der Dtsch. Ges. f. Gynäk. u. Geburtsh., München, 12.–16. Sept. 1978
9. Reinold E (1979) Hexoprenalin als wehenhemmende Substanz. Wien Klin Wochenschr 91:805–809
10. Richter R, Wiest W (1978) Tokolyse mit Berücksichtigung der Nebenwirkungen. Gynäkologe 11:29–38
11. Weidinger H (Hrsg) (1977) Labour inhibition – betamimetic drug in obstetrics. Fischer, Stuttgart New York

Significance of the Treatment of Premature Labour with β-Mimetic Drugs in South Africa

P. Baillie

For five minutes perhaps the most effective and useful manner to tell you about premature labour would be

1. Discuss the lessons of the past
2. Describe my present practice and results

1. Lessons of the Past. We have done three published double-blind trials and used all the drugs. So I am prepared to back my contentions as, from yesterday's presentations I can already see that many of you are making the mistakes that we went through– possibly, like children, we all have to make our own mistakes. These are:

a) Holding labour for 72 h prevents hyaline membrane disease (H.M.D.);
b) Dexamethazone is of limited value;
c) Patients, doctors and midwives need to realize that threatened premature labour is an obstetric emergency. In our most active days we still only treated 43.8%, but if you don't you will develop an opinion like Dr. Richter's in that you treat half-heartedly, with too low doses and too late to have any effect;
d) As emphasized yesterday, elimination of endogeneous catecholamine production by sedation intravenously, left lateral tilt and explanation will enable you to treat far more effectively;
e) The drug of choice is undoubtedly hexoprenaline in adequate doses. Our range is 0.3 to 1.0 μg per min. The doses presented here are too low. The drug is totally different in structure to the others, as you have heard, and acts in a different manner. Clenbuterol is interesting, but I suspect more toxic; I have no experience with it.

2. My present private practice, as opposed to my university practice is as follows:

Contraindications. Accidental haemorrhage is not an absolute contraindication although great care needs to be exercised. As far as rupture of membranes is concerned, I reassess critically at 3 h for reaccumulation of liquor as well as using the fetal heart rate rather than the mother's temperature as a guide to infection.

Method of Treatment. Possibly worth discussing are
1) If I am uncertain whether a baby is stressed or not, I abolish uterine activity and then carry out an amniocentesis.
2) The aim of treatment is abolition of uterine activity rather than removal of pain. This has to be stressed to the attendant as treatment will otherwise be ineffective.
3) The toxic dose of hexoprenaline is individually monitored on the blood pressure rather than the pulse rate. If the hexoprenaline dosage is increased slowly over about 4 min the components of chance are stretched out. Initially a peripheral dila-

tation followed by a reactive stage with widening of pulse pressure. Overdosage
occurs with a terminal drop of the systolic pressure and mean arterial pressure
— all within the accepted range of pulse rate. Consequently if the systolic pressure
drops below the initial resting sedated stable level, the dosage has to be decreased,
or, if the uterine activity continues prostaglandin inhibitors have to be considered
individually.

Results. Of my personal series with hexoprenaline I have treated 165 patients with success,
i.e. no fetal effects of being born too soon in 72% — an acceptable figure. Over the last
3 years I have treated only eight patients above 32 weeks gestation.

Of interest is that in 12 of these patients the cervical dilatation was > 5 cm in active
labour. Because of infertility and reproductive failure, treatment was persisted with in-
cluding indomethacin (25 mg every 4 h orally or 100 mg every 8 h rectally).

To my surprise the cervical dilatation reversed in four patients for varying periods.
This means that advanced labour can be reversed in some patients (30% in this series),
but that antiprostaglandins are necessary. The lack of neonatal problems suggests a protective effect of β-stimulants and hexoprenaline in particular on indomethacin-induced
pulmonary problems.

This finding has important physiological, clinical and epidemiological implications.

Hexoprenalin und Fenoterol im klinischen Vergleich

H. Mörlein, J. Bodenstein und H. Weidinger

Wegen der bekannten sog. Seiteneffekte der β-Mimetika hält die Suche nach tokolytisch wirksamen Substanzen mit möglichst spezifischer β_2-Aktivität bei gleichzeitig geringer β_1-Wirkung (1–4) an. In den letzten 2 Jahren wurde von uns und anderen Untersuchern geprüft, ob Hexoprenalin diese Bedingungen erfüllt. Da bislang die meisten Erfahrungen mit dem β-Mimetikum Fenoterol vorliegen (5), war es naheliegend, Hexoprenalin mit dieser Substanz zu vergleichen. Hierzu mußten zunächst Äquivalenzdosen von Fenoterol und Hexoprenalin festgelegt werden, d.h. wir versuchten die Dosis zu ermitteln, die bei ein- und derselben Patientin bei regelmäßiger vorzeitiger Wehentätigkeit den gleichen tokolytischen Effekt erzielt.

Als Ansatz diente der interindividuelle Vergleich. 6 Patientinnen zwischen der 30. und 33. Schwangerschaftswoche mit vorzeitiger regelmäßiger Wehentätigkeit erhielten Hexoprenalin und Fenoterol im Wechsel. 3mal beginnend mit Hexoprenalin, 3mal beginnend mit Fenoterol, bis tokographisch nachweisbar die Kontraktionen in Frequenz und Amplitude gleich waren (Abb. 1). Die Anfangsdosierung für Fenoterol lag bei 1 μg/min, für Hexoprenalin bei 0,2 μg/min. Die Höchstdosierung für Fenoterol betrug 5 μg/min, für Hexoprenalin 0,7 μg/min. Dabei wurden Dosierungsschritte für Fenoterol von 1 μg, für Hexoprenalin von 0,1 μg verwendet. Die Applikationszeit betrug jeweils 30 min. Beim Präparatwechsel wurde mindestens 10 min pausiert, um einen möglichen Synergismus zu vermeiden.

Wir fanden einen vergleichbaren tokolytischen Effekt bei einem Verhältnis Hexoprenalin : Fenoterol von ca. 1:7, d.h., um die tokolytische Wirkung von 1 μg Fenoterol/min zu erreichen, wurden 0,14 μg Hexoprenalin/min benötigt. Um den tokolytischen Effekt von 5 μg Fenoterol zu erreichen, entsprechend 0,7 μg Hexoprenalin (Tabelle 1).

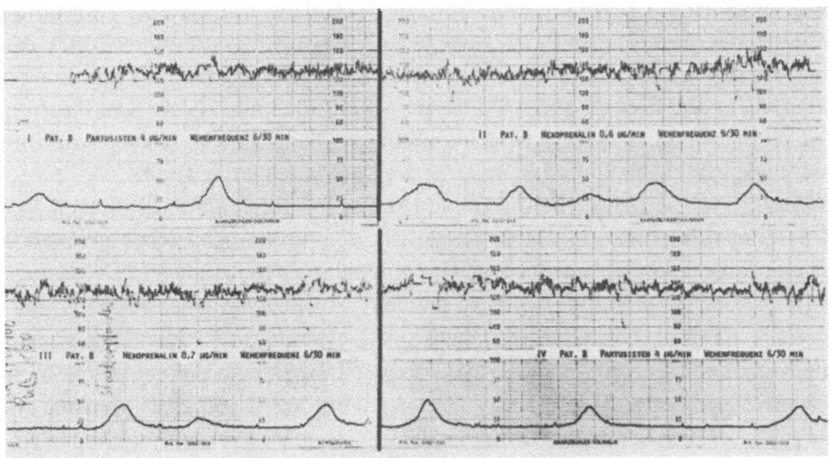

Abb. 1. Kardiotokogramm bei interindividuellem Vergleich

Tabelle 1. Tokolyseäquivalenz Fenoterol : Hexoprenalin (~7:1)

Tokolyseäquivalenz		Tokolyseäquivalenz	
Fenoterol	Hexoprenalin	Fenoterol	Hexoprenalin
[μg/min]	[μg/min]	[μg/min]	[μg/min]
0,7	0,1	1	0,14
1,4	0,2	2	0,28
2,1	0,3	3	0,42
2,8	0,4	4	0,56
3,5	0,5	5	0,7
4,2	0,6	6	
4,9	0,7	7	

Bei dieser wirkungsgleichen Dosierung bot Hexoprenalin im mittleren und höheren Dosisbereich bezüglich der allgemeinen Nebenwirkungen kaum Vorteile gegenüber Fenoterol. Tremor, Wärmegefühl und Tachykardie als typische Nebenwirkungen der β-Mimetika waren bei gleicher tokolytischer Wirkung nahezu identisch. Von diesem Dosierungsverhältnis ausgehend sowie in Anlehnung an Reinold (4) führten wir 30 klinische Tokolysebehandlungen durch. Die Patientinnen befanden sich zwischen der 19.und 34. Schwangerschaftswoche. 20 davon waren wegen Zervixinsuffizienz ohne tokographisch nachweisbare Kontraktionen in die Klinik eingewiesen worden. Hier erfolgte die Hexoprenalinapplikation zur prophylaktischen Tokolyse bei geplanter Cerclageoperation nach Shirodkar. Dosierungen von 0,1 bis 0,15 μg Hexoprenalin/min reichten aus, um den Uterus zu relaxieren und postoperative Kontraktionen zu unterdrücken. Bei 10 Patientinnen mit drohender Frühgeburt, d.h. tokographisch nachweisbare regelmäßige Kontraktionen sowie einen Effekt auf die Zervix, verwendeten wir Hexoprenalin in Dosierungen zwischen 0,2–0,4 μg/min. Die therapeutische Wirkung war in beiden Indikationsgruppen gleich gut.

Ein Vergleich der Kreislaufparameter zeigt Tabelle 2. Während bei Fenoterol durch Absinken des diastolischen Drucks bei gleichbleibendem systolischen Druck die Blutdruckamplitude zunahm, blieb bei Hexoprenalin durch gleichsinniges Sinken von systolischem und diastolischem Druck die Amplitude unverändert. Die Pulsfrequenz stieg bei Fenoterol stärker als bei Hexoprenalin. Die allgemeinen Nebenwirkungen waren, wie bereits erwähnt, v.a. im höheren Dosisbereich identisch.

Weiterhin verglichen wir Fenoterol und Hexoprenalin zur Notfalltokolyse bzw. zur intrauterinen Reanimation. Dabei zeigte sich, daß die vom Hersteller zur Notfalltokolyse empfohlene Dosierung von 5 μg Hexoprenalin als Bolus, die ein Dosierungsverhältnis Hexoprenalin : Fenoterol von 1:5 darstellt, zur Behebung der Notsituation nicht ausreicht. Es ist nach unserer Erfahrung eine Dosierung von 10 μg Hexoprenalin als Bolus notwendig, um bei intrauterinem Akutfall die gleiche therapeutische Wirkung wie mit 25 μg Fenoterol zu erzielen. Dies stellt ein Verhältnis Hexoprenalin : Fenoterol von 1:2,5 dar. Die bei diesen Dosierungen auftretenden Kreislaufreaktionen sind bei Fenoterol und Hexoprenalin identisch.

Tabelle 2. Wirkungen auf das Herz- Kreislauf-System bei Fenoterol und Hexoprenalin i.v.

	Fenoterol n= 100			Hexoprenalin n= 30		
	RR	RR-Ampl.	Puls	RR	RR-Ampl.	Puls
	$\bar{x}$	$\bar{x}$	$\bar{x}$	$\bar{x}$	$\bar{x}$	$\bar{x}$
Vor Behandlung	117/ 75	42	84	118/ 76	42	84
Unter Behandlung	117/ 69	48	98	106/ 64	42	93

Zusammenfassung

Hexoprenalin ist in seiner tokolytischen Potenz in entsprechender Dosierung mit Fenoterol durchaus vergleichbar, wobei für die Dauer- und Massivtokolyse nach unseren Erfahrungen ein Verhältnis Hexoprenalin : Fenoterol von 1:6 bis 1:7 anzusetzen ist, für die Akuttokolyse ein Verhältnis von 1:2,5.

Bei Anwendung wirkungsäquivalenter Dosen zeigte Hexoprenalin im unteren bis mittleren Dosisbereich, d.h. von 0,1 bis 0,3 μg/min, das entspricht 1–2 μg Fenoterol/min, weniger subjektive Nebenwirkungen, geringere Zunahme der mütterlichen Herzfrequenz und geringeren Abfall des diastolischen Blutdrucks. Im Dosierungsbereich über 0,3 μg Hexoprenalin/min konnten wir kaum Unterschiede hinsichtlich der subjektiven sowie der kardiovaskulären Nebenwirkungen feststellen.

Literatur

1. Lipshitz J (1977) Use of a beta-sympathomimetic drug as a temporizing measure in the treatment of acute fetal distress. Am J Obstet Gynecol 129:31–36
2. Lipshitz J, Baillie P (1976) Uterine and cardiovascular effects of beta$_2$-selective sympathomimetic drugs administered as an intravenous infusion. S Afr Med J 50:1973
3. Lipshitz J, Baillie P, Davey DA (1979) A comparison of the uterine beta$_2$-adrenoreceptor selectivity of fenoterol, hexoprenaline, ritodrine and salbutamol. S Afr Med J 50:1969
4. Reinold E (1979) Hexoprenalin als wehenhemmende Substanz. Wien Klin Wochenschr 91:805–809
5. Wolff F (1981) Die Veränderungen der Herz-Kreislauf-Parameter durch Betamimetika. In: Heilmann L, Ludwig H (Hrsg) Indikationen und Gefahren der Tokolyse. Boehringer, Ingelheim

Tokolytischer Effekt und metabolische Wirkungen von Hexoprenalin

W.-D. Wiest, W.D. Hiltmann und H. Hettenbach

Die in der Literatur angegebenen Dosierungen von Hexoprenalin zur Tokolyse variieren
beträchtlich. Deshalb haben wir Hexoprenalin auf den wehenhemmenden Effekt hin im
akuten Experiment untersucht. Da es bis heute kein β-Mimetikum gibt, das selektiv die
β_2-Rezeptoren des Uterus stimuliert, haben wir ebenfalls die systemischen Wirkungen
dieser Substanz geprüft.

Bei 31 Schwangeren erfolgte sub partu eine Tokolyse mit Hexoprenalin. Dabei wurde
Hexoprenalin in einer Dosierung von 5 μg über 1 min i.v. bei 15 Schwangeren appliziert.
16 Schwangere erhielten über 30 min kontinuierlich 0,3 μg/min i.v. verabreicht. Die
intern registrierten Tokogramme wurden anhand folgender Parameter analysiert: Wehenfrequenz, Wehenamplitude, Basaltonus und Druckzeitfläche.

Ergebnisse

Bei den 15 Patientinnen mit Akuttokolyse lag die Wehenfrequenz bei 3,6 Wehen/10 min
über 30 min. Nach Gabe von 5 μg Hexoprenalin sank die Frequenz auf 1,6 Wehen/10
min ab und stieg während der nächsten 50 min kontinuierlich wieder an (Tabelle 1).

Die mittlere Wehenamplitude lag zwischen 46 und 57 mmHg. Nach Hexoprenalingabe
verkleinerte sich die Amplitude. In den ersten 10 min ist sie um mehr als die Hälfte
vermindert (Tabelle 2).

Der mittlere Basaltonus wird durch Hexoprenalin gering gesenkt (Tabelle 3).

Die Druckzeitfläche wurde planimetrisch ermittelt. In den ersten 10 min nach Hexoprenalingabe reduzierte sich die Druckzeitfläche auf 64%. 30 min später waren die Ausgangswerte praktisch wieder erreicht (Abb. 1). Vergleicht man den tokolytischen Effekt
einer kontinuierlichen Infusion von 2 μg/min Fenoterol mit einer Infusion von 0,3 μg/
min Hexoprenalin über 30 min, so können sowohl im Verhalten der Wehenfrequenz,
des Basaltonus, der Druckzeitfläche und der Wehenamplitude keine signifikanten Unterschiede zwischen Fenoterol und Hexoprenalin in der angegebenen Dosierung gefunden
werden (Tabelle 4, 5).

Tabelle 1. Wehenfrequenz. $\overline{x}$, ohne Hexoprenalin; s, mit Hexoprenalin

[min]	10	10	10	10	10	10	10	10	10
$\overline{x}$	3,8	3,0	3,9	1,6	2,7	2,8	3,1	3,3	3,5
s	1,7	1,5	1,4	1,1	1,6	1,4	1,1	1,0	1,1

Tabelle 2. Wehenamplitude

[min]	10	10	10	10	10	10	10	10	10
x	54,6	46,2	56,9	22,6	30,3	40,3	47,2	42,3	47,2
s	17,7	19,0	16,3	14,0	20,5	26,5	25,8	16,3	11,3

Tabelle 3. Basaltonus

[min]	10	10	10	10	10	10	10	10	10
x	14,7	14,3	14,4	12,4	13,2	13,9	14,2	12,8	15,1
s	7,4	7,4	6,2	4,7	4,8	5,6	5,3	4,3	4,8

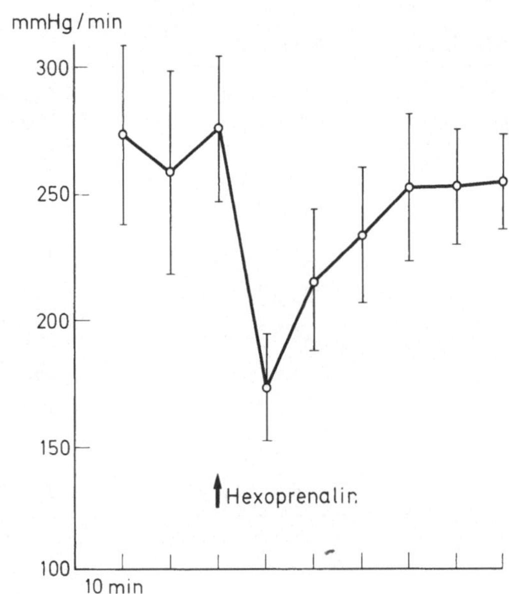

Abb. 1. Druckzeitflächenveränderung nach Hexoprenalingabe

Die metabolischen Untersuchungen erfolgten an insgesamt 36 Patientinnen. Sie befanden sich zwischen der 16. und 35. Schwangerschaftswoche. 18 Patientinnen erhielten 0,3 μg/min Hexoprenalin kontinuierlich über mindestens 24 h. Als Vergleichsgruppe dienten 18 Patientinnen, die 2 μg/min Fenoterol erhielten. Vor Therapiebeginn sowie 1, 3 und 4 h nach Infusionsbeginn wurden Blutproben entnommen.

Eine Beeinflussung des Serumnatriums und Serumkalziums unter beiden β-Mimetika konnte nicht beobachtet werden (Tabelle 6).

Hingegen findet sich ein deutlicher Abfall des Serumkaliums. Vergleicht man das Verhalten des Serumkaliums unter der Therapie mit Fenoterol mit der Medikation Hexoprenalin, so finden sich keine signifikanten Unterschiede (Tabelle 7).

Tabelle 4. Wehenfrequenz

Intervall [min]	Fenoterol [Wehen]	Hexoprenalin [Wehen]
10	$2,8 \pm 1,9$	$2,8 \pm 1,0$
10	$3,0 \pm 1,2$	$3,4 \pm 1,4$
10	$2,9 \pm 1,0$	$3,4 \pm 1,3$
10	$1,7 \pm 1,4$	$2,2 \pm 1,5$
10	$0,8 \pm 0,9$	$1,4 \pm 1,6$
10	$1,1 \pm 1,1$	$1,4 \pm 1,1$
10	$1,8 \pm 1,4$	$2,3 \pm 1,1$
10	$2,9 \pm 1,4$	$3,4 \pm 1,0$
10	$2,7 \pm 0,8$	$2,8 \pm 1,0$

Tabelle 5. Wehenamplitude

Intervall [min]	Fenoterol [Wehen]	Hexoprenalin [Wehen]
10	$36,1 \pm 5,4$	$44,6 \pm 7,7$
10	$37,2 \pm 11,7$	$36,2 \pm 9,0$
10	$34,5 \pm 7,5$	$46,9 \pm 6,3$
10	$32,5 \pm 7,0$	$32,6 \pm 4,0$
10	$24,9 \pm 14,1$	$30,3 \pm 16,5$
10	$21,4 \pm 9,0$	$28,3 \pm 10,5$
10	$26,6 \pm 7,6$	$37,2 \pm 16,3$
10	$30,8 \pm 12,4$	$32,3 \pm 15,8$
10	$36,7 \pm 11,3$	$37,2 \pm 11,3$

Tabelle 6. Beeinflussung des Serumnatriums (in mval/l) durch β-Mimetika

t [h]	Fenoterol	Hexoprenalin
0	$143,5 \pm 5,7$	$144,1 \pm 7,2$
1	$144,4 \pm 5,6$	$145,6 \pm 5,7$
3	$143,7 \pm 4,6$	$146,7 \pm 5,5$
24	$143,3 \pm 5,1$	$143,1 \pm 5,7$

Tabelle 7. Beeinflussung des Serumkaliums (in mval/l) durch β-Mimetika

t [h]	Fenoterol	Hexoprenalin
0	$4,0 \pm 0,6$	$4,1 \pm 0,4$
1	$3,1 \pm 0,5$	$3,1 \pm 0,2$
3	$3,2 \pm 0,5$	$3,0 \pm 0,5$
24	$3,7 \pm 0,4$	$3,8 \pm 0,3$

Tabelle 8. Beeinflussung des Glucosespiegels im Serum (in mg %) durch β-Mimetika

t [h]	Fenoterol	Hexoprenalin
0	$79,0 \pm 11,3$	$78,6 \pm 10,6$
1	$100,3 \pm 15,2$	$103,5 \pm 8,4$
3	$111,8 \pm 15,9$	$110,3 \pm 7,7$
24	$108,4 \pm 12,7$	$113,6 \pm 9,0$

Was den glykogenolytischen Effekt anlangt, so findet sich unter der Therapie mit Hexoprenalin ein Anstieg der Glucose im Serum um ca. 40 mg%. Auch hier zeigt sich im Vergleich von Fenoterol und Hexoprenalin kein signifikanter Unterschied (Tabelle 8).

Zusammenfassung

Wir können feststellen, daß Hexoprenalin in der von uns gewählten Dosierung einen deutlichen tokolytischen Effekt aufweist. Die tokolytisch äquivalente Dosis von Fenoterol und Hexoprenalin ist 7:1.

Klinische Erfahrungen mit dem Tokolytikum Hexoprenalin

G. Ohlenroth

Das Tokolytikum Hexoprenalin wurde in den vergangenen 3 1/2 Jahren in der von mir geleiteten Klinik in etwas mehr als 200 Fällen eingesetzt. Vorher wurde ausschließlich Fenoterol verwandt, und zwar über mehr als 10 Jahre.

Von den Hexoprenalinfällen wurden 67 mit allen Einzeldaten erfaßt, dazu zum Vergleich 20 Fenoterolfälle dokumentiert.

Die intravenöse Dauerinfusion wurde anfangs mit Infusomaten gesteuert, in den letzten 2 Jahren nur noch über Perfusoren.

Die Dosierung von Hexoprenalin lag im Mittel zwischen 0,1 und 0,2 $\mu g/min$, bei Fenoterol zwischen 1,3 und 3 $\mu g/min$.

Der Fenoterolinfusion wurde stets Verapamil hinzugesetzt. Die Patientinnen erhielten bei Bedarf recht häufig zusätzlich Diazepam. Hexoprenalin wurde stets ohne Zusätze gegeben.

Bei gleich guter Wehenhemmung in beiden Gruppen war klinisch am auffälligsten, daß wir unter Hexoprenalin erheblich geringere Nebenwirkungen registrierten. Das betrifft v.a. die Herzfrequenz und das unter Fenoterol insbesondere an den ersten Behandlungstagen eigentlich immer auftretende "Zittern".

Die sonst recht unangenehmen adrenergischen Nebenwirkungen sind bei Hexoprenalin, jedenfalls in unserer Klinik und unter der von uns gewählten Dosierung, so viel geringer als beim Fenoterol, so daß sowohl Patientinnen als v.a. auch das Pflegepersonal das Fenoterol nach Möglichkeit meiden wollen.

Berichten muß ich noch von einem Fall mit beginnendem Lungenödem unter Hexoprenalin:

Die 33jährige Patientin war zum 3.Mal schwanger, hatte noch kein lebendes Kind und starken Kinderwunsch. In der 28. Schwangerschaftswoche trat nun wiederum vorzeitige Wehentätigkeit auf, die sich mit Hexoprenalin i.v. in einer Dosierung von 0,1 $\mu g/min$ stoppen ließ. Etwa 30 min nach einer Betamethasoninjektion klagte die Patientin über Atemnot. Man meinte, über beide Lungen feinblasige Geräusche zu hören. Das Hexoprenalin wurde sofort abgesetzt, wonach die Atmung innerhalb der nächsten Stunde wieder frei wurde. Allerdings traten dann erneut Wehen auf, und wir haben uns 6 h später aufgrund des starken Kinderwunsches wieder zur Hexoprenalingabe entschlossen.

Bei zunächst einer Dosierung von 0,05 $\mu g/min$ und später 0,1 $\mu g/min$ beruhigte sich die Wehentätigkeit wieder. Auf weitere Betamethasongaben haben wir natürlich dann verzichtet. In abgeschwächter Form hat sich das Ereignis 1 Woche später noch einmal wiederholt. Mit möglichst niedrigen Hexoprenalingaben zwischen 0,1 und 0,04 $\mu g/min$ haben wir schließlich die 33. Schwangerschaftswoche erreicht. Es wurde dann doch noch nach Absetzen des β-Mimetikums ein lebensfähiges Kind geboren.

Ich bin mir darüber im klaren, daß in dem geschilderten Fall das Verharren bei der β-Mimetikamedikation erhebliche Gefahren heraufbeschworen hat, und ein 2. Mal würde ich retrospektiv wohl doch ein ähnliches Risiko scheuen. Ich habe diesen Fall aber eigentlich geschildert, um auf die Möglichkeit der Entstehung eines Lungenödems auch unter Hexoprenalin hinzuweisen.

Tokolyse und Glucosetoleranz

B.R. Muck

Adrenerge Substanzen bewirken unter anderem auch z.B. eine Lipolyse und Reninfrei-setzung. Während diese Auswirkung β_1-Rezeptoren zugeschrieben wird, übermitteln β_2-Rezeptoren auch verschiedene metabolische Wirkungen, wie z.B. die Ausschüttung von Insulin sowie eine Glykogenolyse im Gewebe. Unterschiedliche klinische Wirkungen beider Blockertypen sind in Situationen mit erhöhter Sympathikusaktivität beobachtet worden. Unter anderem wurden auch Beobachtungen gemacht, daß die nichtselektiven Blocker die Insulinausschüttung hemmen können, was bei manifestem Diabetes mellitus von Bedeutung sein kann (1). Ebenso verlängern nichtselektive Blocker die Dauer einer insulinbedingten Hypoglykämie, wahrscheinlich durch die Beeinflussung der Glucogeo-genese (2).

Ähnlich insulinantagonistische Auswirkungen sind nach Trauma oder Streß mit ent-sprechender Beeinflussung der Glucosetoleranz zu beobachten. Schwangere benötigen zur Aufrechterhaltung der Homöostase für Glucose, insbesondere gegen Ende der Trag-zeit, mehr Insulin. Die insulinantagonistische Auswirkung von HPL führt zu einer peri-pheren Insulinresistenz.

In der Betreuung von Schwangeren sind heute β-Mimetika nicht mehr wegzudenken. In die therapeutischen Überlegungen sind aber mögliche Nebenwirkungen dieser Sub-stanz mit einzubeziehen (3).

Material und Methodik

Bei 10 Schwangeren war durch drohende Frühgeburt im Mittel in der 29. SSW eine Toko-lyse indiziert. Hexoprenalinsulfat wurde in einer mittleren Dosis von 0,085 μg/min i.v. gegeben. Vor Behandlungsbeginn sowie nach Abschluß der Tokolyse bzw. post partum wurde die orale Glucosetoleranz mittels einer Belastungsprobe von 100 g Glucose be-stimmt. Außerdem wurden vor Behandlungsbeginn sowie wöchentlich die Konzentration-en für das glykosilierte Hämoglobin unter standardisierten Bedingungen bestimmt. Es wurden Doppelbestimmungen durchgeführt.

In einigen Fällen wurde die Glucose mittels Biostator kontinuierlich während der Be-lastungsprobe mit gleichzeitiger Hexoprenalinmedikation gemessen.

Außerdem wurden die Konzentrationen des Seruminsulins vor Beginn der Belastung mit 100 g Glucose sowie zu den Meßzeitpunkten 30, 60, 90, 120 und 180 min bestimmt.

Im Durchschnitt erhielten alle Schwangeren über 17 Tage Hexoprenalinsulfat i.v.

Ergebnisse

Unter Hexoprenalin beobachteten wir höhere Glucosekonzentrationen bei der oralen
Belastung mit 100 g, insbesondere zu den Meßzeitpunkten nach 1 h, im Vergleich zu
den Konzentrationen vor Behandlungsbeginn.

Sieben Tage post partum konnte kein mathematisch gesicherter Unterschied zu den
Werten während der Schwangerschaft und vor der Tokolyse beobachtet werden (Abb. 1).

Zur Aufrechterhaltung der Glucosetoleranz wird bei Schwangeren mehr Insulin benötigt. Auch vor Beginn der Tokolyse konnte im Vergleich zur Kontrolle post partum
mit den Meßzeitpunkten 60, 90, 120 und 180 min höhere Insulinkonzentrationen im
Serum festgestellt werden.

Unter Hexoprenalinsulfat wurden insbesondere zum Ende des Untersuchungszeitraums,
noch höhere Insulinkonzentrationen gefunden (Abb. 2).

Vor Behandlungsbeginn lagen die Konzentrationen des glykosilierten Hämoglobins,
was sowohl den labilen als auch den stabilen Anteil anbetrifft, mit 5,8% im Normbereich.
Nach 7 Behandlungstagen mit Hexoprenalin konnte bereits ein geringer Anstieg dieser
Konzentration beobachtet werden, die zu dem Zeitpunkt 2 und 3 Wochen mathematisch
deutlich verschieden waren.

35 Tage nach Behandlungsbeginn konnte in 4 Fällen aber bei fortgeführter intravenöser
Tokolyse wiederum eine Abnahme des glykosilierten Hämoglobins festgestellt werden;

Bei der Kontrolle 7 Tage post partum lagen die Werte wiederum im Normbereich
(Abb. 3).

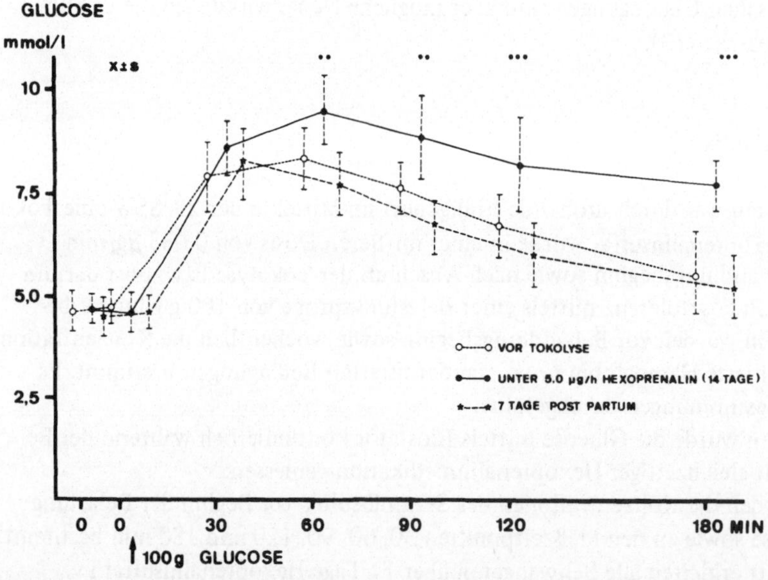

Abb. 1. Oraler Glucosetoleranztest (oGTT) (100 g) bei 10 Schwangeren unter Tokolyse mit Hexoprenalin

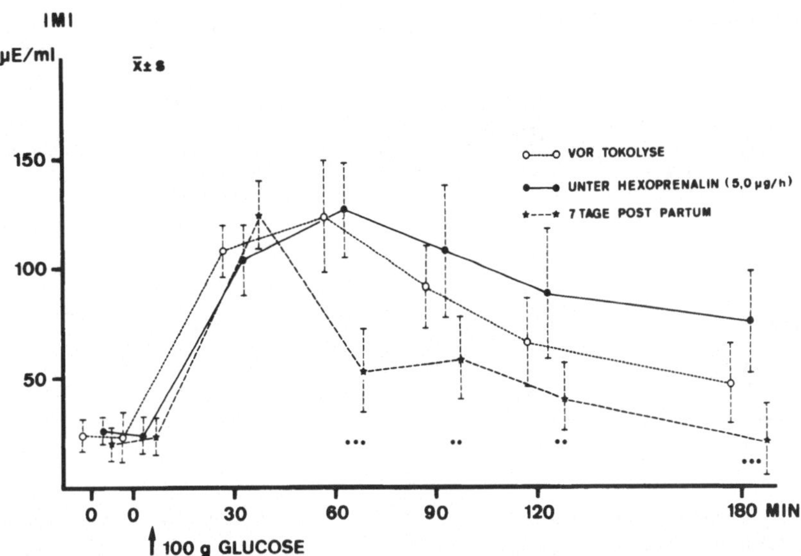

Abb. 2. Insulinsekretion unter oraler Belastung mit 100 g Glucose bei 10 Schwangeren unter Tokolyse mit Hexoprenalin

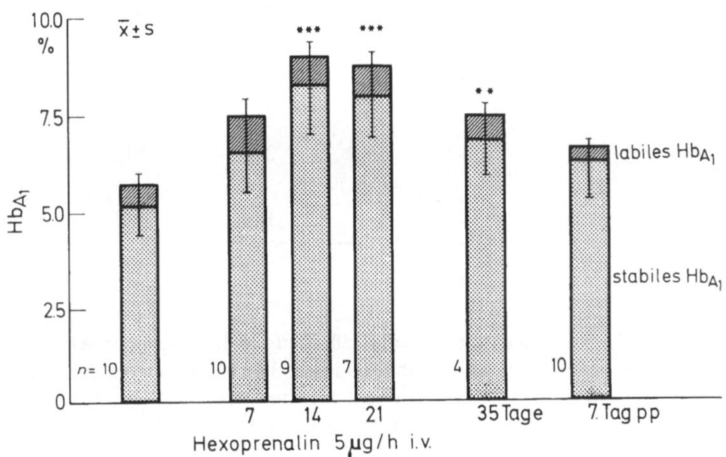

Abb. 3. Glykosiliertes Hämoglobin (Hb-A$_1$) unter Tokolyse mit Hexoprenalin

Zwei klinische Beobachtungen sollen gesondert aufgeführt werden:

Für 4 Wochen erhielt eine 37jährige II. Para, III. Gravida in einer niedrigen Dosierung Hexoprenalin (3 µg/h). Vor Behandlungsbeginn war die Glucosetoleranz unauffällig. 2 Wochen danach mußte man im Sinne eines Gestationsdiabetes eine Glucosetoleranzminderung feststellen, die sich im Wochenbett am 15. Tag wieder normalisierte. Zu diesem Zeitpunkt war auch die Konzentration des glykosilierten Hämoglobins deutlich zurückgegangen (Tabelle 1).

Bei einer 26jährigen Erstgebärenden, die in der 28./29. SSW Hexoprenalin in der Dosierung 5,0 µg/h über 3 Wochen erhielt, wurde nach 7 Tagen eine pathologische Glucosetoleranz festgestellt (Tabelle 2).

Tabelle 1. Klinische Beobachtung bei 37jähriger II. Para/III. Gravida

	Hb-A$_1$, a-c [%]	oGTT (100 g) BZ nüchtern [mg/dl]	60	120	180 min
Vor Tokolyse	5,7	79	155	102	85
7 Tage i.v. Tokolyse	7,8	81	170	150	135
14 Tage	9,6	102	211	167	155
21 Tage	10,6	105	206	182	161
Wochenbett 15. Tag	8,1	88	145	108	92

Tabelle 2. Klinische Beobachtung bei 26jähriger I. Para. Glucogramm (Biostator) während 100 g oraler Belastung unter Hexoprenalin

	Hb-A$_1$, a-c [%]	oGTT (100 g) BZ nüchtern [mg/dl]	60	120	180 min
Vor Tokolyse	6,2	88	152	136	110
7 Tage i.v. Tokolyse	8,3	142	283	240	198
14 Tage	9,4	128	246	191	172
21 Tage	9,6	127	228	197	170
Wochenbett 7. Tag	7,2	78	185	165	153

Eine wesentliche Verschlechterung konnte allerdings in den folgenden Wochen nicht mehr festgestellt werden. 7 Tage post partum war der Befund noch nicht normalisiert (Abb. 4).

Die Plazentahistologie ergab den Verdacht auf einen latenten Diabetes mellitus. Es handelte sich zudem um eine ausgereifte, geburtsnotwendige Plazenta in der 33. SSW. Der Fetus war mit 2180 g und 44 cm Länge wachstumsretardiert (s. Abb. 4).

Diskussion

In 2 von 10 Fällen beobachteten wir eine Minderung der Glucosetoleranz unter Hexoprenalinlangzeitbehandlung im Sinne eines Gestationsdiabetes. In 1 Fall war die Glucosetoleranz am 7. Tag post partum noch nicht wieder normalisiert. Die erhöhten Seruminsulinkonzentrationen, insbesondere zum Ende des Untersuchungszeitraums von 180 min nach akuter Belastung mit 100 g Glucose, weisen auf eine periphere Insulinresistenz hin.

Stellt die Schwangerschaft an sich eine Belastung für diese Inselzellsekretionsleistung dar, so war unter Hexoprenalinsulfat noch eine weitere Insulinausschüttung zur Aufrecht-

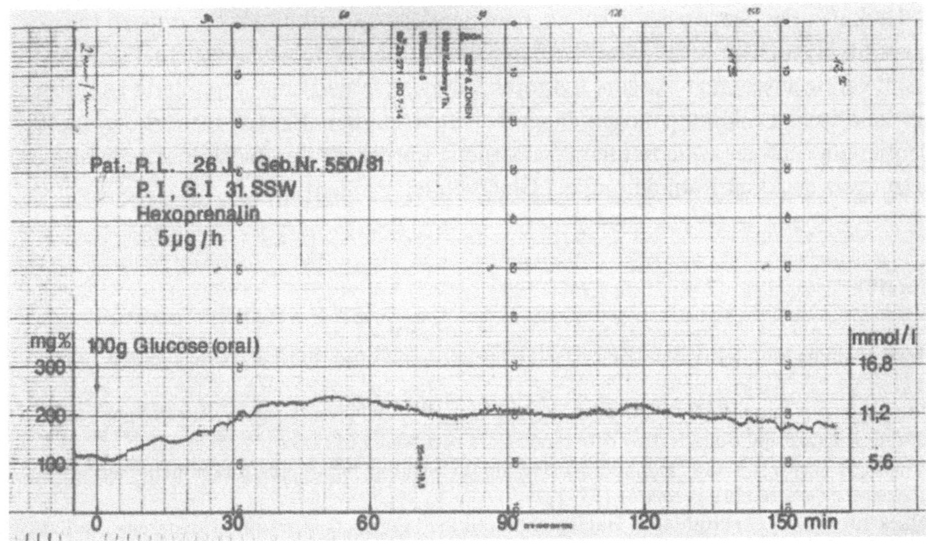

Abb. 4. Klinische Beobachtung bei 26jähriger I. Para./I. Gravida unter Tokolyse mit Hexoprenalin (5 µg/h). Verlaufskontrollen von Hb-A$_1$ und oGTT

erhaltung der Glucosehomöostase notwendig. Die Herkunft der Glucose ist dabei noch ungeklärt. Es muß offen bleiben, ob hier im Einzelfall die Schwangerschaft mit erhöhter Anforderung an die Insulinsekretionsleistung in Interferenz mit Hexoprenalin ein vorgeschädigtes B-Zellsystem des Pankreas antraf, so daß die Minderung der Glucosetoleranz klinisch meßbar wurde. Eine Zunahme der Glykosilierung unter Langzeitmedikation mit Hexoprenalin wurde nach 14 Tagen der Medikation nicht mehr beobachtet. Offensichtlich stellt sich ein Steady state ein. Kurzfristig auftretende Hyperglykämien können sehr rasche Konzentrationsänderungen des Hb-A$_1$ hervorrufen. Diese Änderungen werden durch ein im 1. Schritt der Glykosilierung von Hämoglobin entstehendes Produkt vorgetäuscht. Bei dieser instabilen Komponente des Hb-A$_1$ scheint es sich um den als Bildung einer Schiffschen Base aufzufassenden Initialschritt der Kopplung von Glucose an das Valin zu handeln. Aus In-vivo- und In-vitro-Experimenten weiß man, daß der Hb-A$_1$-Anteil sich schon in wenigen Stunden durch sehr hohe Glucosekonzentrationen erheblich steigern läßt (4).

Zusammenfassung

Zur Behandlung von drohenden Frühgeburten erhielten 10 Schwangere Hexoprenalin in einer Dosierung von 0,08 µg/min im Mittel über 17 Tage. Unter dieser Medikation wurden während einer akuten Belastung mit 100 g Glucose im Vergleich zur Kontrolle, insbesondere zum Ende des Meßzeitraums (60, 120, 180 min), höhere Glucosekonzentrationen gefunden. Nach Absetzen der Medikation und der Kontrolle 7 Tage post partum bestand zu den Vorbefunden kein Unterschied. Zur Aufrechterhaltung der Glucosehomöostase wird hierzu mehr Insulin benötigt. Signifikant höhere Seruminsulinkonzentrationen wurden ebenfalls zum Ende des Untersuchungszeitraums beobachtet.

Die Herkunft der Glucose ist dabei noch unklar. Die Auswirkungen bei unbeeinträchtigtem tokolytischem Effekt von Hexoprenalin auf den Glucosestoffwechsel sind insgesamt gering ausgeprägt. Andere Faktoren wie relative Bettruhe, veränderte Diät bzw.
unterkalorische Ernährung mögen diesen Effekt verstärken. Bei Langzeittokolyse sollte
orientierend auch die Glucosetoleranz überprüft werden. Die einfache Bestimmung eines
Blutzuckers deckt eine Minderung der Glucosetoleranz nicht auf.

Literatur

1. Waal-Manning HJ (1976) Metabolic effects of beta-adrenoceptor blockers. Drugs [Suppl 1] 11:
   121
2. Davidsson N, Corrall RJM, Shaw TRD, French EB (1977) Observations in man of hypoglycaemia
   during selective and nonselective beta-blockade. Scott Med J 0/22:69
3. Weidinger H, Wiest W (1973) Modellvorstellung zur Wirkung betasympatiko-mimetischer Substanzen. Z Geburtshilfe Perinatol 177:223
4. Muck BR (1981) Glykosilisertes Hämoglobin (HB_{A1}) bei Substanzen unter Hexoprenalinsulfat.
   Tg. Deutschsprechender Hochschullehrer und Gynäkologie u. Geburtshilfe, Basel, 21.–24.10.
   1981

Zur glykogenolytischen Wirkung der Tokolyse an der fetalen Leber. Vergleichsuntersuchungen von Hexoprenalin, Fenoterol, Buphenin und Ritodrin an der Ratte*

J.H. Fischer und F. Wolff

Die als Wehenhemmer eingesetzten β-Sympathomimetika mit bevorzugter Wirkung auf die β_2-Rezeptoren haben typische Wirkungen auf den Kohlehydratstoffwechsel: Glykogenolyse in der Leber (9), Anstieg des Blutglucosespiegels durch den Abbau des Leberglykogens bzw. gesteigerte Gluconeogenese (13, 16, 17), Lactatanstieg durch Glykogenolyse im Skelettmuskel (15, 17) und Anstieg des Insulinspiegels durch direkte Stimulation oder als Reaktion auf den erhöhten Blutglucosespiegel (1, 9).

Diese Veränderungen finden sich zwar primär bei der Schwangeren selbst, es sind aber auch Auswirkungen auf den Feten zu erwarten. Zum einen gehen die β-Mimetika teilweise auf den Feten über (8, 18), wo sie die obengenannten Effekte entfalten können, zum anderen bewirkt eine Hyperglykämie der Mutter einen Glucoseanstieg mit begleitendem Lactatanstieg (12) und Insulinausschüttung (1) auch beim Feten.

Wir untersuchten im Tierexperiment die Wirkung einer 3stündigen Dauerinfusion verschiedener β-Mimetika — Buphenin, Fenoterol, Hexoprenalin und Ritodrin — auf den fetalen Leberglykogengehalt sowie den fetalen Lactatspiegel.

Methodik

Trächtigen Sprague-Dawley-Ratten wurde 1 Tag vor dem Wurftermin für 3 h die jeweilige Substanz in einem konstanten Gesamtvolumen zusammen mit Ringerlösung über eine Schwanzvene infundiert (Perfusor). Die Tiere befanden sich hierbei wach mit ausreichender Bewegungsfreiheit in durchsichtigen Kunststoffrohren. Nach der Infusion wurden die Ratten mit Äther narkotisiert, die Feten durch Sectio caesarea entwickelt und die Lebern sofort in flüssigem Sauerstoff fixiert. Nach Gefriertrocknung des Lebergewebes und Homogenisation in 1/3 molarer Perchlorsäure wurde das Glykogen aus dem Gewebehomogenat ausgefällt und nach Säurespaltung (6) die entstandene Glucose im enzymatischen Test bestimmt. Die Lactatgehalte wurden nach Säureextraktion aus dem Gewebehomogenat im enzymatischen Test bestimmt.

Für die Dauerinfusion wurden die β-Mimetika in Dosierungen benutzt, welche berücksichtigen, daß bei der Ratte für eine dem Menschen vergleichbare tokolytische Wirkung eine 10 bis 15fach höhere Dosis nötig ist (14). Die für die einzelnen Substanzen gewählten Äquivalentdosen orientierten sich für Fenoterol, Buphenin und Ritodrin an den von Hüter et al. (5) sowie von Richter u. Wiest (10) ermittelten Werten, für Hexoprenalin wählten wir in Anlehnung an die Untersuchungen von Heilmann et al. (4) eine Äquivalentdosis von 1/7 der Fenoteroldosis (Tabelle 1). Neben einer an der Anwendung beim Menschen orientierten Dosierungsstufe 1 benutzten wir noch 2 höhere Dosierungen:

---

*Mit Unterstützung der Deutschen Forschungsgemeinschaft

Tabelle 1. Dosierung der β-Mimetika in μg/kg/min für die 3stündige Dauerinfusion über die Schwanzvene

	Dosierungsstufen		
	1	2	3
Hexoprenalin	0,13	0,4	1,3
Fenoterol	1	3	10
Buphenin	100	300	1000
Ritodrin	100	300	1000

Stufe 2 mit der 3fachen und Stufe 3 mit der 10fachen Konzentration der Pharmaka. In
der Kontrollgruppe (Dosis 0) wurde den Ratten lediglich Ringerlösung infundiert.

Für eine Untersuchung wurden jeweils 2-3 Lebern von Feten derselben Mutter zusam-
mengelegt. Die Anzahl der Untersuchungen betrug in der Kontrollgruppe 12, in der
Gruppe mit Dosierungsstufe 1 60, in der mit Dosierungsstufe 2 66 und in jener mit
Dosierungsstufe 3 68. Die Signifikanz des Unterschieds jeder einzelnen Gruppe zur Kontrollgruppe wurde mit dem Student-Test berechnet.

Ergebnisse

Bei den 206 Untersuchungen fetaler Lebern fand sich im Leberglykogen bei der Dosierungsstufe 1 nur unter Buphenin ein signifikanter (p < 0,05) Glykogenverlust unter allen
geprüften Substanzen gegenüber der Kontrollgruppe, jedoch ohne Unterschiede zwischen
den Gruppen mit verschiedenen Pharmaka der gleichen Dosierungsstufe (Abb. 1).

Der Lactatspiegel stieg schon bei der Dosierungsstufe 1 unter Buphenin und Ritodrin
signifikant an mit höchsten Werten unter Buphenin und weiteren Anstiegen bei höherer
Dosierung. Dagegen blieb der Lactatgehalt unter Fenoterol bei allen Dosierungsstufen
im Normbereich und stieg unter Hexoprenalin nur bei Verwendung der höchsten Dosis
signifikant an (Abb. 2).

Die Ergebnisse zeigen somit den geringsten Gesamteffekt in Glykogenverlust und Lactatanstau unter Fenoterol und Hexoprenalin den ungünstigsten, d.h. stärksten Veränderungen unter Buphenin.

Diskussion

Die von uns gewählte Versuchsanordnung mit 3stündiger Dauerinfusion und nachfolgender Geburt ähnelt der klinischen Situation einer Tokolyse unter der es nicht gelingt, die
Geburt aufzuhalten. Unter diesem Gesichtspunkt interessierten uns auch die Auswirkungen höherer Dosierungen bis zum 10fachen der klinischen Normaldosis.

Bereits unter der niedrigsten Dosierung − welche der normalen Anwendung beim
Menschen entspricht − fand sich bei Buphenin ein signifikanter Glykogenverlust der

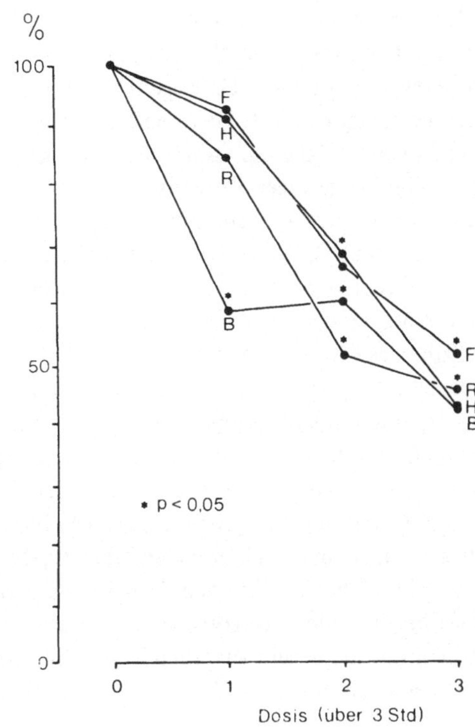

Abb. 1. Glykogengehalt der fetalen Rattenleber
nach 3stündiger Dauerinfusion der Mutter mit
den β-Mimetika Buphenin (*B*), Fenoterol (*F*),
Hexoprenalin (*H*) oder Ritodrin (*R*). Angabe
der Mittelwerte der Gruppen in % des Kontrollwerts (Dosis 0= 3 stündige Infusion von Ringerlösung) nach Berechnung der Glykogenwerte
in mmol/kg Trockengewebe. Signifikanz des
Unterschieds zum Kontrollwert bei p < 0,05
(Student-Test)

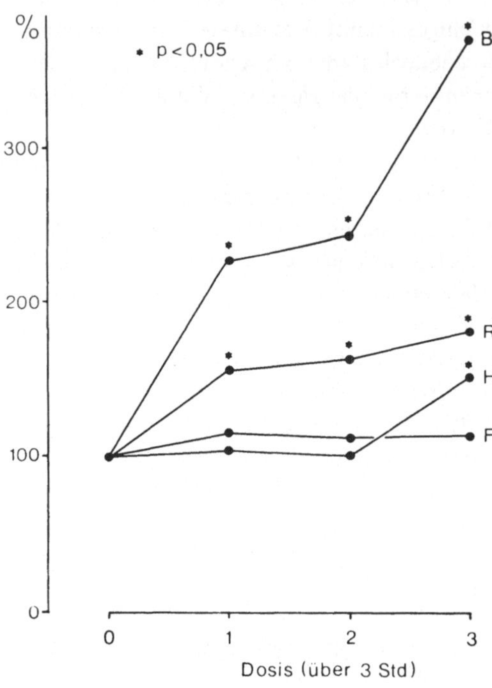

Abb. 2. Lactatgehalt der fetalen Rattenleber. Weitere Angaben wie bei Abb. 1
(die in % des Kontrollwerts wiedergegebenen Lactatgehalte wurden jedoch in mmol/
kg Feuchtgewebe berechnet)

fetalen Lebern um mehr als 40%. Wie die Untersuchungen von Ogata (9) mit dem β-Mimetikum Isoxsuprin gezeigt haben, genügt eine solche Reduktion auch beim ausgetragenen Feten mit optimaler Glykogenbeladung der Leber, um eine Verschlechterung der Glucoseversorgung am 1. Postnataltag auszulösen. Das Neugeborene verbraucht 90% seines Leberglykogens zur Aufrechterhaltung seines Blutglucosespiegels am 1. Postnataltag (7, 11). Bei geringen Kohlehydratvorräten in der Leber kann die Versorgung jedoch nicht gewährleistet werden: Etwa 7–12 h nach der Geburt sinkt der Glucosegehalt im Blut deutlich ab (2, 9). Insbesondere das Gehirn kann durch solch eine Hypoglykämie akut gefährdet werden, da (besonders gravierend bei zusätzlich eingeschränkter Sauerstoffversorgung des Organismus) die Energieversorgung des Zentralnervensystems von der Höhe des Glucoseangebots abhängt (3).

Für die tokolytische Therapie ist neben der besonderen Gefährdung durch einige Pharmaka (in unseren Untersuchungen durch Buphenin, in den vergleichbaren Untersuchungen von Ogata (9) durch Isoxsuprin) zu berücksichtigen, daß die Leberglykogenvorräte erst im Laufe der Spätschwangerschaft angelegt werden, bei vorzeitiger Geburt also mit einem reduzierten Glykogenbestand der Leber zu rechnen ist. Erhöhte Dosen der β-Mimetika – die in unseren Untersuchungen unabhängig vom Präparat zum massiven Glykogenverlust führten – können deshalb, insbesondere bei vorzeitiger Geburt, eine akute Gefahr für die Glucoseversorgung während der Neugeborenenperiode darstellen. Die von erhöhten Lactatspiegeln ausgehende Gefahr betrifft die Pufferkapazität des Neugeborenen. Zusammen mit der – durch β_1-Stimulation vermittelten – Lipolyse und Fettsäurefreisetzung (16, 17) führt die Anhäufung von Lactat zu einer metabolischen Azidose und Einschränkung der Pufferkapazität. Die Regulationsmöglichkeiten des Neugeborenen für zusätzliche Belastungen, wie z.B. Sauerstoffmangelsituationen, werden hierdurch stark eingeschränkt. Wie unsere Untersuchungen zeigen, ist das Ausmaß der fetalen Lactazidose jedoch stark vom verwendeten β-Mimetikum abhängig und fällt bei Verwendung von Fenoterol oder Hexoprenalin in der von uns gewählten Versuchsanordnung kaum ins Gewicht.

Auf einen weiteren Effekt der von uns beobachteten Glykogenolyse möchten wir jedoch noch hinweisen: Aus dem fetalen Glykogenabbau bzw. einer verstärkten Gluconeogenese oder dem diaplazentaren Übertritt erhöhter Glucosemengen resultiert eine Hyperglykämie beim Feten, welche – evtl. zusammen mit direkter β-Stimulation – eine Insulinausschüttung herbeiführt mit dem Ergebnis deutlich erhöhter Insulinspiegel im fetalen Blut (1, 9). Im Falle einer trotz tokolytischer Therapie fortschreitenden Geburt kann dieser erhöhte Insulinspiegel die Gefahr einer Hypoglykämie beim Neugeborenen verstärken.

Im Hinblick auf die deutlichen Nebenwirkungen der tokolytischen Therapie auf das Neugeborene kommt somit der Auswahl und Dosierung der β-mimetischen Substanz eine nicht zu unterschätzende Bedeutung für die Stoffwechsellage des Neugeborenen, insbesondere bei einem Fehlschlagen der tokolytischen Behandlung, zu.

Literatur

1. Beck JC, Johnson JWC, Mitzner W, Lee PA, London WT, Sly DL (1981) Glucocorticoids, hyperinsulinemia, and fetal lung maturation. Am J Obstet Gynecol 139:465
2. Dawes GS (1968) Foetal and neonatal physiology. Year Book Medical Pulishers, Chicago
3. Fischer JH (1977) Untersuchungen zur Reifeabhängigkeit der Sauerstoffmangel-Toleranz. Fortschr Med 95:1833

4. Heilmann L, Siekmann U, Ludwig H (im Druck) Die Hämodynamik und die Fließeigenschaften des Blutes unter den Betamimetika Hexoprenalin und Fenoterol.

5. Hüter J, Rippert C, Meyer C (1972) Wehenhemmung mit welchem Betamimetikum (Berotec, Ritodrine, Dilatol)? Geburtshilfe Frauenheilkd 32:97

6. Isselhard W, Merguet H, Palm K (1962) Bestimmung des Gesamtglykogens neben säurelöslichen Metaboliten in Perchlorsäure-Organhomogenaten. Z Ges Exp Med 136:174

7. Isselhard W, Fischer JH, Kapune H, Stock W (1973) Metabolic patterns of several tissues of rabbits and guinea pigs during postnatal development. Biol Neonate 22:201

8. Lipshitz J, Broyles K, Whybrew WD, Ahokas RA, Anderson GD (1982) Placental transfer of ^{14}C-hexoprenaline. Am J Obstet Gynecol 142:313

9. Ogata ES (1981) Isoxsuprine infusion in the rat: Alterations in maternal, fetal and neonatal glucose homeostasis. J Perinat Med 9:293

10. Richter R, Wiest W (1978) Tokolyse mit Berücksichtigung der Nebenwirkungen. Gynäkologe 11:29

11. Shelley HJ (1961) Glykogen reserves and their changes at birth and in anoxia. Br Med Bull 17:137

12. Shelley HJ (1973) The use of chronically catheterized foetal lambs for the study of foetal metabolism. In: Comline KS, Dawes GS, Nathanielsz PW (eds) Foetal and neonatal physiology. Cambridge University Press, Cambridge, p 360

13. Spellacy WN, Cruz AC, Buhi WC, Birk SA (1978) The acute effects of ritodrine infusion on maternal metabolism: Measurements of levels of glucose, insulin, glucagon triglycerides, cholesterol, placental lactogen, and chorionic gonadotropin. Am J Obstet Gynecol 131:637

14. Streller I (1975) Zur Pharmakologie von Partusisten (Th 1165 a) am Uterus. In: Jung H, Klöck FK (Hrsg) Th 1165 a (Partusisten) bei der Behandlung in der Geburtshilfe und Perinatologie. Thieme, Stuttgart, S 1

15. Traunecker W (1975) Extrauterine pharmakologische Wirkungen von Partusisten (Th 1165 a). In: Jung H, Klöck FK (Hrsg) Th 1165 a (Partusisten) bei der Behandlung in der Geburtshilfe und Perinatologie. Thieme, Stuttgart, S 167

16. Unbehaun V, Conradt A, Schlotter CM, Schneider V (1974) Stoffwechselveränderungen während Infusion von Th 1165 a. Z Geburtshilfe Perinatol 178:118

17. Weidinger H, Wiest W (1973) Modellvorstellung zur Wirkung betasymphathikomimetischer Substanzen. Z Geburtshilfe Perinatol 177:223

18. Wiest W, Weidinger H, Zsolnai B, Somogyi J, Rominger KL (1977) Diaplacental transfer of Partusisten in humans. In: Weidinger H (ed) Labour inhibition. Betamimetic drugs in obstetrics. Fischer, Stuttgart, p 47

Diskussion

Vorsitz: E. Reinold

E. Reinold: Gibt es gezielte Anfragen an die Vortragenden?

H. Elser: Herr Muck, machen Sie in jedem Fall bei der Tokolyse einen Glucosetoleranztest, und wenn er pathologisch ist, behandeln Sie die Patientin wie eine Gestationsdiabetikerin?

B.R. Muck: Ja, wir führen bei jeder Tokolyse einen Glucosetoleranztest durch.

K. Baumgarten: Habe ich richtig verstanden, daß Sie bei jeder intravenösen Tokolyse die Glucosetoleranz untersuchen und dann die Frauen auf Diät setzen? Ich glaube, das ist nicht notwendig, weil wir ja wissen, daß sich die Glucosetoleranz, wie sich auch gezeigt hat, innerhalb kürzester Zeit normalisiert. Wozu dann eine antidiabetische Behandlung?

B.R. Muck: Es ist folgendes. Eine Schwangerschaft kann sich diabetogen auswirken. Von vornherein kann aber nicht abgeschätzt werden, ob in Interferenz mit dem Tokolytikum der B-Zellapparat des Pankreas mit der Sekretionsleistung noch ausreichend ist. Vielleicht können Veränderungen entstehen, also im Sinne eines manifesten Diabetes mellitus, mit der Verpflichtung für den Arzt, diese Patientinnen sogar mit Insulin zu behandeln. Das weiß man natürlich von vornherein nicht.

Mein Anliegen war, diese Veränderungen im Auge zu behalten. Bei Langzeittokolysen sollte orientierend die Glucosetoleranz überprüft werden. Im Einzelfall kann sich die periphere Insulinresistenz verstärken.

H. Ludwig: Herr Muck, in Ihrem Vortrag tauchte der Begriff der geburtsnotwendigen Plazenta auf. Ich gehe sicher nicht fehl in der Annahme, daß Sie damit eine hochgradige Plazentainsuffizienz mit den entsprechenden morphologischen Kriterien meinen. Diese Definition stammt wohl aus dem Pathologischen Institut von Prof. Becker.

B.R. Muck: So ist es, die Diagnose stammt von Herrn Becker.

Es handelt sich hier nicht um eine Insuffizienz, sondern lediglich um die Beschreibung, daß diese Plazenta völlig ausgereift war, sie war also geburtsnotwendig. Es war also Zeit, auch dieses Tokolytikum abzusetzen und hier die Geburt anzustreben, trotz dieses Gestationsalters von 33 Wochen. Es ist eine Beschreibung, die Prof. Becker uns beigebracht hat. Wir sollten doch mehr auf derartige Befunde achten, damit wir dann keine Tokolytika mehr verabreichen, wenn es von der Plazentaleistung her gar nicht mehr sinnvoll erscheint.

H. Ludwig: Das würde mich natürlich auch zu der Frage veranlassen: Geburtsnotwendigkeit beinhaltet etwas Prospektives und welche klinisch faßbaren Parameter, es müssen ja andere als morphologische sein, haben Sie, um das festzustellen.

314

B.R. Muck: Ja, da bin ich wahrscheinlich im gleichen Dilemma wie Sie, Herr Ludwig. Aber Herr Richter sagte gestern ganz richtig, daß wir vielleicht mit der Tokolyse Symptome behandeln, ohne über deren Ätiologie etwas zu wissen.

Ich finde die bisherigen Bemerkungen völlig richtig. Vielleicht ist das gar keine ungünstige Auswirkung des Tokolytikums auf den Kohlehydratstoffwechsel. Vielleicht ist diese Veränderung sogar notwendig. Man muß aber immer wieder betonen, daß im Einzelfall auch eine drastische Verschlechterung eintreten kann. Ähnliche Hyperglykämien und vermehrte Insulinsekretionsleistung mit einer peripheren Insulinresistenz beobachtet man z.B. nach Streß oder Trauma, ohne daß man sagen müßte, das ist eine nachteilige Reaktion. Vielleicht ist dieser Glucoseverbrauch notwendig.

A. Conradt: Herr Muck, diese Untersuchungen und Tatsachen sind eigentlich nicht neu. Wir haben das 1973 [1] ausführlich unter Einbeziehung der Metaboliten des Fettstoffwechsels beschrieben. Wir haben diese Glucoseerhöhung, die von der mütterlichen Seite her durch einen erhöhten Insulinoutput kompensiert wird, für sehr günstig gehalten, weil dem Feten dadurch ein höheres Substratangebot zur Verfügung steht.

E. Reinold: Danke, Herr Conradt. Damit schließe ich die Diskussion. Ich danke für Ihre Aufmerksamkeit.

---

[1] V. Unbehaun, A. Conradt, C.M. Schlotter: Untersuchungen über das Verhalten von Parametern des Kohlehydrat- und Fettstoffwechsels sowie humanen plazentaren Lactogens und Serumkalium während oraler Langzeitmedikation von Th 1165 a. In: Th 1165 a (Partusisten) bei der Behandlung in der Geburtshilfe und Perinatologie. Hrsg.: H. Jung, F.K. Klöck. Thieme, Stuttgart, 1975

Vergleich der tokolytischen Wirkung von Hexoprenalin und Fenoterol

B. Arabin, H. Rüttgers und F. Kubli

Das von Lipshitz et al. (2, 3) und Reinold (4) erstmals vorgestellte Hexoprenalin wurde im Oktober 1979 in der UFK Heidelberg eingeführt und erprobt. In einer Pilotstudie wurde bei einer Dosierung von 5 μg Hexoprenalin sub partu eine effektive Wehenhemmung erzielt, ähnlich wie wir es bei einer Applikation von 40 μg Fenoterol früher beobachtet hatten (1). In einem Vergleich von Hexoprenalin und Fenoterol bei Langzeittokolyse konnten in der Pilotstudie auch ähnliche Tokolyseerfolge erzielt werden, die Nebenwirkungen des Hexoprenalins erschienen sogar weniger ausgeprägt. Allerdings blieb weiterhin unklar, ob das Hexoprenalin nicht in einer zu niedrigen Dosis im Vergleich zu der lang erprobten Fenoteroldosierung appliziert wurde.

Um die exakten äquivalenten Dosierungen der beiden Tokolytika zu ermitteln, ist eine quantitative Wehenerfassung durch intraamniale Druckmessung erforderlich. Daher ver-

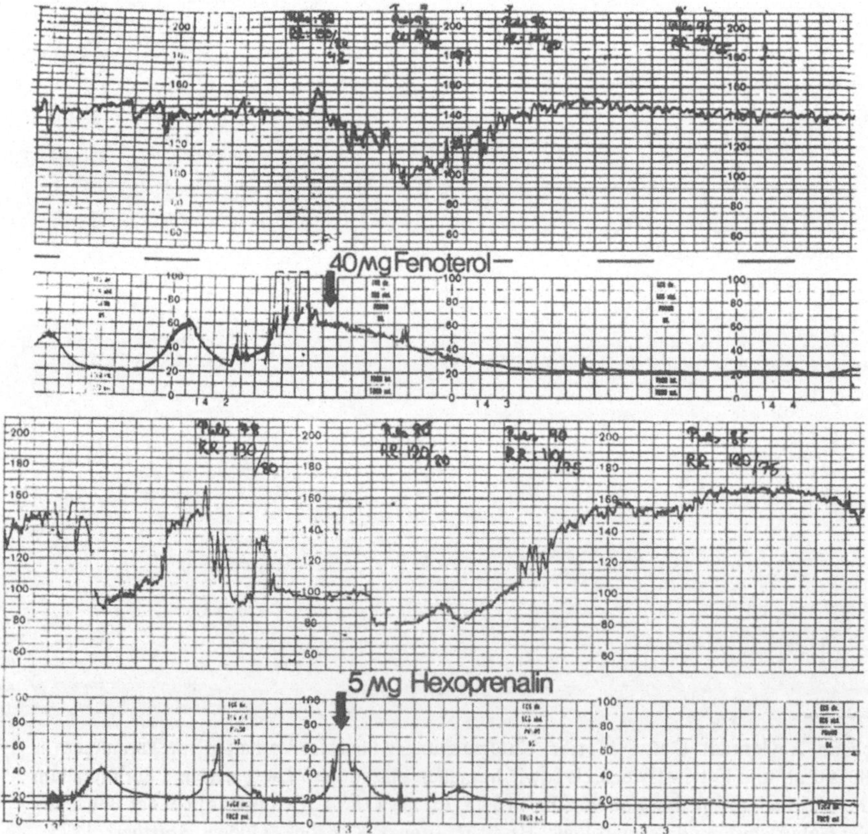

Abb. 1. Verwendete Dosierungen anhand von CTG-Beispielen

abreichten wir jetzt die empirisch ermittelten Konzentrationen von 5 μg Hexoprenalin
bzw. 40 μg Fenoterol sub partu bei insgesamt 10 Patientinnen (nur O-Para, Muttermundsbefund bei Versuchsbeginn zwischen 6 und 8 cm) (Abb. 1). Jedes Medikament wurde dabei je 5mal an 1. Position appliziert. Zwischen beiden Bolusgaben lag ein Zeitintervall
von mindestens 40 min. Der Muttermundsbefund änderte sich während der Versuchsanordnung in keinem Fall um mehr als 1 cm.

Die in Tabelle 1 aufgeführten Parameter wurden in 10-min-Abschnitten vor und nach
Bolusgabe geprüft: Die Wehenparameter sowie die Auswirkungen auf den Feten wurden
dem CTG entnommen (intraamniale Druckmessung, Beat-to-beat-Registrierung). Die
Herzfrequenz der Mutter wurde kontinuierlich über einen 2. Kardiotokographen ermittelt, der Blutdruck der Mutter in 5-min-Abständen gemessen.

Folgende Ergebnisse wurden gefunden:
1. Bei fast gleicher Ausgangssituation vor der Medikation bestehen in keinem Zeitabschnitt signifikante Unterschiede zwischen beiden Tokolytika in der wehenhemmenden Wirkung. Ebenso unwesentlich unterscheiden sich die absoluten (keine Wehe
   mehr als 10 mm Hg) und relativen (keine Wehe mehr als 30 mm Hg) Wehenpausen
   (Tabelle 2 u. 3).
2. Die FHF-Alterationen (Frequenzanstieg, Zuwachs der Oszillationsamplitude) sind
   unter der hier gewählten Dosierung und Ausgangssituation fast gleich (Tabelle 4).
3. Ebensowenig bestehen signifikante Unterschiede in der mütterlichen kardiovaskulären Reaktion nach Bolusapplikation von 40 μg Fenoterol bzw. 5 μg Hexoprenalin
   sub partu (Tabelle 5).

Bei der hier gewählten Dosierung erzielten wir ähnliche tokolytische Effekte bei einem
Verhältnis Hexoprenalin : Fenoterol von 1:8. Die kardiovaskulären Nebenwirkungen
unterschieden sich dabei nicht signifikant. Es ist noch zu prüfen, ob das bei der hier gewählten Dosierung gewählte Verhältnis auch bei anderen Dosierungen gilt. Voraussetzung dafür ist eine Parallelität beider Dosiswirkungskurven.

Tabelle 1. Untersuchte Parameter

Wirkung	Nebenwirkung
= Wehenhemmung	= Kardiovaskuläre Wirkung auf Fetus und Mutter
1. Mittlere Wehenamplitude (mmHg/ 10 min) = "Wehenintensität"	1. Fetus – fetale Herzfrequenz
2. Wehenfrequenz (Anzahl/10 min) – mehr als 30 mmHg – mehr als 10 mmHg	– Baseline – Oszillationsamplitude
3. Wehenfläche (cm^2/10 min) = "Wehenleistung"	2. Mutter – Puls – RR
4. Wehenpause (min) – ohne Wehe mehr als 10 mmHg – ohne Wehe mehr als 30 mmHg	

Tabelle 2. Vergleich der tokolytischen Wirkung hinsichtlich der Wehenamplitude und Wehenfrequenz nach Bolusapplikation von Fenoterol (40 μg) und Hexoprenalin (5 μg) $\bar{x} \pm s$ (n= 10)

Parameter: Mittlere Wehenamplitude (mmHg/10 min)

Tokolytikum	Zeit nach Bolusinjektion (min)			
	Vorher	0–10	10–20	20–30
Partusisten	41,5 $\pm$ 6,1	12,0 $\pm$ 7,5	18,5 $\pm$ 8,4	30,4 $\pm$ 6,5
Hexoprenalin	47,1 $\pm$ 7,2	10,0 $\pm$ 5,7	20,8 $\pm$ 7,0	30,7 $\pm$ 9,1

Parameter: Wehenfrequenz $\rangle$ 10 mmHg (Anzahl/10 min)

Tokolytikum	Zeit nach Bolusinjektion (min)			
	Vorher	0–10	10–20	20–30
Fenoterol	4,8 $\pm$ 0,5	2,0 $\pm$ 0,9	3,9 $\pm$ 0,8	4,4 $\pm$ 0,2
Hexoprenalin	4,4 $\pm$ 0,7	2,1 $\pm$ 1,2	3,5 $\pm$ 0,6	4,3 $\pm$ 0,8

Tabelle 3. Vergleich der tokolytischen Wirkung hinsichtlich der Wehenfläche und Wehenpause nach Bolusapplikation von Fenoterol (40 μg) und Hexoprenalin (5 μg) $\bar{x} \pm s$ (n= 10)

Parameter: Wehenfläche (cm^2/10 min)

Tokolytikum	Zeit nach Bolusinjektion (min)			
	Vorher	0–10	10–20	20–30
Partusisten	8,6 $\pm$ 2,3	1,2 $\pm$ 0,8	3,6 $\pm$ 1,5	5,7 $\pm$ 1,1
Hexoprenalin	9,4 $\pm$ 1,8	1,3 $\pm$ 0,4	3,2 $\pm$ 1,1	5,5 $\pm$ 3,4

Parameter: Wehenpause (min)

Tokolytikum	Zeitintervalle	
	$\emptyset$ Werte $\rangle$ 10 mmHg	$\emptyset$ Werte $\rangle$ 30 mmHg
Fenoterol	7,7 $\pm$ 2,6	19,3 $\pm$ 8,1
Hexoprenalin	8,8 $\pm$ 3,4	22,0 $\pm$ 10,6

Tabelle 4. Wirkungsvergleich der Tokolytika Fenoterol (40 μg) und Hexoprenalin (5 μg) auf die FHF-Baseline und FHF-Oszillationsamplitude bei Bolusapplikation sub partu. $\bar{x} \pm s$ (n= 10)

Parameter: FHF-Baseline (BPM)

Tokolytikum	Zeit nach Bolusinjektion (min)			
	Vorher	0–10	10–20	20–30
Partusisten	130 $\pm$ 10,9	136 $\pm$ 12,1	135 $\pm$ 12,4	132 $\pm$ 11,8
Hexoprenalin	133 $\pm$ 12,0	136 $\pm$ 11,6	132 $\pm$ 10,4	131 $\pm$ 11,0

Parameter: FHF-Oszillationsamplitude

Tokolytikum	Zeit nach Bolusinjektion (min)			
	Vorher	0–10	10–20	20–30
Fenoterol	9,9 $\pm$ 2,1	15,8 $\pm$ 6,8	13,2 $\pm$ 4,1	12,8 $\pm$ 5,3
Hexoprenalin	10,4 $\pm$ 2,8	14,6 $\pm$ 3,8	14,1 $\pm$ 4,3	13,4 $\pm$ 5,1

Tabelle 5. Wirkungsvergleich der Tokolytika Fenoterol (40 μg) und Hexoprenalin (5 μg) auf die mütterliche HF und Blutdruckamplitude bei Bolusapplikation sub partu. $\bar{x} \pm s$ (n= 10)

Parameter: HF – Mutter (BPM)

Tokolytikum	Zeit nach Bolusinjektion (min)			
	Vorher	0–10	10–20	20–30
Partusisten	87 $\pm$ 8,3	110 $\pm$ 19,1	102 $\pm$ 14,9	97 $\pm$ 12,0
Hexoprenalin	86 $\pm$ 9,9	106 $\pm$ 13,8	99 $\pm$ 11,0	94 $\pm$ 11,2

Parameter: RR – Mutter (Amplitude)

Tokolytikum	Zeit nach Bolusinjektion (min)			
	Vorher	0–10	10–20	20–30
Fenoterol	46 $\pm$ 4,2	61 $\pm$ 11,6	53 $\pm$ 11,2	50 $\pm$ 10,5
Hexoprenalin	49 $\pm$ 5,7	58 $\pm$ 10,1	53 $\pm$ 10,6	49 $\pm$ 10,8

Literatur

1. Arabin B, Rüttgers H, Kubli F (im Druck) Alternierende klinische Studie mit Fenoterol und Hexoprenalin. Vortrag 3. Symposion über Betamimetika in der Geburtshilfe, Aachen 1980

2. Lipshitz J (1977) Use of a β_2-sympathmimetic drug as a temporizing measure in the treatment of acute fetal distress. Am J Obstet Gynecol 129:31
3. Lipshitz J, Baillie P, Davay DA (1976) A comparison of the uterine beta-adrenoreceptor selectivity of fenoterol, hexoprenalin, ritodrine and salbutamol. S Afr Med J 50: 1969–1972
4. Reinold E (1979) Hexoprenalin als wehenhemmende Substanz. Wien Klin Wochenschr 91/23:805

Ergebnisse der Doppelblindstudie mit Hexoprenalin

R. Schumann und E. Halberstadt

Die Anwendung von β-Mimetika wird heutzutage in ihrer klinischen Brauchbarkeit unter folgenden Gesichtspunkten betrachtet:

1. zur Verhütung einer drohenden kindlichen Asphyxie unter der Geburt (Notfalltokolyse);
2. zur Verhütung von Frühgeburten aufgrund vorzeitiger Wehentätigkeit, zumindest für 2–3 Tage zur Durchführung einer Lungenreifungsprophylaxe (Langzeittokolyse).

Die Einführung eines neuen Tokolytikums erfordert daher die Überprüfung seiner Wirksamkeit im Einsatz bei den obengenannten Situationen.

Bei einer Doppelblindstudie erhielten 20 Patientinnen Hexoprenalin und 10 Patientinnen physiologische Kochsalzlösung. In allen Fällen war der Muttermund 3–5 cm dilatiert. Der intrauterine Druck wurde nach spontanem oder artefiziellem Blasensprung über einen Druckkatheter, die fetale Herzfrequenz über eine Skalpellelektrode registriert.

Vor Beginn der Tokolyse betrug die durch Oxytozin induzierte Wehentätigkeit über 160 Montevideo-Einheiten (ME) für die Dauer von 30 min. Während 10 min wurden 0,15 μg/min Hexoprenalin oder physiologische Kochsalzlösung i.v. infundiert. In allen Fällen wurde die materne Herzfrequenz, der materne Blutdruck, die fetale Herzfrequenz und die uterine Aktivität (in ME) registriert.

Dabei zeigt sich ein Anstieg der maternen Herzfrequenz von 85 auf 110 min maternes Blutdruckverhalten und fetale Baseline blieben unverändert. In den Fällen mit Hexoprenalininfusionen konnte die Wehenintensität von 170 ME auf 80 ME am Ende der Infusion und auf 50 ME nach weiteren 10 min gesenkt werden. Nach weiteren 30 min betrug die Intensität dann wieder 130 ME (Abb. 1).

Abb. 2 zeigt eine Originalschreibung. Die uterine Aktivität war nach 10 min um die Hälfte reduziert und nach 20 min fast aufgehoben.

Hinsichtlich der Änderung der Wehenintensität und der Wehenhäufigkeit zeigt sich bei einer weiteren Studie unter verschiedenen Dosierungen folgendes:

Bei einer uterinen Hyperaktivität und einem Anstieg des Basaltonus (s. Abb. 2) konnten die Wehen mit 0,1 μg/min Hexoprenalin nicht gestoppt, jedoch der Basaltonus gesenkt und eine koordinierte Wehentätigkeit induziert werden.

Bei einer uterinen Hyperaktivität mit einer schweren fetalen Herzfrequenzdezeleration konnte die Wehenintensität mit 0,2 μg/min Hexoprenalin stark reduziert werden. Nach einer kurzen Phase der fetalen Tachykardie kommt es zur Normalisierung der fetalen Herzfrequenz. 10 min nach Ende der Infusion trat die normale Wehentätigkeit wieder auf (Abb. 3).

Nur bei einer Dosierung von 0,3 μg/min Hexoprenalin konnten wir teilweise erhebliche Nebenwirkungen bei der Mutter feststellen (RR-Abfall, erheblicher Tremor) (Abb. 3).

Bei einer Gabe von 5 μg Hexoprenalin als Bolus (Abb. 4) wurde die Wehentätigkeit sofort unterbunden; nach einer Wehenpause von 10–20 min kam es zum Wiederauftreten von Kontraktionen.

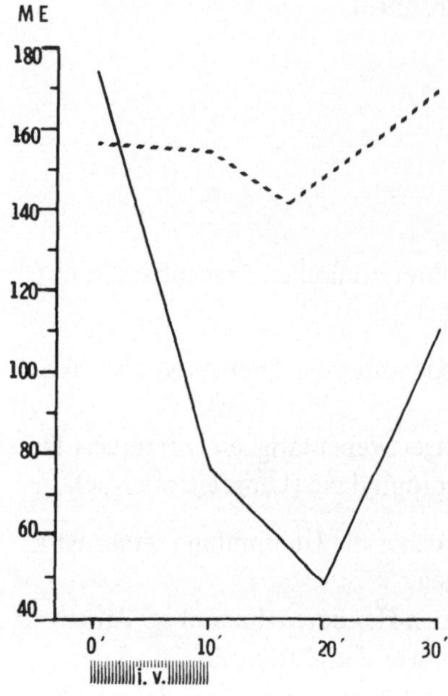

Abb. 1. Wehenintensität (*ME*, Montevideo-Einheiten) in einer Doppelblindstudie mit Hexoprenalin (n= 20) und physiologischer Kochsalzlösung (n= 10). *Obere Kurve:* Plazebo, *untere Kurve:* Hexoprenalin

Zur Frage der Äquivalenzdosis (Hexoprenalin : Fenoterol) haben wir im Langzeittier-experiment versucht, bei Schafen die entsprechende Dosierung zu bestimmen. Dabei zeigt sich, daß beim Schaf eine Dosisäquivalenz von 2 µg/min Fenoterol : 0,4 µg/min Hexoprenalin bei einer Reduzierung der Wehenintensität um 50% und von 4 µg/min Fenoterol : 0,6 µg/min Hexoprenalin zur Wehenunterbrechung vorliegt.

Zusammenfassung

Bei einer Doppelblindstudie läßt sich nachweisen, daß durch 0,15 µg/min i.v. infundier-tes Hexoprenalin über 10 min, die uterine Aktivität um 70% reduziert werden kann. Die Dauer der Reduzierung beträgt ca. 30 min.

Eine Bolusgabe von 5 µg Hexoprenalin reduziert die Wehenintensität auf fast 0. Diese Wirkung dauert 10 min an.

Eine Dosierung von 0,1 µg/min Hexoprenalin kann die Wehen nicht stoppen, sehr wohl aber den Basaltonus senken oder eine koordinierte Wehentätigkeit induzieren. Unter einer Gabe von 0,3 µg/min Hexoprenalin treten deutliche Nebenwirkungen bei der Mut-ter, wie Tremor und RR-Abfall, auf.

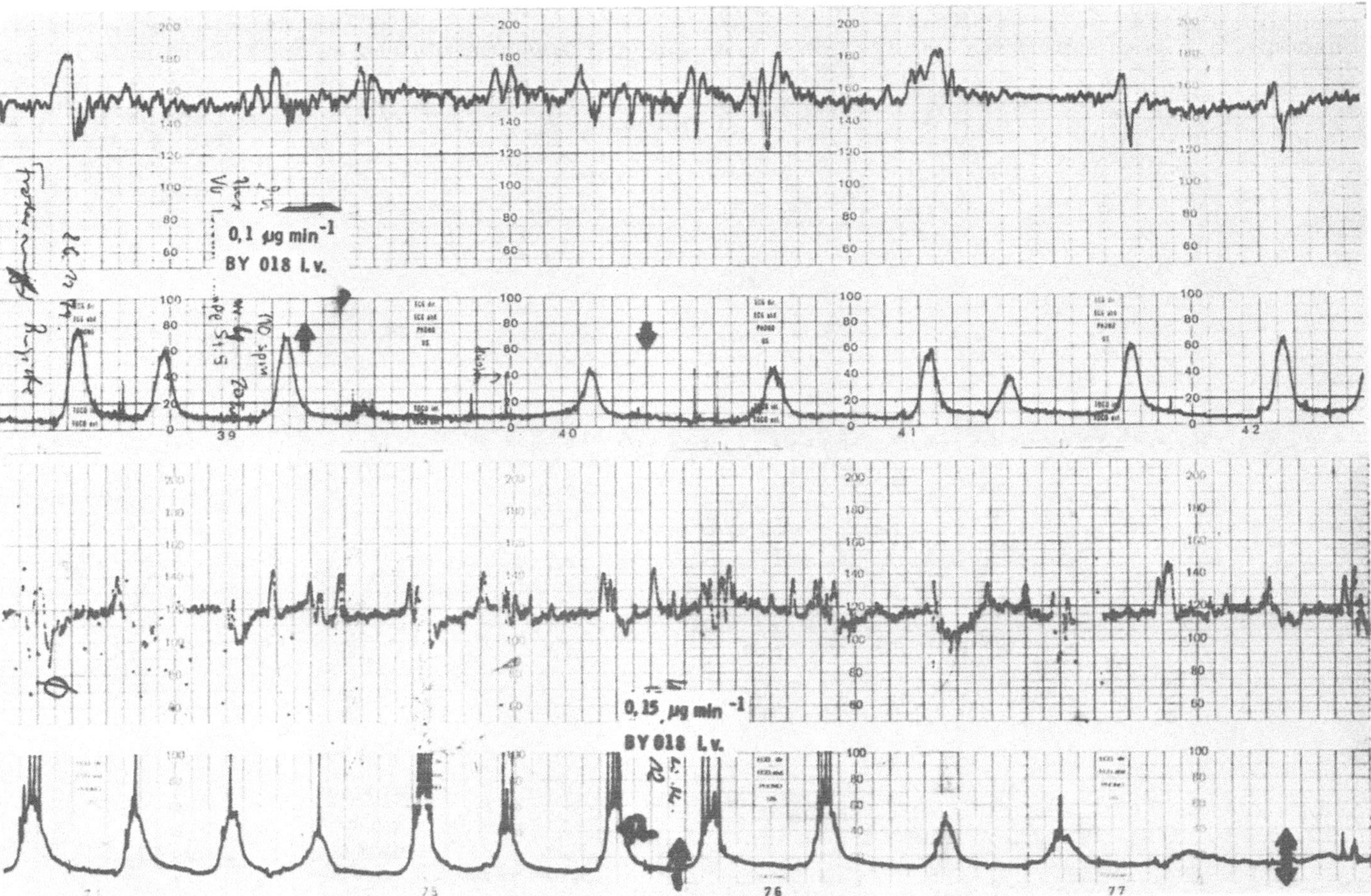

Abb. 2. Originalschreibung eines Kardiotokogramms. *Doppelpfeil:* Sistieren der Wehentätigkeit

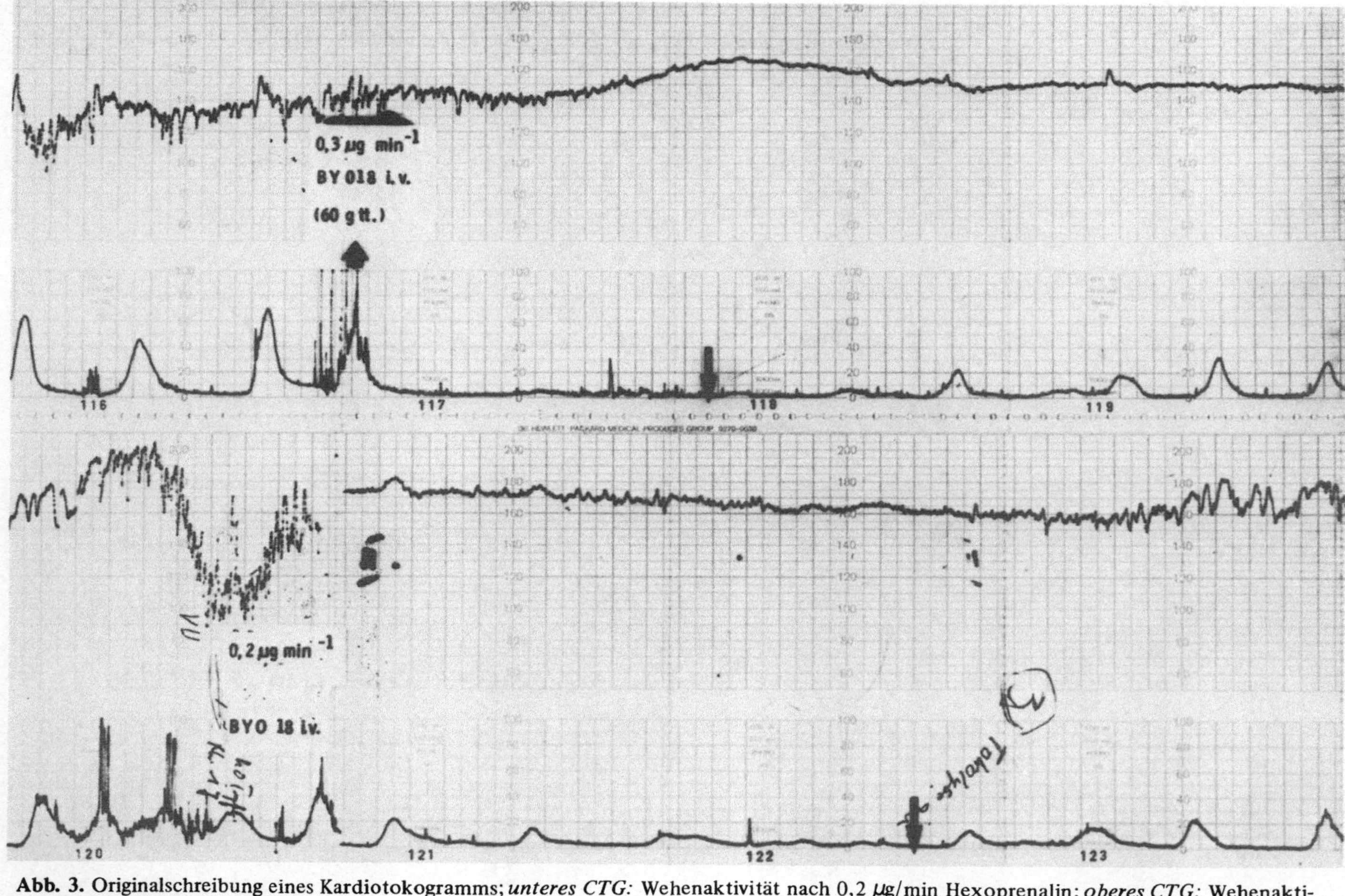

Abb. 3. Originalschreibung eines Kardiotokogramms; *unteres CTG:* Wehenaktivität nach 0,2 µg/min Hexoprenalin; *oberes CTG:* Wehenaktivität nach 0,3 µg/min Hexoprenalin

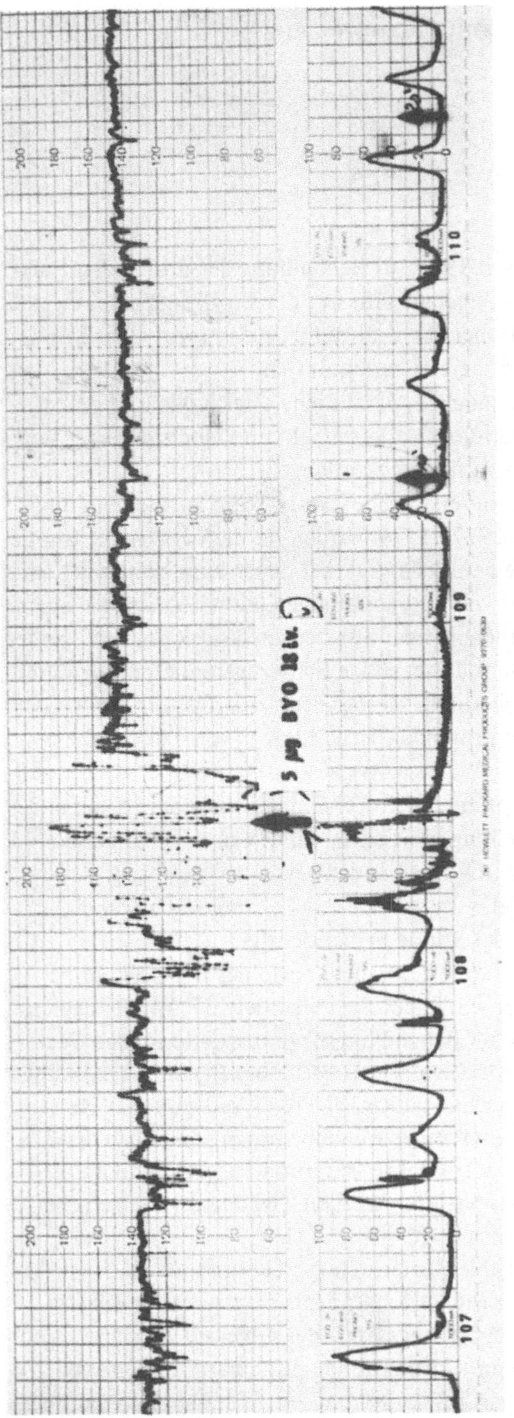

Abb. 4. Originalschreibung eines Kardiotokogramms. Wehenaktivität nach Bolusinjektion von 5 µg Hexoprenalin

Klinische Erfahrungen bei Tokolyse mit Hexoprenalin

A. Staudach

Hexoprenalin wird in unserer Abteilung seit 1976 zur Behandlung der drohenden Frühgeburt verwendet. Die Anwendung dieser Substanz fällt mit der Eröffnung einer eigenen "Tokolysestation" zur Behandlung der drohenden Frühgeburt zusammen. Über Struktur und Funktion dieser Station haben wir bereits berichtet (4).

Durch Einführung dieser Station war es möglich, die für eine effektvolle und risikoarme Wehenhemmung erforderlichen Erfahrungen zu sammeln und Übersicht über Wirkung und Nebenwirkung eines neuen Tokolytikums zu erlangen.

Die Ergebnisse der Anwendung von Hexoprenalin als Tokolytikum zur Behandlung der drohenden Frühgeburt in den Jahren 1977–1979 wurden für die vorliegende Studie ausgewertet. Dabei wurden nur jene Fälle berücksichtigt, bei denen zum Zeitpunkt der Indikationsstellung die Diagnose gesichert war und damit eine Diskussion um die fragliche Notwendigkeit des Einsatzes wehenhemmender Substanzen ausgeklammert werden konnte. Da wir in unserer Abteilung keine routinemäßige Schwangerenbetreuung durchführen, sondern uns Patientinnen erst nach klinikexterner Problemerfassung zur weiteren Behandlung zugewiesen werden, steht der prophylaktische Einsatz von Tokolytika in unserer Abteilung im Hintergrund.

Bei jeder Klinikaufnahme mit den Symptomen der drohenden Frühgeburt erfolgte die Quantifizierung des Problems durch Erstellung des Tokolyseindex nach Baumgarten (1). Prophylaxe und Therapie wurden dabei durch einen Indexwert von 3 getrennt, da ab diesem Wert kein Zweifel an der berechtigten Indikation zur Behandlung bestand. Nur Fälle mit einem Indexwert über 3 sind in der Studie berücksichtigt.

Bezogen auf das Gestationsalter lag die untere zeitliche Grenze des Behandlungsbeginns in der 23. Woche, die Tokolysedauer wurde auf die vollendete 37. Woche begrenzt. Da bei allen Kindern nach der Geburt das bei Behandlungsbeginn angenommene Gestationsalter durch den Dubowitz-Score überprüft wurde, war es möglich, Indikationsfehler durch falsche Einschätzung des Schwangerschaftsalters bei Tokolysebeginn zu erfassen. Wurde durch eine solche Fehleinschätzung mit einer Wehenhemmung erst nach der 37. Woche begonnen, so haben wir diese Fälle retrospektiv aufgrund falscher Indikationsstellung aus der Studie ausgeklammert. Des weiteren wurden Zwillingsschwangerschaften in der vorliegenden Studie nicht berücksichtigt.

Anamnese, Sonographie, Kardiotokographie, Untersuchungsbefund und EKG wurden zur Qualifizierung und Quantifizierung der Indikation und zur Erfassung von Kontraindikationen vor Tokolysebeginn routinemäßig eingesetzt. Bei subjektiv verspürten und im Tokogramm objektivierten rhythmischen Kontraktionen mit einer Frequenz von mehr als 1 Wehe/10 min und nachweisbarem Effekt auf den Verschlußapparat wurde Hexoprenalin nach folgendem Dosierungsschema verabreicht:

1. Intravenöse Gabe eines Bolus von 10 μg Hexoprenalin verdünnt auf 20 ml physiologische Kochsalzlösung – appliziert über einen Zeitraum von 5 bis 10 min unter fortlaufender Puls- und Blutdruckkontrolle.

2. Unmittelbar danach wurde die Therapie mit einer Infusion von 500 ml Lävulose und insgesamt 200 μg Hexoprenalin fortgesetzt. Dabei wurde die Dosierung über die Infusionspumpe von anfänglich 0,4 μg/min schrittweise gesenkt, bis neuerlich Kontraktionen auftraten und anschließend wieder bis zum völligen Sistieren der Wehentätigkeit gesteigert. Dadurch war es möglich, die therapeutische Breite zu erfassen und eine unnotwendige Überdosierung zu vermeiden.

3. Konnte in der Folge bei fortlaufenden, schrittweisen Reduzierungsversuchen eine vollständige Wehenhemmung mit einer Dosierung von 0,2 μg/min erreicht werden, so wurde in der nächstfolgenden Infusion die Gesamtdosis auf 100 μg reduziert und eine schleichende Dosissenkung auf 0,1 μg/min angestrebt. War die Patientin bei dieser Dosierung wehenfrei (Laufzeit einer Infusion bei dieser Dosierung ca. 16 h), so wurde eine orale Tokolyse mit primär 8 x 1 Tbl./24 h versucht. Bei der oralen Verabreichung wurde kein strenges zeitliches Schema eingehalten, sondern individuell dosiert und v.a. der Schlafrhythmus mitberücksichtigt. Kardioprotektive Zusatzmedikamente wurden in keinem Fall verabreicht.

Ergebnisse

Von insgesamt 6 425 Frauen mit bei der Aufnahme lebenden Einlingen wurde eine Tokolyse in 452 Fällen (7,0%) indiziert. 13 Fälle wurden retrospektiv wegen falsch eingeschätztem Gestationsalter bei Tokolysebeginn aus der Studie ausgeklammert. Eine berechtigte Indikation bestand somit bei 439 Patienten (Tabelle 1). Die Verteilung der Tokolysefälle nach dem Tokolyseindex ist in Abb. 1 zusammengefaßt. Bei 125 Fällen fand sich zum Zeitpunkt der Aufnahme bereits ein Tokolyseindex von 6 und mehr, dennoch wurde eine Behandlung versucht, wenngleich der Tokolyse in diesen Fällen nur eine "Steigbügelfunktion" zur Zeitgewinnung zukommt, um den dadurch nötigen Zeitgewinn zur vorzeitigen Lungenreifung durch Glukokortikoide zu erzielen. In 116 Fällen fand sich bei Klinikaufnahme ein vorzeitiger Blasensprung. Aufgrund des niedrigen Gestationsalters haben wir auch in diesen Fällen eine Wehenhemmung begonnen – dies jedoch nur dann, wenn kein Hinweis auf ein Amnioninfektsyndrom bestand.

Die positiven Ergebnisse von Conradt u. Weidinger (2) bei dieser Problemstellung wurden auch an unserem Kollektiv beobachtet. Die Verteilung der behandelten Fälle nach dem Gestationsalter bei Tokolysebeginn zeigt Tabelle 2. Bei 10% wurde mit einer Tokolyse vor der vollendeten 28. Woche begonnen, bei 54% lag das Gestationsalter zwischen 28 und 34 Wochen und bei 33% der Fälle zwischen 34 und 36 Wochen.

Tokolyseerfolg

Die Problematik einen Tokolyseerfolg objektiv zu bewerten, haben wir bereits aufgezeigt (6). Dabei trennten wir bewußt zwischen der rein pharmakodynamischen Effektbewertung eines Präparats – wie sie unserer Meinung nach am besten durch den Tokolyseerfolgsscore von Weidinger (7) zum Ausdruck kommt – und dem klinischen Erfolg, definiert durch die Geburt eines Kindes, das weder perinatal verstirbt noch am Atemnotsyndrom erkrankt.

Tabelle 1. Tokolysekollektiv 1977–78–79, Landesfrauenklinik Salzburg

Einlingsgeburten (Lebend bei Aufnahme)	6425	100%	
Therapeutische Tokolyse (Baumgarten-Index $>$ 3)	452	7,0%	100%
Falsch indiziert (falsche Termineinschätzung $>$ 259. Tag)	13		2,9%
Berechtigte Indikation	439	6,8%	

Tabelle 2. Gestationsalter bei Tokolysebeginn

	23–27 Wochen	28–33 Wochen	34–36 Wochen
n	41	238	160
%	10	54	36

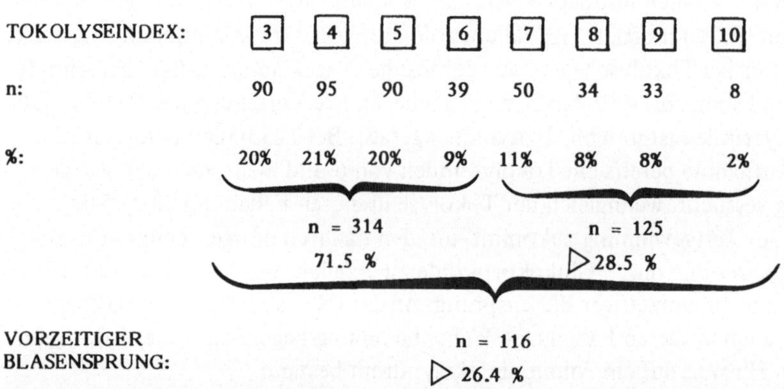

Abb. 1. Verteilung der Tokolysefälle nach dem Tokolyseindex

Ein pharmakodynamischer Erfolg, definiert durch einen Scorewert von 15 und mehr Punkten, konnte mit Hexoprenalin in unserem Kollektiv bei 54,2% aller behandelten Fälle erzielt werden (Tabelle 3). Um Vergleiche mit anderen Definitionskriterien zu ermöglichen, wurde die Rate von Kindern mit einem Geburtsgewicht über 2500 g und die Zahl von Fällen mit vollendeter 37. Woche getrennt beigefügt.

Die Abhängigkeit des pharmakodynamischen Erfolgs vom Tokolyseindex und vom Gestationsalter bei Tokolysebeginn zeigt Tabelle 4. Die Erfolgsrate ist direkt vom Tokolyseindex abhängig, bezogen auf das Gestationsalter ist der höchste Erfolgsanteil bei einem Behandlungsbeginn zwischen 28 und 33 Wochen zu finden.

Ein klinischer Erfolg konnte bei 89,5% aller Fälle erreicht werden (Tabelle 5). 14 Kinder starben perinatal. In 3 Fällen handelte es sich um sonographisch nicht erkannte Mißbildungen, in 2 Fällen wurde die Problematik einer schweren plazentaren Insuffizienz

Tabelle 3. Pharmakodynamischer Tokolyse-Erfolg

Tokolyseerfolg	n	%
Geburtsgewicht > 2500 g	219	49,9
Gestationsalter > 259 Tage	174	39,6
> 15 Punkte nach Weidinger-Schema	238	54,2

Tabelle 4. Pharmakodynamischer Tokolyse-Erfolg in Abhängigkeit vom Tokolyseindex und vom Gestationsalter bei Behandlungsbeginn

Tokolyse-index:	Pharmakodynamischer Erfolg (> 15 P) %	Gestationsalter bei Beginn: [Wochen]	Pharmakodynamischer Erfolg (> 15 P) %
3	78		
4	84	23–27	49
5	56		
6	41	28–30	68
7	24		
8	21	31–33	62
9	9		
10	0	34–36	41

Tabelle 5. Klinischer Tokolyse-Erfolg

	n	%
Berechtigte Tokolyse	439	100
Perinatal verstorben	14	3,2%
Nicht verstorben, RDS Morbidität	32	7,3%
Klinischer Erfolg (Nicht verstorben, kein RDS)	393	89,5%

nicht richtig eingeschätzt, in 8 Fällen verstarben die Kinder am Atemnotsyndrom und 1 Kind verstarb an den Folgen einer subpartal aquirierten Infektion bei Tokolyse nach vorzeitigem Blasensprung.

32 Kinder erkrankten am Atemnotsyndrom, konnten jedoch erfolgreich behandelt werden. Bei 393 von 439 Kindern war nach Tokolyse keine neonatale Intensivbehandlung erforderlich. Aus der Gruppe von Kindern mit einem Geburtsgewicht von über 2500 g verstarb und erkrankte kein Kind.

Tabelle 6. Effekte der Tokolyse auf mütterliche und fetale Kreislaufparameter

	Mütterlicher RR.		Mütterliche	Fetale
	syst.	diast.	HF	HF
Unmittelbar vor Therapiebeginn:	118,8	73,9	87,8	136,1
Nach 15 min. Therapie: (Infusion – 0,4 µg/ min):	114,2 ●	67,5 ●	96,2 ●	137,1
Nach 30 min. Therapie: 108,8 ●		62,9 ●	98,1 ●	137,3
Nach 60 min. Therapie: 107,5 ●		61,2 ●	97,2 ●	138,2

● Signifikant (99,9% Wahrscheinlichkeit)
Im Vergleich zum Wert vor Therapiebeginn

Pharmakodynamische Nebeneffekte

In einer Sonderstudie von 42 Fällen wurde der Einfluß von Hexoprenalin auf mütterliche und fetale Kreislaufparameter geprüft. Es handelte sich um Fälle, wo die Behandlung ohne i.v. Bolus primär mit einer Infusion, bei einer Dosierung von 0,4 µg/min, begonnen wurde. Den Werten vor Behandlungsbeginn wurden die Werte nach einer Therapiedauer von 15, 30 und 60 min gegenüber gestellt (Tabelle 6). Dabei konnte ein signifikanter Abfall der systolischen und diastolischen mütterlichen Blutdruckwerte beobachtet werden, die mütterliche Herzfrequenz stieg signifikant an. Es wurden jedoch in keinem Fall kritische Grenzwerte erreicht, die einen Therapieabbruch indiziert hätten. In den kontinuierlich registrierten fetalen Kardiotokogrammen konnte kein signifikanter Anstieg der fetalen Herzfrequenz beobachtet werden. Diese Ergebnisse stehen zwar im Widerspruch zu den Beobachtungen von Lipshitz u. Baillie (3), entsprechen jedoch den Beobachtungen von Reinold (5). Die subjektiven Nebenwirkungen (Flush, Zittrigkeit, Übelkeit) waren vernachlässigbar. In keinem Fall mußte eine mit Hexoprenalin begonnene Therapie deshalb abgebrochen werden.

Tokolysefrequenz – Frühgeburtenrate

Bei der Diskussion der Wertigkeit von wehenhemmenden Substanzen wurde wiederholt darauf hingewiesen, daß trotz breiter klinischer Anwendung die Rate von Kindern mit einem Geburtsgewicht unter 2500 g nicht gesunken ist. Um diese Diskrepanz zu klären, haben wir unserem eigenen Tokolysekollektiv aus dem Berichtszeitraum 1977–1979 das Kollektiv von Kindern mit einem Geburtsgewicht unter 2500 g aus demselben Zeitraum gegenüber gestellt und analysiert (Tabelle 7). Überraschenderweise war der Prozentanteil in beiden Betrachtungsgruppen mit 6,8% aller Einlingsgeburten gleich hoch. Die detaillierte Analyse des sog. Frühgeburtenkollektivs konnte jedoch die ursprüngliche Diskrepanz klären: 141 von insgesamt 434 Kindern mit einem Geburtsgewicht unter

Tabelle 7. Tokolysefrequenz im Vergleich zur Frequenz von Kindern mit einem Geburtsgewicht unter 2500 Gramm

	n	%
Einlingsgeburten Lebend aufgenommen	6425	100
Therapeutische Tokolyse durchgeführt	439	6,8
"Frühgeburten" Gewicht unter 2500 Gramm	434	6,8 = 100
Keine Tokolyse: Geburtsgewicht $\langle$ 2500 g Gestationsalter $\rangle$ 259 Tage	141	32,5
Erstaufnahme in der Austreibungsperiode:	45	10,2
Kontraindikation zur Tokolyse:	28	6,5
Tokolyse, Gewicht unter 2500 g, Gestationsalter $\rangle$ 259 Tage:	17	3,9
Tokolyse, dennoch Echte Frühgeburt	203	46,7
Davon bei Aufnahme Tokolyseindex $\rangle$ 6	107	
Frühgeburtentherapie Versagt: Index $\langle$ 6 Gestationsalter $\rangle$ 259 Tage Nicht erreicht	96	22,1

2500 g (32,5%) wurden nach dem 259. Tag geboren und waren somit reif — dystroph. In 45 Fällen (10,2%) war die 37. Woche zwar nicht vollendet, aber eine Tokolyse — aufgrund der Einweisung in die Klinik erst in der Austreibungsperiode — nicht mehr möglich. In weiteren 28 Fällen (6,5%) war eine Tokolyse aus mütterlichen oder fetalen Ursachen kontraindiziert. 17 Kinder wurden nach tokolytischer Behandlung, nach der 37. Woche, geboren. Somit verblieben 203 "echte Frühgeburten", bei denen zwar eine Tokolyse versucht worden war, die vollendete 37. Woche jedoch nicht erreicht werden konnte. Bedenkt man, daß davon in 107 Fällen zum Zeitpunkt der Klinikaufnahme ein Tokolyseindex von 6 und mehr vorlag und somit eine Langzeitbehandlung kaum möglich war, so verbleiben von allen 434 Kindern mit einem Geburtsgewicht unter 2500 g lediglich 96 (22,1%), bei denen die Frühgeburtlichkeit einem kausalen Versagen der klinikinternen wehenhemmenden Behandlung angelastet werden kann. Eine Senkung der Frühgeburtenquote ist somit primär nur durch eine verbesserte klinikexterne Schwangerenbetreuung zu erwarten.

Literatur

1. Baumgarten K, Gruber W (1974) Tokolyseindex. In: Dudenhausen JW, Saling E (Hrsg) Perinatale Medizin, Bd V. Thieme, Stuttgart
2. Conradt A, Weidinger H (1981) Tokolytisch-konservative Behandlung des vorzeitigen Blasensprungs mit Fenoterol. Geburtshilfe Frauenheilkd 41:702
3. Lipshitz J, Baillie P (1976) Uterine and cardiovascular effects of beta-2-selective sympathicomimetic drugs administered as an intravenous infusion. S Afr Med J 50:1973
4. Reiffenstuhl G, Staudach A (1978) Erste Erfahrungen mit einer "Tokolysestation". Geburtshilfe Frauenheilkd 38:868
5. Reinold E (1979) Hexoprenalin als wehenhemmende Substanz. Wien Klin Wochenschr 91:805
6. Staudach A (1981) Tokolyse bei drohender Frühgeburt: Indikationsgrenzen–Erfolgsbeurteilung–Fehlerquellen. Z Geburtshilfe Perinatol 185:84
7. Weidinger H (1977) Vorgetragen am VIII. Deutschen Kongress für Perinatale Medizin Berlin 1977

Herz-Kreislauf- und tokolytische Wirkung des Hexoprenalins

L. Heilmann

Die β-Mimetika haben seit der Einführung des Isoxuprins in die Geburtshilfe eine überragende Bedeutung bei der Behandlung von Frühgeburtswehen gefunden (5). Schon seit dieser Zeit, aber v.a. nach dem Bekanntwerden kardiopulmonaler Komplikationen (1, 23, 25, 43), stehen die mütterlichen kardiovaskulären Wirkungen und die mögliche vermehrte Wasserretention im Vordergrund der Betrachtung.

Das Herzzeitvolumen ist das Maß für die volumetrische Leistung des Herzens. Auch in der Schwangerschaft wird die Förderleistung an den venösen Einstrom angepaßt. Am Übergang vom 2. zum 3. Trimenon kommt es zu charakteristischen maternalen hämodynamischen Veränderungen, die mit einer β-adrenergen Tonussteigerung zu erklären sind. Sie dienen dazu, die Perfusion der uteroplazentaren Einheit konstant zu halten. Die wesentlichsten Befunde sind dabei eine periphere Vasodilatation mit einem Abfall des mittleren arteriellen Blutdrucks (10), ein Anstieg der Herzfrequenz (41), eine Hämodilution (17) und eine Zunahme des Herzzeitvolumens (13). Diese β-adrenerge Stimulation des Organismus ist gleichzeitig einer der 4 Regelkreise zur Ruhigstellung des schwangeren Uterus (24). Bei der vorzeitigen Wehentätigkeit ist dieser Mechanismus unter anderem gestört.

Durch Änderungen an der chemischen Struktur der Katecholamine erhielt man eine besondere Gruppe von Medikamenten, die nach der von Ahlqvist (2) und Lands et al. (28) inaugurierten Theorie eine selektive Stimulation der β-Rezeptoren hervorriefen. Neben Fenoterol und Ritodrin wurden v.a. Salbutamol und Terbutalin zur klinischen Tokolyse verwendet. In letzter Zeit hat man auch das Hexoprenalin zur Wehenhemmung eingesetzt. Es handelt sich dabei um ein durch Molekülverdoppelung synthetisiertes Diaminoethanol. Die β_2-Selektivität soll besonders ausgeprägt sein (30). Darunter versteht man, daß die β_1-Rezeptoren (kardial) nur gering bei ausgeprägter Reaktivität der β_2-Rezeptoren (uterin und vaskulär) angesprochen werden. Die Veränderungen der Hämodynamik unter den verschiedenen klinisch eingesetzten β-Mimetika gleichen sich z.T. und sind durch die unterschiedliche Stimulation der β_1- bzw. β_2-Rezeptoren zu erklären. Dabei ist ein Unterschied zwischen Ritodrin, Salbutamol, Terbutalin und Fenoterol kaum festzustellen. Dagegen ist beim Isoxsuprin und Buphenin mit einem wesentlich höheren prozentualen Anteil von β_1-Wirkungen zu rechnen, obwohl nach der neueren Literatur sowohl das Buphenin (12) als auch das Isoxsuprin (8, 34) therapeutisch in der Geburtshilfe eingesetzt werden. Da die uterusrelaxierende Wirkung der β-Mimetika in Abhängigkeit von den Ausgangsbedingungen durch verschiedene Studien gut belegt ist (3, 9, 21, 38, 40), hat man sich in letzter Zeit mehr den hämodynamischen Veränderungen zugewandt.

Tabelle 1. Allgemeine Daten eines Patientenkollektivs mit tokolytischer Behandlung

Zahl der Patientinnen	n= 50
Gewicht in kg	61,9 ± 6,2
Alter (Jahre)	26 ± 7
Schwangerschaftswoche bei Tokolysebeginn	30 ± 3
Durchschnittliche Dosierung	0,24 μg/min
Durchschnittliche Dosierung bezogen auf das Körpergewicht	0,0037 μg/kg/min
Vorzeitige Blasensprünge	n= 7

Tabelle 2. Tokolyseindizes. (Nach Baumgarten u. Gruber (4))

Tokolyseindex	Zahl der Schwangeren
2	5
3	32
4	2
5	2
6	4
7	3
8	2

Patientengut und Methodik

Unser Probandengut umfaßte 50 Frauen mit vorzeitiger Wehentätigkeit, die eine intravenöse Therapie mit Hexoprenalin erhielten. Gewicht, Alter, Schwangerschaftswoche zu Beginn der Therapie und Tokolyseindex sind aus den Tabellen 1 und 2 zu sehen. Unter Berücksichtigung des Körpergewichts lag die durchschnittlich applizierte Menge von Hexoprenalin bei 0,0037 μg/kg/min oder 0,24 μg/min. Vorzeitige Blasensprünge beobachteten wir bei den mit Hexoprenalin behandelten Schwangeren 7mal.

Den Blutdruck und die mütterliche Herzfrequenz konnten wir bei allen Patientinnen messen. Bei 15 Schwangeren wurde nach einer entsprechenden Ruheperiode mit Hilfe der Impedanzkardiographie das Schlagvolumen und das Herzzeitvolumen bestimmt. Die Berechnung des Schlagvolumens erfolgte nach der von Kubicek et al. (27) angegebenen Formel. Die tierexperimentelle Grundlage dieser Formel beruht auf der Tatsache, daß zwischen dz/dt und dem Peak aortic flow eine Korrelation von r= 0,99 besteht. Die Gleichung lautet:

$$SV= \rho \times \frac{L^2}{Z_0^2} \times LVET \times (dz/dt), \text{ wobei}$$

ρ = der spezifische Widerstand des Bluts als Funktion des Hämatokrits
L   = der Abstand der inneren Elektroden
Z_0 = die Thoraxgrundimpedanz
LVET = die Austreibungszeit
dz/dt = die größte Änderungsgeschwindigkeit der thorakalen Impedanz
SV   = das Schlagvolumen ist.

Nach Multiplikation mit der Herzfrequenz läßt sich das Herzzeitvolumen errechnen.
Den peripheren Gesamtwiderstand (TPR) erhielten wir nach Folkow u. Neil (13), und
zwar nach der Formel:

$$TPR = \frac{MAD \times 60 \times 1332}{HZV \times 1000} \quad (dyn \cdot s \cdot cm^{-5})$$

MAD = Mittlerer arterieller Blutdruck nach Page u. Christianson (31)
HZV   = Herzzeitvolumen

Als Laborparameter wurden folgende Größen bestimmt:
1. Hämatokrit im Coulter Counter
2. Urin- und Serumosmolarität wurde mit Hilfe eines Halbmikroosmometers gemessen
   und das Harnzeitvolumen bestimmt. Die Einlage eines Dauerkatheters war obligatorisch.

Uterine Kontraktionen wurden durch externe Tokographie registriert. Zu Beginn der
Therapie versuchten wir eine 20minütige Basisregistrierung. Von der Studie ausgeschlossen wurden Schwangere mit einer Muttermundseröffnung von mehr als 5 cm, mit Fieber,
einem Hypertonus von 150/90 und mehr, fetalen Mißbildungen, Chorionamnionitis sowie mit Abruptio placentae. Jede Schwangere wurde über den Sinn der Therapie und
die Nebenwirkungen der verwendeten β-Mimetika aufgeklärt. Die Dosierung richtete
sich nach dem Genitalbefund. Es wurde entweder mit einer Konzentration von 0,16
μg/min oder 0,33 μg/min begonnen und dann je nach Uterusrelaxation gesteigert.

Ergebnisse

Die Herzfrequenz zeigte nur in der 1. Stunde nach Infusion einen Anstieg um 22,4%,
sie blieb dann im weiteren Verlauf unverändert. Nach 24 h Tokolyse war ein leichter
Abfall zu verzeichnen. Der systolische Blutdruck fiel unter Hexoprenalin um ca. 15%
ab, wobei sich dieser Wert über 24 h nicht wesentlich änderte. Der diastolische Blutdruck
sank ebenfalls ab und blieb dann bis auf eine geringe Tendenz zum Anstieg nach 24 h
unverändert. Der mittlere arterielle Blutdruck verhielt sich ähnlich wie der diastolische
(Abb. 1). Das Schlagvolumen erhöhte sich nur gering, und zwar um ca. 5% unter kontinuierlicher Hexoprenalininfusion (Tabelle 3). Das Herzzeitvolumen stieg dagegen um
etwa 25% des Ausgangswerts an (Abb. 2). Nach 2 h lagen die Herzvolumina immer noch
bei + 25%, sie pendelten sich nach 4 h auf einen Wert von + 22% ein. Der totale periphere Gesamtwiderstand verhielt sich in seinem Verlauf ähnlich dem mittleren arteriellen Blutdruck (Abb. 2). Er zeigte unter der Hexoprenalintokolyse eine Senkung um
etwa 26% gegenüber dem Ausgangswert.

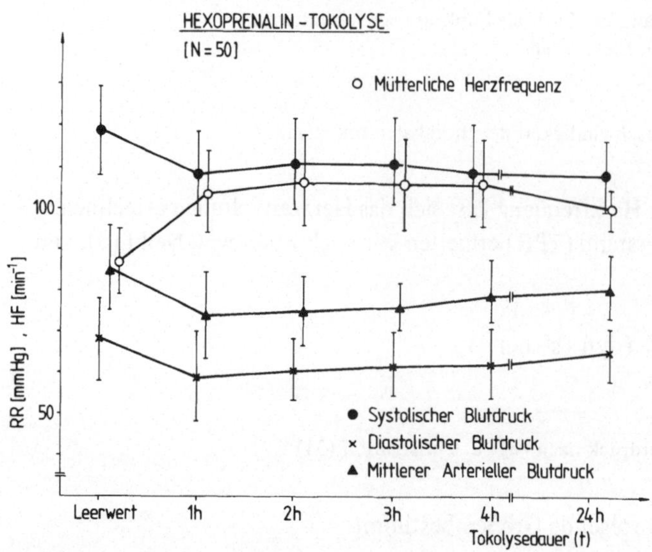

Abb. 1. Darstellung von Blutdruck und mütterlicher Herzfrequenz vor und während der Tokolyse mit Hexoprenalin (0,24 μg/min)

Tabelle 3. Herz-Kreislauf-Parameter, Diurese und Hämatokrit nach Tokolyse mit Hexoprenalin. *MAD*, mittlerer arterieller Blutdruck; RR_S, systolischer Blutdruck; RR_D, diastolischer Blutdruck; HF_M, Herzfrequenz; *SV*, Schlagvolumen; *HZV*, Herzzeitvolumen; *TPR*, totaler peripherer Gefäßwiderstand; *U/P*, Verhältnis von Urin- und Plasmaosmolarität; *Hkt*, Hämatokrit

Parameter	Ruhe	1	2	3	4	24 [h]
HF_M(min⁻¹)	85,9±10,8	102,6±13,5	104,0±12,1	104,2±12,1	103,8±12,4	97,6±8,1
RR_S(mmHg)	119,3±13,0	109,1±14,7	111,4±14,3	111,4±10,8	108,6±9,0	108,5±8,5
RR_D(mmHg)	68,2±10,8	59,9±12,2	60,6±9,7	61,9±9,4	61,7±12,9	64,5±8,1
MAD(mmHg)	85,7±10,7	74,3±11,3	75,5±10,2	76,9±9,3	78,7±11,0	79,2±9,5
SV (ml)	79,6±16,1	85,1±24,3	84,7±22,6	80,7±15,2	82,3±17,6	–
HZV(mlmin⁻¹)	6,9±1,6	8,9±2,5	9,0±2,7	8,4±4,1	8,8±2,8	–
TPR(dynscm⁻⁵)	1,3±0,2	0,8±0,2	0,9±0,1	0,9±0,1	1,1±0,2	–
Diurese(ml/h)	76,0±18,2	36,9±18,5	38,4±11,3	47,8±25,0	53,6±27,0	73,2±21,0
U/P	2,02±0,7	2,08±0,7	2,24±0,5	2,08±0,7	2,28±0,5	2,01±0,7
Hkt(%)	34,7±3,3	33,3±3,1	32,5±3,3	31,7±4,9	31,8±3,7	32,7±2,9

Der Hämatokritverlauf (Tabelle 3) war anfänglich steil abfallend und näherte sich nach 24 h etwas dem Ausgangswert. Die Urinausscheidung zeigte eine Oligurie nach 1- und 2stündiger Infusionsdauer. Der Osmolaritätsquotient U/P stieg im Verlauf der Infusionstherapie an und näherte sich nach 24 h dem Ausgangswert (Tabelle 3).

Unter einer durchschnittlichen Dosierung von 0,24 μg/min Hexoprenalin, wobei wir bei fehlendem uterusrelaxierenden Effekt auf die nächst höhere Dosierung übergingen,

336

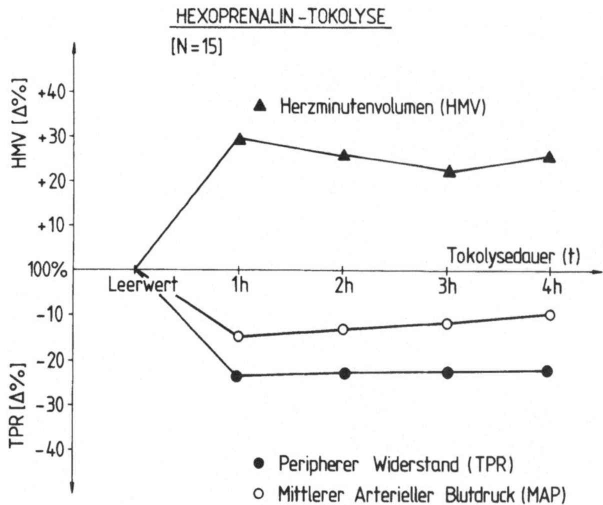

Abb. 2. Prozentuale Abweichungen des Herzminutenvolumens, des peripheren Gefäßwiderstands (*TPR*) und des mittleren arteriellen Blutdrucks (*MAP*) vom Ausgangswert bei der Tokolyse mit Hexoprenalin

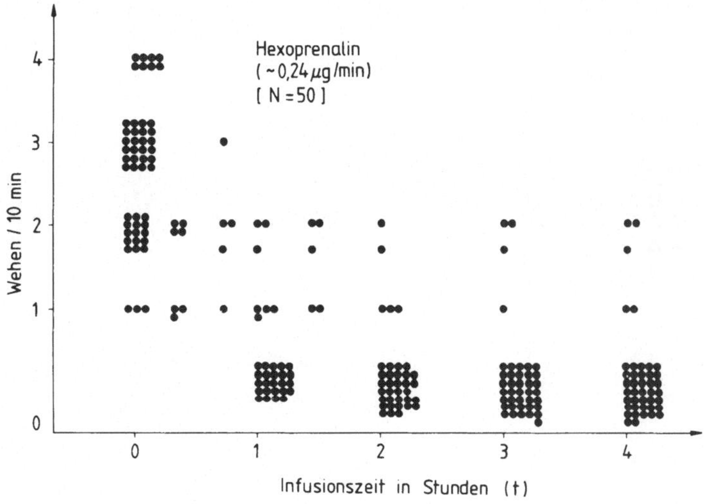

Abb. 3. Darstellung der Wehenfrequenz vor und während der Tokolyse mit Hexoprenalin

konnte bei 45 Schwangeren in den ersten 4 h eine Wehenhemmung erzielt werden (Abb. 3). Die Tatsache der erreichten Wehenhemmung ist nicht unbedingt mit der Verhinderung einer Frühgeburt verbunden, weil das externe Tokogramm nichts über die Kontraktionsamplitude und eine damit verbundene Muttermundsdilatation aussagt. Bei fortlaufender Registrierung treten unter konstanter β-Mimetikazufuhr immer wieder Wehen auf, die zumeist in keiner Weise mit einer Eröffnung des Muttermunds gleichzusetzen sind (Abb. 4 a,b).

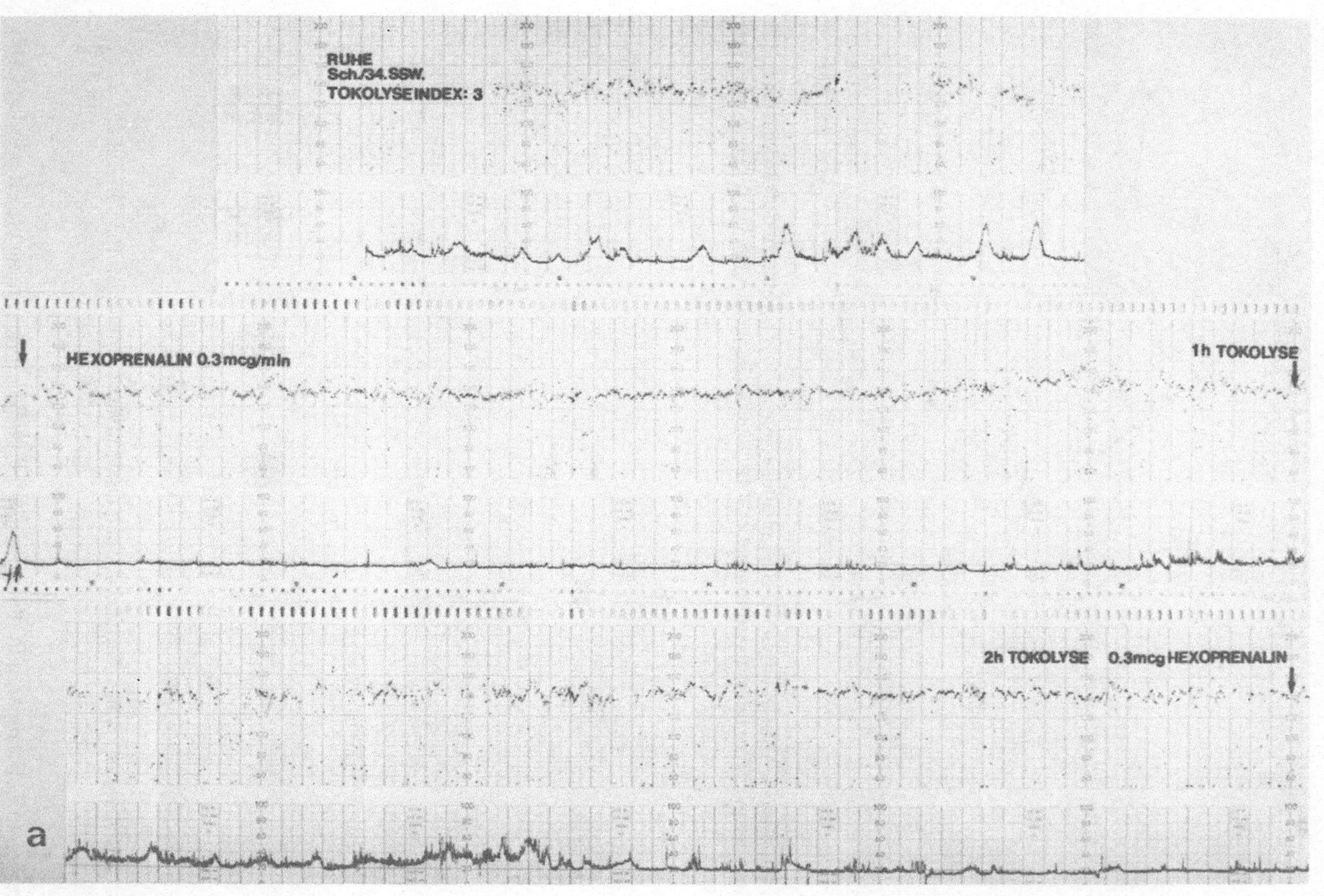

Abb. 4. a Darstellung eines Langzeittokogramms unter kontinuierlicher Infusion von 0,3 μg Hexoprenalin/min

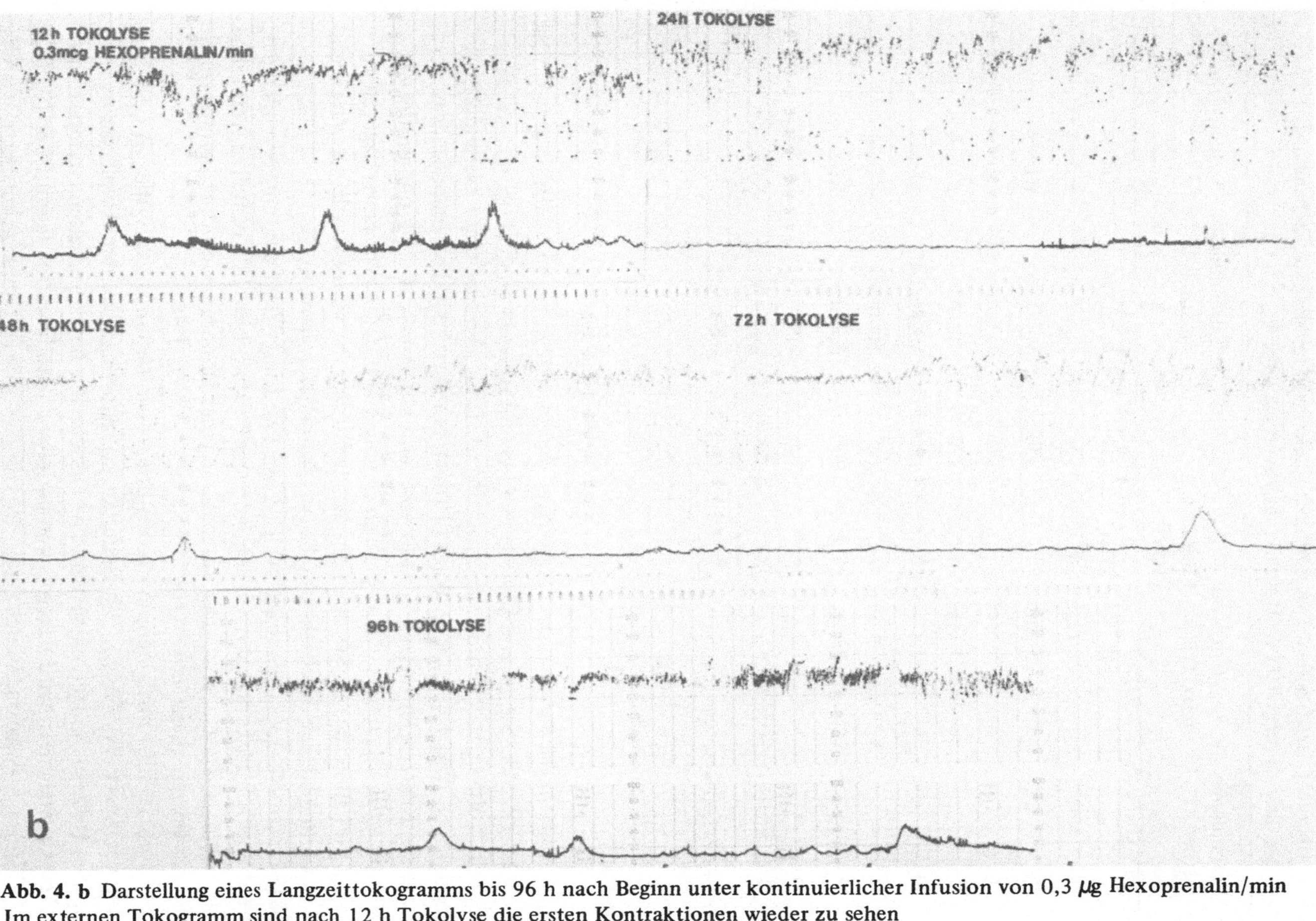

Abb. 4. b Darstellung eines Langzeittokogramms bis 96 h nach Beginn unter kontinuierlicher Infusion von 0,3 μg Hexoprenalin/min Im externen Tokogramm sind nach 12 h Tokolyse die ersten Kontraktionen wieder zu sehen

Tabelle 4. Übersicht der 10 perinatal verstorbenen Kinder nach tokolytischer Behandlung.
*, vorzeitiger Blasensprung; *RDS 4*, Hyalinmembransyndrom Grad 4

Nr.	Entbindungs-woche	Index	Tokolyse-Dauer	Beginn [ssw]	Gewicht [g]	Entbindungs-modus	Todesursache
1	31	3	10 Tage	30.	1285	Spontan	RDS 4
2	29	3	24 Tage	26.	1000	Spontan	RDS 4
3	26	6	3 Tage	26.	950	Spontan	RDS 4
4	28	8	6 Tage	27.	1200	Spontan	RDS 4
5	26	8	3 Tage	26. *	705	Spontan	RDS 4
6	30	6	9 h	30.	1100	Manualhilfe	Blutg.
7	27	7	12 h	27. *	900	Spontan	RDS 4
8	28	5	9 h	28. *	900	Spontan	RDS 4
9	26	7	23 h	26. *	900	Spontan	RDS 4
10	26	6	11 h	26.	1075/890	Spontan	RDS 4

Diskussion

Die kardiovaskulären Effekte der β-Mimetika sind dosisabhängig ausgeprägt (20, 42). Die initiale Tachykardie, wie sie von Closs et al. (11) und Irmer et al. (22) bei Fenoterol/Verapamiltokolysen beobachtet wurde, verringert sich im Verlauf einer 24stündigen β-Mimetikagabe. Von Hiltmann u. Wiest (19) wurden über 12 h die Veränderungen der Herz-Kreislauf-Parameter unter einer Hexoprenalininfusion von 0,3 μg/min untersucht, und sie fanden einen stetigen Anstieg (bis 62%) ohne Maximum. Wir sahen dagegen ein ähnliches Verhalten, wie es von den Fenoterolinfusionen berichtet wurde. Bei vergleichbarer Dosierung lag der durchschnittliche Anstieg der Herzfrequenz bei 33% (33), bei 20,3% (36), bei 10–13% (32) sowie bei 18–24% (7). Diese Werte sind mit den unsrigen, gemittelt über 4 h Hexoprenalininfusion, gut vergleichbar. Lipschitz u. Baillie (30) erhielten nach 20minütiger Gabe von Hexoprenalin in einer Dosierung von 0,38 μg/min einen Anstieg der Herzfrequenz von 24,6%.

Der systolische Blutdruck steigt nach den Literaturmitteilungen entweder an oder bleibt unverändert (30, 32, 36, 37). Reinold (33) fand einen leichten Abfall, der unseren eigenen Untersuchungen entspricht. Die Ursache für dieses Verhalten ist unbekannt. Von allen Untersuchern wird dagegen eine periphere Vasodilatation beschrieben (7, 30, 32, 33, 36, 37). Das Ausmaß reicht von 23% (36) bis 13% (eigene Ergebnisse). Dadurch sinkt auch der mittlere arterielle Blutdruck und der berechnete periphere Gesamtwiderstand entsprechend ab. Von Bourdillon et al. (6) wird die Tachykardie reflektorisch als Reaktion auf die periphere Dilatation erklärt. Erschwert wird die Interpretation, da eine absolut gebietsspezifische Verteilung der β_1- und β_2-Rezeptoren auch am Herzen nicht existiert (16). Die prozentuale geringe Erhöhung des Schlagvolumens unter β-Mimetikaapplikation ist auch von Irmer et al. (22) beim Fenoterol beobachtet worden. Turnheim

(39) fand ebenfalls keine nennenswerte Erhöhung des Schlagvolumens nach Gabe von
3 μg/kg Hexoprenalin i.v. beim Hund. Die Steigerung des Herzzeitvolumens ist damit
überwiegend frequenzbedingt.

Die antidiuretische Wirkung der β-Mimetika ist von Grospietsch et al. (15), Kords et
al. (26), Lehr et al. (29) und Schrier et al. (35) beschrieben worden. Für Hexoprenalin
haben wir 1980 schon an einem kleineren Patientengut ein ähnliches Verhalten feststellen können (18). Unsere jetzigen Untersuchungen können die damalige Pilotstudie
vollauf bestätigen.

Die Erfolgsraten der tokolytischen Therapie liegen im internationalen Schrifttum zwischen 28,6% (38) und 86,7% (8). Dabei muß streng zwischen dem pharmakologischen
Erfolg einer Wehenhemmung und der Verhinderung einer Frühgeburt unterschieden
werden. Mit der äußeren Wehenschreibung ist nur die Wehenfrequenz zu beurteilen und
nicht die Qualität. Deswegen ist die Erhebung des Muttermundbefunds wichtiger als die
Registrierung von Uteruskontraktionen. Dies spiegelt sich auch in der Einzelfallanalyse
der perinatalen Todesfälle wider. Selbst nach initialem Wehenstopp kam es nach kurzen
und längeren Intervallen zur Muttermundsdilatation und zur Frühgeburt mit der hohen
Sterblichkeit der Kinder unter 1500 g. Ein vorzeitiger Blasensprung führt dann zusätzlich zu einer Beschleunigung der Geburt (Tabelle 4).

Interessant ist es, daß es nach anfänglicher Wehenhemmung vielfach wieder zum Auftreten von Wehen kommt, ohne daß eine Veränderung der Hexoprenalindosierung vorgenommen wurde. Die Beziehungen zu einer Zervixdilatation sind ungewiß. Die Ursachen dafür sind unbekannt, könnten aber in einem Abfall der Adenylcyclaseaktivität
liegen. In-vitro- und in-vivo-Studien mit konstant hoher Katecholaminstimulation
sprechen dafür (14).

Literatur

1. Abramovici H, Lewin A, Lissak A, Palant A (1980) Maternal pulmonary edema occuring after
   therapy with ritodrine for premature uterine contractions. Acta Obstet Gynecol Scand 59:555
2. Ahlqvist RP (1948) A study of the adrenotropic receptors. Am J Physiol 153:586
3. Barden TP, Peter JB, Merkatz IR (1980) Ritodrine hydrochloride: A betamimetic agent for use
   in preterm labour. Part I. Obstet Gynecol 56:1
4. Baumgarten K, Gruber W (1975) Der Tokolyseindex. In: Auerswald W, Baumgarten K, Thalhammer
   O (Hrsg) Morphologische und funktionell-klinische Aspekte des placento-uterinen Systems. Maudrich, Wien
5. Bishop EH, Woutersz TB (1961) Arrest of premature labor. JAMA 178:812
6. Bourdillon PDV, Dawson JR, Foole RA, Timmes AD, Poole-Wilson PA, Sutton GC (1980) Salbutamol in treatment of heart failure. Br Heart J 43:206
7. Brabec W, Schwab W (1982) Klinische Erfahrungen mit Hexoprenalin zur Kurz- und Langzeittokolyse. In: Gitsch E, Reinold E (Hrsg) Hexoprenalin. Maudrich, Wien
8. Caspi E, Schreyer P, Weinraub Z, Lifshitz Y, Goldberg M (1981) Dexamethasone for prevention
   of respiratory distress syndrome: Multiple perinatal factors. Obstet Gynecol 57:41
9. Castren O, Gummerus M, Saarikovski S (1975) Treatment of imminent peremature labour. Acta
   Obstet Gynecol Scand 54:95
10. Christianson RE (1976) Studies on blood pressure during pregnancy. 1. Influence of parity and
    age. Am J Obstet Gynecol 125:509
11. Closs HP, Meyer J, Jung H, Fendel H (1978) Einflüsse einer Akutbehandlung mit Fenoterol auf
    das mütterliche EKG und ihre klinische Bewertung. In: Jung H, Friedrich E (Hrsg) Fenoterol
    (Partusisten) bei der Behandlung in der Geburtshilfe und Perinatologie. Thieme, Stuttgart

12. During R, Mauck I (1980) Einfluß von Nylidrin (Dilatol) auf den Blutdruck hypertensiver Spätschwangerer. Zentralbl Gynäkol 102:193

13. Folkow B, Neil E (1971) Circulation. Oxford University Press, New York London Toronto

14. Fraser J, Nadean J, Robertson D, Wood AJJ (1981) Regulation of human leukocyte beta-receptors by endogenous catecholamines. J Clin Invest 67:1777

15. Grospietsch G, Girndt J, Biereigel U, Kuhn W (1978) Wirkungen der Tokolyse auf das Renin-Angiotensin-System, verschiedene Nierenparameter und den Wasserhaushalt. In: Jung H, Friedrich E (Hrsg) Fenoterol bei der Behandlung in der Geburtshilfe und Perinatologie. Thieme, Stuttgart

16. Hedborg A, Minneman KP, Molinoff PB (1979) Regional distribution of beta-1-and beta-2-adrenoreceptors in the right atrium and left ventricle of the cat and guinea pig heart. Br J Pharmacol 66:505

17. Heilmann L (1981) Hämorheologische Untersuchungen in der Schwangerschaft. Perimed, Erlangen

18. Heilmann L, Siekmann U (1980) Der Einfluß der Betamimetika auf die maternale und plazentare Mikrozirkulation. 3. Betamimetika-Symposium, Aachen 1980

19. Hiltmann WD, Wiest W (1981) Die Wirkung des Tokolytikum Hexoprenalin auf das maternale kardiovaskuläre System. Arch Gynecol 232:508

20. Hiltmann WD, Wiest W, Grumbrecht C, Weidinger H, Pohl R, Rufmann R (1978) Das Verhalten des maternalen kardiovaskulären Systems unter Tokolyse. In: Jung H, Friedrich E (Hrsg) Fenoterol (Partusisten) bei der Behandlung in der Geburtshilfe und Perinatologie. Thieme, Stuttgart

21. Ingemarsson J (1976) Effect of terbutaline on premature labor. Am J Obstet Gynecol 125:520

22. Irmer M, Trolp R, Hagemann G, Stein H (1981) Akut- und Langzeitbehandlung mit Metoprolol/Fenoterol im Vergleich zu Verapamil/Fenoterol aus kardiologischer Sicht. In: Äblad B, Heidenreich J, Irmer M, Jung H (Hrsg) Betablockade und Tokolyse. Witzstrock, Baden-Baden, S 114–122

23. Jacobs MM, Knight AB, Arias F (1980) Maternal pulmonary edema resulting from betamimetic and glucocorticoid therapy. Obstet Gynecol 56:56

24. Jung H (1975) Begrüßung und Einführung. In: Jung H, Klöck FK (Hrsg) Th 1165a (Partusisten) bei der Behandlung in der Geburtshilfe und Perinatologie. Thieme, Stuttgart

25. Katz M, Robertson AP, Creasy RK (1981) Cardiovascular complications assoziated with terbutaline treatment for preterm labor. Am J Obstet Gynecol 139:605

26. Kords H, Scheitza E, Rodt CH (1976) Nierenfunktion und renaler Wasser- und Elektrolyttransport bei intravenöser Behandlung mit dem Tokolytikum Fenoterol (Partusisten). Z Geburtshilfe Perinatol 180:266

27. Kubicek WG, Karnegis JN, Patterson RP, Witsoe DA, Mattson RH (1966) Development and evaluation of an impedance cardiac output system. Aeorsp Med 37:1208

28. Lands AM, Arnold A, McAuliff JP, Ludnena FP, Brown TG (1967) Differentation of receptor systems activated by sympathicomimetic amines. Nature 214:597

29. Lehr D, Mallow J, Krukowski M (1967) Copions drinking and simultaneous inhibition of urine flow elicited by beta-adrenergic stimulation and contrary effect of alpha-adrenergic stimulation. J Pharmol Exp Ther 158:150

30. Lipshitz J, Baillie P (1976) The uterine and cardiovascular effects of beta-2-selective sympathomimetic drugs administered as an intravenous infusion. S Afr Med J 50:1973

31. Page EW, Christianson R (1976) The impact mean arterial pressure in the middle trimester upon the outcome of pregnancy. J Obstet Gynecol 125:740

32. Rasser W (1982) Gesamtergebnisse der Gynipral-Multizenterstudie. In: Gitsch E, Reinold E (Hrsg) Hexoprenalin. Maudrich, Wien

33. Reinold E (1979) Hexoprenalin als wehenhemmende Substanz. Wien Klin Wochenschr 91:805

34. Schenken RS, Hayaski RH, Valenzuela GV, Castillo MS (1980) Treatment of premature labor with beta-sympathomimetics: Results with isoxsuprine. Am J Obstet Gynecol 137:773

35. Schrier RW, Liebermann R, Uffermann RC (1972) Mechanism of antidiuretic effect of beta-adrenergic stimulation. J Clin Invest 51:97

36. Siekmann U, Heilmann L, Irmer M (1981) Invasive und nichtinvasive Untersuchungen über den Einfluß von Hexoprenalin und Fenoterol auf hämodynamische Parameter. Gynäkol Rundsch 21:190

37. Siekmann U, Heilmann L, Irmer M (1981) Impedanzkardiographische Vergleichsuntersuchungen der Betamimetika Fenoterol und Hexoprenalin. In: Heilmann L, Ludwig H (Hrsg) Indikationen und Gefahren der Tokolyse. Boehringer, Ingelheim
38. Spellacy WN, Cruz AC, Birk SA, Buni WC (1979) Treatment of premature labor with ritodrine: A randomized controlled study. Obstet Gynecol 54:220
39. Turnheim K (1970) Diskussion. In: Deutsch E, Irsigler K, Kraupp O (Hrsg) Hexoprenalin. Springer, Berlin Heidelberg New York
40. Wesselius- de Casparis A, Thiery M, Yo le Sian A et al. (1971) Results of double blind multicentre study with ritodrine in premature labour. Br Med J 3:144
41. Wilson M, Morganti AA, Zervoudakis J et al. (1980) Blood pressure, the renin-aldosteron system and sex steroids throughout normal pregnancy. Am J Med 68:97
42. Wolff R (1981) Die Veränderungen der Herz-Kreislauf-Parameter durch Betamimetika. In: Heilmann L, Ludwig H (Hrsg) Indikationen und Gefahren der Tokolyse. Boehringer, Ingelheim
43. Wolff F, Meier U, Bolte A (1979) Untersuchungen zum Pathomechanismus schwerer kardiopulmonaler Komplikationen unter tokolytischer Behandlung mit betaadrenergenen Substanzen und Betamethason. Z Geburtshilfe Perinatol 183:343

Zur tokolytischen Wirkung des Hexoprenalins

V. Zahn und A. Espach

Auch wir haben uns an der klinischen Studie über Hexoprenalin gegenüber Fenoterol beteiligt und möchten unsere Ergebnisse vorstellen: Die Dosierung als Bolusapplikation betrug 5 μg Hexoprenalin bzw. 25 μg Fenoterol i.v. In der Gruppe mit Hexoprenalin hatten wir 32 Patienten, in der mit Fenoterol 10.

In Zusammenarbeit mit der biometrischen Abteilung von Byk Gulden haben wir den Blutdruck und Puls der Mutter sowie Puls des Feten statistisch ausgewertet. Die Zeit vor der Injektion, 1 min und 6 min danach wurden der Auswertung zugrunde gelegt.

Bei dem Puls des Feten ergaben sich weder in der Hexoprenalin- noch in der Fenoterolgruppe statistische Unterschiede. Beim Puls der Mutter waren die Werte nach 1 und 6 min bei beiden Substanzen hoch signifikant. Lediglich beim Blutdruckverhalten wies Fenoterol nach 1 min sowie nach 6 min in der Standardabweichung eine statistische Signifikanz auf.

Weiterhin wurde die Reduzierung der Wehen in beiden Gruppen nach 10 und 15 min untersucht. Dabei ergab sich in der Hexoprenalingruppe eine Reduzierung der Wehen von 3,9 Kontraktionen/10 min/Patientin nach 10 min auf 1,1 und nach 15 min auf 1,7. In der Fenoterolgruppe konnte eine Reduzierung der Wehen von 3,5 auf 0,9 nach 10 und nach 15 min auf 1,0 verzeichnet werden.

Die subjektiven Nebenwirkungen, wie Tremor und Herzklopfen, waren in der Fenoterolgruppe gegenüber der Hexoprenalingruppe höher. Insgesamt kommen wir zu dem Ergebnis, daß die tokolytische Wirkung des Hexoprenalins gegenüber dem Fenoterol etwas geringer ist, aber die subjektiven empfundenen Erscheinungen beim Hexoprenalin gegenüber Fenoterol ebenfalls geringer sind.

Pharmakologische Beeinflussung der Motilität des schwangeren Uterus in vitro

P.K. Bauer, W.-D. Wiest, V.A.W. Kraye und W.D. Hiltmann

In der Therapie der vorzeitigen Wehentätigkeit haben sich β-Mimetika als Substanzen der Wahl durchgesetzt. Sie vereinigen gute Wirksamkeit bei beherrschbaren Nebenwirkungen. Mit der Substanz Hexoprenalinsulfat ist ein neues Medikament aus dieser Substanzgruppe in der klinischen Erprobung. Mit unserer Untersuchung sollte in vitro der Effekt von Hexoprenalinsulfat auf die Kontraktilität des menschlichen Myometriums getestet werden.

Die bei einer Sectio caesarea gewonnenen Präparate wurden in eine mit 37°C warme physiologische Salzlösung (PSS) bei pH 7,35 so eingespannt, daß die isometrische Kontraktionskraft der Präparate mit Meßwandler registriert und auf Papierschreiber fortlaufend aufgezeichnet werden konnten. Die Vorspannung der Präparate lag initial bei 30 mN. Nach einer Relaxationsphase von 90–120 min werden die Präparate spontan aktiv. Die gesamte Äquilibrierungsphase vor Versuchsbeginn betrug mindestens 180 min.

Da wir mit anderen β-Mimetika keinen Effekt auf die Spontanmotilität des Myometriums in vitro gesehen hatten, applizierten wir jeweils 1 U/l Oxytozin zu jedem Präparat und beobachteten den Einfluß von Hexoprenalin auf diese oxytozininduzierte Kontraktion. Der Effekt einer Einzeldosis Oxytozin ist nach 10 min abgeklungen. Wir gaben daher zunächst zu jedem Präparat 1 U/l Oxytozin. Nach 10 min wurde für 60 min mit PSS gespült und dann erneut 1 U/l Oxytozin zugesetzt. Vor dieser 2. induzierten Kontraktion wurden dem Präparat je nach zufälliger Zuteilung Hexoprenalinsulfat zugesetzt oder kein weiteres Pharmakon appliziert (Kontrollgruppe).

Als Parameter der Motilität bestimmten wir für jede induzierte Kontraktion einen Motilitätsindex als Fläche unter der Kontraktionskurve, wobei jeweils 10-min-Abschnitte ausgewertet wurden. Weiterhin registrierten wir die Veränderung des Basaltonus und die Kontraktionsfrequenz. Die Auswertung erfolgte mit dem U-Test nach Wilcoxon et al. für den Basaltonusanstieg bzw. dem Wilcoxon-Test für Paardifferenzen für die Motilitätsindizes.

Die Myometriumstreifen zeigten nach anfänglicher Relaxation (Dauer ca. 1 h) Spontanaktivität mit einer Frequenz von ungefähr 5 Kontraktionen/10 min und Amplituden, die sich durch Oxytozinzusatz nicht steigern ließen.

Nach Gabe von Oxytozin zeigte sich eine typische Motilitätssteigerung mit Anstieg des Basaltonus und häufig sich überlagernden Kontraktionen. Dieses Phänomen läßt sich nach einiger Zeit erneut auslösen (hier nach 60 min). Mehrfache Wiederholungen der Oxytozinzugaben schwächen aber die mechanische Antwort der Streifen kontinuierlich ab.

Bei Zugabe von Hexoprenalinsulfat (Dosis 3×10^{-7} ml/l) zeigte sich keine Veränderung der Motilität im Vergleich zur Kontrollgruppe (n= 10). Dagegen ist eine deutliche Reduktion des maximalen Anstiegs des Basaltonus zu beachten.

Wird die Motilitätssteigerung des Myometriums durch Prostaglandin $F_{2\alpha}$ anstelle von Oxytozin ausgelöst (10^{-5} ml/l), so beobachtet man ebenfalls keinen Rückgang des Motilitätsindexes bei Hexoprenalinsulfat in einer Dosierung 10^{-6} m/l. Bei Dosissteigerung von Hexoprenalin auf 10^{-6} m/l werden sowohl der Anstieg des Basaltonus als auch der Motilitätsindex reduziert. Dies gilt auch in derselben Größenordnung für Fenoterol (Oxytozinkontraktion).

In-vitro-Untersuchungen zur Wirkung von Hexoprenalin und Fenoterol auf spontane Kontraktionen an menschlichen Myometriumstreifen

L. Quaas, H.P. Zahradnik und H.G. Hillemanns

Die Wirkung von β-rezeptorstimulierenden Substanzen im Sinne einer Hemmung der spontanen kontraktilen Aktivität des Myometriums ist in einer Vielzahl von in-vitro-Experimenten am isolierten Ratten- oder Meerschweinchenuterus nachgewiesen worden (Blattner et al. 1978). Ebenso lassen sich oxytozininduzierte Kontraktionen am Uterus in Abhängigkeit von der applizierten β-Mimetikadosis hemmen (Baillie et al. 1972). Cornely u. Hackbarth (1979) haben die Wirkung von Fenoterol auf prostaglandininduzierte Kontraktionen an menschlichen und Meerschweinchenmyometriumstreifen geprüft. Bei einer Konzentration von 10^{-8}M Fenoterol kam es zu einem Abfall des basalen Muskeltonus und einer Abnahme der Kontraktionsfrequenz. Es kam aber in keinem Fall zur völligen Hemmung der Kontraktionsaktivität der Myometriumstreifen, obwohl die Fenoterolkonzentration stufenweise bis auf 10^{-4}M erhöht wurde. Die in ihrer Untersuchung verwendeten Myometriumstreifen stammten vom menschlichen graviden Uterus der 18. Schwangerschaftswoche. In der vorliegenden Untersuchung wurde die Wirkung von Hexoprenalin und Fenoterol an menschlichen Myometriumstreifen aus der 38.–41. Schwangerschaftswoche geprüft.

Material und Methodik

Die Muskelstreifen wurden während einer Sectio caesarea aus dem unteren Uterinsegment entnommen, in eiskalter Tyrode-Lösung transportiert und anschließend sofort in carbogenbegaster Tyrode-Lösung bei Zimmertemperatur präpariert. Die Maße der Myometriumstreifen waren danach ca. 20 x 4 x 2 mm und hatten ein Gewicht von 190 bis 250 mg. Die Untersuchungen erfolgten nicht im Gewebebad, sondern mit Hilfe einer Superfusionsmethode, die ein fraktioniertes Auffangen der Superfusionsflüssigkeit nach dem konstant gehaltenen Durchfluß der Myometriumstreifen für weitere biochemische Untersuchungen ermöglicht.

Als Nährlösung wurde carbogenbegaste Tyrode-Lösung verwendet. Zusammensetzung der Tyrode-Lösung: NaCl 136,9 mmol/l, KCl 2,68 mmol/l, $CaCl_2$ 1,80 mmol/l, $MgCl_2$ 1,05 mmol/l, $NaHCO_3$ 11,90 mmol/l, NaH_2PO_4 0,42 mmol/l, Glucose 5,55 mmol/l. Die Lösung hatte einen pH von 7,4. Der mittels eines Zwirnfadens von 10 bis 15 cm Länge an einem Muskelhalter senkrecht aufgehängte Streifen wurde mit einem Flow von 1 ml/min kontinuierlich superfundiert. Das Meßsystem bestand aus einem HSE-Hebelaufnehmer, HF-Modem und Registriergerät. Die Kontraktionen wurden vorverstärkt (2/0,5 V) und auf einen Schreiber aufgezeichnet. Die Vorlast lag durchschnittlich bei 2,8 g. Nach Ausbildung regelmäßiger spontaner Kontraktionen wurden der Tyrode-Lösung vorausberechnete Dosen einer Stammlösung von Hexoprenalinsulfat und Fenoterolhydrobromid in steigender Konzentration zugesetzt.

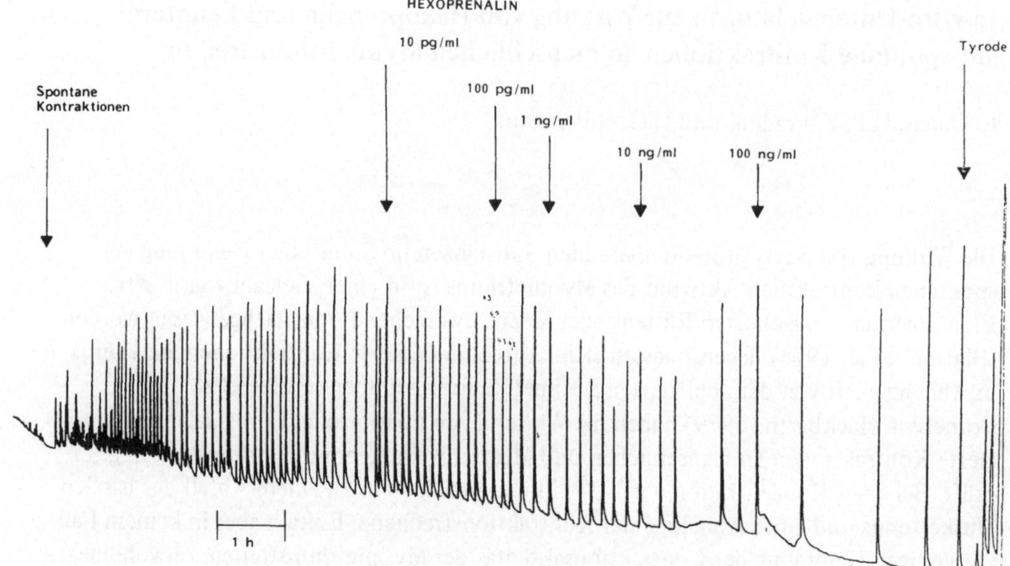

Abb. 1. Wirkung von Hexoprenalin auf die spontane Kontraktionsaktivität eines menschlichen Myometriumstreifens vom graviden Uterus der 40. Schwangerschaftswoche. Primäre Sectio caesarea, Gewicht 190 mg, Vorlast 2,8 g, Flow 1 ml/min, Versuchsdauer 15 h

Ergebnisse

Die Wirkung von Hexoprenalin und Fenoterol wurde an jeweils 5 Myometriumstreifen geprüft. Eine nachweisbare Wirkung von Hexoprenalin wurde bei einer Konzentration von 1 ng/ml (10^{-9} g/ml) registriert. Abb. 1 zeigt die Wirkung von Hexoprenalin an einem Myometriumstreifen, der bei einer primären Sectio in der 40. Schwangerschaftswoche entnommen wurde. Die Superfusion mit Hexoprenalin in einer Konzentration von 100 pg/ml führt zu keiner Beeinflussung der Spontanmotorik. Bei einer Konzentration von 1 ng/ml wird eine Reduktion der Kontraktionsfrequenz und in unterschiedlichem Maße auch der Kontraktionsstärke registriert. Dieser Effekt wird verstärkt durch eine Steigerung der Dosis auf 10 ng/ml. Bei einer Konzentration von 100 ng/ml kommt es zu einer weitgehenden Hemmung der Spontanaktivität mit einem Maximalabstand zwischen 2 Kontraktionen von über 1 h. Die Spülung mit Tyrode führt zu einem erneuten Anstieg der Frequenz und des Basaltonus.

Ein Beispiel für eine geringer ausgeprägte Beeinflussung der Spontanmotorik bietet Abb. 2. Es handelt sich wiederum um einen Myometriumstreifen aus der 40. Schwangerschaftswoche, der bei einer sekundären Sectio entnommen wurde. Die Superfusion von Hexoprenalin in einer Konzentration von 1 ng/ml führt zu einem Abfall der Kontraktionsamplitude und in geringem Maß auch der Kontraktionsfrequenz. Eine deutliche Hemmung wird bei 10 ng/ml registriert. Trotz gleichbleibender Superfusion der β-mimetischen Substanz kommt es zu einem allmählichen Wirkungsverlust mit Zunahme der Kontraktionsstärke. Auch nach einer erneuten Steigerung der Dosis auf 100 ng/ml, die zunächst wiederum eine deutliche Hemmung bewirkt, kommt es zur anschließenden Ausbildung einer regelmäßigen Spontanaktivität.

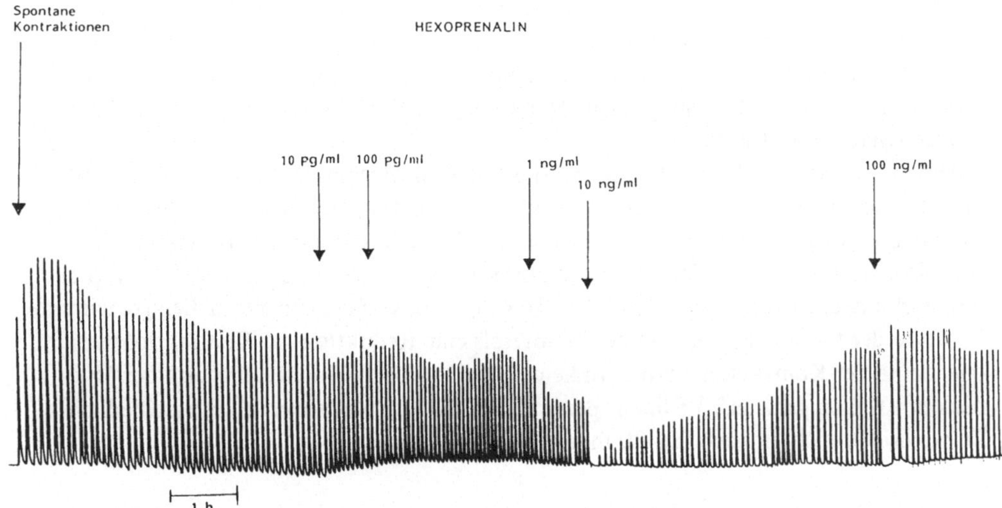

Abb. 2. Wirkung von Hexoprenalin auf die spontane Kontraktionsaktivität eines menschlichen Myometriumstreifens vom graviden Uterus der 40. Schwangerschaftswoche. Sekundäre Sectio caesarea, Gewicht 210 mg, Vorlast 2,8 g, Flow 1 ml/min, Versuchsdauer 16 h

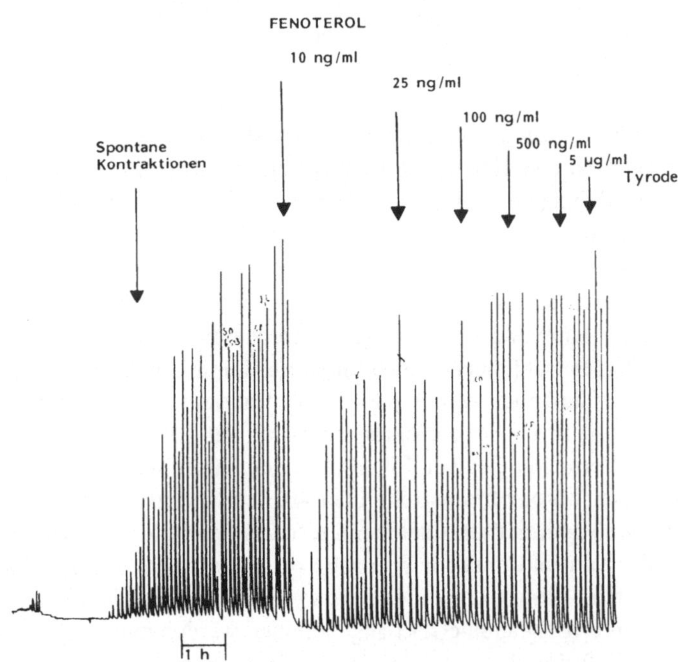

Abb. 3. Wirkung von Fenoterol auf die spontane Kontraktionsaktivität eines menschlichen Myometriumstreifens vom graviden Uterus der 40. Schwangerschaftswoche. Primäre Sectio caesarea, Gewicht 240 mg, Vorlast 2,8 g, Flow 1 ml/min, Versuchsdauer 17 h

349

Die Versuche mit Fenoterol in einem Konzentrationsbereich von 10^{-8}M führten zu entsprechenden Ergebnissen. Ebenso wie in den Versuchen mit Hexoprenalin wurde nach der Zugabe von Fenoterol allerdings erst in einer Konzentration von 10 ng/ml eine jeweils unterschiedlich stark ausgeprägte Hemmung der Kontraktionsfrequenz und Kontraktionsstärke registriert.

Abb. 3 veranschaulicht den Fenoteroleffekt, der mit Beginn der Superfusion eintritt und zu einer Hemmung der Spontanmotorik führt. 30 min nach Beginn der Fenoterolsuperfusion wird eine allmähliche Zunahme der Kontraktionsstärke beobachtet. Auch bei sukzessiver Steigerung der Fenoteroldosis kommt es nach unterschiedlich ausgeprägtem Wirkungseintritt zu einem erneuten Wirkungsverlust. Bei allen Versuchen gemeinsam bewirkte der tokolytische Effekt des Fenoterols eine Reduktion der Kontraktionsfrequenz und der Kontraktionsstärke. In keinem Fall hörte die Spontanmotorik der Myometriumstreifen ganz auf. Vielmehr persistierten die Kontraktionen in unterschiedlicher Stärke und erreichten nach 20–30 min wieder die Ausgangshöhe.

Diskussion

Es konnte gezeigt werden, daß die Spontanmotorik menschlicher Myometriumstreifen des graviden Uterus am Endtermin durch die Zugabe von Hexoprenalin und Fenoterol sofort gehemmt wird. Hexoprenalin in einer Konzentration von 1 x 10^{-9} g/ml und Fenoterol (1 x 10^{-8} g/ml) bewirkten eine allerdings bei den einzelnen Myometriumstreifen unterschiedlich stark ausgeprägte Hemmung der Kontraktionsfrequenz und -amplitude. Die effektive Dosis von Fenoterol entspricht der in der Literatur angegebenen Dosis von Adrenalin, Noradrenalin und Isoprenalin (Blattner et al. 1978).

Eine vollständige Hemmung der Kontraktionsaktivität trat jedoch auch nach stufenweiser Erhöhung der Konzentration beider Substanzen nicht ein. Dieses Ergebnis steht in Übereinstimmung mit den Untersuchungen von Cornely u. Hackbarth (1979). Bei den von ihnen verwendeten menschlichen Myometriumstreifen aus der 18. Schwangerschaftswoche kam es nach der Kontraktionsinduktion durch Prostaglandin E_2 zu einer deutlichen Hemmung der Kontraktionsfrequenz durch Fenoterol in einer Konzentration von 10^{-8}M, es trat jedoch keine komplette Hemmung der Kontraktionen ein, und es wurde eine allmähliche Zunahme der Kontraktionsstärke registriert. Selbst die stufenweise Erhöhung der Fenoterolkonzentration auf 10^{-4}M erbrachte kein anderes Ergebnis.

Unsere Versuche, die über 15–20 h gingen, lassen den Schluß zu, daß sich die von uns verwendeten Myometriumstreifen der 40. Schwangerschaftswoche bei einer Dauerstimulation durch β-Mimetika zunehmend refraktär verhalten. Die fehlende vollständige Hemmung der Kontraktionsaktivität nach Prostaglandinstimulation und bei der Dauerstimulation durch β-Mimetika ist möglicherweise ein Hinweis dafür, daß auch bei unseren Versuchen ein Prostaglandineffekt angenommen werden muß. Es ist bekannt, daß unter der Fenoterolinfusion der Serumspiegel von Prostaglandin E_2 dosisabhängig ansteigt (Trolp et al. 1979). Auch die Auflockerung der Zervix bei der Tokolyse mit β-Mimetika spricht für eine endogene Prostaglandinfreisetzung. Eine weitere Klärung dieser Zusammenhänge erhoffen wir uns nach der Untersuchung der während der Versuche fraktioniert aufgefangenen Superfusionsflüssigkeit auf ihre Prostaglandinkonzentration.

Literatur

Baillie P, Edelstein H, Scher J, Edwards J (1972) A comparison between fenoterol (berotec) and orciprenalin on human uterine activity induced in vivo by prostaglandin F 2 alpha and oxytocin. Med Proc 18:89
Blattner R, Classen HG, Dehnert H, Döring HJ (1978) Experimente an isolierten glattmuskulären Organen. HSE Biomesstechnik III/78
Cornely M, Hackbarth I (1979) Vergleichende in-vitro-Untersuchungen zur Wirkung von Fenoterol (Partusisten) auf Prostaglandin-induzierte Kontraktionen an menschlichen und Meerschweinchen-Myometriumstreifen. Therapiewoche 29:3022–3037
Trolp R, Beyer J, Schillfahrt R, Steiner H, Zahradnik HP (1979) 13,13-Dihydro-15-Keto-PGF 2 alpha und PGE_2-Spiegel im Serum bei i.v. Tokolyse. Arch Gynecol 228

Effekte von Hexoprenalin und Terbutalin sowie Hexoprenalin und Fenoterol auf die Sekretion des Progesterons und 17-β-Östradiols bei Ratten im Östrus bzw. in menschlichen Corpora lutea

B. Zsolnai, B. Varga und F. Horváth

In den letzten Jahren wurden die β-Mimetika auch in der 1. Hälfte der Schwangerschaft zur Behandlung der Fehlgeburt angewendet (5). Durch die Tokolyse konnte eine Uterusrelaxation, eine bessere Blutversorgung des Uterus und der Plazenta (3) und dadurch eine erhöhte protektive Hormonzufuhr erreicht werden.

Andererseits wurde bei Tierversuchen in vitro bestätigt, daß durch β-Rezeptorstimulierung eine gesteigerte Progesteronsynthese erzielt werden kann (2, 4, 6).

Wir haben bei Ratten in vivo und mit menschlichen Ovariengeweben in vitro Untersuchungen mit der *Fragestellung* durchgeführt, *ob durch β-Rezeptorstimulierung mit verschiedenen β-Mimetika eine Erhöhung der Progesteron- und Östradiolsekretion beobachtet werden kann.*

Material und Methode

Bei 200–250 g Ratten mit normalem Zyklus – kontrolliert durch Vaginalabstriche – wurde eine Narkose mit Nembutal (40 mg/kg) durchgeführt. Die A. und V. femoralis wurden mit einer dünnen Polyethylensonde und nach Laparatomie auch die eine Vena uteroovarialis kanüliert. Bei der letzteren haben wir den zum Uterus führenden Ast abgebunden (10). Es wurde ein dünner Katheter in der Bursa ovarica fixiert (Abb. 1) (11).

Aus dem Ovarium wurden in 5-min-Abständen 40 min lang Blutproben entnommen. Nach der 1. Blutabnahme wurde 10 min lang in die Bursa ovarii 0,12 μg Hexoprenalinsulfat (BYK) oder 2,5 μg Terbutalinsulfat (EGYT) in 0,05 ml Volumen injiziert.

Wir haben den Blutdruck und die aus den Ovarien ausfließende Blutmenge gemessen und daraus die relative vaskuläre Resistenz errechnet. Es wurde aus den Blutproben mit dem Radioimmunassay Progesteron (7) und 17-β-Östradiol (1) bestimmt.

Die Sekretionsrate des Progesterons und 17-β-Östradiols errechneten wir aus der Ovariendurchblutung, dem Hormonspiegel der Ovarialvenen und dem Hämatokrit.

Die bei den Ratten gewonnenen in-vivo-Untersuchungsergebnisse wollten wir auch beim Menschen klären. Deswegen haben wir in einem in-vitro-System mit menschlichen Corpora lutea Untersuchungen durchgeführt.

Die menschlichen Corpora lutea wurden aus der 3. Phase des Lutealzyklus durch Laparatomie entnommen, danach mit Trypsin behandelt und in Krebs-Ringer-Lösung gewaschen. Aus den in der Krebs-Ringer-Lösung dispergierten Zellen haben wir eine homogene Zellsuspension hergestellt und zur Inkubation so verteilt, daß jedes Röhrchen $7-8 \times 10^5$ Zellen enthielt.

Anschließend wurde zu jeder Zellsuspension Hexoprenalin oder Fenoterol in verschiedener Dosis gegeben. Jede Probe wurde 2 h lang bei 37°C in Carbogenatmosphäre inkubiert, abzentrifugiert und im Überstand mit Radioimmunassay Progesteron und 17-β-Östradiol bestimmt. Die Ergebnisse beziehen sich auf 1 mg Eiweiß.

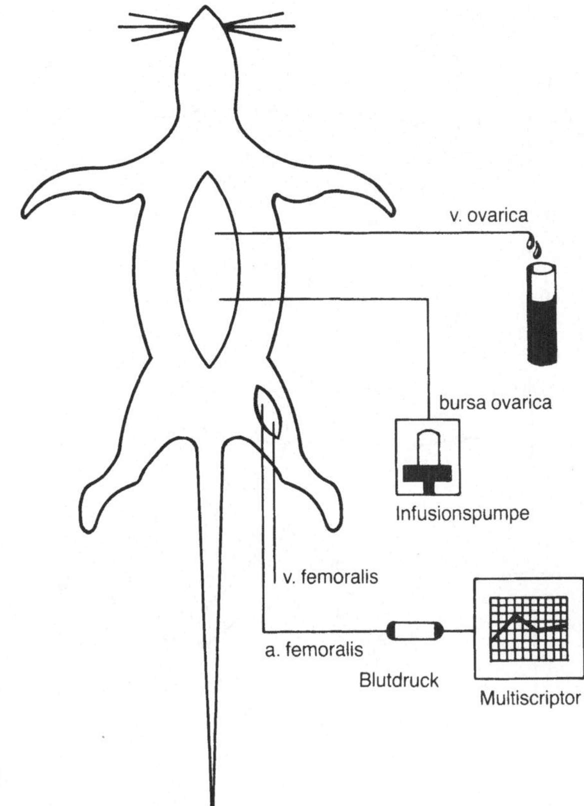

Abb. 1. Schematische Illustration
der experimentellen Anordnung bei
Ratten

Zur statistischen Auswertung wurde die Varianzanalyse und die Dunnet-Probe angewendet.
Die Hormonspiegel in der Körperflüssigkeit verteilen sich logarithmisch. Für die statistische Auswertung wurden deshalb die Werte logarithmisch transformiert, dadurch wurden
die geometrischen Mittelwerte gebildet.

Ergebnisse

Das lokal angewendete Hexoprenalin erhöhte sowohl die Progesteron- als auch die 17-β-
Östradiolsekretion in den Ovarien der Ratten. Ebenso wurde die Durchblutung der Ovarien erhöht, hingegen wurde der Blutdruck nicht verändert (Abb. 2).

Vergleichsweise steigerte Terbutalin lediglich in einer 20fach höheren Dosierung als
Hexoprenalin die Progesteronsekretion in den Ovarien. Die anderen Parameter zeigten
keine Veränderung (Abb. 3).

Hexoprenalin erhöht dosisabhängig in einer Konzentration von 5 bis 100 ng/Röhrchen
die Progesteronsynthese in den menschlichen lutealen Zellen (Abb. 4). Hingegen wurde
die Östradiolsynthese nur bis zu einer Konzentration von 5 bis 10 ng Hexoprenalin/Röhr-
chen gesteigert. Danach fielen die Östradiolwerte trotz der Dosiserhöhung wieder ab.

Nach Fenoterolgabe in einer Dosis von 25 bis 50 ng/Röhrchen steigerte sich zunächst
sowohl die Progesteron- als auch die Östradiolsynthese. Bei weiterer Dosiserhöhung kehr-
ten die Hormonspiegel auf den Ausgangswert zurück.

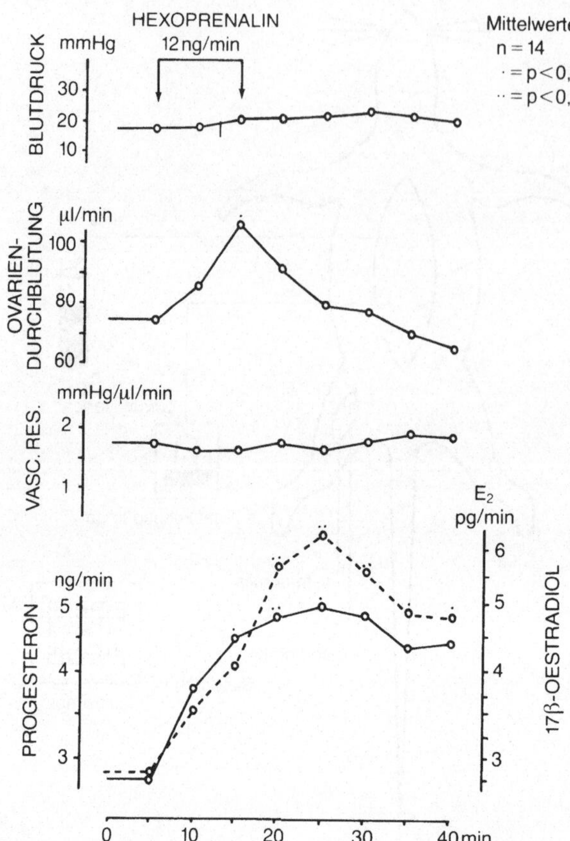

Abb. 2. Der Effekt von Hexoprenalin auf den Blutdruck und die Ovariendurchblutung sowie auf die Progesteron- und Östradiolsekretion der Ovarien bei Ratten im Östrus

Diskussion

Die Stimulierung des β-adrenergen Systems durch β-Mimetika, welche mit der Aktivierung der Adenylcyclase und mit der Steigerung der cAMP-Bildung zusammenhängt, erhöht die Progesteronsynthese in isolierten Corpora lutea-Zellen der verschiedenen Tiere (2, 4, 6). Die Anwendung des Fenoterols i.v. oder direkt in die Bursa ovarica steigert die Progesteronsekretion bei den Ratten im Östrus. Dieser Effekt kann durch Propranolol verhindert werden (11). Auch Hexoprenalin und Terbutalin erhöhen die Progesteronsekretion der Ovarien bei Ratten. Zwischen den 3 β-Rezeptorstimulatoren ist ein gewisser Wirkungsunterschied zu finden: die Steigerung der 17-β-Östradiolsekretion ist ausgeprägter bei Anwendung von Hexoprenalin als bei Fenoterol oder Terbutalin.

In früheren Untersuchungen haben wir nachgewiesen, daß eine direkte Korrelation zwischen dem Durchblutungsgrad der Ovarien und deren Hormonsekretion besteht (10). Bei den In-vivo-Untersuchungen sollte deshalb in Betracht gezogen werden, daß die Durchblutung der Rattenovarien durch β-Adrenergika gesteigert wird. Die β-Rezeptoren konnten auch in menschlichen Ovarien nachgewiesen und durch deren Stimulation bei in vitro perfundierten menschlichen Ovarien eine Vasodilatation beobachtet werden (9).

Die bisherigen Untersuchungen haben also gezeigt, daß die Hormonproduktion der Ovarien durch β-Adrenergika auf 2 Wegen zu beeinflussen ist. Der 1. ist der direkte Effekt

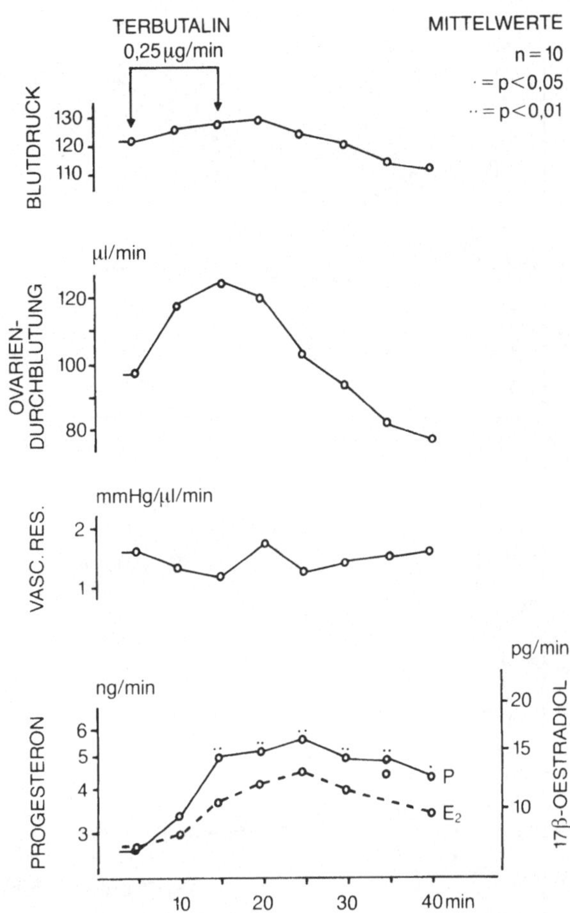

Abb. 3. Der Effekt von Terbutalin auf den Blutdruck und die Ovariendurchblutung sowie auf die Progesteron- und Östradiolsekretion der Ovarien bei Ratten im Östrus

an den Zellmembranen und der 2. ist ein indirekter Effekt, der durch die Verbesserung der Ovarialdurchblutung zustande kommt.

Es müßte in weiteren Untersuchungen noch geklärt werden, welche Rolle beim Menschen die Zyklusphase bzw. das Schwangerschaftstrimenon bei der Entstehung des Stimulationseffektes spielt.

Nach Versuchsreihen mit isolierten Corpora lutea halten wir unsere Methode ebenfalls für geeignet, um den Effekt der β-Adrenergika zu untersuchen. Nach neueren Untersuchungen konnte nämlich die Erhöhung der Progesteronsekretion durch β-Adrenergika an trächtigen Ratten nur im 2. Schwangerschaftstrimenon beobachtet werden; am Ende der Schwangerschaft hingegen haben diese keinen Effekt auf die Progesteronsekretion (12).

Zusammenfassung

Bei in-vivo-Versuchen mit Ratten und in-vitro-Untersuchungen mit isolierten menschlichen Corpora lutea-Zellen wurde untersucht, ob β-adrenerge Stimulatoren die Progesteron- und 17-β-Östradiolsynthese beeinflussen.

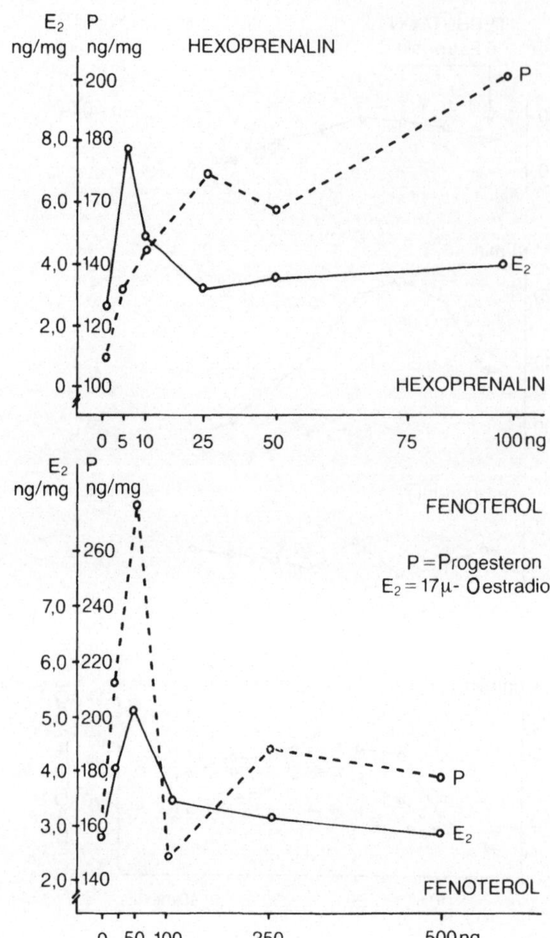

Abb. 4. Der Effekt von Hexoprenalin und Fenoterol auf die Progesteron- und Östradiolsynthese von menschlichen Corpora-lutea-Zellen in vitro

Es wurde festgestellt, daß bei Ratten im Östrus sowohl die Progesteron- als auch die 17-β-Östradiolsekretion signifikant erhöht wird, wenn Hexoprenalin in die Bursa ovarica injiziert wurde. Terbutalin, unter ähnlichen Versuchsbedingungen verabreicht, erhöhte nur bei 20fach höherer Dosierung die Progesteronsynthese.

Bei den aus der 3. Phase des Lutealzyklus stammenden menschlichen Corpora lutea-Zellen erhöhte sowohl das Hexoprenalin als auch das Fenoterol in kleiner Dosierung die Progesteronsynthese.

Literatur

1. Baranczuk R, Greenwald GS (1973) Peripheral level of oestrogen in the cyclic hamster. Endocrinology 92:805–812
2. Condon WA, Black DL (1976) Catecholamine-induced stimulation of progesterone by the bovine corpus luteum in vitro. Biol Reprod 15:573–578

3. Heilmann L (1981) Die Beeinflussung der uteroplazentaren Durchblutung bei der Tokolyse. In: Heilmann L, Ludwig H (Hrsg) Indikationen und Gefahren der Tokolyse. Boehringer, Ingelheim, S 17–37

4. Jordan AW, Caffrey JL III, Niswender GD (1978) Catecholamine-induced stimulation of progesterone and adenosine 3', 5'-monophosphate production by dispersed ovine luteal cells. Endocrinology 103:385–392

5. Jung H, Chantraine H (1977) Treatment of threatened abortion with betamimetics. In: Weidinger H (ed) Labour inhibition betamimetic drugs in obstetrics. Fischer, Stuttgart, pp 167–175

6. Ratner A, Weiss GK, Sanborn CR (1980) Stimulation by β_2-adrenergic receptors of the production of cyclic AMP and progesterone in rat ovarian tissue. J Endocrinol 82:123–129

7. Thorneycroft IH, Stone SC (1972) Radioimmunoassay of serum progesterone in women receiving oral contraceptive steroids. Contraception 5:129–146

8. Varga B, Greenwald GS (1979) Cyclic changes in utero-ovarian blood flow and ovarian hormone secretion in the hamster: Effects of adrenocorticotropin, luteinizing hormone, and follicle-stimulating hormone. Endocrinology 104:1525–1531

9. Varga B, Zsolnai B, Bernard A (1979) Stimulation of alpha and beta adrenergic receptors in human ovarian vasculature in vitro. Gynecol Obstet Invest 10:81–87

10. Varga B, Patay BS, Horváth E, Folly G (1981) Ovarian venous outflow, progesterone and 17-β-oestradiol secretion and peripheral blood level during pregnancy in the rat. Acta Physiol Acad Sci Hung 58:141–146

11. Zsolnai B, Varga B, Horváth E (im Druck) Increase of ovarian progesterone secretion by β_2-adrenergic stimulation in oestrous rats. Acta Endocrinol (Copenh)

12. Zsolnai B, Horváth E, Varga B (1982) A petefészek hormontermelésének befolyásolása β-adrenerg izgatókkal. MÉT, 1982. Pecs

Zur Wirkung von β-Mimetika (Partusisten, Hexoprenalin, Spiropent) auf die Feinstruktur der menschlichen Herzmuskelzellen bei der Zellkultivierung

B. Zsolnai und A. Gyévai

Bei verschiedenen Tierspezies (6, 7, 9, 11) und auch beim Menschen (18) wurde bewiesen, daß β-Mimetika die Plazenta nur in geringer Menge passieren. In bezug auf β-Mimetika stellt die Plazenta also eine deutliche Barriere dar. Die Konzentrationen katecholamin-abbauender Enzyme sind in der Plazenta und Nabelvene hoch (12), und die β-Mimetika werden von diesen metabolisiert.

Es ist auch bewiesen, daß ein Teil der β-Mimetika, die die Plazenta passieren und in den Fetus gelangen, konjugiert werden. Dies ist höchstwahrscheinlich die Erklärung dafür, daß trotz ausgeprägter mütterlicher kardiovaskulärer Reaktionen bei der Tokolyse, beim Feten kaum kardiovaskuläre Veränderungen beobachtet werden.

Klinische Beobachtungen (3, 10, 18) und experimentelle Untersuchungen (20) warfen trotzdem die Frage einer fetalen Herzmuskelzellschädigung durch die allgemein angewendeten β-Mimetika auf. Der kardiotoxische Effekt von β-adrenergen Sympathomimetika ist aber bis heute noch nicht eindeutig geklärt (13).

Nach klinischen Angaben bestehen signifikante Unterschiede zwischen den verschiedenen β-Mimetika in Hinsicht auf die β_2-Rezeptorwirkung (8, 14). Die enge chemische Verwandtschaft der β-Mimetika mit den Katecholaminen bedingt eine Einschränkung der Selektivität der β_2-Rezeptorwirkung und eine zusätzliche Stimulation der β_1-Rezeptoren (22). Außerdem werden im Verlauf der Tokolyse auch in nichtkonjugierter (aktive) Form β-Mimetika im Blut des Feten — wenn auch in geringer Menge — gefunden.

Aus diesem Grund haben wir die Wirkung der einzelnen β-Mimetika auf die fetalen Herzmuskelzellen bei Gewebezüchtung in vitro untersucht. Folgende Fragen wurden aufgestellt:

1. Bleibt während der Gewebezüchtung die für Herzmuskelzellen spezifische Zellstruktur erhalten?
2. Verursachen die β-Adrenergika (Fenoterol, Hexoprenalin, Spiropent) eine Veränderung in der Feinstruktur der Herzmuskelzellen bei der Gewebezüchtung, und wenn ja, worin zeigt es sich bzw. welche subzellulären Strukturen betrifft diese Veränderung?
3. Ist es möglich mit Ca^{++}-Antagonisten (Verapamil, Sensit, $MgSO_4$) den Fenoteroleffekt auf subzellulärer Ebene zu verhindern, da die β-Adrenergika eine Ca^{++}-Überladung der Zellen hervorrufen (2)?

Material und Methode

Zur Untersuchung dieser Fragen haben wir ein sog. Organkulturmodell angewendet, bei dem die gewebliche Architektur des Organs in vitro erhalten bleibt.

Bei legalen Schwangerschaftsunterbrechungen an 14 Patientinnen wurden die Herzen von 6–11 Wochen alten Feten unter sterilen Kautelen entfernt und mehrmals mit physiologischer Kochsalzlösung, die verschiedene Antibiotika enthielt (Kanamycin, Erythromycin), gewaschen.

Aus den Herzen haben wir mit einem speziellen Metallring (Durchmesser 300 μm)
kleine Gewebestücke entnommen und von diesen 15 Stücke in einen Erlenmayerkolben
gelegt. Jeder Kolben enthielt 5,0 ml des Nährmediums TC 199 und fetales Kälberserum
in einem Verhältnis von 8:2. Die Kolben wurden mit einem Gemisch von 5% Kohlendioxyd und 95% Luft durchströmt, in ein Wasserbad von 36°C gelegt und geschüttelt.
Das Nährmedium wurde jeden 2. Tag gewechselt. Am 10. Tag wurden die Gewebestücke
in 3 Gruppen eingeteilt zu je 5 Gewebestücken:

— Die *1. Gruppe* diente als Kontrolle.
— Die *2. Gruppe* wurde täglich mit 10 ng/ml Fenoterol oder 5 ng/ml Hexoprenalin oder
  2 ng/ml Spiropent (Clenbuterol) behandelt.
— Die *3. Gruppe* mit 10 ng/ml Fenoterol und 10 ng/ml Sensit (Fendilinum hydrochloricum; ein Ca^{++}-Antagonist; hergestellt von Chinoin, Budapest) oder 10 ng/ml Fenoterol + 5 mmol/ml $MgSO_4$ behandelt.

Nach 10tägiger Behandlung, d.h. nach 20tägiger Züchtung bereiteten wir die Gewebestücke zur elektronenmikroskopischen Untersuchung vor. Wir fixierten die Gewebestücke
mit 2,5%igem Glutaraldehyd (0,1 M Cacodylatpuffer, pH 7,3) über 2 h. Die Nachfixierung wurde mit 1,0%igem Osmiumtetroxid über 1 h durchgeführt. Die Gewebestücke
entwässerten wir in einer Alkoholreihe und betteten diese in Durcupan ACM ein. Die
Schnitte stellten wir mit dem Reichert-Ultramikrotom her und kontrastierten diese mit
Uranylacetat.Die Aufnahmen wurden mit einem Elektronenmikroskop JEOL 100 C
gemacht.

Bei sämtlichen Versuchen wurde gleichzeitig eine Kontrollgruppe eingestellt. Die Gewebestücke wurden aus den gleichen Stellen der Herzen entnommen und ohne Zusatz
von Medikamenten gezüchtet. Anhand dieser Kontrollgruppe konnten wir dann beurteilen, inwieweit die Veränderungen durch die Zellkultur bzw. durch eine Noxe (Medikamente) bedingt waren.

Bei der Beurteilung des Effekts der β-Mimetika auf die Myokardzellen sollte in Betracht
gezogen werden, daß die Zellen nicht gleichermaßen differenziert sind. Die äußeren Zellschichten des Herzmuskels sind sowohl biochemisch als auch elektronenmikroskopisch
morphologisch mehr differenziert als die inneren Zellschichten. Weiterhin werden die
Zellen der Ventrikel früher differenziert als die Zellen der Vorhöfe. Gegenüber den Myoblasten weisen die differenzierten Myokardzellen Myofibrillen im Zytoplasma auf (17).
Deshalb ist die Wirkung der β-Mimetika an Myoblasten auf subzellulärer Ebene weniger
beurteilbar. Zur Gewebekultivierung kam die ganze Wand des fetalen Herzens und somit wurde eine gemischte Zellpopulation untersucht.

Ergebnisse

In dem von uns entwickelten in-vitro-System teilen sich die fetalen Herzmuskelzellen
regelmäßig und der organspezifische Charakter bleibt erhalten.

Für die 6—7 Wochen alte Myokardzelle ist ein undifferenziertes Zytoplasma und viel
Glykogengranula charakteristisch. Der Zellkern ist groß und enthält wenig Heterochro-

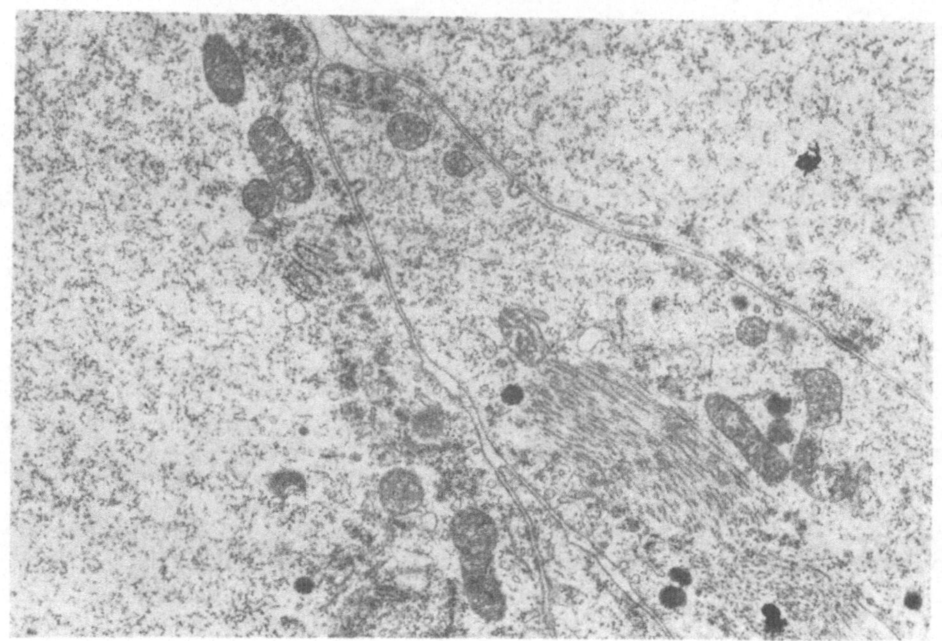

Abb. 1. *Ausgangsmaterial.* 3 menschliche fetale Myokardzellen in der 6.–7. Schwangerschaftswoche vor der Züchtung, mit weniger Mitochondrien und parallel angeordneten Myofibrillen. Charakteristisch sind zahlreiche Glykogengranula im Zytoplasma. Vergr. 26 000

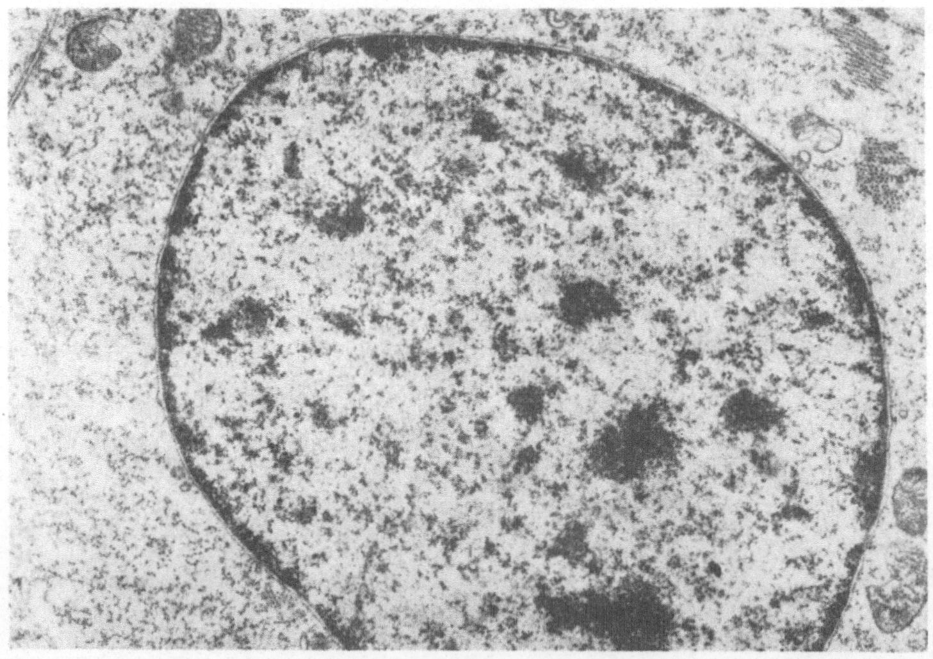

Abb. 2. Ein typischer Zellkern aus dem gleichen Material mit wenig Heterochromatin. Vergr. 26 000

matin. Die Zellmembran ist unregelmäßig gewellt und zwischen den Zellen finden wir
auch Desmosomen. In den Zellen sieht man öfters Myofibrillen und relative gut entwickelte Z-Streifen (Ausgangsmaterial: Abb. 1, 2).

Nach 20tägiger Züchtung ohne Behandlung findet eine gewisse Differenzierung statt.
Die Anzahl der Mitochondrien, der reifen Myofibrillen und das gut entwickelte endo-
plasmatische Retikulum vermehren sich (Abb. 3).

Nach Gabe von Fenoterol zum Nährmedium kommen in einzelnen subzellulären Strukturen, wie im Kern, in den Mitochondrien und den Myofibrillen, morphologische Veränderungen zustande. Im elektronenmikroskopischen Bild sind auffallend die Einstülpungen der Kernmembran (Abb. 4), die Anschwellung von Mitochondrien, die Erhöhung der
Zahl der Mitochondrien mit lamellaren Strukturen, weiterhin eine Kristolyse der Cristae
mitochondriales (Abb. 5).

Nach unserer Meinung können diese Veränderungen jedoch nicht als spezifischer Fenoteroleffekt betrachtet werden, da sie auch unter anderen Bedingungen (z.B. Hypoxie usw.)
auftreten können. Für eine spezifische Wirkung hingegen halten wir die unregelmäßige
Gruppierung von Myofibrillen und die Fragmentierung der Z-Streifen (Abb. 6 a,b).

Trotz dieser subzellulären Strukturveränderungen bleibt das Teilungsvermögen der
Myokardzellen erhalten und die Zellen werden nicht zerstört.

In einer neueren Untersuchungsreihe beobachteten wir sogar eine Regression der obengenannten Veränderungen nach Beendigung der Fenoteroleinwirkung, da die subzelluläre
Wirkung von Fenoterol mit großer Wahrscheinlichkeit durch Ca^{++}-Antagonisten aufgehoben werden können.

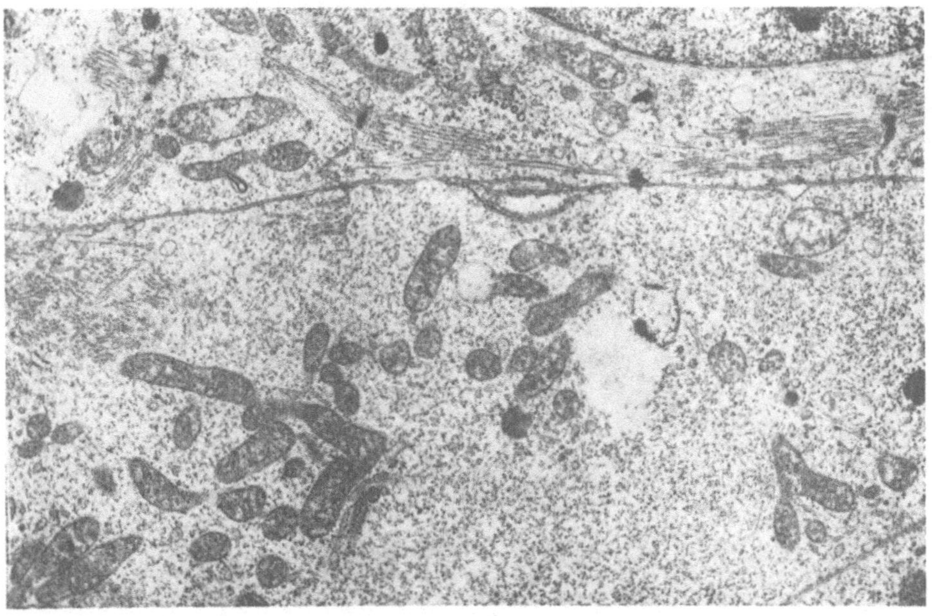

Abb. 3. Fetale Myokardzellen in der 6.–7. Schwangerschaftswoche nach 20tägiger Züchtung mit
einer großen Anzahl Mitochondrien und reifen Myofibrillen (Kontrolle). Vergr. 26 000

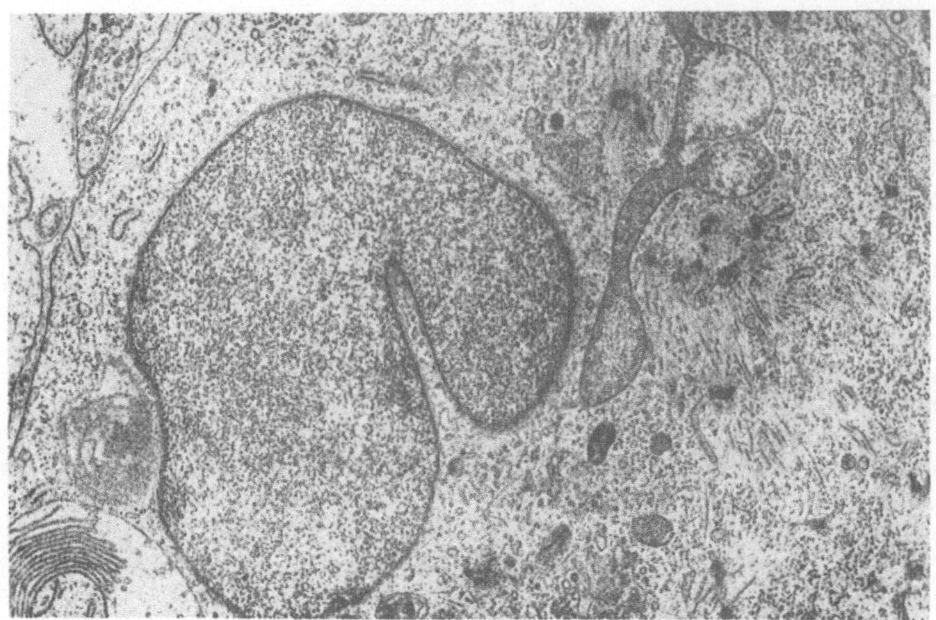

Abb. 4. Myokardzelle mit typischer Kerninvagination und geschwollenen und lamillaren Mitochondrien nach 10tägiger Fenoterolbehandlung. Vergr. 13 200

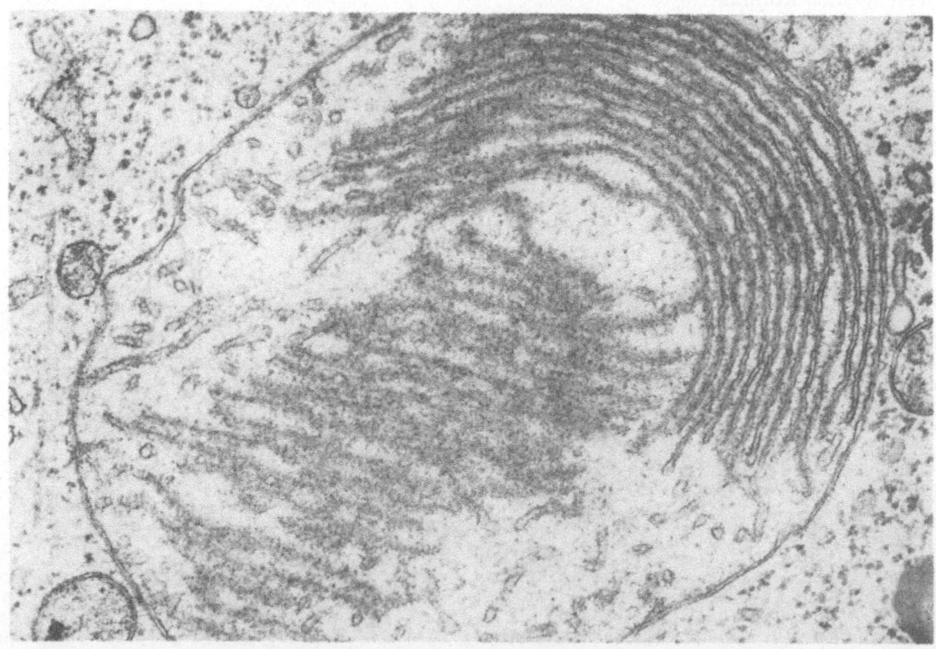

Abb. 5. Typische Mitochondrienveränderungen (lamillare Anordnung, Fragmentation und Lysis der Crista mitochondrialis) nach 10tägiger Fenoterolbehandlung. Vergr. 52 000

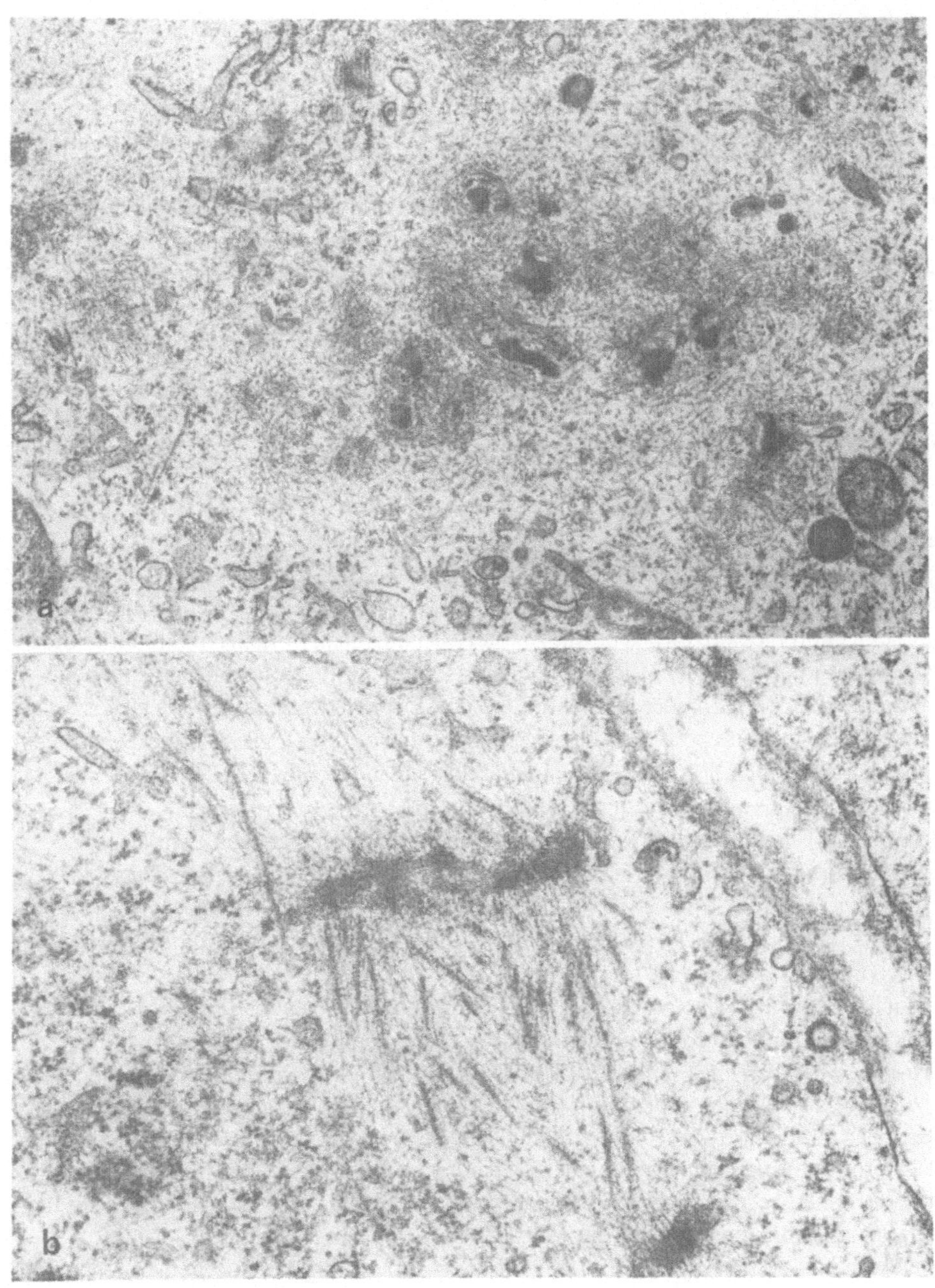

Abb. 6 a,b. Myokardzellen nach Fenoterolbehandlung (a) mit Fragmentierung der Z-Streifen, (b) mit unregelmäßiger Gruppierung der Myofibrillen. Vergr. (a) 26 000 (b) 40 000

Bei gemeinsamer *Anwendung von Fenoterol und dem Ca^{++}-Antagonisten Sensit* bzw.
Verapamil *oder MgSO$_4$* bleiben zum großen Teil die durch Fenoterol verursachten Zell-
veränderungen aus. Im elektronenmikroskopischen Bild ist gut zu sehen, daß sich trotz
Anwesenheit von Fenoterol im Nährmedium die Myofibrillen regelmäßig parallel anord-
nen, die Struktur der Z-Streifen intakt ist, d.h. die Fragmentierung und Anschwellung
der Z-Streifen fehlen (Abb. 7, 8). Die Feinstruktur der Myokardzellen ähnelt den normalen Verhältnissen. Bei Anwendung von Mg^{++} wurde eine weniger ausgeprägte "protektive Wirkung" als bei Gabe von Sensit erreicht.

Bei der *Anwendung von Hexoprenalin* in Nährmedium (5 μg/ml) konnte in den subzellulären Strukturen der Myokardzellen keine nennenswerten Veränderungen beobachtet werden (Abb. 9).

Ähnliche Ergebnisse sind bei der "Behandlung" der Myokardzellen in der Zellzüchtung
mit Spiropent (2 ng/ml) zu sehen (Abb. 10).

Diskussion

Die klinischen und experimentellen Untersuchungen haben die potentielle Kardiotoxizität der Tokolytika aufgeworfen. Ein Kausalzusammenhang zwischen β-Mimetikathera-
pie (z.B. mit Fenoterol) der Mutter und Myokardveränderungen beim Neugeborenen
ist grundsätzlich klinisch oder histopathologisch nicht nachweisbar (15), da gleichzeitig
oder sukzessiv mehrere potentiell nekrogene Faktoren auf das fetale Myokard einwirken
können (1, 19). Auch deswegen ist es unerläßlich, einen direkten Effekt von β-Mimetika
auf Zellebene in Gewebezüchtung zu analysieren.

In früheren Untersuchungen wurde geklärt, daß die Transferrate von Fenoterol bei der
Plazentapassage in der 6.–14. Schwangerschaftswoche gering ist, ungefähr 5 ng/ml (20,
21). *Weidinger et al.* (20), *Hofmann et al.* (4) haben die lebenden fetalen Myokardzellen
mit 0,5 ng und mit 5,0 ng Partusisten 48 h inkubiert und in lichtmikroskopischen und
elektronenmikroskopischen Untersuchungen neben den ultrastrukturellen Veränderungen auch elektive Parenchymnekrosen gefunden, die mit Gabe von 20 ng/ml bzw. 200
ng/ml Isoptin zum Kulturmedium verhindert werden konnten.

Wir haben bei dem angewendeten Organkulturmodell für fetale Herzmuskelzellen nach
Gabe von 10 ng/ml Fenoterol zum Nährmedium keine elektive Parenchymnekrose, aber
zahlreiche subzelluläre Strukturveränderungen gesehen. Von diesem sollte als spezifische
Veränderungen die Fragmentierung der Z-Streifen und die unregelmäßige Gruppierung
der Myofibrillen betrachtet werden. Die letzteren weisen auf eine Koordinationsstörung
bei der parallelen Anordnung der Myofibrillen hin.

Weil während der Fenoterolbehandlung das Teilungsvermögen der Zellen erhalten bleibt
und nach der Beendigung der Behandlung eine spontane Regression der Zellveränderun-
gen auftritt, kann man unserer Meinung nach nicht eindeutig von einem kardiotoxischen
oder zelltoxischen Effekt des Fenoterols sprechen.

Da die durch Fenoterol verursachten subzellulären Strukturveränderungen mit Zugabe
von spezifischen Ca^{++}-Antagonisten (Isoptin und Sensit oder durch den physiologischen
Ca^4-Antagonisten MgSO$_4$) verhindert werden können, scheint die Anwendung von Ca^{++}-
Antagonisten bei der Tokolyse wichtig zu sein, obwohl die kardioprotektive Wirkung des
Isoptin in in-vitro-Experimenten (16) und klinischen Untersuchungen (5) in den letzten

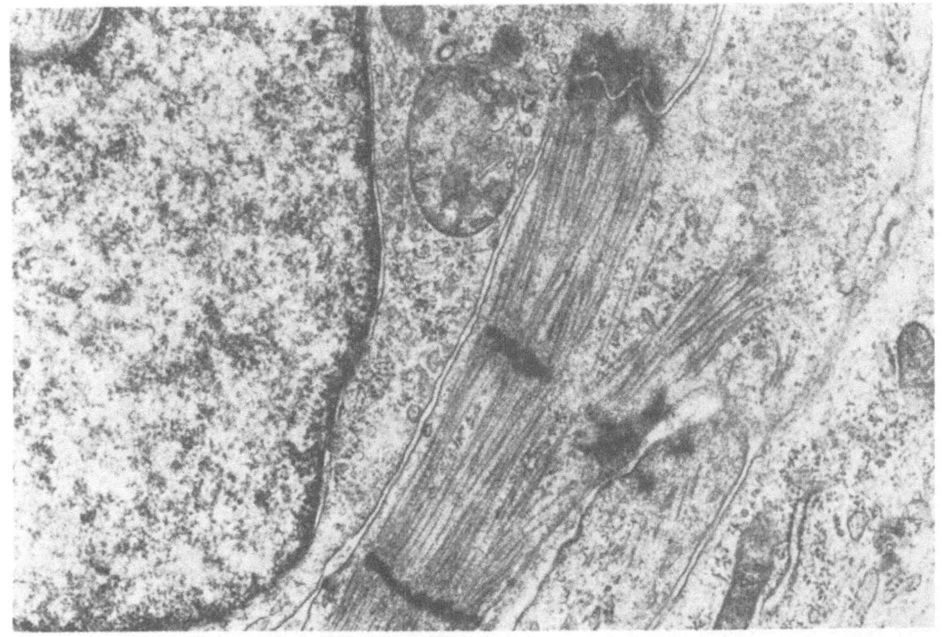

Abb. 7. Feinstruktur einer Myokardzelle aus der 9.–10. Schwangerschaftswoche nach Fenoterol und Sensitbehandlung mit parallel angeordneten Myofibrillen und intakten Z-Streifen. Vergr. 40 000

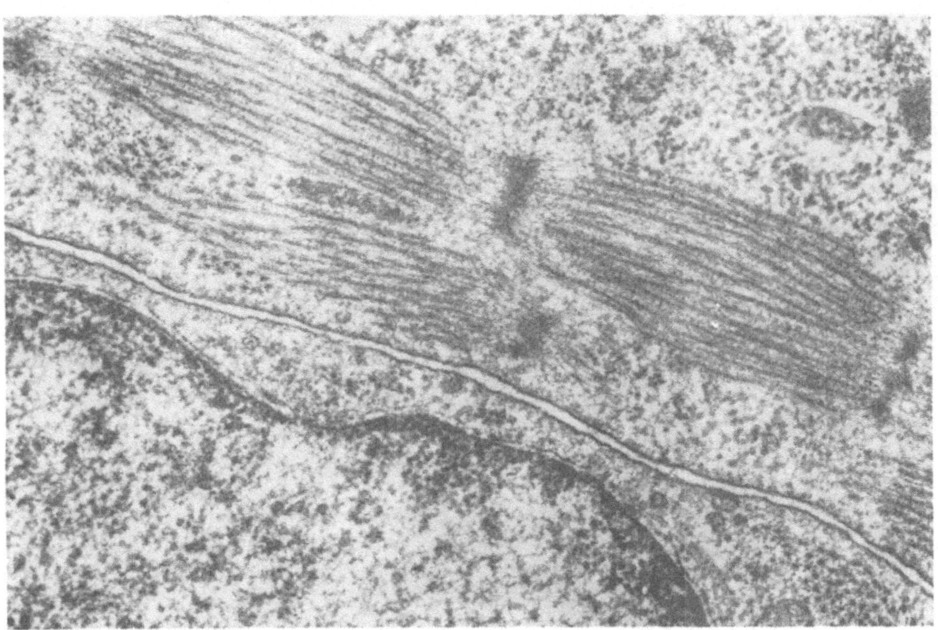

Abb.8. Feinstruktur einer 9 Wochen alten fetalen Myokardzelle nach Fenoterol- und $MgSO_4$-Behandlung. Struktur der Z-Streifen und Myofibrillen ist intakt. Vergr. 40 000

365

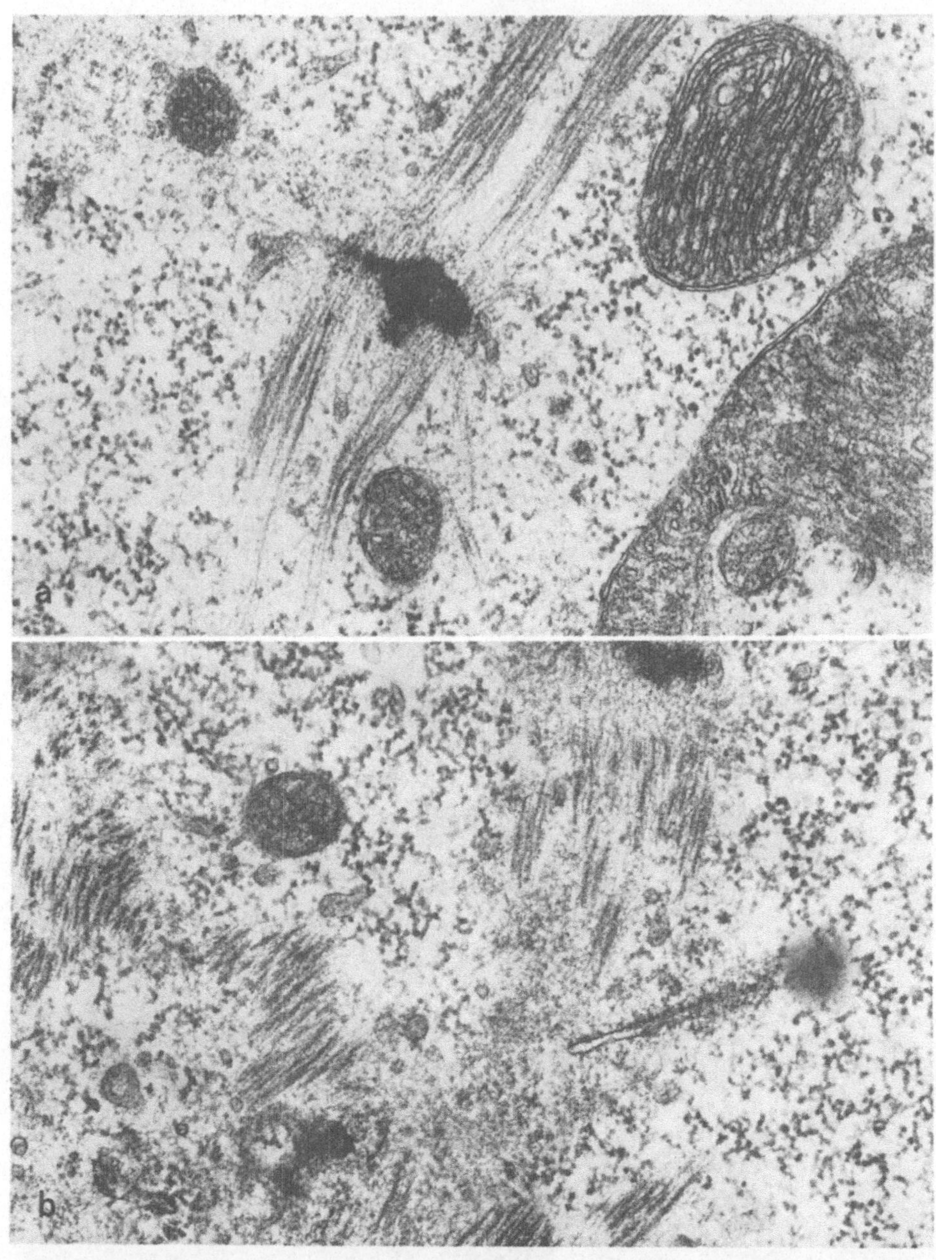

Abb. 9 a,b. Fetale Myokardzelle in der 10. Schwangerschaftswoche nach Hexoprenalinbehandlung.
(a) Zahlreiche Glykogengranula, einige geschwollene Mitochondrien, aber parallel angeordnete Myofibrillen mit Z-Streifen, (b) quergeschnittene parallel angeordnete Myofibrillen. Vergr. 26 000

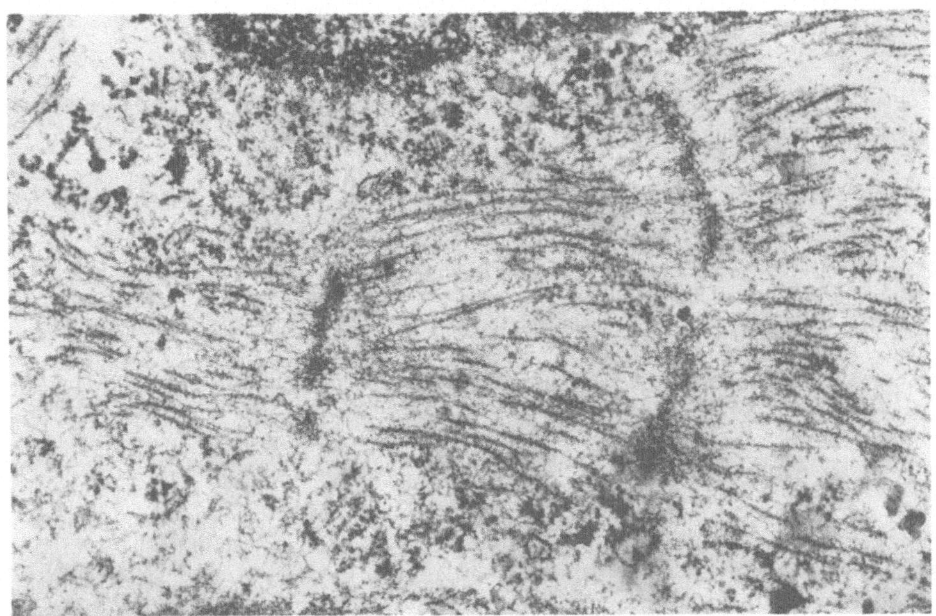

Abb. 10. Fetale Myokardzellteile aus der 11. Schwangerschaftswoche nach Spiropentbehandlung mit relativ gut erhaltenen Z-Streifen und Myofibrillen. Vergr. 80 000

Jahren nicht bestätigt wurde. Um so mehr, weil die protektive Wirkung des β_1-Rezeptorenblockers (Metoprolol), der in der letzten Zeit als kardioprotektives Mittel angewendet wurde, in der Zellzüchtung noch nicht getestet wurde.

Zusammenfassung

Bei der von uns durchgeführten Methode der Myokardzellzüchtung bleibt die für Herzmuskelzellen spezifische Struktur erhalten.

Die durch Fenoterolanwendung verursachten Veränderungen der subzellulären Struktur, wie Einstülpungen der Kernmembran, Anschwellung der Mitochondrien, Lysis der Cristae mitochondrialis, werden nicht als spezifische Veränderungen angesehen. Als spezifischen Fenoteroleffekt wurde jedoch die unregelmäßige Anordnung der Myofibrillen sowie die Fragmentierung der Z-Streifen betrachtet.

Mit Zugabe von Ca^{++}-Antagonisten kann man zum großen Teil die genannten Veränderungen der Feinstruktur verhindern.

Hexoprenalin hat im Vergleich zu Fenoterol, zumindest in der angewendeten Dosierung, keine oder kaum erkennbare "schädigende" Wirkung auf die subzellulären Strukturen der Myokardzellen; die Myofibrillen und Z-Streifen sind intakt.

Auch bei Anwendung von Clenbuterol (Spiropent) ist in den Gewebekulturen kein nennenswerter "schädigender" Effekt zu sehen. Ob diese Bestätigung auch bei höherer Dosierung gültig ist, müssen wir durch weitere Versuchsreihen klären.

Literatur

1. Böhm N (1981) Histomorphologische Herzmuskelveränderungen bei Neugeborenen nach Tokolyse mit Beta-Sympathikomimetika. In: Ablad B, Heidenreich J, Irmer M, Jung H (hrsg) Betablockade und Tokolyse. Witzstrock, Baden Baden, S 73–79
2. Fleckenstein A, Janke J, Fleckenstein-Grün G (1978) Kardiotoxische Wirkungen Beta-adrenerger Tokolytika – Kardioprotektion durch Ca^{++}-Antagonisten. In: Hillemanns H-G, Trolp R (Hrsg) Kardiale Probleme bei der Tokolyse. Enke, Stuttgart
3. Hillemanns HG, Trolp R,(Hrsg) (1978) Kardiale Probleme bei der Tokolyse. Enke, Stuttgart
4. Hofmann W, Schleich A, Schroeter D, Weidinger H, Wiest W (1977) Der Einfluß von β-Sympaticomimetica und sog. Ca^{++}-antagonistischer Hemmstoffe auf den menschlichen Herzmuskel in vitro. Virchows Arch [Pathol Anat] 375:85–95
5. Irmer M, Trolp R, Hagemann G, Steim H (1981) Akut- und Langzeitbehandlung mit Metoprolol/Fenoterol im Vergleich zu Verapamil/Fenoterol aus kardiologischer Sicht. In: Ablad B, Heidenreich J, Irmer M, Jung M (Hrsg) Betablockade und Tokolyse. Witzstrock, Baden Baden, S 114–122
6. Kleinhout J, Stolze LAM, Veth AFL (1974) Passeert ritodrine de placenta? Med Tijdschr Geneeskd 118:1248
7. Kords H (1975) Kreislaufwirkung, Placentapassage, Pharmakokinetik und Metabolismus von Fenoterol (Partusisten) bei trächtigen Meerschweinchen. Z Geburtshilfe Perinatol 179:30–36
8. Lipshitz J, Baillie P, Davey DA (1976) A comparison of the uterine beta$_2$-adreno-receptor selectivity of fenoterol, hexoprenaline, ritodrine and salbutamol. S Afr Med J 50:1969
9. Lipshitz J, Broyles K, Whybrew WO, Ahokas R, Anderson GD (1982) Placental transfer of ^{14}C-hexoprenaline. Am J Obstet Gynecol 142:313–315
10. Löser H, Steinkamp U, Müller KM, Pfefferkorn JR, Dame WR, Hilgenberg F (1981) Kardiotoxische Wirkung des Tokolytikums Fenoterol (Partusisten) beim Neugeborenen. MMW 123:49–52
11. Meissner J, Klostermann H (1976) Distribution and diaplacental passage of infused ^{3}H-fenoterol hydrobromide (Partusisten) in the gravid rabbit. Int J Clin Pharmacol 12:27
12. Morgen CD, Sandler M, Panigel M (1972) Placental transfer of catecholamines in vitro and in vivo. Am J Obstet Gynecol 112:1068–1072
13. Oddoy A, Joschko K, Erenzke G, Goldmann M (1981) Fetale Myocardschädigung durch Beta-Mimetika? Zentralbl Gynäkol 103:1429–1434
14. Reinold E (1979) Hexoprenalin als wehenhemmende Substanz. Wien Klin Wochenschr 91:804–809
15. Schmidt-Redemann (1981) Myokardschaden nach Tokolyse der Mutter bei Neugeborenen? In: Ablad B, Heidenreich J, Irmer M, Jung H (hrsg) Betablockade und Tokolyse. Witzstrock, Baden-Baden, S 62–72
16. Strigl R, Pfeiffer U, Birk M et al. (1981) Antagonisierung der durch Beta-Mimetika hervorgerufenen kardiovasculären Nebenwirkungen bei der Tokolyse im Tierexperiment. In: Ablad B, Heidenreich J, Irmer M, Jung H (Hrsg) Betablockade und Tokolyse. Witzstrock, Baden-Baden, S 93–103
17. Tóth-Gyévai A, Schiebler TH (1967) Über die Entwicklung der Arbeits- und Erregungsmuskulatur des Herzens von Ratte und Meerschweinchen. Histologische, histochemische und elektrophysiologische Untersuchungen. Zellforsch 76:534–564
18. Urbanek R, Schmidt-Redemann B, Prügsheim W, Haastert HP, Vogt J (1978) Myocardveränderungen nach Tokolyse. Monatsschr Kinderheilkd 126:340–341
19. Weidinger H, Wiest W (1978) Tokolyse-Fortschritt mit möglichen Gefahren. In: Kardiale Probleme bei der Tokolyse. Hillemans H-G, Trolp R (Hrsg) Enke, Stuttgart, S 9
20. Weidinger H, Hofmann W, Wiest W, Schleich A, Schröter D (1978) Histologische Befunde nach Inkubation von fetalen menschlichen Herzen mit Partusisten. In: Hillemanns HG, Trolp R (Hrsg) Kardiale Probleme bei der Tokolyse. Enke, Stuttgart, S 74–77
21. Wiest W, Weidinger H, Zsolnai B, Somogyi J, Rominger KL (1977) Diaplacental transfer of partusisten in humans. In: Weidinger H (ed) Labour inhibition – Betamimetic drugs in obstetrics. Fischer, Stuttgart, p 47
22. Wolf F (1981) Die Veränderungen der Herz-Kreislauf-Parameter durch Betamimetika. In: Heilmann L, Ludwig H (Hrsg) Indikationen und Gefahren der Tokolyse. Boehringer, Ingelheim, S 78–89

23. Zsolnai B, Gyévai A (1982) Die Wirkung von Magnesium auf die fetalen Herzmuskelzellen nach Behandlung mit Beta-Mimetika. In: Weidinger H (Hrsg) Magnesium und Tokolyse. Verlag Fortschritte der Medizin. Gauting, S 73–80 (FDM-Schriftenreihe)

Vorsitz: H. Ludwig

H. Ludwig: Meine Damen und Herren, dieses Rundtischgespräch muß eine gewisse Strukturierung erfahren. Es handelte sich um ein Symposion, das sich mit einem relativ neuen Wehenhemmer beschäftigte. Man sollte deshalb als erstes ganz kurz definieren, was eine Wehe ist. Ich selbst verstehe darunter eine zervixwirksame, regelmäßige Uteruskontraktion, die subjektiv von der Patientin wahrgenommen wird.

Im Gegensatz dazu treten Braxton-Hicks-Kontraktionen spätestens ab der 20. Schwangerschaftswoche auf. Im 2. Trimenon kommen dann noch die sog. Alvares-Wellen hinzu, so daß es, von der Mitte der Schwangerschaft an, streng genommen, den "wehenlosen" Uterus nicht gibt. Bei der Indikation zur Tokolyse sollte man die Möglichkeiten der Applikationsform beachten. Weiterhin sollte die Überwachung der tokolytischen Behandlung besprochen werden. Besondere Probleme stellen die Frühsymptome von Komplikationen dar. Die Wirkungen auf den Feten und auf das Neugeborene haben uns gestern in einer lebhaften Diskussion beschäftigt, und man sollte vielleicht hier noch einmal das Wichtigste zusammenfassen.

Für die Zusatzbehandlung muß man fragen: Ist sie obligat? Ist sie etwa entbehrlich? Oder befindet sie sich noch im experimentellen Stadium? Schließlich sind die Vergleichsstudien Hexoprenalin mit anderen β-Mimetika hinsichtlich der tokolytischen und der Herz-Kreislauf-Wirkung zu besprechen.

Bringt das Hexoprenalin Vorteile oder bringt es Nachteile gegenüber bekannten, älteren Tokolytika?

Als letzter Punkt sollte man auf die Frage der Aufklärung einer Patientin eingehen. Müssen wir die Patientin über Gefahren und über Nebenwirkungen ins Bild setzen? Können wir das auch bei Akuttokolysen im Kreißsaal tun?

Die 1. Frage: Orale versus parenterale Tokolyse? Ich möchte Herrn Baumgarten als erstem das Wort geben und seine Meinung dazu erfragen.

K. Baumgarten: Die Frage, ob man die parenterale Tokolyse mit oraler Tokolyse kombiniert anwenden soll, wird durch unser nun schon seit 15 Jahren herrschendes Behandlungsschema beantwortet. Dies trifft für jene Fälle zu, die man in der Genese nicht beeinflussen kann. Die Initialbehandlung besteht in der Infusionstherapie. Zusätzlich ist die Beseitigung auslösender Faktoren für den Erfolg ausschlaggebend. Zum anderen bekommt man den Eindruck, daß wir keine Beweise dafür haben, daß die orale Tokolyse – und ich sage das jetzt noch einmal mit aller Deutlichkeit und Vorsicht – z.Zt. in der üblichen Dosierung und den z.Z. üblichen Intervallen wirksam ist. Ich behaupte nicht und habe nie behauptet, daß ich glaube, die orale Tokolyse sei überhaupt sinnlos. Ich möchte mir nur gern selbst und auch Ihnen einmal den Beweis erbringen können, wie man dosieren muß, welche Präparate man verwenden muß und ob diese überhaupt wirksam sind.

H. Ludwig: Stimmen wir hier am Tisch darin überein, daß 1. eine Kombination intravenös und anschließend oral möglich ist, daß es vielleicht nicht so sehr eine Kombination als eine Sequenz ist und daß die Indikation zur Tokolyse ja in der Regel klinisch gestellt wird, daß sie damit klinisch beginnt und daß man sie, wie Sie vorhin gesagt haben, auch parenteral beginnt. Wenn man sie oral weiterführt, wie müßte dann die orale Dosierung sein?

H. Weidinger: Widersprüche bestehen sicher nicht bei der intravenösen Tokolyse, zumindest als Initialbehandlung. Wir sind durch die Untersuchung von Herrn Baumgarten wieder darauf gestoßen, daß unsere orale Dosierung zu niedrig ist, zumindest, wie wir sie in den letzten Jahren praktiziert haben. 1974 haben wir, in Berlin über 5 mütterliche Komplikationen berichtet. [1]

Bei einer oralen Tokolyse von 6mal 1 Tablette Fenoterol erhielten wir 1mal eine Okulomotoriusparese, 1mal eine Fazialisparese und 2mal sahen wir Spider naevi. Diese Nebenwirkungen waren alle reversibel, aber sie haben uns dazu veranlaßt, die ursprünglich angegebene Dosierung aufzugeben. Wir haben uns damals natürlich auch Gedanken darüber gemacht, ob eine minimale orale Dosierung überhaupt sinnvoll und wirksam ist. Wir hatten dann begonnen, mit Perlongetten zu arbeiten, die eine Retardform darstellen. Leider sind diese Untersuchungen nicht fortgeführt worden. Wir haben aufgrund unserer eigenen Ergebnisse die Dosis reduziert und haben dann maximal 40 mg, d.h. 8 Tabletten, Partusisten gegeben, am Schluß maximal bis 6. Die Erfolge waren nicht gut. Vor ungefähr 1 1/2 Jahren sind wir zum Spiropent übergegangen. Mich erstaunen die Untersuchungen, die Herr Baumgarten 1981 auf dem Perinatologenkongreß in Berlin vorgetragen hat, daß oral in der angegebenen Dosierung praktisch überhaupt keine Wirksamkeit vorhanden ist. Wir haben klinisch sehr günstige Wirkungen mit Spiropent erzielt, die wesentlich günstiger liegen als diejenigen mit Hexoprenalin oral. Ich glaube also, daß die orale Tokolyse sinnvoll ist, und zwar in einer einigermaßen verträglichen Dosierung, um die hohen Spitzen des β-Mimetikums zu vermeiden. Wir geben die orale Tokolyse perioperativ, z.B. bei Cerclage. Seitdem wir die Tokolyse bei dieser Operation perioperativ betreiben, haben wir praktisch noch nie eine Cerclage wieder eröffnen müssen und haben auch noch nie eine gravierende Wehentätigkeit beobachtet.

H. Ludwig: Das hängt natürlich auch von der Technik des chirurgischen Vorgehens ab und nicht nur von der Zusatzbehandlung.

H. Baumgarten: Ich habe nie behauptet, daß Spiropent keine Depotwirkung hat, ich habe nur gesagt, daß Spiropent innerhalb von 3–4 h nicht befriedigend wirkt, was sich nach 4 oder 10 h tut, weiß ich nicht. Man sollte auch mit Spiropent eine randomisierte Doppelblindstudie gegen Plazebo machen. Wir prüfen jetzt — und das wird ungefähr 3–4 Monate dauern — bei erfolgreich unterdrückter Wehentätigkeit, bei drohender Frühgeburt doppelblind gegen Plazebo. Wir prüfen sämtliche uns zur Verfügung stehenden Tokolytika. Es hat uns dankenswerterweise die Firma Chemie Linz 3 Präparationen zur Verfügung gestellt. Ergebnisse liegen aber noch nicht vor.

---

[1] Höhn N, Weidinger H (1975) Komplikationen bei Wehenhemmung mit Partusisten und Isoptin. Perinat Med 6:205–206

H. Ludwig: Ich glaube, wir müssen uns noch einmal präzise mit der Frage der Indikation auseinandersetzen. Herr Reinold, diese Frage möchte ich an Sie stellen. Welche Indikation zur Tokolyse besteht, welche Voraussetzungen und welche Begleitmaßnahmen sind zu treffen?

E. Reinold: Ich habe zu dieser Fragestellung einige Bilder zusammengestellt. Ich glaube, das ist wichtig, weil es im Rahmen der gestrigen und heutigen Sitzung vielleicht etwas zu kurz gekommen ist. Die ersten 2 Bilder zeigen uns die Indikation zur Tokolyse während der Schwangerschaft (Tabelle 1). Ich habe sie eingeteilt in therapeutische und prophylaktische. Das andere Bild zeigt die Indikationen unter der Geburt (Tabelle 2). Im nächsten Bild sind die Kontraindikationen aufgezeigt (Tabelle 3). Die Kontraindikationen beruhen im wesentlichen auf den Wirkungen der β-Mimetika auf die verschiedenen Regulationsmechanismen. Dies sind vor allen Dingen die Steigerung des Herzzeitvolumens, die Steigerung der Erregungsrückbildung, eine Änderung des Elektrolythaushalts, eine Senkung des peripheren Widerstands mit gleichzeitiger, mehr oder weniger ausgeprägter Senkung des Blutdrucks. Damit verbunden muß für jeden Kliniker die Voraussetzungen für die Tokolyse klar sein (Tabelle 4). Die Voraussetzung ist natürlich ein positives Lebenszeichen des Feten, ein objektives Zeichen einer Wehentätigkeit und eine fetale Lungenunreife. Versuche zur Vermeidung dieser Nebenwirkungen wurden reichlich unternommen (Tabelle 5). Ich will über ihre Wertigkeit nicht sprechen. Ich habe sie nur summarisch aufgeführt, um die verschiedenen Möglichkeiten zu zeigen, nämlich die Verabreichung von Sedativa, von Kalziumantagonisten, die Versuche des Elektrolytausgleichs und die Beschränkung der Flüssigkeitszufuhr. Gerade der letzte Punkt ist besonders wichtig: Um eine überdimensionierte Flüssigkeitszufuhr zu vermeiden, geben wir das β-Mimetikum in einer sog. Perfusorspritze, die ein maximales Volumen von 50 ml enthält. Bei einer durchschnittlichen Dosierung von 0,33 μg/min werden in 4 h diese 50 ml infundiert.

Tabelle 1. Indikationen zur Tokolyse

---

1. Während der Gravidität:

a) Therapeutisch:
  – vorzeitige Wehen
  – drohende Fehl- bzw. Frühgeburt
  (– bei äußerer Wendung)
  (– bei plaz. präv. Blutung)
  – bei Plazentainsuffizienz

b) Prophylaktisch:
  – Mehrlingsschwangerschaft
  – Operation in Graviditate
  (– erhöhter Uterustonus)
  (– Hydramnion)
  (– Gestose)

Tabelle 2. Indikationen zur Tokolyse

2. Unter der Geburt:

– bei drohender intrauteriner Asphyxie, Notsituationen
  (intrauterine Reanimation)
– vor operativer Geburtsbeendigung
– bei Dystokien

Tabelle 3. Kontraindikationen zur Tokolyse

1. Absolute:

– Herzerkrankungen
– Diabetes mellitus (entgleist)
– Hyperthyreose
– Glaukom
– schwere Blutung
– schwere fetale Mißbildung

2. Relative:

– Hypertonie
– Hypotonie
– Herz-Kreislauf-Erkrankung
– Darmatonie
– Elektrolytstörung (K-Mangel)
(– Plazentainsuffizienz)

Tabelle 4. Voraussetzungen zur Tokolyse

– Positives Lebenszeichen des Feten (Herzaktion, Bewegung)

– Objektive Zeichen einer Wehentätigkeit

(– subjektive Zeichen einer Wehentätigkeit)

– Fetale Lungenunreife

(– Blasensprung)

Tabelle 5. Vermeidung von Gefahren und Komplikationen unter β-Mimetikabehandlung

Abklärung von Vorerkrankungen (Herz-Kreislauf, Leber, Niere, Stoffwechsel)

Kontrollierte Flüssigkeitszufuhr (geringe Infusionsmengen)

Kontrolle des Elektrolythaushalts (Kaliumsubstitution; Hyperkalzämie)

Überwachung bei Hyperthyreose, Diabetes mellitus (sorgfältige Einstellung, Tagesprofil)

Vorsicht bei EPH-Gestosen, Hypertonie (Herz-Kreislauf-Belastung)

Vermeidung unnötig hoher Dosierung (strenge Indikation, Überwachung)

H. Ludwig: Sie haben einige Punkte noch einmal aufgegriffen, die vielleicht des Kommentars bedürfen. Halten wir zunächst noch einmal fest:

Die Durchführung der Tokolyse beginnt intravenös. Und wenn wir uns zu dieser Indikation durchgerungen haben, sollte sie mit Hilfe der Perfusorspritze erfolgen. Herr Irmer, würden Sie dem zustimmen?

M. Irmer: Dem würde ich ganz sicher zustimmen. Das habe ich auch früher schon mehrfach betont. Das ist natürlich bei Fenoterol genauso möglich wie bei allen anderen Substanzen. Wenngleich — ich glaube, Herr Prof. Baumgarten, Sie waren es, der berichtet hatte, daß man auch bei dieser niedrigen Flüssigkeitszufuhr ein Lungenödem beobachtet habe — nicht allein die Überwachung des Wasserhaushalts ausreicht. Das war immerhin etwas, was vielleicht im Rahmen der pulmonalen Komplikationen noch einmal besprochen werden muß. Grundsätzlich jedenfalls ist das zu befürworten: Man sollte auf jeden Fall auf ein geringes Flüssigkeitsvolumen achten.

H. Ludwig: Herr Halberstadt?

E. Halberstadt: Ich bin unbedingt einverstanden.

H. Ludwig: Herr Weidinger?

H. Weidinger: Ich bin absolut einverstanden. Die Tragik ist, daß wir seit 10 Jahren auf solchen Symposien immer wieder sagen, daß wir alle dafür sind, daß jegliche Tokolyse intravenös begonnen wird. Trotzdem wird natürlich bei allen niedergelassenen Ärzten die Tokolyse oral begonnen und zwar mit dubiösen Dosierungen. Für mich erhebt sich schon seit Jahren die Frage, wie man ein Statement verfassen kann, um die Voraussetzungen zur Tokolyse festzulegen.

Ein Tokolytikum sollte in der Praxis nicht als Lutschbonbon verordnet werden.

H. Ludwig: Das schneidet den Punkt der prophylaktischen Tokolyse an. Es liegt nahezu im Wort, daß die prophylaktische Tokolyse gelegentlich in der Praxis eingeleitet wird und auf keiner anderen Grundlage beruht, als auf der subjektiven Angabe der Schwangeren. Ich erinnere mich immer wieder auch an die Diskussionen, die wir in Essen hatten, [1] daß Uteruskontraktionen in der 2. Hälfte der Schwangerschaft zunächst einmal nichts unphysiologisches sind. Es ist die Sensibilitätsschwelle der Schwangeren, woraus sich dann möglicherweise eine behandlungsbedürftige Situation ergibt. Man sollte bei der Kritik an der prophylaktisch oral begonnenen Tokolyse in der Praxis aber nicht verkennen, daß natürlich auch der niedergelassene Kollege der Frau gegenüber in einen gewissen Zugzwang gerät. Sie erwartet von ihm ein Medikament. Sie bekommt es möglicherweise in Form eines unterdosierten Tokolytikums und es hat dann die Wirkung eines Plazebos.

W.M. Fischer: Ich glaube, man sollte die prophylaktische Tokolyse überhaupt nicht machen, auch nicht im Falle einer Zwillingsschwangerschaft. Ich wüßte auch ganz gern mal, ob es jemand durchführt.

---

[1] Heilmann L, Ludwig H (1981) Indikation und Gefahr der Tokolyse. Boehringer, Ingelheim

H. Ludwig: Herr Reinold hat es ausdrücklich hervorgehoben in seiner Indikationstabelle.
Und ich meine, er hat es nicht ohne Grund getan, Herr Reinold.

E. Reinold: Ja, zu dieser prophylaktischen Medikation möchte ich vielleicht noch 2
Punkte anführen. Die prophylaktische Dosierung verwenden wir z.B., wenn mit einer
Wehentätigkeit zu rechnen ist, also in jenen Fällen, in denen am Uterus manipuliert
wird.
  Wenn eine Zervixcerclage durchgeführt wird, wenn an der Zervix gezogen wird, ist
damit zu rechnen, daß eine Wehentätigkeit beginnen könnte. Und ich sehe eigentlich
nicht ein, warum wir, bevor eine Wehentätigkeit beginnt, mit einer hohen Dosierung
behandeln sollten, ohne daß Wehen vorhanden sind. Wir haben also in den letzten Jahren
bei jenen Fällen, bei denen wir eine Zervixcerclage geplant und durchgeführt haben, bei
dieser prophylaktischen Dosierung keine Wehentätigkeit gesehen. Das ist der eine Aspekt.
Der andere Aspekt ist folgender. Wir haben mit einer intravenösen Tokolyse begonnen,
sind dann auf eine orale Tokolyse übergegangen, d.h. auf eine orale Tokolyse an einem
Uterus, der keine Kontraktionen hat. Was machen wir da? Das ist eine Prophylaxe. Und
wenn wir noch berücksichtigen, was Herr Baumgarten gesagt hat, daß diese orale Tokolyse ja möglicherweise gar nicht wirksam ist, weil in dieser Form nämlich unterdosiert,
ist es eigentlich eine Prophylaxe. Und wenn es zu keinen Kontraktionen kommt, ist
vielleicht dieser Gedankengang nicht so ganz von der Hand zu weisen, daß diese Prophylaxe vielleicht doch wirksam ist.

H. Ludwig: Diese Prophylaxe grenzt sich also jetzt ein in — ich möchte das ganz scharf
auseinanderhalten — den Beginn einer prophylaktischen Behandlung, jetzt ohne Manipulation am Uterus, dabei sind wir alle skeptisch, weiterhin in den Beginn einer prophylaktischen Behandlung bei einer Operation am Uterus und in die Fortsetzung einer erfolgreichen Tokolyse im symptomfreien Stadium zur Rezidivprophylaxe, wenn ich das so
sagen darf.

E. Reinold: Wenn wir das so machen, dann bleiben wir ja dabei, daß wieder oral über
lange Zeit, möglicherweise in unwirksamer Dosierung ein hochpotentes Medikament
gegeben wird.

H. Ludwig: Dann sind wir uns soweit einig. Denn, Herr Reinold sagt jetzt, daß man es
eigentlich auch weglassen könnte, weil es in einer niedrigen Dosierung von 2 Tabletten
oder 2mal 1/2 ja doch nicht wirkt.

E. Reinold: Unser Material ist zwar noch viel zu gering, aber wir haben im letzten Seme-
ster in unserer Klinik folgendes gemacht: Wir haben in vielen Fällen auf die orale Tokolyse nach einer entsprechenden intravenösen Therapie einfach verzichtet. Es ist gar
nichts passiert.

H. Weidinger: Wir betreiben eine perioperative Prophylaxe. Bei der Cerclage z.B., führen
wir 48 h vorher, intraoperativ und dann noch maximal 2 Wochen danach eine Ruhigstellung des Uterus durch. Dann ist die Behandlung wieder beendet.

K. Baumgarten: Entweder wirkt die Therapie, oder sie wirkt nicht. Da brauche ich auch die 14 Tage nicht. Aber bitte, wir sind in wenigen Wochen so weit, Ihnen einen endgültigen Bericht vorzulegen. Hinsichtlich der Geminischwangerschaften und oraler Prophylaxe legten wir in Berlin, 1981, unsere Daten schon auf den Tisch. Es gibt überhaupt keine Wirksamkeit. Wir haben 2 Kollektive, die in gleicher Art und Weise betreut worden sind, miteinander verglichen. Sie wurden aus dem Arbeitsprozeß herausgenommen, körperliche Schonung auferlegt, intensive, 14-tägige Kontrollen, usw. Die eine Gruppe hat nach dem üblichen Vorschlag Tokolytika oral bekommen, die andere nicht. Geburtsgewicht, Schwangerschaftsalter, Frühgeburtlichkeit war alles gleich. Da stimme ich also mit Herrn Fischers Ansicht überein. Wir haben aber das Schema der Nachbehandlung bisher mit einer oralen Tokolyse durchgeführt.

Ich stimme überein, daß diese in Zukunft wohl hinfällig sein wird. Warten wir auf die klinischen Untersuchungsergebnisse der Doppelblindstudie. Ich kann nur jeden einladen, diese Studie zu wiederholen. Da wird man die Antwort finden, und bis dahin sollte es jeder machen, wie er es gewohnt ist. Es ist ein Risiko, sozusagen ein psychologisches Risiko, einer Frau jetzt plötzlich nichts mehr zu geben, obwohl man 10 Jahre lang orale Tokolytika gegeben hat. Das ist sicherlich gerade für den praktizierenden Kollegen ein Problem.

H. Ludwig: Davon möchte ich mich etwas absetzen. Ich meine, wenn wir unsere Zuhörer mit einer Empfehlung entlassen, alles so weiter zu machen wie bisher und abzuwarten, bis neue, beweiskräftigere Studien vorliegen, Herr Baumgarten, dann haben wir eine entscheidende Frage nicht beantwortet. Es gibt einen gewissen status präsens, in dem die Experten verpflichtet sind, den weniger erfahrenen Kollegen und den Kollegen, den sie in seiner praktischen Tätigkeit beraten müssen, etwas an die Hand zu geben. Es ist Kritik laut geworden, und Sie haben sie bekräftigt, daß die orale Tokolyse, begonnen in der Praxis, mit möglicherweise auch noch sehr niedrigen, weil ungefährlichen Dosierungen, nichts bringt. Das können wir zunächst einmal so festhalten.

A. Conradt: Ich wollte gleich an das, was Prof. Baumgarten gesagt hat, anknüpfen. Das zentrale Problem bei der Geminischwangerschaft, die ja ungewöhnlich für den Menschen ist, ist die plazentare Insuffizienz. Wenn Sie bei diesen Kollektiven die Leute aus dem Arbeitsprozeß herausnehmen, dann haben Sie schon einen wichtigen Punkt in Richtung Verbesserung der uteroplazentaren Insuffizienz getan, d.h. Sie haben sich den evtl. zu erwartenden Effekt der β-Mimetika von vornherein verbaut.

2.: Zur Prophylaxe würde ich sagen, daß man nicht alles in einen Topf werfen sollte. Denn wenn wir vor der Cerclage Tokolytika geben, dann beabsichtigen wir, den Uterus zu relaxieren, können dadurch die Zervix besser herunterziehen und formieren und können auch mit unblutigem Verfahren die Cerclage höher anlegen. Dies ist sicher von Wert.

E. Halberstadt: Ich glaube, daß bei allen geplanten Eingriffen am Uterus eine Prophylaxe sinnvoll ist. Das fängt bei der Hydramnionbehandlung an und ist auch wichtig z.B. bei der intrafetalen Transfusion. Wir führen bei der Cerclage praktisch routinemäßig eine perioperative Prophylaxe durch.

P. Baillie: I have put my jacket on because I think this is a working symposium. The questions of twins is purely a statistical one. What all twins studies show – from the numbers – is that the betamimetics do not produce a 100% increase in fetal survival. What you need in order to prove a 20% improvement – which I think most of us would accept – are 176 sets of twins in birth control, who are well treated.

That creates another problem of course – one that is a never ending song of love – because then you've got other variables which might influence your result. I don't think that we are actually ever going to get it, but until we get a double group of 176 nobody can say anything. That's exactly what has been calculated and exactly what we are doing: study over 5 years in 6 clinics with 400 in each group.

I would love to see the results as soon as they become available.

H. Ludwig: Ich kann mir vorstellen, daß die Randomisierung schwierig ist, v.a. bei der sehr kleinen Zahl von Zwillingsschwangerschaften.

M. Irmer: Ich wollte fragen, ob man denn den Begriff Prophylaxe beibehalten muß, z.B. bei Manipulationen am Uterus. Es ist doch anzunehmen, daß es Untersuchungen darüber gibt, wie häufig Wehen durch Manipulationen am Uterus ausgelöst worden sind, und zwar vor der Ära der β-Mimetika.

Wenn man diese Dinge einander gegenüberstellt, wird man doch eine Aussage treffen können bzw. wird man Unterschiede feststellen können und dann ist das Wort Prophylaxe letztendlich gar nicht mehr in diesem Sinn das wahre Wort, sondern man kann von einer normalen Indikation sprechen.

H. Ludwig: Das Wort Prophylaxe ist von den Geburtshelfern gebraucht worden, weil sie die Cerclage überhaupt nur dann ausführen, wenn der Uterus relaxiert ist. Um Wehenpotentiale zu vermeiden, wurde eine Vorausbehandlung durchgeführt, die man prophylaktisch nennt. Ich vermag darin schon einen gewissen Sinn zu sehen.

M. Irmer: Aber gibt es Untersuchungen?

H. Ludwig: Nein, meines Wissens gibt es die nicht. Aber, ich glaube, unser Hauptaugenmerk, und wir müssen jetzt diesen Punkt verlassen, zielt darauf, daß die Behandlung einer nur verängstigten Schwangeren, die vielleicht noch durch ihre Anamnese sensibilisiert ist, über Monate mit einem Tokolytikum, nach überwiegender Meinung der hier versammelten Rundtischgesprächsteilnehmer, nicht indiziert ist. Wir kommen zur Überwachung der tokolytischen Therapie und zu dem Problem der Früherkennung von Komplikationen. Dazu möchte ich Herrn Grospietsch bitten.

G. Grospietsch: Eines ist doch wohl auch wieder herausgekommen, und da bin ich Herrn Prof. Baumgarten sehr dankbar. Wir wissen natürlich noch längst nicht alles über die Ursachen, die zum Lungenödem führen. Was wir heute wissen, sind 2 Gesichtspunkte. Das ist die Herz-Kreislauf-Situation, das erhöhte Herzzeitvolumen, das den Pulmonaldruck anhebt und zum zweiten ist der Mechanismus der Wasserretention bekannt. Das sind Mechanismen, die wir heute beeinflussen können. Es gibt sicher noch eine Reihe von anderen Dingen, die wir bis heute aber noch nicht genau genug kennen.

Aus diesem Grund ist die Gefahr dieser Komplikationen noch nicht behoben, aber wir haben einige Faktoren in der Hand, womit wir diese Komplikationen weitgehend vermeiden oder einschränken können.

Wie können wir die Erhöhung des mittleren Pulmonalarteriendrucks vermeiden und wie können wir die Wasserretention einschränken? Damit stellt sich sofort die Frage nach einer Zusatzbehandlung. Wir müßten, um den Pulmonalarteriendruck zu senken, entweder geringere Konzentrationen des β-Mimetikums geben — aber damit verringert sich auch die tokolytische Wirkung — oder wir müßten es kombinieren mit einem anderen Medikament. Mit dem Kalziumantagonisten ist es bisher noch nicht gelungen. Es stellt sich die Frage nach dem Metoprolol. [1]

Die andere Möglichkeit betrifft den Wasserhaushalt. Wir wissen, daß eine starke Wasserretention sehr dazu beiträgt, die Gefahr des Lungenödems wesentlich zu erhöhen. Wir müssen also diesen Wasserhaushalt sehr gut überwachen, und das machen wir, jedenfalls in unserer Klinik so, daß wir bei jeder intravenösen Tokolyse einen Dauerkatheter legen. Wir limitieren die orale und die intravenöse Flüssigkeitsmenge, und wenn wir ein Defizit von mehr als 600 ml in 24 h haben, geben wir Diuretika; desgleichen, wenn die Ausscheidung über 4 h unter 30 ml erniedrigt bleibt. Mit dieser Überwachung glauben wir, die Gefahr der Überwässerung weitgehend gebannt zu haben. Es gibt aber zusätzlich noch einige sehr frühe, klinische Symptome, die uns signalisieren, daß ein Lungenödem entstehen kann. Ich glaube, wir sollten nicht immer nur auf das EKG und andere apparative Methoden schauen. Wir müssen die Patienten beobachten, und da sehen wir schon sehr früh, ob eine Patientin ein Lungenödem bekommt, d.h. wir sehen es mindestens 8–10 h vor der Manifestation des Lungenödems. Die Patientinnen werden relativ früh unruhig. Sie setzen sich plötzlich im Bett auf, sie fangen an zu hüsteln, so alle 10 min ein trockenes Hüsteln, und es kommt zu einem Herzfrequenzanstieg, der überwiegend als eine Reaktion des Herzens auf das Tokolytikum interpretiert wird. Wir wissen, daß die Frequenz am Anfang der tokolytischen Therapie ansteigt, und sich später dann wieder vermindert. Ungefähr 24 h nach Beginn der Tokolyse, also in einer Zeit, in der das Lungenödem entstehen kann, kann die Herzfrequenz wieder auf 110–130 Schläge/min ansteigen. Das ist ein wesentlicher, sehr früher Aspekt, der uns signalisiert, daß in der Lunge eine Ventilationsstörung besteht, die durch ein erhöhtes Herzzeitvolumen kompensiert wird. Wenn wir diese Punkte zusammennehmen, dann können wir bei diesen Frühzeichen sicherlich rechtzeitig eingreifen. Es gibt daneben noch Möglichkeiten, aus der Anamnese bestimmte Gefährdungssituationen zu erkennen. Bei Gestosen, die unter anderem ab und an einer tokolytischen Therapie bedürfen, legen wir einen zentralvenösen Katheter. Es kommt zu einem ganz langsamen, aber kontinuierlichen Anstieg des zentralen Venendrucks. Wenn der zentrale Venendruck über 12–15 cm Wassersäule angestiegen ist, dann müssen Sie die Therapie unterbrechen. Für das Einlegen des Rechtsherzkatheters, wo Sie ebenfalls diesen frühesten Zeitpunkt erkennen können, haben wir uns nicht entschieden, da uns das Risiko zu hoch war, und weil wir glauben, daß es genügend andere, nichtinvasive Methoden und klinische Zeichen gibt, um die Frühsymptome eines beginnenden Lungenödems zu erkennen. Sie können auch relativ früh schon an den Blutgaswerten sehen, wenn sich ein Lungenödem anbahnt. Wenn Sie den Verdacht haben, daß so etwas entsteht, dann sollten Sie arteriell die Blutgase bestimmen. Wenn der pO_2

---

[1] Strigl et al. (1981) Geburtshilfe Perinatol 185:313

unter 90 mm Hg abfällt, dann stimmt etwas mit der Lungenventilation nicht. Während der tokolytischen Behandlung, und zwar in den ersten Tagen, hat man etwa einen pO_2 zwischen 100 und 120 mm Hg, wenn dieser unter 90 mm Hg absinkt, droht die Gefahr eines Lungenödems.

H. Ludwig: Herr Grospietsch, ich halte fest: Die Patientin zu beaufsichtigen, auf Änderungen ihres Zustands zu achten, ihre Irritationen möglicherweise als ein Hinweissymptom für ein beginnendes Lungenödem zu werten, v.a. in Fällen, in denen sie nicht eine invasive Überwachungsmöglichkeit haben. Das Legen eines Rechtsherzkatheters, was von Herrn Wolff durchgeführt wird, wäre zu überlegen, aber das wird sicher in der Geburtshilfe bis jetzt noch Ausnahme sein. Herr Heilmann, würden Sie bitte unser Vorgehen in der Essener Klinik erläutern?

L. Heilmann: Die Forderung des klein zu haltenden Perfusionsvolumens über einen Perfusor ist wohl unbestritten. Ich bin aber auch mit Herrn Grospietsch der Meinung, daß es äußerst wichtig ist, die Ein- und Ausfuhr unter einer intravenösen Tokolyse zu überwachen. Diese Bilanzierung ist wahrscheinlich in letzter Zeit eher versäumt worden. Das geht natürlich am einfachsten mit Dauerkatheter. Ob das immer bei jeder Patientin möglich ist, ist eine Frage, die individuell entschieden werden muß. Wir versuchen jedenfalls in unserer Klinik bei jeder tokolytischen, intravenösen Therapie einen Dauerkatheter zu legen. Das ist vor allen Dingen deshalb wichtig, weil wir selbst bei einem geringen Perfusionsvolumen (bei einer Konzentration von 0,32 µg/min Hexoprenalin in einer 50 ml Perfusorspritze, eingestellt auf eine Perfusorstufe 5, erhalten wir eine Infusionszeit von 4 h, somit erhält die Patientin über 24 h 300 ml Infusionslösung zugeführt) eine Verringerung des Urinzeitvolumens festgestellt haben. Diese Verringerung des Urinzeitvolumens kann bis zu oligurischen Werten gehen (Abb. 1).

Also selbst bei diesen kleinen Mengen können Veränderungen im Wasserhaushalt auftreten, die uns eine Gefahr signalisieren. Der 2. Punkt, den ich für wesentlich halte, ist der, daß es unter β-Stimulation wahrscheinlich zu einer Plasmavolumenexpansion kommt, die wir verhältnismäßig einfach mit dem Blutbild überwachen können.

Diese Plasmavolumenexpansion äußert sich in einer Hämodilution während der Tokolyse. Durch Überwachung des Hämatokrits, der ja am Übergang vom 2. zum 3. Trimenon einen Tiefpunkt erreicht,[1] kann man eine extreme Hämodilution erkennen. Es gibt in der Literatur einige Mitteilungen über die Beziehung des aufgetretenen Lungenödems zur Plasmavolumenexpansion (Tabelle 6).

Zusammen mit der einfachen Messung des Blutdrucks und des Pulses ist es möglich, auch in kleineren Krankenhäusern einen Eindruck über die Gefährdung einer Schwangeren hinsichtlich des Lungenödems zu bekommen. Unter Beachtung dieser klinischen und auch der allgemeinen Untersuchungsparameter, wie sie von Herrn Grospietsch bereits genannt wurden, ist der Einsatz von Herzkathetern und invasiver Druckmessung nicht unbedingt notwendig. Es ist wahrscheinlich auch anzuregen, in Form einer Checkliste bzw. eines Tokolyseüberwachungsbogens die wichtigsten Untersuchungsparameter während der Tokolyse protokollarisch festzuhalten. Nur so können wir eine strenge und doch optimale Überwachung der Tokolysepatientin gewährleisten.

---

[1] Friedberg V, Rathgen GH (1980) Physiologie der Schwangerschaft. Thieme, Stuttgart

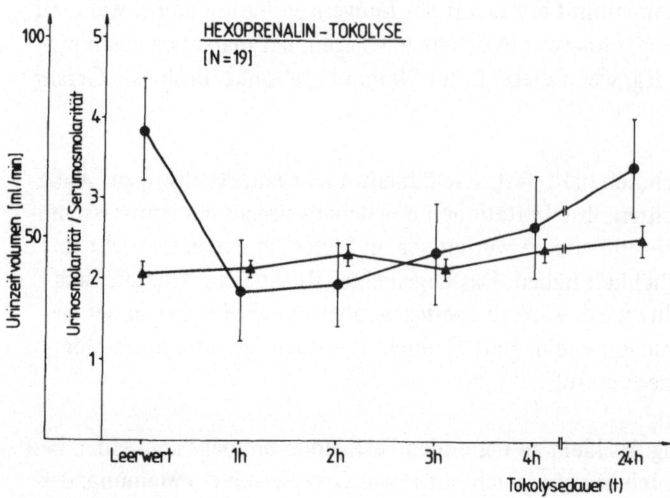

Abb. 1. Urinzeitvolumen und Verhältnis Urin-Serumosmolarität unter einer tokolytischen Behandlung mit einer durchschnittlichen Dosierung von 0,25 µg/min Hexoprenalin, zugeführt über eine Perfusorspritze

Tabelle 6. Hämodilution unter der Tokolyse: Literaturzusammenstellung über die Beziehung zwischen Plasmavolumenexpansion und Auftreten von Lungenödemen

Hämodilution unter der Tokolyse	
Autor	Lungenödem
Grospietsch, G. et al. (1980)	n.b.
Heilmann, L. et al. (1981)	n= 2 (2x Hkt ⟨ 30%)
Jacobs, M.M. et al. (1980)	n= 4 (2x Hkt ⟨ 30%, 2x n.b.)
Katz, M. et al. (1981)	n= 7 (4x Hkt ⟨ 30%, 3x Hkt ⟩ 30%)
Philipsen, T. et al. (1981)	n= 7 (Hkt-Abfall um 10,2−15,1%)
Rogge, P. et al. (1979)	n= 3 (Hkt n.b.)

H. Ludwig: Wir dürfen die Tokolyse und im besonderen die intravenöse Tokolyse mit niedrigen Flüssigkeitsvolumina nicht als zu gefährlich, nicht zu kompliziert hinstellen, wenn sie ihren Segen auch in den eben zitierten kleineren Abteilungen entfalten soll. Herr Irmer, welche Ratschläge kann uns der Internist geben, um vielleicht die bedrohlichen, kardiopulmonalen Wirkungen in einer Phase zu erkennen, in der sie noch keinen Krankheitswert besitzen?

M. Irmer: Dazu nehme ich gern noch einmal Stellung und darf gleich zu Anfang betonen, daß ich mich im wesentlichen dem anschließen werde, was Herr Grospietsch gesagt hat. Denn ich glaube, gerade wenn wir davon ausgehen, daß in kleineren Kliniken die Tokolyse durchgeführt werden soll, wir unterscheiden müssen zwischen den Veränderungen, die unter β-Mimetikagabe auftreten, die letztendlich zwar pathophysiologisch sind, aber

irgendwo einen Normalfall darstellen und den Veränderungen, die ins Pathologische
hinübergehen. Und nur das ist ja dann von Relevanz für die weitere Therapie. Und hier
besprechen wir jetzt momentan gerade die primäre klinische Komplikation des Lungenödems. Da reicht nach meinem Dafürhalten die klinische Beobachtung der Patientin
vollkommen aus. Denn wenn die Fakten, die Herr Grospietsch im einzelnen aufgeführt
hat, da sind, d.h. zunehmende Unruhe der Patientin, zunehmende Klage über Atemnot,
Hüsteln und das Sich-Aufsetzen im Bett, wenn diese 4 Parameter oder Verhaltensweisen
vorhanden sind, und wenn dies auch vom Überwachungspersonal registriert wird, dann
ist letztlich eine völlig hinreichende Vorsorge getroffen. Erst später brauchen Parameter
wie Blutgase usw. beachtet zu werden.

H. Ludwig: Herr Irmer, ich bin Ihnen sehr dankbar, daß es uns gelungen ist, das heraus-
zuarbeiten. Herr Wolff, einen kurzen Kommentar, bitte.

F. Wolff: Wir haben uns vor unseren Herzkatheteruntersuchungen immer wieder überlegt,
ob man nicht aufgrund klinischer Kriterien genausogut oder zumindest genauso rechtzeitig auch ein Lungenödem erkennen kann. Aber die Symptome, die Sie eben genannt
haben, Herr Irmer, sind keine Frühsymptome, sondern sie sind Symptome eines bereits
vorhandenen Lungenödems. Bei Registrierung dieser Zeichen ist keine echte Prophylaxe
mehr möglich. Wir könnten vielleicht das Lungenödem etwas früher erkennen. Es handelt sich bereits in den meisten Fällen um ein manifestes Lungenödem. Unter Tokolyse
tritt die Tachykardie häufig auch ohne eine direkte Korrelation zu dem Lungenödem
auf, so daß hier in der Diagnostik große Schwierigkeiten bestehen. Ich habe in einer
großen Zusammenstellung von 35 Lungenödemen zu zeigen versucht, daß in 26 Fällen
Kortikoide gegeben wurden, und ich bitte, diesen Punkt noch einmal kurz ins Gedächtnis zurückzurufen. Ich halte dies für eine überproportionale Häufung und bitte doch zu
bedenken, daß man bei dieser Kombinationstherapie mit besonderer Vorsicht in der
Klinik vorgehen soll.

H. Ludwig: Zusammenfassend noch einmal: Herr Wolff hält die Symptomatik bereits
für ein Zeichen eines Lungenödems, eines beginnenden, wobei es aber noch nicht zur
Dekompensation gekommen ist. Außerdem bittet er, der Kombination Kortikosteroide
plus Tokolytika besondere Aufmerksamkeit zu widmen.

M. Irmer: Darauf möchte ich ganz klar antworten. Die Zeichen, die von Herrn Grospietsch
und mir erwähnt wurden, sind keine Zeichen des Lungenödems, sondern sie sind sozusagen Vorboten eines Lungenödems. Das ist in jedem Klinikbuch nachzulesen. Der inter-
kardiale Druck entspricht dem pulmonalen Kapillardruck in etwa, so daß Sie sehr gute
Verbindungen ziehen können. Wenn diese Vorboten bestehen, können Sie sagen, Sie
haben eine Druckerhöhung im Kreislauf. Ein Lungenödem ist definiert bei einem primär
gesunden Patienten mit einem pulmonalen Kapillardruck von über 40 mmHg. Dann erst
kommt es zum Lungenödem, dann entsteht oder besteht die entsprechende Symptomatik.
Ich glaube, an diese Definition sollten wir uns alle halten, wenn wir über die Vorzeichen
eines Lungenödems sprechen. Das beinhaltet nicht irgendeine Kritik an Untersuchungen
mit Einschwemmkathetern, wie ich sie ja selbst immer wieder empfohlen habe. Aber um
gerade für die peripher gelegenen Krankenhäuser Anhaltspunkte zu geben, kann man sich
doch auf die eben geschilderten klinischen Symptome beschränken.

F. Wolff: Ich muß widersprechen. Das stimmt nicht. Unter Tokolyse gelten diese Bedingungen nicht, die Herr Irmer für die Frühzeichen des Lungenödems aufzählte. Es gibt nichtkardiale Ödeme, wo es eben zu keiner Erhöhung des pulmonalen Kapillardrucks kommt.

H. Ludwig: Herr Wolff, es gibt in jeder Wissenschaft unaufgelöste Gegensätze, es gibt Kontroversen. Sind wir doch über diese Kontroversen froh, weil sie uns zum weiteren Nachdenken stimulieren. Sie haben aber dankenswerterweise das Stichwort der Zusatzbehandlung gegeben. Über die Zusatzbehandlung haben wir gestern von Herrn Strigl sehr Präzises gehört. Die Frage an Herrn Weidinger: Zusatzbehandlung obligat? Zusatzbehandlung entbehrlich? Oder ist die Zusatzbehandlung noch in einem experimentellen Stadium?

H. Weidinger: Bei der Zusatzbehandlung haben wir natürlich das Gleiche wie bei der Frage der Früherkennung des Lungenödems. Es läßt sich auch heute noch über die Zweckmäßigkeit der Zusatzbehandlungen streiten. Wir sind in den letzten Jahren in eine Situation geraten, daß wir uns mehr über die Zusatzbehandlung und über die Nebenwirkungen unterhalten haben als über die Tokolyse als solche. Vielleicht kommt durch die Anwendung des neuen Tokolytikums Hexoprenalin die Tokolyse wieder mehr und mehr in den Vordergrund. Zu dem Problem der Zusatzbehandlung, wie sie gestern von Herrn Strigl in meiner Sektion dargestellt wurde, habe ich keine weiteren Kommentare. Herr Huch hat noch den Einwand gestern gebracht, daß man auf keinen Fall mehr Valium geben sollte, und zwar aus bekannten Gründen, Atemdepression usw. Nun zu der Frage: Verapamil, ja oder nein.

Es ist sicher so, daß an meßbaren Parametern kein Effekt gesehen wird. Wir haben Verapamil aber deshalb bisher propagiert und auch eingesetzt wegen der sicherlich möglichen, potentiellen nekrogenen Wirkungen der β-Mimetika. Vielleicht war unsere Dosierung eben zu niedrig. Andererseits ist es so, daß es bei höherer Dosierung wahrscheinlich zu negativen Wirkungen kommt. Deshalb geben wir seit über einem Jahr Magnesium als Zusatztherapie. Und ich glaube sicher, daß wir in nächster Zeit noch viel mehr von diesen kalziumantagonistischen Kation hören werden.

Was ich auch in meiner Sektion gestern angeschnitten habe, ist dies, daß es mich wundert, daß wir seit über 10 Jahren als Zusatzmedikation immer wieder Acetylsalicylsäure (ASS) empfehlen bzw. daß sie immer wieder im Gespräch ist, wir sie aber bisher nur sehr zurückhaltend besprochen haben. Wir sind selbst mit dieser Zusatzmedikation als einsparende Maßnahme bei der Tokolyse sehr vorsichtig. Vielleicht kann Herr Wolff, der sicher die größten Erfahrungen mit ASS hat, etwas dazu sagen.

F. Wolff: Wir haben tatsächlich eine große Erfahrung mit der Acetylsalicylsäure als Zusatzmedikation bei der Tokolyse. Weswegen wir immer noch sehr zurückhaltend sind mit einer Empfehlung, ist nicht die wehenhemmende Wirkung, die wir für absolut gesichert halten, und von der wir uns immer wieder auch in Kombination mit anderen Substanzen überzeugen konnten, sondern es sind die Nebenwirkungen. Es gibt eine Reihe von Nebenwirkungen bei der Acetylsalicylsäure. Einige sind davon sicher nicht gravierend, z.B. der vorzeitige Verschluß des Ductus arteriosus Botalli. [1] Es gibt jedenfalls hierzu,

---

[1] Csaba LF, Sulyok E, Ertl T (1978) J Pediatr 92:484

trotz großen Mißbrauchs keinerlei klinische Beobachtungen. Aber eine andere Komplikation, die im Vordergrund steht, ist die Steigerung der Blutungsneigung. Wenn wir heute wissen, daß, nach neueren computertomographischen Untersuchungen, bei sehr unreifen Frühgeborenen bei über 50% ohne irgendwelche Zusatzmedikation schon Hinweise auf Hirnblutungen bestehen und diese unter Mißbrauch von Aspirin bzw. Acetylsalicylsäure noch bis zu 80% gesteigert werden können, dann läßt das zunächst abraten, diese Substanz klinisch breit einzusetzen. Hier müssen noch Untersuchungen in größerem Stil über die Nebenwirkungen durchgeführt werden, bevor man diese Substanz empfehlen darf. Das gilt nicht nur für das Aspirin, sondern für alle anderen Prostaglandinantagonisten.

H. Ludwig: Sie haben also gehört: eine vorsichtige Distanzierung zu der Empfehlung von Herrn Weidinger. Sie wollten noch 2 Bemerkungen machen, Herr Weidinger?

H. Weidinger: Nur noch eine Abschlußbemerkung. Und zwar zum Kaliumausgleich bzw. zum Kalium als Zusatztherapie. Dazu wird aber sicherlich Herr Wiest noch etwas sagen. Als weiteres Zusatztherapeutikum kommen jetzt die selektiven β-Blocker in Betracht. Wir haben die β-Blocker vor Jahren verlassen, weil uns bis dato kein selektiver β-Blocker zur Verfügung stand. Mit dem Metoprolol ist das jetzt aber sicher möglich. Allerdings bin ich auch der Ansicht, daß man das zunächst noch in der Hand der Spezialisten lassen sollte. Eine allgemeine Anwendung halte ich nicht für angebracht, und zwar deshalb nicht, weil ich mir nicht darüber im klaren bin, was dieser β-Blocker Metoprolol beim Fetus verursacht.

W.D. Wiest: Wir machen eine Zusatzbehandlung mit Kalium, und zwar gehen wir initial vor jeder Tokolyse Kalium oral, in der Dosierung 40 mVal, als Brausetablette. Und dann wiederholen wir diese Medikation nach 1 h, nach 2 h. Durch diese Gabe von 3mal 1 Tablette Kaliumbrause innerhalb von 2 h sind wir in der Lage, den initialen Kaliumabfall weitgehendst auffangen zu können. Zum zweiten geben wir Magnesium in einer Dosierung von 50 mVal/Tag, verteilt auf 3 Gaben. Wir gehen von der Vorstellung aus, daß dadurch Valium eingespart werden kann, weil das Magnesium in dieser Dosierung sedierend wirkt. Ob das Magnesium kardioprotektiv wirkt, kann im Augenblick noch nicht gesagt werden. Diese beiden Zusatztherapien kann man nach meiner Meinung allgemein empfehlen. Wo man zurückhaltend sein sollte, ist der generelle Einsatz einer kombinierten Therapie von β-Mimetika und β_1-Blocker. Es sind zwar sehr günstige Effekte bei der Mutter vorhanden. Größere Störungen bei der Mutter konnten wir bei einem Kollektiv von mittlerweile über 140 Tokolysen nicht beobachten. Man muß aber auf eines sehr dringend hinweisen: Alle β-Mimetika haben eine völlig unterschiedliche biologische Halbwertszeit als der β-selektive Blocker Metoprolol. Über den Sinn der klinischen Anwendung kann man erst dann etwas sagen, wenn man weiß, wie die Kinder danach adaptieren, und zwar muß man diejenigen Kinder nachuntersuchen, deren Mütter im Prinzip bis zur Geburt die Kombination β-Mimetika und selektiver β_1-Blocker erhalten haben. Wir haben — in einem allerdings sehr kleinen Kollektiv — die Wirkspiegel von Metoprolol bestimmt, und es sieht so aus, daß diese Kinder über Tage im peripheren Blut Wirkspiegel von Metoprolol haben, dagegen keinen Spiegel von β-Mimetika. Letztlich muß man alle Kinder, die nach einer kombinierten Therapie von β-Mimetika und Metoprolol geboren werden,

zumindest während der ersten 3–4 Tage engmaschig überwachen, um eine Aussage über
die kardiopulmonale Adaption zu erlangen.

H. Ludwig: Also Vorsicht mit Metoprolol im Hinblick auf den Feten, keine Bedenken
aber gibt es im Hinblick auf den Feten bei der Magnesium- bzw. Kaliumzusatzbehand-
lung.
Ein ganz anderes Problem ist die Kortisonzusatzbehandlung.

G. Grospietsch: Ich möchte noch einmal ganz kurz zu der Kombination Prostaglandinantagonisten und Tokolyse zurückkommen. Es kann ja nur der Sinn sein, Prostaglandinantagonisten anzuwenden, wenn wir damit die β-Mimetikadosierung vermindern können bzw. die β-Mimetikagabe vermeiden können. Aufgrund unserer Untersuchungen
muß man ganz deutlich sagen, daß bei der Kombination von Acetylsalicylsäure die Gefahr von seiten der Lunge nicht verhindert werden kann. Denn die Acetylsalicylsäure
hat Wirkungen auf die Lunge.
Es gibt Lungenödeme bei niereninsuffizienten Patienten, z.B. nach Gabe von Acetylsalicylsäure. Was im einzelnen pathogenetisch passiert, wissen wir noch nicht, weil wir
noch sehr unerfahren hinsichtlich der physiologischen Funktion der Prostaglandine in
der Lunge sind. Weiterhin beeinträchtigen die Prostaglandinantagonisten die Nierenfunktion (Abb. 2).
Ich habe das im Tierversuch überprüft und habe die Flüssigkeitsretentionen der Lunge
bestimmt. Wir sehen, von links nach rechts, erst die Kontrolle, dann Indometacin, und
Acetylsalicylsäure allein, dann das Fenoterol allein und in Kombination. Es gibt keine
signifikanten Unterschiede zwischen den einzelnen Säulen. Die Tendenz zum Anstieg
des Wassergehalts ist aber sichtbar. Ich möchte deswegen noch einmal ganz klar davor
warnen, daß wir uns mit der Kombination von Fenoterol mit Acetylsalicylsäure und
anderen Prostaglandinantagonisten eine akute Gefährdung der Mutter hinsichtlich des
Lungenödems einhandeln.

L. Heilmann: Auf dem Symposium in Zürich von Prof Huch über das kleine Frühgeborene,
sind eklatante Unterschiede hinsichtlich der Hirnblutungen zwischen Neugeborenen, deren
Mutter Acetylsalicylsäure in der Schwangerschaft bekamen und solchen, die keine ASS
bekamen, mitgeteilt worden. Aufgrund des jetzigen Stands unseres Wissens, sollte man
deshalb von einer Zusatzbehandlung mit Acetylsalicylsäure bei der Tokolyse Abstand
nehmen.

H. Ludwig: Der Eindruck, den ich aus dem Diskussionsvotum von Herrn Wolff habe, ist
der, daß er selbst diese Kombination für einen zunächst experimentellen Ansatz hält, der
noch nicht reif ist für die allgemeine Empfehlung. So können wir uns, meine ich, mit
dieser Aussage begnügen.

J. Bodenstein: Ich würde gern von den österreichischen Kollegen wissen, ob sie zu Hexoprenalin eine Zusatzmedikation geben oder nicht.

H. Baumgarten: Wir geben Kortison, wir geben Acetylsalicylsäure und zwar als Colfarit,
wenn wir eine gewisse Dosierung des β-Mimetikums überschreiten müssen. Wir geben
Kalium.

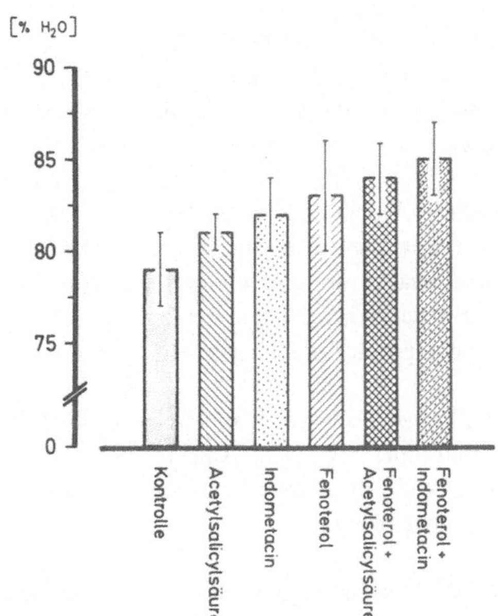

Abb. 2. Flüssigkeitsgehalt der Lunge bei Gabe von Acetylsalicylsäure und Indometacin bzw. bei Infusion von 20 μg/kg/min Fenoterol und 20 ml/n isotoner Lösung. Alle 3 Medikamente führen allein zu einem Anstieg des Flüssigkeitsgehalts der Lunge, der am stärksten bei Fenoterol ausgeprägt ist. Die Kombination von Fenoterol mit Prostaglandinantagonisten führt zu einer weiteren Zunahme des Flüssigkeitsgehalts. $\bar{x} \pm$ SD (n= 8)

E. Reinold: Wir geben routinemäßig bei Beginn einer Tokolyse keine Zusatzmedikation. Erst, wenn erforderlich, dann z.B. Kalium.

H. Ludwig: Wir haben also ein Spektrum von Zusatzbehandlungsmöglichkeiten, daß verschieden genutzt wird. Wir müssen jetzt die Frage noch einmal prüfen, welche Wirkungen der β-Mimetika auf den Feten sind bewiesen, welche bedürfen noch größerer, klinischer Untersuchungen? Sie wissen, das hängt auch mit der Zusatzbehandlung zusammen. Gestern war eine recht lebhafte Diskussion. Es sind hier vor allen Dingen von Herrn Löser, aber auch in der Diskussion Beobachtungen mitgeteilt worden, wobei angemerkt werden muß, daß es noch keine überzeugenden Studien gibt. Vielleicht will Herr Fischer das Wesentliche der Diskussion von gestern noch einmal zusammenfassen und zu einer Empfehlung formulieren.

W.M. Fischer: Eine Empfehlung, fürchte ich, wird man kaum formulieren können. Man wird nur einfach realisieren müssen, daß man neben den vielen Nebenwirkungen für die Mutter, zusätzlich vielleicht einmal daran denken muß, ob man nicht auch dem Feten schaden kann. Die ersten Hinweise gehen ja offensichtlich, wenn ich die Literatur richtig überblicke, auf das Jahr 1976 zurück. [1]Es handelt sich um die 3 kindlichen Todesfälle, die auf dem Freiburger Symposion 1976 mitgeteilt wurden. Und gestern hat "ein Rufer in der Wüste", wie Herr Löser sich ja selbst bezeichnet hat, eine Präsentation vorgestellt, bei der 14 Neugeborene nach Fenoterolbehandlung eine schwere Herzinsuffizienz hatten. Das sollte schon zu denken geben. Darüber hinaus ist es offensichtlich auch ein Problem der Menge des Tokolytikums. In diesem Zusammenhang komme ich nochmals auf die sog. Langzeittokolyse mit oraler Applikation zurück. Wenn man die verschiedenen Dosie-

---

[1] Hillemanns HG, Trolp R (1979) Kardiale Probleme bei der Tokolyse. Enke, Stuttgart

rungen, die von Herrn Löser mitgeteilt wurden, berücksichtigt und sie ganz vorsichtig pro Tag berechnet, dann können wir den Saal nicht mehr verlassen, ohne zu realisieren, daß eine potentielle Schädigung für den Feten bei solch einer Langzeittherapie impliziert wird.

H. Ludwig: Wobei es bei jeder Tokolyse — das verkennen Sie genausowenig wie die anderen Teilnehmer — natürlich um eine Abwägung der Risiken geht. Ich habe gestern schon einmal betont und ich meine, da stimmen wir voll überein, Herr Fischer, daß es sich bei jeder Behandlung um eine indizierte Therapie handeln muß, auch wenn sie manchmal prophylaktisch gegeben wird. Können wir das so sagen?

W.M. Fischer: Da würde ich nicht ganz mit Ihnen übereinstimmen. Warum droht denn die Frühgeburt? Wie sicher sind wir denn in der Diagnose? Ich würde schon meinen, man sollte mit dieser prophylaktischen Gabe über Wochen wesentlich vorsichtiger sein und sie eher lassen.

P. Baillie: I have got quite a lot to say about that. Let me briefly summarize. First, that is one of the reasons why I said hexoprenaline is a hard compound. I was talking yesterday about fetal passage, I mentioned the good effects in inverted commas in terms of the central nerval system. But there are also bad effects, particularly with chronic administration on the cardiovascular systems. Certainly in animal experiments with prolonged usage of betastimulants, as has just been published, you get the impression that there is fibrosis in the digestive tract. And secondly, they have reported at Oxford, although they have not published it yet, that with chronic animal experiments intracardial fibroses occur. So there is no doubt that you pay a price, because betastimulants are hormones and we all know what happens with powerful things like that. We still haven't seen the long term effect, and we may be seeing quite a lot of intracardial fibrosis in the future. It's certainly possible. Now looking at the drugs we use and at their transplacental passage, hexoprenaline is of the order about 1%. If you consider that 1% goes to a fetus which weighs 3 kg, the dose does matter. It will be getting something like 30% of the maternal level. Taking a drug of the other sort for which 7% gets across, you are getting levels of 150% compared to the mother.

Now let's go back to fetal physiology. The fetus works on a low pressure system, and it is sympathetic innervated like the adult.

We have heard that the bottom end of the dose spectrum can improve oxygenation when there is trouble. At the top end of the dose spectrum you are not seeing the long term effects because the vascular system ist maximally dilated most of the time. So if I had to justify long term use, as I did to a drug control council, it is quite obvious that such a drug gives far lower peak levels, never minding the structure, and don't forget that these drugs are metabolized in the fetus. Hexoprenaline is a fascinating drug in that it shouldn't work as it does. Maybe it's the chemical structure, but that is the wrong kind of shape for physicological work. I've got an open mind about that. For the rest there is no doubt that in fetal terms which we haven't really looked at, you can't justify long term use of any other drug but hexoprenaline.

H. Ludwig: Ich möchte noch einmal zusammenfassend feststellen: Die Plazentapassage von Hexoprenalin beträgt nur 1/7 von der des Fenoterols. Man sollte bei dem Vergleich von Substanzen hinsichtlich der fetalen Wirkung unterschiedliche Plazentapassagen der β-Mimetika nicht außer Acht lassen.

H. Löser: Herr Fischer, Ihre Eingangsbemerkung von soeben hat mich gestört. Sie sagten, wir müßten jetzt einmal und endlich an den Feten denken.

Sie meinen das wahrscheinlich in der Untertreibung. Es wird nämlich höchste Zeit. Alle Medikamente, die auf diesem Symposium genannt wurden, haben irgendwo auch endlich einmal Wirkung auf den Feten. Nicht nur die β-Mimetika, auch die Glukokortikoide, das Magnesium, die Acetylsalicylsäure und letztlich auch die β-Blocker und die Kalziumantagonisten. Dies ist ein großes Spektrum, bei dem man sich genau überlegen soll, was man gibt, und ob man diese Medikamente geben soll. Zum zweiten: Ich muß noch einmal zu meinen Ausführungen von gestern sagen: Waren das auch wirklich alles fenoterolbedingte Kardiomyopathien? Dann will ich gern einschränken und sagen: Vielleicht ist mir das eine oder andere Kind da noch hineingerutscht, wo vielleicht eine seltene Carditis toxoplasmotica dabeigewesen ist, die wir nicht haben erkennen können. Wir zweifeln aber nicht an der Kardiomyopathie, die wenn sie auch sicherlich selten ist, auftreten kann.

H. Ludwig: Herr Wiest, möchten Sie zur Plazentapassage verschiedener Tokolytika etwas sagen?

W. Wiest: Ich glaube, daß man das nicht so im Raum stehen lassen kann, daß Hexoprenalin nur zu 1% passiert. Wenn Sie sich noch einmal vergegenwärtigen, was Herr Schneider aus Zürich gesagt hat, so hat er ein Perfusionsmodell angewandt und damit nur die Gesamtaktivität bestimmt. Das sagt überhaupt nicht aus, was an freier Wirksubstanz übertritt, die ja letztlich nur wirksam ist. Zum zweiten sind die Untersuchungen von Herrn Lipshitz,[1] wenn ich das richtig im Gedächtnis habe, an Ratten durchgeführt worden, und es gibt erhebliche Unterschiede in der Plazentapassage im Tierexperiment und bezogen auf den Menschen. Ich bin – um Ihre Frage präzise zu beantworten – nur in der Lage, etwas auszusagen, wieviel Fenoterol in freier Wirksubstanz die menschliche Plazenta in der Frühschwangerschaft passiert. Wir erhalten nachher bei diesen Embryonen eine Serumkonzentration um die 0,5 ng/ml Serum und das ist sehr wenig.

Deshalb, Herr Löser, selbst wenn die von Ihnen geschilderten Frauen orale Dosierungen bis zu 60 mg Fenoterol bekommen haben, müssen Sie berücksichtigen, daß Fenoterol sehr schlecht bei der oralen Medikation resorbiert wird, daß die Halbwertszeit von Fenoterol extrem kurz ist, nämlich nur 22 min bei der Mutter. Und dann stellt sich für mich die Frage, was da letztlich überhaupt noch auf den Feten übergegangen ist.

H. Ludwig: Die tierexperimentellen Untersuchungen sind nicht ohne Einschränkungen auf den Menschen zu übertragen. Immerhin müssen wir Herrn Baillie sehr dankbar sein, daß er sagte, – und das möchte ich noch einmal hervorheben – daß Hexoprenalin nicht unbedingt in jeder Hinsicht in die Reihe der anderen Tokolytika einzuordnen ist, sondern,

---

[1] Lipshitz J et al. (1982) Am J Obstet Gynecol 142:313

was die Plazentapassage betrifft, die Verträglichkeit und letztlich auch die Auswirkungen
auf den Fetus, bestimmte Besonderheiten für das Hexoprenalin zu erkennen sind. Damit
wären wir eigentlich bei dem Vergleich zwischen Hexoprenalin und anderen Tokolytika.
Da aber darüber in den heutigen Sitzungen schon so viel gesprochen worden ist, möchte
ich die Schlußfrage folgendermaßen stellen: Wie klären wir bei einer indizierten, klinisch
begonnenen, intravenösen Tokolyse die Patientin auf.

L. Heilmann: Unser Vorgehen in der Klinik ist bisher immer so gewesen, daß die Einwilligung von der Patientin eingeholt wurde. Vor allen Dingen zuletzt auch unter der Medikation mit Hexoprenalin. Die möglichen Nebenwirkungen, soweit in der Literatur bekannt, und soweit wir sie der Patientin mitteilen konnten, wurden mit ihr besprochen.
Wir halten es auch weiterhin für wichtig, diese Einwilligung einzuholen.

W. Wiest: Bei einer indizierten Tokolyse besprechen wir die ganze Situation ausführlich
mit der Patientin. Wir teilen der Patientin den Untersuchungsbefund mit.
   Wir erklären ihr abhängig von der Schwangerschaftswoche, die Aussichten für das Kind.
Wir erklären der Patientin, was für Nebeneffekte auftreten können. Diese Aufklärung erfolgt mündlich, nicht schriftlich. Die Patientin hat aber natürlich jederzeit die Möglichkeit, die Tokolyse abzulehnen.

G. Grospietsch: Wir machen das im Wesentlichen genauso, wie Herr Wiest es eben skiz-
ziert hat. Wir klären die Mutter über die mütterlichen Risiken auf, nicht über die möglichen Probleme beim Kind, weil uns das noch zu wenig gesichert erscheint.

K. Baumgarten: Ich will ehrlich gestehen, daß ich Sie bewundere. Ich weiß nicht, wo wir
die Zeit hernehmen sollen, bei einer akuten Tokolyse mit der Patientin lange zu reden.
Wir tokolysieren sie und nachher unterhalten wir uns mit ihr, wenn es Probleme gibt.

H. Ludwig: Ein sehr praktischer Standpunkt, zu praktisch vielleicht?

H. Weidinger: Es ist überall so, daß juristisch gesehen, wahrscheinlich zu wenig aufgeklärt wird. Wir klären selbstverständlich die Patientin auf, aber wir lassen sie nicht unterschreiben. Nur muß ich dazu sagen, vielleicht haben die anderen Kollegen auch die
Erfahrung gemacht, daß die Tokolyse heute so bekannt ist, daß praktisch 90% der Patientinnen, die mit vorzeitiger Wehentätigkeit und zur Cerclage zu uns kommen, wissen,
daß sie mit einem Tokolytikum behandelt werden. Im allgemeinen ist es sogar so, daß
die Patientinnen weitgehend aufgeklärt sind, daß sie sogar zu viele Fragen stellen und
zuviel Angst haben, weil sie wissen, irgendetwas passiert da mit mir, irgendetwas passiert
mit dem Herzen.

H. Ludwig: Herr Irmer, würden Sie den Gynäkologen empfehlen, wenn diese mit β-Mi-
metika arbeiten, aufzuklären, wie etwa die Internisten ihre Patienten aufklären?

M. Irmer: Ja, ich habe die Patientinnen, zu denen ich hinzugezogen wurde, über die kardialen Probleme aufgeklärt, mündlich.

Allerdings mit vorsichtiger Wortwahl und bin dabei aber noch nie auf irgendwelches
Mißtrauen gestoßen. Wie es jetzt auch im Weiteren gehandhabt wird, das kann vielleicht
Herr Quaas, als Angehöriger der Frauenklinik Freiburg, mitteilen.

L. Quaas: Wir haben den Patientinnen einen Aufklärungsbogen vorgelegt, der von ihnen
unterschrieben werden sollte.

H. Ludwig: Haben Sie das getan, um eine Frage noch einmal aufzugreifen, im Eindruck
der aus Ihrer Klinik publizierten fetalen Todesfälle, oder haben Sie das davon unabhängig gemacht?

L. Quaas: Dies war im Zusammenhang mit der intensiven Meßtechnik bei tokolysierten
Frauen notwendig, die wir in Zusammenarbeit mit der Medizinischen Klinik (Privatdozent Dr. Irmer) durchführen wollten.

E. Halberstadt: Ich gebe Herrn Baumgarten recht. Bei akuten Tokolysen klären wir die
Patientinnen nicht auf, sondern injizieren das Tokolytikum. Bei geplanter Tokolyse erklären wir den Patientinnen die kardialen Nebenwirkungen, weil wir auch der Ansicht
sind, wenn die Patientin Bescheid weiß, wird sie eine Tachykardie erwarten und sie für
lästig empfinden. Unterschreiben lassen wir eine Tokolyse nicht. Bei wissenschaftlichen
Versuchen erfolgt selbstverständlich immer eine Unterschrift. Aber bei der Routinetoko-
lyse wird nicht unterschrieben.

E. Reinold: Wir haben uns mit Herrn Baumgarten nicht abgesprochen, aber wir gehen
genauso vor. Es ist schlicht und einfach keine Zeit zu langem Erklären. Wie öfters klafft
auch hier eine Lücke zwischen Theorie und Praxis. Ich glaube, daß hier die Zeit auch
gar nicht für ein ausführliches Gespräch, für eine ausführliche Aufklärung ausreicht.
Dort, wo wir etwas mehr aufklären, ist es weniger die Tokolyse mit den damit verbundenen Gefahren, sondern vielmehr die Ursache, warum wir tokolysieren, nämlich die
drohende Frühgeburt und die Gefahren, die mit diesen Frühgeburtsbestrebungen verbunden sind.

H. Ludwig: Ich glaube Herr Fischer stimmt mit dem von Herrn Heilmann wiedergegebenen
Konzept unserer Klinik überein.

W.M. Fischer: Ich stimme sicher überein, um so mehr als man bedenkt, daß die Tokolysen
immer seltener werden. Damit werden sie vermutlich auch indizierter und somit wird die
Patientin auch informierter. Für ein bißchen problematisch halte ich allerdings die Tatsache, daß wir so eine Injektion während der Geburt ohne langes Hin und Her durchführen. Das ist natürlich eine Notsituation, die auch gar keinen Zeitverlust zuläßt, zumal
man ja auch die Ausnahmesituation der Frau unter der Geburt, noch dazu, wenn eine
Reanimation notwendig wird, bedenken muß.

H. Ludwig: Ich möchte die letzten Minuten Herrn Baumgarten zur Verfügung stellen.
Herr Baumgarten wird versuchen, ein kurzes Resumée des gestrigen und heutigen Tags
zu geben.

K. Baumgarten: Meine Damen und Herren, es ist für mich eine große Ehre, dieses Symposium abschließen zu dürfen. Vor allen Dingen deshalb, da ich mich schon seit 20 Jahren mit der Tokolyse beschäftige. Ich bin Herrn Baillie sehr dankbar, daß er uns gestern und heute darauf aufmerksam gemacht hat, daß wir – und ich schließe mich hier nicht aus – in den letzten 20 Jahren Fehler beim Studium der Tokolyse und der Frühgeburt gemacht haben. Die Tokolyse ist zweifelsohne der größte Fortschritt in der Behandlung der drohenden Frühgeburt. Was wir immer noch nicht wissen ist, wie wir optimal tokolysieren. Es ist heute klar geworden, daß die *intravenöse* Tokolyse *die* Methode der Wehenhemmung darstellt. Es ist an diesem Tisch schon versucht worden festzustellen, daß die orale Langzeittokolyse nicht wirksam ist, d.h., daß man sie besser weglassen sollte. Ich möchte mich hier etwas ausschließen und nur soweit etwas dazu sagen, daß die orale Tokolyse in der gegenwärtigen Form nicht sehr sinnvoll ist. Wir haben aber dafür den Beweis noch nicht erbracht, weil alle bisherigen Untersuchungen Modellversuche waren. Ich halte es für wichtig festzustellen, daß die Empfehlung, die für uns hier erarbeitet worden ist, nämlich zurückhaltend mit der oralen Tokolyse zu sein, richtig ist. Wir haben dann weiter die pulmonalen Komplikationen besprochen. Und hier haben wir wirklich etwas Neues herausgearbeitet, und zwar das Problem der Früherkennung dieser Komplikation. Ich glaube, daß es außerordentlich wichtig ist, wenn hier wieder einmal auf die Klinik hingewiesen wird. Und ob nun gewisse Symptome Vorstadien der Lungenödeme sind oder schon manifeste Erkrankungen, soll hier nicht entschieden werden. Vor allen Dingen ist dies wichtig, da wir über die Entstehung noch nicht viel sagen können. Zur Herz-Kreislauf-Situation bei der Mutter und beim Feten ist eigentlich nichts wesentlich Neues hinzugekommen. Ich glaube auch, daß beim Hexoprenalin, genau dasselbe geschehen wird, wie bei allen anderen Tokolytika. Es könnten Fälle berichtet werden von Myokardläsionen, wobei diese mit Dosis und Dauer der Therapie zusammenhängen. Das heißt also, daß man das Tokolytikum gezielt und so kurz als möglich einsetzen soll. Zur Zusatztherapie hat Herr Ludwig eine sehr treffende, fast provozierende Frage gestellt.

Ja, nein oder Forschung?

Die Antwort für mich ist, die Zusatztherapie ist noch Forschung. Andere Teilnehmer dieses Symposiums werden diese Frage anders beantworten. Zur Diskussion steht nicht mehr, daß Kalium ersetzt werden muß. Die Bedeutung des Magnesiums scheint mir einleuchtend. Schon vor etwa 15 Jahren habe ich damit begonnen, β-Blocker und β-Mimetika zu infudieren und weiß, wie schwierig das ist. Vor allen Dingen deshalb, da es damals keine selektiven β-Blocker gab.[1] Trotzdem bin ich nicht sicher, ob man mit den selektiven β-Blockern die Nebenwirkungen vollkommen eindämmen kann, und es wird noch sehr viel Forschungsarbeit auf diesem Gebiet zu leisten sein. Unabhängig von diesen Einschränkungen sage ich absolut ja zur Zusatztherapie bei Wehenhemmung, weil ich glaube, daß die β-Mimetika potente Medikamente sind, deren Dosis man so niedrig als möglich halten soll. Deshalb soll man unbedingt wissen, wie hoch man in der Dosierung gehen darf, und wenn dies nicht zur Wehenhemmung ausreicht, muß man zur Zusatzmedikation übergehen. Mit einer weiteren Zusatzmedikation haben wir uns hier überhaupt nicht beschäftigt, nämlich mit dem Alkohol. Wir geben in unserer Klinik Alkohol und β-Mimetika, und wir geben auch Prostaglandinhemmer. Auf die

---

[1] Müller-Tyl E, Reinold E, Hermus P (1974) Z Geburtsh. und Perinat. 178:128

Gefahr der Blutungskomplikation ist heute schon hingewiesen worden, während ich die pulmonalen Komplikationen, d.h. die Ductus-Botalli-Komplikationen für übertrieben halte. Die Auswirkungen auf den Feten sind gestern sehr eingehend diskutiert worden. Ich glaube, es ist wichtig festzuhalten, daß wir nicht sicher wissen, ob der Fetus durch die Tokolyse beeinflußt werden kann.

Wir haben mit einer bestimmten Indikation β-Mimetika gegeben und zwar v.a. deshalb, weil wir die Schwangerschaft verlängern wollten. Aber wir sollten nicht vergessen, daß mit dieser Therapie u.U. auch dem Kind geschadet werden kann. Nachuntersuchungen wären sicher nützlich, um uns zu sagen, ob der Weg der Behandlung der drohenden Frühgeburt mit β-Mimetika der richtige ist. Der letzte Tag war dem Hexoprenalin vorbehalten. Und hier darf ich jetzt wieder Herrn Baillie zitieren und mich so sehr freuen, daß auch er einen Fehler macht, wenn er ein Statement gestern abgegeben hat, daß er Hexoprenalin als "the drug of choice" nennt. Das möchte ich doch etwas korrigieren und sagen, "Hexoprenalin is the drug of your choice".

Es fehlen bisher eindeutige Parameter, die es uns ermöglichen, die Bedeutung oder die Brauchbarkeit eines Tokolytikums wirklich genau abzuschätzen und zu vergleichen gegenüber anderen β-Mimetika. Ich glaube, daß Hexoprenalin gewisse Vorteile hinsichtlich von Nebenwirkungen hat. Ja, auch hinsichtlich der tokolytischen Wirkung. Ich wage aber nicht zu behaupten, daß es besser oder schlechter ist als die anderen Tokolytika. Ich glaube, es ist ein brauchbares und gutes Medikament zur Wehenhemmung und ich kann es nur jedem empfehlen, der bisher mit diesen Medikamenten Erfahrungen gewonnen hat. Ich bin persönlich überzeugt, daß Hexoprenalin zwar nicht "the drug of choice" ist, ich glaube aber, Hexoprenalin "is a very good drug".

H. Ludwig: Herr Baumgarten hat durch sein Schlußwort die wissenschaftliche Seite unseres Gesprächs beendet, und er hat als ein auf diesem Gebiet sehr Erfahrener natürlich auch seine eigene Sicht der Situation betont.

Für mich bleibt jetzt die gerne erfüllte Pflicht, in der Öffentlichkeit, der Firma Byk Gulden [1] für großzügige Gastfreundschaft zu danken, die wir hier genossen haben. Die wissenschaftliche Ausrichtung hat Herr Privatdozent Dr. Heilmann besorgt, dem ich an dieser Stelle noch einmal ausdrücklich danken möchte, desgleichen Herrn Dr. Siekmann, der zu der Arbeitsgruppe von Herrn Heilmann gehört und der sich ebenfalls nach Kräften bemüht hat, uns in der Vorbereitung und Durchführung des Symposiums zu unterstützen. Für die reibungslose Organisation waren auch Fräulein Merkel von der Firma Byk Gulden sowie Frau Peters und Fräulein Tillmann aus unserer Klinik zuständig.

Ich hoffe, diese 1 1/2 Tage waren für Sie alle ein Gewinn. Ich glaube, daß Sie neue Eindrücke gewonnen haben, nicht nur von der Tokolyse und den begleitenden Problemen, sondern auch von Essen und dessen Umgebung, von den Menschen, die hier leben. Ich möchte Ihnen eine gute Heimkehr wünschen und bedanke mich für Ihre geduldige Teilnahme und für Ihre stimulierenden Beiträge.

---

[1] Im besonderen den Herren Priv.Doz. Dr. E. G. Bruckschen, G. Schilling und Dr. Dr. J. Ch. Dittmann

Zusammenfassung

Die Diagnose der vorzeitigen Wehentätigkeit mit der Gefahr einer drohenden Geburt
ist trotz der erweiterten diagnostischen Verfahren in der modernen Perinatologie
schwierig zu stellen. Es ist unbestritten, daß β-Mimetika eine wirkungsvolle Therapie
bei vorzeitigem zervixwirksamen Wehenbeginn darstellen. Die durch das Vorhandensein von β-Rezeptoren überall im Organismus erwarteten Begleitreaktionen begrenzen
immer noch die Anwendung. Wir wissen jedoch nicht, ob man durch Veränderungen
der Molekülstruktur der β-Mimetika Tokolytika im Sinne einer höheren β_2-Selektivität
erhalten wird.

Einen Teil dieser Begleitreaktionen zu beseitigen war das Ziel der Kombination der
Therapie mit β-Blockern und mit Magnesium. Von einigen Untersuchern (Wiest, Spätling, Weidinger) wurde der sedative Effekt des Magnesiums hervorgehoben. Die kardioprotektive und additiv tokolytische Wirkung ist noch umstritten.

Die β_1-selektiven β-Blocker als Zusatztherapie sind, ungeachtet einer Reihe von klinischen Mitteilungen, noch experimentelle Therapie (Irmer, Strigl, Siekmann), und klinische Studien mit Nachuntersuchungen des Kinds (Wiest, Spengler) müssen noch offene Fragen der kindlichen kardiopulmonalen Adaption klären. Nicht entschieden ist
bis jetzt die Frage der uteroplazentaren Durchblutung unter der Kombinationstherapie
mit selektiven β-Blockern (Siekmann). Dagegen ist zu Propanolol und anderen nicht
selektiven β-Blockern eine umfangreiche Literatur vorhanden. [1]

Hinsichtlich der Nebenwirkungen standen die Frühzeichen des Lungenödems im Vordergrund der Erörterungen. Es waren sich alle Vortragenden darin einig, daß die Zufuhr des β-Mimetikums nur über einen Perfusor mit kleinem Flüssigkeitsvolumen erfolgen sollte. Gleichzeitig wäre es wünschenswert, wenn das Überwachungspersonal auf
klinische Zeichen des frühen Lungenödems aufmerksam gemacht würde. Inwieweit
ein Überwachungsbogen routinemäßig eingesetzt werden sollte, bleibt der Klinikorgani-
sation individuell überlassen. Es bestand jedoch eine einhellige Meinung der Symposiums-
teilnehmer darüber, daß insbesondere die Initialphase der parenteralen Tokolyse engmaschig überwacht werden sollte.

Die klinischen Berichte und die Mitteilung von Beobachtungen zu den Wirkungen
auf das Kind waren widersprüchlich. Während Herr Löser von ursächlichen Zusammenhängen zwischen β-Mimetika und kindlicher induzierter Myokardopathie überzeugt
war, haben die Gruppen um Spengler, Wiest und Meinen derartige Veränderungen nicht
gesehen.

Bisher fehlen breit angelegte, etwa multizentrische Studien, die auch im nationalen
Bereich über Effizienz und Nutzen der Langzeittokolyse Auskunft geben können. Man
war sich einig, daß die Frühgeburtenfrequenz allein mit der Tokolyse nicht zu senken
ist (Richter). Dagegen gab es vorsichtige Hinweise dazu, daß sich die perinatale Mor-

---

[1] Joelsson et al. (1972) Am J Obstet Gynecol 114:43; Oakes et al. (1976) Am J Gynecol 126:
1038; Siimes et al. (1979) Am J Gynecol 133:20

talität der Frühgeborenen mit Tokolyse verringern läßt (Heilmann). Die Verbesserung der Überlebenschancen der kleinen Frühgeborenen ist internationaler Trend, der durch die Erfolge der Neonatalmedizin (Hanssler), des geburtshilflichen Vorgehens (Hettenbach) und der medikamentösen Hemmung der vorzeitigen Wehentätigkeit bedingt ist. Vor dem Hintergrund dieser Tatsachen ist die Langzeittokolyse eine wesentliche Bereicherung unseres ärztlichen Tuns (Staudach), wenn sie auch die vielfältige Problematik der Frühgeburt allein nicht zu lösen vermag (Jung).

Das Symposium hat vermutlich einige offene Fragen klären können. Wir sind weitergekommen in der Diagnostik der Komplikationen (Grospietsch, Irmer, Baumgarten). Wir haben uns noch einmal eingehend mit dem Neugeborenen nach Langzeittokolysen beschäftigt. Dabei wurde herausgestellt, daß die Indikationen zur Tokolyse streng zu stellen sind. Daneben sollten die Nachuntersuchungen der Kinder intensiviert werden. Bei dem Komplex der uteroplazentaren Durchblutung sind wir an gewisse Grenzen der Meßmöglichkeiten gestoßen (Moll, Lippert, Philipp). Es ist wahrscheinlich so, daß eine β_2-vermittelte Vasodilation der plazentaren Gefäße nur eine untergeordnete Rolle in der Verbesserung der uteroplazentaren Durchblutung spielt (Schmid-Schönbein, Heilmann).

Die Frage der Indikation zu einer perioperativen *oralen* β-Mimetikagabe ist wegen fehlender Studien noch nicht zu entscheiden. Die Wirksamkeit ist zwar am Modell geprüft worden, dabei fand aber Baumgarten, daß die herkömmliche Tablettenapplikation wahrscheinlich nicht effizient ist.

Zum anderen haben wir festgestellt, daß Hexoprenalin in einem Dosisverhältnis zum Fenoterol von 1:7 bis 1:8 eine vergleichbare wehenhemmende Wirkung entfaltet, sich jedoch durch die geringere chronotrope Wirkung am Herzen auszeichnet (Hiltmann, Heilmann, Wiest, Siekmann). Damit stellt diese Substanz eine Bereicherung der medikamentösen Therapie bei vorzeitiger Wehentätigkeit dar. Hinsichtlich der Dosierung und Applikationsweise sollte man sich nach den Vorschlägen von Baumgarten[1], Barden[2] und Chez[3] richten. Alle diese Autoren begannen mit einer niedrigen Dosis und steigerten je nach wehenhemmendem Effekt. Ist die Uterusrelaxation erreicht, wird die Tokolyse mit einer konstanten Dosis fortgesetzt. Für das Hexoprenalin dürfte die Initialmenge zwischen 0,16 μg/min und 0,32 μg/min liegen.

Die Teilnehmer dieses Symposiums sahen sich einem dichten wissenschaftlichen Programm ausgesetzt. Dennoch verblieb ihnen noch Zeit für persönliche Kontakte. Die großzügige Unterstützung der Firma Byk Gulden, Konstanz, machte die Durchführung des Symposiums möglich.
Wir möchten im Namen der Teilnehmer für diese Hilfe danken.

---

[1] Baumgarten K (1978) Die tokolytische Therapie. In: Schmidt E, Dudenhausen JW, Saling E (Hrsg) Perinatale Medizin. Thieme, Stuttgart

[2] Barden TP, Peter JB, Merkatz IR (1980) Obstet Gynecol 56:1

[3] Chez RA (1981) In: Elder MG, Hendrichs CH (eds) Preterm labor. Butterworths, London

Sachverzeichnis

Acetylsalicylsäure 146
Adenosinmonophosphat, zyklisches 2
Adenylcyclase 2, 195, 201, 354
Adenylcyclaseaktivität 341
Adenylcyclasesystem 110
Adrenalin 350
Adrenozeptoren 25
Äquilibrierungsphase 345
Äquivalenzdosis, tokolytische 151, 291
Akuttokolyse 289, 370
Alkoholinfusion 168
Alpha-Adrenozeptor 26
Alpha-Blocker 146
Alvares-Wellen 370
Amnion 257
Amnioninfektionssyndrom 261, 266, 272
Amniozentese 273
Anaerobier 272
Anstiegsgeschwindigkeit, verzögerte 173
Anstiegssteilheit 76
Antagonisierungspotenz 104
Antibiotika 277
Antidiurese 147
antidiuretische Hormone 146
Antipyrin 93, 95
Antiseptika, vaginale 260
Aortendruck 99
Arrhythmie 238
Arteria-pulmonalis-Druck 129
Arterien, präplazentare 102
–, uteroplazentare 64
Arteriolen 14
AT 10 208
Atemfrequenz 119
Atemnot 381
Atemnotsyndrom 237, 239, 327, 329
Atomabsorptionsspektrophotometrie 191, 194
ATP 2, 201
Autoregulation, metabolische 17
Azidose, metabolische 124

Bakterienpenetration 258
Barorezeptorreflex 170
Basaltonus 76, 87, 298
Base excess (BE) 233
Beaglehund 126
Beeinflussung, pulmologische 148

Begleitreaktionen, kardiovaskuläre 156
Belastungs-EKG 182
Beloc 176
Beta-Adrenozeptor 26
Beta-2-Adrenozeptoragonisten, spezifische 27
Beta-Blocker 98, 187
Betaisodona 260, 262, 281
Betamethason 128, 275
Betamimetika 2, 90, 124, 223, 281, 358
Betamimetikatherapie 76
Beta-1-oder Beta-2-Rezeptoren 1, 31, 139, 170, 201, 358
Beta-Rezeptorenblocker 139
Beta-1-selektiver Blocker 146, 176, 211, 214
Beta-2-Selektivität 156, 172
Beta-Stimulation 154, 201, 312
Beta-Stimulationssyndrom 251
Beta-2-Sympathomimetika 139, 146, 286
Bettruhe 1
Bindungsstudien, radioaktiv markierte 177
Binnendruck, physiologischer 271
Blasensprung, vorzeitiger 50, 223, 257, 260, 269, 275, 276, 277, 280
Blutdruck 157, 165, 216, 290, 330
–, diastolischer 151
–, mittlerer arterieller 114, 174, 333
–, systolischer 114, 151, 340
Blutdruckreaktion, hypotone 147, 322
Blutdruckstabilität 148
Blutdruckveränderungen 146
Blutgase 157, 378
Blutglucose 312
Blutpool 73
Blutströmungsgeschwindigkeit 14
Blutungen, intrakranielle 241
Blutverlust 147
Blutviskosität 14
Blutzucker 4, 233
Bunitrolol 98
Buphenin 165, 310
– retard 166
Bursa ovarii 352

cAMP 2, 195, 201, 354
Cardiac-Index 205
Cerclage 260, 282, 371, 376
Chorioamnionitis 259

Chorion 257
Chronotropie 140, 154, 172
Clearance, metabolische 92
Clenbuterol 190
COMP 6
Compliancemessung 224
CO_2-Partialdruck 233
Cor pulmonale 239
Cotransport, Erythrozytenmembran 110
Cross-over-Versuchsanordnung 173

Dauerkatheter 122, 335, 379
Dauertokolyse 289
Dekompensation, kardiale 146
Derekrutierung 14
Dexamethason 128
Diabetes 120, 131, 223, 303
Dilatation des T-Systems 59
Dosierung, orale 371
down-regulation 7, 252
Druck, kolloidosmotischer 117, 122
Druckanstiegsgeschwindigkeit 99
Druckgradient 11
Druckzeitfläche 298
Dubowitz-Score 326
Durchblutung 109
–, renale 114
–, uteroplazentare 1, 76
Durchströmungstyp, uteroplazentarer 76
Dysmenorrhoe 141
Dyspnoe 124
Dystokien 1

Echokardiographie 170
Effekt, antidiuretischer 121
–, beta-1-vermittelter 201
–, bronchorelaxierender 141
–, chronotroper 92
–, glykogenolytischer 301
–, kardioprotektiver 189, 194, 207
–, kardiotoxischer 194, 197, 364
–, uterusrelaxierender 141
Effektivität, klinische 46
Eihautleck 266
Eihautresistenz 257
Einschwemmkatheter 125
EKG 4, 151, 157, 180, 237, 246, 378
Elektrolyte 4
electromechanical systole 170
Elektromechanogramm 170
enddiastolischer linksventrikulärer Druck 205
Endokardfibroelastose 248
Endometritis 278
Endstrombahn 11
Entwicklung, ontogenetische 32

Enzyme, katecholaminabbauende 358
EPH-Gestose 1, 22, 223
Epinephrinmyokarditis 52
Erbkrankheiten 241
Erfolgsbeurteilung 46
Erregungsrückbildungsstörung ERS 180
ERS, rechtspräkordiale 180
–, rechtsventrikuläre 238
Erythrozyten 109
Erythrozytenfluidität 15
Erythrozytenverformbarkeit 111
Ethanol 146
Evan's Blau 94, 95

Fazialisparese 371
Fehlbildungen, angeborene 241
Fehlgeburt, drohende 1
Fenoterol 92, 95, 96, 99, 140, 151, 154, 165, 170, 173, 188, 190, 237, 317, 333, 344, 358
Fenoteroleffekt, spezifischer 367
Fenoterolwirkung, zentralnervöse 170
Fettsäurefreisetzung 312
Fettstoffwechsel 314
FHF (fetale Herzfrequenz) 289
Fibrinkleber 266, 271
Fibrinversiegelung 272
Filtration 14
–, glomeruläre 114, 129
Fließeigenschaften, abnorme 22
Fließverhalten des Blutes 11, 15, 107
Flüssigkeitszufuhr 372
fluid-lung 117
Flush 330
Fragmentierung der Z-Streifen 361, 367
Fruchtblasenklebung 279
Frühgeburt 42, 50, 195, 241, 321, 337
Frühgeburtenfrequenz 107
Frühgeburtenkollektiv 330
Fuchsinorrhagie 60
Füllungsdruck 205
–, linksventrikulärer 143
Funktionsstörungen, linksventrikuläre 143, 204
Funktionsstörung, myokardiale 205

Gefäßbett, pulmonales 233
Gefäßdilatation 68
Gefäßwiderstand 76, 101, 119
– der Lunge 129
Gemini 122, 376
Gesamtkörperwasser 126
Gesamtwiderstand, peripherer 143
Gestose 75, 77, 109, 120, 122
Gewebekultivierung 359
Glucose 93
Glucosetoleranz 303, 314

Glucoseverbrauch 93
Glucoseversorgung 312
Glucogenogenese 312
Glykogenolyse 1, 124, 233, 312
Glykogenverlust 310
Gruppierung von Myofibrillen 361, 367

Hämatokrit 11, 14, 15, 117, 175, 335
Hämodilution 22, 333, 378
Hämoglobin 117
Hömorheologie 15, 107
Hämorheologische Therapie 22
Harnzeitvolumen 335
Heather-Index 151, 153, 165, 176, 177, 216
Herz, fetales 54
Herzachse, elektrische 182
Herzfehler, angeborener 237
Herzfrequenz 98, 104, 114, 143, 147, 152,
    165, 289, 330, 333
Herzfrequenzanstieg 378
Herzindex 165
Herzinsuffizienz 141, 237, 246
Herzkatheteruntersuchung 246, 381
Herzleistung 98
Herzminutenvolumen 126
Herzmuskel, fetaler 358
Herzmuskelnekrose 187
Herzmuskelschaden 244
Herznekrose 188
Herz-Thorax-Quotient 237, 246
Herzvergrößerung 204
–, postpartale 143
Herzzeitvolumen 114, 119, 129, 143, 146,
    151, 174, 216, 233, 333, 372, 377
Hexeditin 261, 263
Hexoprenalin 6, 38, 77, 92, 93, 95, 110, 140,
    151, 154, 156, 164, 165, 170, 171, 173, 177,
    190, 269, 275, 286, 288, 291, 295, 298, 310,
    316, 317, 326, 333, 344, 358, 388
Hexoprenalinsulfat 93, 303, 345, 352
Hormone, antidiuretische 146, 147
HPL 303
Hüsteln 381
Hydramnion 122, 376
Hydrokortisonsabkömmling 208
Hyperglykämie 312
Hyperhydration 115
Hypertrophiezeichen 246
Hyperventilation 117
Hyperviskositätszustand 14
Hypervolämie 120
Hypoglykämie 92, 303, 312
Hypokaliämie 124, 207
Hypokalzämie 92, 238
Hypomagnesieämie 191, 195, 207, 238

Hypoperfusion 19
Hypotonie 92
Hypovolämie 75, 109, 117, 147
Hystereseschleife 224

IgM-Bestimmung 275
Impedanzkardiographie 165, 171, 216, 233,
    333
Impedanzsignal 151
Inaktivierung 96
Indikation zur Tokolyse 372
Indium-Transferrin 76
Infektion, intrauterine 277
–, perinatale 241
Infektionsprophylaxe 281
Inhomogenität der Perfusion 14
Inotropie 140, 172
Inotropieindex 174
Insuffizienz, isthmozervikale 258
–, uteroplazentare 376
Insulinresistenz 314
Intensivpflege, neonatale 51
Inulin-Clearance 129
in-vitro-Perfusion 92
Isoprenalin 26, 350
Isoproterenol 177, 188
Isoxsuprin 32, 92, 95, 111, 134, 312, 333

Kalium 156, 211
Kaliumchlorid 188
Kaliummangel 191
Kalzium 156, 187, 208
Kalziumantagonisten 98, 146, 188, 190, 207,
    211, 378
Kalziumeinstrom 201
Kalziumerhöhung 195
Kalziumkanäle, langsame 201
Kalziumkorporation, transmembranöse 187
Kapillardruck, pulmonaler 381
Kapillarpermeabilitätsveränderung 117
Kardiomegalie 52, 204
Kardiomyopathie 194, 247, 250, 387
kardioselektive Blocker 146
Kardiotokogramm, fetales 157, 330
Kardiotoxizität 250
Katecholamine 110, 197
Katecholaminbelastung 194
Katecholaminstruktur 201
Katheter, zentralvenöser 122
Kationentransport 110
Keiminvasion 262
Kind, unreifes 260
Klebsiellensepsis 239
Körpergewicht 117
Kohlenhydratstoffwechsel 233

Komplikation, kardiopulmonale 333
–, pulmonale 156
– der Tokolyse 156
Komponente, vaskuläre 68
Konjugierung 96
Kontraindikation 156, 291, 372
Kontraktion des Myometriums 67
–, prostaglandininduzierte 347
Kontraktionsfrequenz 347
Kontraktionskraft 143, 177, 345
Kortikoide 50, 122, 124, 156, 208, 291
Kortikoidprophylaxe 280
Kotyledo 63
Krise, thyreotoxische 281
Kristolyse der Cristae mitochondriales 361

Lactat 93
Lactatanstau 310
Lactatgehalt 310
Lactatproduktion 93
Lactazidose 312
Lamellar bodies 128
Langzeitprognose 242
Langzeittherapie 143
Langzeittokolyse 164, 167, 251, 321
Leberglykogen 310, 312
left-ventricular-ejection-time 170
Leitwert 64
Leukozyten 11
Leukozyteninfiltration 258
L-Glucose 95
Lie-Färbung 59
Lipolyse 124, 233, 303, 312
Lubchenco-Perzentilen 46
Lungengefäßwiderstand 126
Lungenödem 42, 75, 109, 114, 120, 125, 146,
    187, 194, 206, 291, 302, 377, 381
Lungenreife, fetale 128, 223, 275
Lungenreifungsprophylaxe 167
Lutealzyklus 352
Lymphozyten 7, 11, 29, 31

Magnesium 156, 189, 190, 191, 194, 207, 211,
    213
Magnesiumbilanz 195
Magnesiumchlorid 188
Magnesiummangel 194, 195, 196, 197
Magnesiumspiegel, intrazellulärer 195
Magnesiumsubstitution, orale 191
Mangelentwicklung, intrauterine 44
Mangelgeburt 44
Margination 13
Massivtokolyse 289
Mechanismus, alpha-adrenerger 195
Medikamente, antihypertensive 122

Metabolismus, myokardialer 191
Methoden, apparative 378
Methylenprednisolon 133
Metoprolol 4, 98, 99, 101, 104, 176, 177, 202,
    206, 237, 378
Mikrozirkulation 22, 110
Mikrozirkulationsstörungen 10, 16, 22
Mißbildungen 328
Mißempfindungen 146
Mitochondrien 56, 361
Mitochondrienschwellung 58
Mitteldruck, arterieller 76, 124, 151, 165
–, venöser 76
Modell, puerperales 36
Morphinderivat 122
Mortalität, perinatale 46, 261, 277, 278
Muskeltonus, basaler 347
Myofibrillen 359
Myofibrillen-ATPase, kalziumabhängige 201
Myokard, fetaler 233
Myokardschaden 246
Myokardveränderung 156
Myokardzellen 359
Myometrium 345
Myometriumsstreifen 347

Natrium-Kalium-Fluß 110
Nebennierenrindenhormon 197
Nebenwirkungen, metabolische 124
–, kardiotoxische 156
–, kardiovaskuläre 124, 211
– einer Kortikoidgabe 130
–, subjektive 330
Neonatologie 42
Nierendurchblutung 129
Noradrenalin 350
Notfalltokolyse 296, 321

Oberflächenspannung 224
Oberflächenspannungswaage 224
Östradiolsekretion 352
Östradiolsynthese 353
Östrogene 4
Okulomotoriusparese 371
Oligurie 336
oligurische Werte 379
O_2-Partialdruck, transkutaner 233
Organperfusion 10
Oxygenation, fetale 83, 90
Oxykardiotokogramm 87
Oxytozin 90

PAH-Clearance 129
Palpitation 218
Parameter, renaler 114

Parenchymnekrose, elektive 187, 190, 213
PCMBS-Methode 110
pelvic score 157
PEP/LVET 177
Perfusion, kapillare 109
Perfusionsdruck 76
Perfusorapplikation 122
pH-Wert 233
Phenolsulfattransferase 96
Plasmakatecholamine 31
Plasmarenin 115
Plasmavolumenexpansion 379
Plazenta 10
–, geburtsnotwendige 314
Plazentadurchblutung 72, 148
Plazentadurchströmungsmessungen 76
Plazentagängigkeit 133
Plazentainsuffizienz 1, 72, 75, 76, 107, 108,
   112, 223, 314, 328
Plazentapassage 233, 387
Plazentaperfusionstest 77
Plazentapool 113
Pneumozyten 128
Polyglobulie 15
positiv chronotrop 170
– inotrop 170
postpartal 143
Präexzitationssyndrom 180
pre-eject-period 170, 174
Pre-Par 36
Progesteron 4, 352
Progesteronsynthese 353
Prolongationsindex 48
Prostaglandin F_{2a} 345
Prostaglandinantagonist 122
Prostaglandinfreisetzung, endogene 350
Proteinkinase 201
Pseudoplastizität 15
Pulmonalarteriendruck 117, 206, 377, 378
Pulmonalkapillardruck 141, 204
Pulsfrequenz 157

QS_2 177
QT-Verlängerung 238

Radioligandbindungsstudien 28
Raum, intervillöser 63, 64
RDS 132, 224
RDS-Häufigkeit 132, 133
Reabsorption 14
Reanimation, intrauterine 82
rebound-angina 32
Rechtsherzbelastung 180
Rechtsschenkelblock, inkompletter 180
Relaxationsphase 345

Reize, adrenergische 92
Relaxation der myometralen Muskulatur 68
Reninfreisetzung 303
Repolarisationsstörungen, biventrikuläre 246
Respiratory-distress-Syndrom 128
Rhesusinkompatibilität 223
Ritodrin 92, 95, 96, 156, 165, 333
Rumpfhypotonie 251

Sättigungssystem, alpha-adrenerges 251
Salbutamol 96, 333
Sauerstoffdruck, fetaler 87, 89
Sauerstoffgabe 80
Sauerstofftransport 15
Sauerstoffverbrauch, myokardialer 98
Schädigung, kardiale 237
Schilddrüsenhormon 133
Schlagvolumen 114, 141, 143, 174, 216, 333,
   340
Sectio caesarea 345, 347
Sectiofrequenz 46, 51
Sedativum 208
Selektivität 140, 201
– der Beta-2-Rezeptorwirkung 358
Seruminsulin 303
Serumkalium 299
Serumkalzium 299
Serumnatrium 299
sich-Aufsetzen im Bett 381
Skelettmuskulatur 7
Spastik, pulmonale 252
Spider murphy 371
Spiralarterien 107
Spiropent 358
Spontanmotorik 348, 350
Starling-Widerstand 67
Stimulation beta-adrenerge 174
Störungen, pulmonale 241
Stoffwechselwirkung, diabetogene 148
Strombahn 76, 109
Strombett, uteroplazentares 63
Strömungseinheiten 63
Strömungswiderstände 64, 67, 85
Strukturviskosität 15
Subsensitivität 31
Substanzen, alpha-adrenerge 286
Superfusion 348
Supersensitivität 31
Surfactant 128
Surfactantanstieg 228
Suspensionsviskosität 111

Tachysystolie 87
tc pO_2-Elektrode 80
Terbutalin 92, 95, 333

Terbutalinsulfat 352
Therapie, parenterale 157
Thrombozyten 7, 11, 30
T-Negativierung 180
Tokographie 335
Tokolyse 46, 51, 111, 141, 260, 277, 280
–, intramuskuläre 167
–, intravenöse 167, 196, 371, 379
–, orale 36, 167, 327
–, parenterale 170, 370
–, prophylaktische 267, 374
–, subpartale 80
Tokolyseerfolg 327
Tokolyseerfolgsscore 48
Tokolyseindex 48, 157, 326
Tokolysestation 326
Tokolyseüberwachungsbogen 379
Tokolytika, beta-2-selektive 170
Tokolytikum 149, 277
Tragzeit 46, 48
Transfusion, fetomaternale 239
–, intrafetale 376
Tremor 148, 218, 322
Tyrode-Lösung 347

Übelkeit 330
Untersuchungen, metabolische 299
Urinausscheidung 114
Urin- und Serumosmolalität 335
Uterinaflow 99, 101
Uterusdurchblutung 85
Uteruskontraktion 1
Uterusmotilität 38
Uterusrelaxation 1, 202, 335
uterusrelaxierender Effekt 141

Vaginalprophylaxe 281
Vasodilatation 114, 117, 130, 147, 333,
  340
Vasokonstriktion 130
Vasopressin 115
VCFmax (=maximale Durchmesserdrehungs-
  geschwindigkeit) 244
VCFmin (=minimale Durchmesserdrehungs-
  geschwindigkeit) 244
Vena-cava-Okklusionssyndrom 82
Venendruck, zentraler 378
Venöser Rückfluß zur Lunge 206
Verabreichung, uterine 149

Verapamil 94, 98, 146, 188, 196, 202, 206, 237
Verformbarkeit 109
Verkürzung der PQ-Zeit 180
Verkürzungsfraktion SF 244
Verkürzungsgeschwindigkeit des linken
  Ventrikels 143, 177, 202
Verringerung des Uterinzeitvolumens 379
Versiegelung 267
Verteilungsmuster 170
Verteilungsstörung 16
Viskosität 11, 76
Viskositätserhöhung, kollaterale 19
Vitamin D 156, 208
Volumenrezeptoren 147
Vorgehen, geburtshilfliches 51
Vorhofflattern 246

Wasserretention 146, 291, 333, 377
Wasserhaushalt 378
Wedge-Druck 129
Wehenamplitude 87, 298
Wehenfrequenz 1, 87, 298
Wehenkoordination 89
Wehentätigkeit 42, 87, 195, 223
–, hypertone 87
Widerstand des Blutes, spezifischer 175
–, peripherer 114, 151, 165
–, pulmonaler 117, 126
Widerstandskomponente, vaskuläre 65
Wirkungseintritt 164
Wirkung, kalziumantagonistische 206
–, kardiopulmonale 1
Wirkungsabnahme von Sympathomimetika 7,
  341, 347

Zeitintervalle, systolische 170, 171, 172, 177,
  216
Zellkulturen menschlicher fetaler Herzzellen
  190
Zellschädigung 194, 358
Zellvolumen 110
Zentren, perinatale 242
Zervixcerclage 289, 375
Zittrigkeit 330
Zunahme des Herzzeitvolumens 124
Zusatztherapie 211, 378
Zustandsbild, RDS-ähnliches 228
Zyanose 124
Zytotrophoblast 107

Lehrbuch der Geburtshilfe und Gynäkologie

Physiologie und Pathologie der Reproduktion

Von K. Knörr, H. Knörr-Gärtner, F. K. Beller,
C. Lauritzen
Unter Mitarbeit von R. Schuhmann
2., völlig überarbeitete und erweiterte Auflage. 1982.
335 Abbildungen, 88 Tabellen. XVI, 693 Seiten
Gebunden DM 98,-. ISBN 3-540-10444-5

Die langerwartete zweite Auflage dieses Lehrbuches enthält jetzt die
Geburtshilfe und Gynäkologie mit den Grundlagen der Reproduktion in einem Band. Schwerpunktmäßig sind die Gebiete abgehandelt, die der angehende Arzt – unabhängig von seiner späteren speziellen Tätigkeit – als Basiswissen benötigt, u.a. Physiologie und
Pathologie der Fortpflanzung, Familienplanung, Psychosomatik,
Sexualphysiologie, Schwangerenvorsorge, Erkennung und Betreuung der Risikoschwangeren sowie Krebsfrüherfassung. Student,
Klinikassistent und Facharzt finden nicht nur den neuesten Stand in
der Geburtshilfe und Gynäkologie, sondern auch entsprechend
ihrer Bedeutung für diese Disziplin wichtige Ergebnisse anderer
Fachgebiete wie der Genetik, der Embryonalpharmakologie, der
Teratologie. Sie werden abgehandelt in Kapiteln über die genetische
Beratung und über Umwelteinflüsse auf die embryofetale Entwicklung – Fragenkomplexe, denen der Arzt heute täglich in seiner
Praxis begegnet (z.B. Medikamente oder ionisierende Strahlen in
der Schwangerschaft).
Bei voller Berücksichtigung des Gegenstandskataloges wird besonderer Wert auf eine deduktive Darstellung gelegt, um die Zusammenhänge zum besseren Verständnis zu erschließen. Dies ist um so
wichtiger, als künftig in den ärztlichen Examina die schriftlichen
(multiple choice) Prüfungen abgebaut werden und die mündliche –
praktische – Verständnisprüfung wieder Vorrang gewinnen soll.

Prostaglandine in Gynäkologie und Geburtshilfe

Symposium am 22. und 23. Mai 1981 in Homburg/Saar

Herausgeber: H. Hepp, P. Schüssler
1981. 103 Abbildungen, 111 Tabellen. X, 269 Seiten
(17 Seiten in Englisch)
DM 58,-. ISBN 3-540-11221-9

Die Prostaglandine nehmen in der Gynäkologie und Geburtshilfe
einen immer breiteren Raum ein. Trotzdem ist die Anwendung dieser Substanzen nicht nur im deutschsprachigen Raum uneinheitlich.
In diesem Band wird eine kritische Bilanz der klinischen Bedeutung
der Prostaglandine im Sinne einer Bestandsaufnahme gezogen.
Gleichzeitig diskutieren die verschiedenen Arbeitsgruppen ihre
Ergebnisse, um die Basis für die weitere Grundlagen- und klinisch-
wissenschaftliche Forschung auf diesem Gebiet zu verbreitern.
Die Themen in diesem Band behandeln die theoretischen Grundlagen in der klinischen Anwendung der Prostaglandine, ihre Rolle bei
der Geburtseinleitung, in der Gynäkologie und zur Abortinduktion.
Ein Kapitel über die heute zugelassenen Prostaglandinanwendun-
gen ist enthalten.
Mit diesem Buch wird eine weiterführende kritische Diskussion des
derzeitigen Wissensstandes über die Prostaglandine in Forschung
und Klinik vorgelegt.

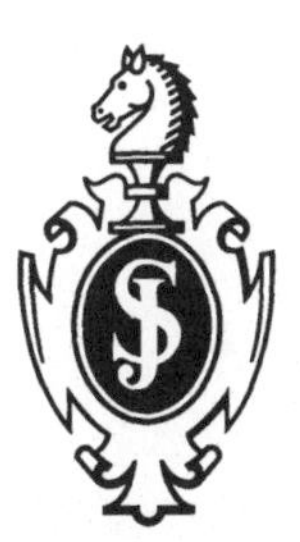

Springer-Verlag
Berlin
Heidelberg
New York